四百味药性歌括解

郭岁洋　主　编

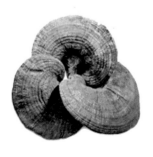

甘肃科学技术出版社

图书在版编目(CIP)数据

四百味药性歌括解 / 郭岁洋主编 . -- 兰州：甘肃
科学技术出版社，2018.10（2021.8 重印）
ISBN 978-7-5424-2643-7

Ⅰ. ①四… Ⅱ. ①郭… Ⅲ. ①中药性味 — 方歌 Ⅳ.
①R285.1

中国版本图书馆CIP数据核字(2018)第221849号

四百味药性歌括解

郭岁洋　主编

责任编辑　刘　钊
封面设计　冯　渊

出　版　甘肃科学技术出版社
社　址　兰州市读者大道568号　　730030
网　址　www.gskejipress.com
电　话　0931-8125103(编辑部)　0931-8773237(发行部)
京东官方旗舰店　https://mall.jd.com/index-655807.html

发　行　甘肃科学技术出版社　　印　刷　三河市华东印刷有限公司
开　本　787毫米×1092毫米 1/16　印　张　25.5　插　页　2　字　数　600千
版　次　2019年6月第1版
印　次　2021年8月第2次印刷
印　数　1001~1750
书　号　ISBN 978-7-5424-2643-7　定　价　148.00元

编 委 会

主　　编：郭岁洋

副主编：刘光瑞　李　岩　孟　敏

　　　　郑修丽　徐雪梅

编　　委：郭岁洋　刘光瑞　李　岩

　　　　孟　敏　郑修丽　徐雪梅

前　言

在古代，有了"神农尝百草"的传说，说明我们的祖先就在长期的医疗实践中积累起了中草药的知识，到了现代，中草药已经是中国优秀文化遗产的重要组成部分。在原始农业发展的初期，人们对各种药用农作物和天然中药的性能已经有了逐步的了解，对它们的药用性能也开始有了认识。尝百草，就是通过人体自身的试验来了解其治疗作用，这里的百草，既有现在的农作物，也有现专指的中药材。而一种药，在一个人身上，又能治两种截然相反的病，这就是一些中药材奇特的地方。如：当归能治月经过多或过少，五味子有升降血糖的双重作用，三七兼有止血和活血的作用等等。

中国的中药材，到李时珍编写《本草纲目》时，已发掘出近两千种，之所以命名为《本草纲目》，是因为里面记录的中药，其中大部分是草类，即植物。现代的中药学，就是一代代的后人不断丰富补充前人著作的结果。

《四百味药性歌括解》一书，也是站在前人的肩膀上编写出来的，之所以命名为《四百味药性歌括解》，是因为平时常人能用到的也就四百味左右。本书以现代西医对疾病的命名为总纲，按中药材对某种疾病能起到的治疗作用编排。又为了让中医爱好者便于记忆，对现代划为中药材的中药，用古歌诀十六字予以概括，然后，把运用现代技术得到的中药材的药草成分列出来，让人们了解中药材的药理。随后，又阐述了"作用与用途""应用与配伍""处方举例""注意点"和"用量与用法"等。在第二十章，还专门对绿色食物的营养成分及药效进行了总结，旨在提醒患者，服用中药的同时，注意饮食习惯。

《四百味药性歌括解》内容上以简明为主，写作上重在体现通俗易懂。歌诀读起来顺口，便于记忆。对中医药初学者及爱好者来说，是可借鉴的读物；对患者来说，是了解中药材知识和疾病用药的参考；对初次患病的患者，本书不能作为治疗疾病的依据，应该前往各大医院，请专业的医疗人员进行诊断，之后，采取相应的治疗措施。

本书在编写过程中，郭岁洋审阅了全部书稿，参与撰写约 3.1 万字，刘光瑞参与撰写约 10.8 万字，李岩参与撰写约 10.5 万字，孟敏参与撰写约 8.5 万字，郑修丽参与撰写约 13.8 万字，徐雪梅参与撰写约 13.3 万字，具体撰写章节见章节末署名。

本书编写时间短，编者文化程度有限，在编写过程中，仍存在着不少错误，热忱希望广大读者提出宝贵意见，以便今后进一步修改、完善、提高。

编　者

2018 年 10 月

目　录

四百味药性歌括解

1

四百味药性歌括解

四百味药性歌括解

四百味药性歌括解

四百味药性歌括解

四百味药性歌括解

四百味药性歌括解

四百味药性歌括解

四百味药性歌插解

第一章　对呼吸系统有作用的药物

第一节　祛痰药

一、清热化痰药

贝　母

【古歌诀】贝母微寒　止咳化痰
　　　　　肺痈肺痿　开郁除烦

【药草成分】川贝母含川贝母碱、青贝碱、炉贝碱、松贝碱等多种生物碱等。

【作用与用途】本品为清热化痰药。贝母味甘苦，性微寒，入心肺。具有清热润肺、止咳化痰、开郁散结、解毒除烦的功效：①现代医学研究认为贝母素甲、贝母素乙、贝母醇能麻醉副交感神经，弛缓支气管平滑肌，减少分泌，从而起到显著的镇咳祛痰作用。②浙贝母的生物碱贝母宁，有类似阿托品的作用，低浓度下有散瞳孔及促进肠蠕动，抑制唾液分泌的作用。③兴奋子宫。④促进结核病灶钙化，尤其川贝母作用更明显。

用治肺脓肿（肺痈）引起的咳吐脓血等。急性气管炎（痰热型）引起的咳嗽，吐黄痰，咽痒；矽肺、肺纤维化、肺不胀（肺实质病变肺痿症）引起咳唾浊痰、涎沫；颈淋巴结核（瘰疬）；胃、十二指肠溃疡（胃脘痛）引起的大便干结等。

【应用与配伍】用于肺气喘咳，属肺痈咳吐脓血，咳嗽胸痛者，常与芦根、桃仁、冬瓜仁、薏米仁、鱼腥草同用；肺痿津伤而咳吐浊沫者，常与人参、半夏、麦冬、沙参等同用；属外感风邪或痰热郁肺的咳嗽及痰黄稠者，多与知母、黄芩、瓜蒌、杏仁等同用；属于肺热燥咳者，多与沙参、麦冬、款冬花、紫菀同用；属阴虚劳咳者，又多与麦冬、知母、百部等同用。治痰热互结或气郁化火而致心胸郁闷，常与瓜蒌、郁金、香附等同用。此外，用治瘰疬痰核，常与玄参、生牡蛎、连翘等同用；用治疮痈初起，又常与金银花、连翘、蒲公英、天花粉等清热解毒消肿散结药同用。

【处方举例】1.桔梗白散：贝母、巴豆、桔梗，用于肺痈吐脓。

　　　　　　2.月化丸：麦冬、生地、山药、贝母、百部、沙参、阿胶、茯苓、獭肝、白菊花、桑叶，用于肺痿津伤、咳吐浊沫。

　　　　　　3.桑杏汤：桑叶、杏仁、浙贝母、栀子、沙参、梨皮，用于肺热燥咳。

　　　　　　4.养阴清肺汤：玄参、生地、麦冬、白芍、丹皮、薄荷、甘草，用于阴虚劳咳。

5.消瘰丸：玄参、贝母、牡蛎，用于瘰疬痰核。

6.仙方活命饮：见甘草条。用于痈疽疮疡肿痛。

【注意点】1.贝母产浙江象山的名"象贝母"，又名"大贝母"、"浙贝母"；产在四川的名"川贝母"。浙贝母清火化痰、开郁散结的力量较大，适用于风热犯肺或痰热郁肺的咳嗽，以及痈肿、瘰疬等证；川贝母润肺镇咳的作用较好，适用肺结核的虚劳咳嗽等。

2.属湿痰咳嗽者不宜用；反乌头，不能同用；孕妇慎用；虚寒证患者慎服。

【用量与用法】6~9克，研末冲服1~2克。用时打碎，生用。

天 竺 黄

【古歌诀】天竺黄甘　急慢惊风

镇心解热　化痰有功

【药草成分】天竺黄又叫竹膏、竹黄等。本品含甘露醇、硬脂酸、竺红菌乙素、氢氧化钾、硅质等。

【作用与用途】本品为清热化痰药。天竺黄味甘，性寒。入心、肝、肺经。具有镇心安神、清热化痰、凉血、驱风热的功效。现代研究认为有解热镇痛、镇静、抗惊厥、抗感染及抑菌的作用。

用治流行性脑脊髓膜炎（温病及儿童急、慢惊风）引起的高热、昏迷、痰多、四肢抽搐；细菌性脑血栓(中风)引起中风失语，痰多偏瘫；大叶性肺炎、气管炎(痰热咳喘)等上呼吸道疾病引起的发热、气喘、痰多黄色或铁锈色等。

【应用与配伍】用于小儿痰热内盛、高热喘咳之症，常配伍黄连、白僵蚕、朱砂、青黛等清热化痰药。若小儿痰热惊风，肢体抽搐，常与胆南星、朱砂、白僵蚕等化痰息风药合用。若治痰热中风、神志昏迷、偏瘫失语而大便不通的痰热腑实证，可与瓜蒌、胆南星、大黄、海浮石、玄明粉同用，有化痰息风，泻热通便之功。另外，本品配伍蝉蜕、僵蚕等药，又治小儿夜啼证。

【处方举例】1.天竺黄丹：天竺黄、黄连、白僵蚕、朱砂、青黛、晚蚕砂、麝香、人参，用于小儿痰热喘咳。

2.牛黄抱龙丹：牛黄、胆南星、朱砂、麝香、天竺黄，用于小儿惊风抽搐，流脑。

【注意点】1.天竺黄价贵，多用人工合成竺黄代替。

2.脾胃虚寒者忌用。

【用量与用法】4.5~9克入汤剂。研粉冲服，每次0.6~1克。生用。

竹 沥

【古歌诀】竹沥味甘　阴虚痰火

　　　　　汗热烦渴　效如开锁

【药草成分】本品含十几种氨基酸、葡萄糖、果糖、蔗糖以及愈创木酚、甲酚、苯酚、乙酸、苯甲酸、水杨酸等。

【作用与用途】本品为清热化痰药。竹沥味甘，性大寒。入心、胃、大肠经。具有清热化痰、清心开窍、镇咳祛痰的功效。现代医学研究认为能增加尿中的氯化物，有增高血糖等作用。

　　　　用治流行性脑脊髓炎（痰热、蒙内、清窍）引起的发热昏迷，烦躁不安，汗出、口干渴，咳吐黄痰，小便短赤，四肢抽搐，昏迷不语，舌质红，苔黄干而腻；气管炎（肺热痰盛）引起的咳嗽痰多，痰稠难咳出，色黄；精神分裂症及病人饥饿、疲乏无力的低血糖症等。

【应用与配伍】用于中风痰迷，心神恍惚，不知人事，不能言语，常配伍生姜汁、生葛汁。治肺热痰盛、咳嗽胀满、心烦等症及癫痫狂乱、内热便秘者，常配伍大黄、黄芩、姜汁、半夏、礞石等药。本品配伍牛黄、胆南星、生姜汁，可治小儿痰热惊风，四肢抽搐；此外，配伍茯苓可除烦。

【处方举例】竹沥达痰丸：竹沥、大黄、黄芩、姜汁、半夏、礞石，用于肺热痰盛，咳嗽胀满及癫痫狂乱，内热便秘，精神分裂症。

【注意点】1.竹沥和姜同用，能加强祛痰作用，在临床应用时，应注意配伍，姜辛热制竹沥寒滑，以免伤胃气而影响消化。

　　　　2.竹沥烤取不容易，临床应用受到限制，如无竹沥，可用天竺黄代替，如两种药物都缺，可勉强以竹茹代替，但清热祛痰作用不如竹沥，可加大剂量。

　　　　3.本品性寒滑利，故寒痰咳嗽及脾虚便溏者忌用。高血糖病人忌用。

【用量与用法】30~60毫升，冲服。

海 浮 石

【古歌诀】海浮石咸　清肺软坚

　　　　　痰热喘咳　瘰疬能痊

【药草成分】海浮石又叫海浮等。含碳酸钙，并含少量镁、铁等。

【作用与用途】清热化痰药。海浮石味咸，性寒。入肺经。具有清肺热、化老痰、软坚散结的功效。现代医学研究认为其清肺热而化痰，有化石通淋及软化病理组织的作用等。

　　　　用治慢性气管炎、支气管扩张（肺热型咳喘）等疾病引起的咳嗽痰多、痰黏稠不易咳出；颈淋巴结核（瘰疬）及尿路结石，小便涩痛等。

【应用与配伍】用于肺热咳嗽、老痰稠黏者，常与胆南星、贝母、海蛤壳、瓦楞子同用。若肝火犯肺，咳嗽胁痛，痰中带血者，常与青黛、瓜蒌仁、焦栀子、诃子肉等同用。治疗瘰疬痰核，多与海藻、昆布、海蛤壳、浙贝母、夏枯草同用。

【处方举例】咳血方：见瓜蒌仁条。用于肝火犯肺、咳嗽胁痛、痰中带血。

【注意点】本品为脊突苔虫的骨骼或火山喷出的岩浆形成的多孔状石块。

【用量与用法】9~15 克，入丸散剂及汤剂均可。

瓜　蒌

【古歌诀】瓜蒌仁寒　宁咳化痰

　　　　　伤寒结胸　解渴止烦

【药草成分】瓜蒌又叫栝蒌等。本品含三萜皂甙，有机酸及盐类、树脂、糖类和色素。种子含脂肪油、皂甙等。瓜蒌皮含多种氨基酸及生物碱等。

【作用与用途】清热化痰机能药。具有清热润肺、化痰止咳、宽胸散结、润肠通便的功效。现代医学研究认为对金黄色葡萄球菌、肺炎双球菌、绿脓杆菌、流感杆菌、溶血性链球菌、绿色链球菌、白喉杆菌、大肠杆菌、变形杆菌、皮肤真菌、宋内氏痢疾杆菌、霍乱弧菌、伤寒杆菌等菌均有抑制作用等。此外，还有镇咳祛痰镇痛、扩张心冠脉、降血脂、通便致泻、抗癌等作用。

　　　　　用治肺脓肿、急性气管炎（痰热咳嗽）引起的咳嗽痰多、吐黄稠痰、不易咳出、胸痛、烦渴便秘；冠心病、肺源性心脏病（痰浊结胸的胸痹）等病引起的心肌梗死、心绞痛、咳嗽吐痰；化脓性乳腺炎（乳痈初期）及便秘等。

【应用与配伍】用治肺火痰热、燥咳痰黏、咽痛、消渴等症，可单独使用或与海蛤壳同用。用治痰热互结、胸脘痞闷、按之则痛、吐痰黄稠，常与黄连、半夏等同用。用治肠燥便秘，常与火麻仁等配伍使用。

【处方举例】1.咳血方：海蛤壳、瓜蒌仁、青黛、诃子、栀子、姜汁，用于肝火犯肺、咳痰带血。

　　　　　2.小陷胸汤：见半夏条。用于痰热结胸。

　　　　　3.滋燥饮：天冬、麦冬、生地、天花粉、白芍、瓜蒌仁、秦艽，用于肺热燥咳。

　　　　　4.如意金黄散：瓜蒌、天花粉、白芷、大黄、黄柏、姜黄、厚朴、陈皮、甘草、苍术、胆南星，用于一切痈疽肿毒之证。

【注意点】1.全瓜蒌、瓜蒌仁、瓜蒌皮、天花粉等均为同一种植物不同部位，它们各有不同的药理作用。全瓜蒌清热化痰、润肠通便、宽胸散结，用于呼吸道感染合并肠燥便秘及冠心病所致的心肌梗死、心绞痛等最适宜；瓜蒌仁具有通便作用，用于各种热性疾病引起的便秘最适宜；瓜蒌皮润肠通便作用不及瓜蒌仁，而清热化痰强于瓜蒌仁，用于风热、痰黏稠、吐黄色痰、胸痛最适宜；天花粉偏于降血糖、生津止渴、消肿排脓等。

　　　　　2.反乌头，忌同用；脾虚便溏及寒痰、湿痰症者忌用。

【用量与用法】全瓜蒌 9~30 克；瓜蒌皮 6~20 克；瓜蒌仁 9~12 克。

前 胡

【古歌诀】前胡微寒　宁咳化痰
　　　　　寒热头痛　痞闷能安

【药草成分】本品含挥发油、前胡甙、前胡素及前胡内酯等。

【作用与用途】清热化痰药。前胡辛苦，性微寒。入肺、胃经。具有宣散风热、清肺化痰、降逆止咳的功效；现代医学研究认为有明显增加呼吸道分泌物及祛痰作用；消炎、镇静、解痉，抗溃疡，对流感病毒有抑制作用；有扩张冠状动脉，增加冠脉血流量，但不影响心率和心收缩力，还能对抗垂体后叶素引起的冠状动脉收缩作用，并能降低心肌耗氧量。

　　用于感冒、流感、气管炎（风热型）等疾病引起的恶寒发热，咳嗽痰多，头痛身痛，胸痛咽痛，胸膈痞满胀闷，呃逆，咳吐黄色稠痰等。

【应用与配伍】用治外感风热咳嗽，痰多，常与白前、桑叶、杏仁、牛蒡子、桔梗等药同用。用治肺热咳嗽，痰黄黏稠难咳，常与瓜蒌、贝母、桑白皮、知母、麦冬等同用；而肺有郁热，气急喘促之证，又与麻黄、杏仁、石膏、甘草等同用，以宣散肺热而平喘咳。

【处方举例】1.二前汤：白前、前胡、桑叶、杏仁、牛蒡子、桔梗、薄荷、甘草，用于外感风热，咳嗽痰多；急性气管炎。

　　2.前胡散：前胡、贝母、桑白皮、杏仁、炙甘草、生姜、麦冬，用于肺热咳嗽，痰黄黏稠。

【注意点】1.前胡和柴胡比较：前胡和柴胡均为风药，都能驱风邪，解胸闷。但作用主治各不相同。前胡辛苦而性微寒，入肺胃二经，祛痰、降气、散风热，故感冒引起的恶寒发热、头痛、痰多最适宜；柴胡入肝胆二经，长于解表舒肝，感冒、胆囊炎有寒热往来者较适宜。

　　2.阴虚火旺咳嗽，寒饮咳嗽者均不宜用。

【用量与用法】前汤 3~9 克；或入丸散。生用。

青 礞 石

【古歌诀】青礞石寒　硝煅金色
　　　　　坠痰消食　疗效莫测

【药草成分】青礞石又叫礞石等。本品含硅酸盐等。

【作用与用途】为清热化痰药。青礞石甘、寒、平；金礞石甘、咸、平，同入肝经。具有止咳平喘化痰、消积、平肝镇惊的功效。现代研究认为能排除呼吸道炎症分泌物。此外，也有镇痛镇静解痉等作用。

　　用治支气管哮喘、气管炎（痰喘症）引起的咳嗽痰多、气喘、痰稠不易咳出等。流脑、乙脑(温病和暑温) 等病引起的四肢抽搐、痰多昏迷等。

【应用与配伍】用于顽痰，老痰浓稠胶结，气逆喘咳的实证，常与沉香、黄芩、大黄等苦寒沉降之品配伍。用治热痰壅塞、惊风抽搐，以礞石为末，用薄荷汁和白蜜调服。

【处方举例】礞石滚痰丸：青礞石、大黄、黄芩、沉香，用于实热顽痰、咳喘胸痞。

【注意点】①气血虚弱、脾胃虚弱和孕妇慎用。②应用时和硝石放在一起煅成金黄色，佳。

【用量与用法】1.5~3克，入丸、散。

【特别提醒】与清热化痰药类似的其他药物还有：胖大海。

二、温化寒痰药

白 前

【古歌诀】白前微温　降气下痰
　　　　　咳嗽喘满　服之皆安

【药草成分】白前又叫鹅管白前等。柳叶白前含皂甙、芫花叶白前含三萜皂甙等。

【作用与用途】本品为温化寒痰药。白前味辛苦，性微寒。入肺经。具有降气消痰、止咳的功效。现代研究认为所含皂甙有镇咳、祛痰、平喘、镇痛、抗感染、抗血栓形成等作用。

用治急、慢性气管炎、支气管哮喘、渗出性胸膜炎、肺气肿(肺实性咳喘)等呼吸道疾病引起的痰多咳嗽、气喘胸满、夜不得卧、气短、喉中痰鸣如水鸣声的喘息等。

【应用与配伍】用于肺气壅实的痰多咳嗽、气喘胸满、喉中痰鸣等症，偏寒者常与半夏、紫菀、大戟同用；偏热者配桑白皮、地骨皮、茯苓等。与荆芥、橘皮、紫菀、桔梗、百部、甘草合用，可用治新久咳嗽。

【处方举例】1.白前汤：白前、海浮石、半夏、紫菀、大戟，用于肺气壅实、咳嗽喘满、喉中痰鸣。

2.清膈煎：白前、陈皮、贝母、胆南星、白芥子、木通，用于痰火喘满、内热消渴。

【注意点】白前和沙参比较：两味药物均镇咳祛痰。沙参偏于养阴，润肺止咳；白前偏于下气祛痰，与温性药物配伍，其效更佳，肺实咳嗽，痰多最适宜，其余皆非所宜。

【用量与用法】6~10克，生用或蜜炙用。

半 夏

【古歌诀】半夏味辛　健脾燥湿
　　　　　痰厥头痛　咳呕堪入

四百味药性歌括解

【药草成分】半夏又名地文、守田等。本品含挥发油、生物碱、半夏蛋白、多糖及辛辣物质等。

【作用与用途】本品为温化寒痰药。半夏味辛，性温。入脾胃经。具有燥湿化痰、健脾和胃、降逆止呕的功效。现代研究认为生半夏未经高温处理有催吐作用，这与古人所说的"半夏生用令人吐"相符，但生半夏经高温处理可除去催吐成分，经高温姜制后可加强镇吐作用；能抑制呼吸中枢、镇咳祛痰，可能与促进组织水分吸收，减少病理产物的分泌等作用有关。

用治神经性呕吐、妊娠呕吐、胃炎呕吐等。气管炎、渗出性胸膜炎（湿痰咳嗽）引起的痰多稀白、不易咳出，痰饮停留引起的脘腹痞满、不思饮食；慢性胃炎（痰饮）引起胃功能紊乱、呕吐痰涎，胃中有水或肠间辘辘有声；咽喉神经官能症（梅核气）引起的痰气交结阻于咽喉、吐不出、咽不下；矽肺及青光眼等。

【应用与配伍】用治湿痰咳嗽，多而清稀，多与陈皮、茯苓、甘草、杏仁同用；若属痰热内结、咳嗽痰黄，又多与黄芩、瓜蒌、贝母同用；若寒饮犯肺，咳嗽喘息，吐痰清稀，又可配伍干姜、桂枝、细辛等药。用治脾虚生痰，肝风内动所致的风痰头痛眩晕，常与天麻、白术、茯苓、橘红等同用。用治痰湿困脾、食欲不振，常与陈皮、茯苓、白术、厚朴同用。若为胸脘痞满、寒热错杂者，多与黄芩、黄连、干姜、党参等药同用。若治痰热互结，心下坚痞作痛，苔黄腻者，又多与瓜蒌、黄连同用。用治呕吐反胃属胃寒及痰饮者，多与生姜、陈皮、川朴等药同用。若胃热者，多与黄连、竹茹、芦根同用。属胃虚者，多与党参、白扁豆，或麦冬、沙参同用；属妊娠恶阻、胎动不安者，又多与黄芩、苏梗、白术、杜仲等同用。此外，对痰气交结、咽中梗阻、吞之不下、吐之不出的梅核气证，常与厚朴、茯苓、苏叶、生姜同用，以顺气消痰。与硫磺同用，可治虚冷便秘；与秫米同用，又治胃不和、卧不安证。

【处方举例】1.二陈汤：见陈皮条。用于湿痰咳嗽。

2.清气化痰丸：黄芩、胆南星、枳实、瓜蒌仁、半夏、陈皮、茯苓、杏仁，用于痰热咳嗽。

3.大青龙汤：见麻黄条。用于寒饮犯肺的咳嗽喘息。

4.半夏天麻白术汤：半夏、天麻、白术、茯苓、陈皮、生姜、大枣、甘草，用于风痰眩晕头痛。

5.半夏泻心汤：见黄芩条。用于湿滞中焦，胸脘痞闷，寒热错杂。

6.小陷胸汤：半夏、瓜蒌、黄连，用于痰热结胸。

7.小半夏汤：半夏、生姜，用于胃寒呕吐。

8.黄连橘皮竹茹半夏汤：黄连、橘皮、竹茹、半夏，用于胃热呕吐。

9.半夏厚朴汤：见茯苓条。用于梅核气证。

10.半硫丸：半夏、硫磺，用于虚冷便秘。

11.半夏秫米汤：半夏、秫米，用于胃不和、卧不安。

【注意点】1.半夏、南星都能燥湿化痰，但半夏化脾胃湿痰，兼能消痞散结，降逆止呕；南星化经络风痰而止痉，燥烈之性更甚。

2.生半夏有毒，需炮制后用。因炮制方法不同，效用也稍有区别。如

"法半夏"（用生姜、白矾制）偏于燥湿化痰，可治湿痰；"清半夏"（用姜矾制后，再用清水浸泡），偏用于治风痰；"姜半夏"（又名"制半夏"，用姜汁拌制）偏于止呕；"半夏曲"（用姜汁面粉制后发酵而成）主要用于和胃止呕。

3.古人认为半夏不能与川乌、草乌同用，但现在动物实验证明，半夏与乌头用后，并无不良反应。

4.阴虚发热、血热出血、肺燥而咳不爽者，咳痰和呕逆，不因寒湿而起者均不宜用。孕妇忌用。

【不良反应】生半夏对口腔、咽喉、消化道黏膜有强烈的刺激性，可引起喉头水肿可致呼吸困难，甚至窒息。对动物遗传物质有损害作用，对妊娠呕吐应慎重使用。中毒处理同天南星或姜汤解之。

【用量与用法】3~10克，陈久者良。

白 芥 子

【古歌诀】白芥子辛　专化胁痰
　　　　　疟蒸痞块　服之能安

【药草成分】白芥子又叫辣菜子等。本品含芥子油甙、芥子甙、脂肪油、芥子碱、芥子酶及多种氨基酸。

【作用与用途】温化寒痰药。白芥子味辛，性温，入肺、胃经。具有消肿止痛、专化寒痰、通经络的功效。现代医学研究认为是恶心性祛痰药，芥子油对胃黏膜有刺激作用，能引起恶心感，反射地排出支气管分泌物。此外，白芥子油可致皮肤充血，外用有发泡作用；芥子粉能促进唾液分泌，小剂量则增加胃液、胰液的分泌；大量则催吐，并能抑制皮肤真菌；消炎镇痛，湿敷后能刺激皮肤引起局部灼热感，发红充血，从而减轻局部组织疼痛及软化病理组织等。

用治慢性肺气肿、渗出性胸膜炎（寒痰悬饮）等呼吸道疾病引起的咳嗽痰多，胸胁积液，胸胁疼痛；疟疾病（瘴疟）引起的日久不愈，则成疟母、胁下结成痞块；黑热病(杀死利什曼原虫)引起的肝脾肿大；鹤膝风、关节炎（阴疽痹证）引起的关节肿大、冰冷疼痛及神经痛（外用）等。

【应用与配伍】用于寒痰壅滞，胸胁支满，咳嗽上气等症，属老年气虚痰多胸闷胀满者，可与苏子、莱菔子同用。如用治痰饮积于胸胁、咳喘胸痛、不能转侧者，可与甘遂、大戟同用。用治痰饮流注肢体使关节疼痛、麻木不仁，可与木鳖子、没药、桂心、木香共研末为散，酒服。若治流注阴疽、鹤膝风等阴寒之证，可与熟地、鹿角胶、肉桂、麻黄等配伍。

【处方举例】1.三子养亲汤：见苏子条。用于老年气虚，痰多喘逆。

2.控涎丹：白芥子、甘遂、大戟，用于胁下支饮，咳喘胸痛。

3.白芥子散：白芥子、木鳖子、没药、桂心、木香，用于痰饮流注关节、麻木不仁。

4.阳和汤：见麻黄条。用于阴疽流注。

【注意点】 1.白芥子、苏子、莱菔子等药均有祛痰平喘作用。但白芥子偏于温肺气，祛痰而平喘；苏子偏于降肺气，祛痰而平喘；莱菔子偏于散肺气，消食祛痰而平喘。这是三味药物的不同点和共同点。在临床应用时，按三味药物的作用可分别应用，也可配伍同用。

2.习惯上认为白芥子质量最好，黄芥子质量较差。

3.多入丸、散，不宜水煎，因为开水能抑制有效成分芥子酶的释出，所以，不宜水煎、久熬。

4.白芥子味辛辣有刺激性，肺虚久咳，阴虚火旺，咳血、便血、胃、十二指肠溃疡、溃疡性结肠炎引起肠胃溃烂出血者或皮肤病引起的皮肤糜烂溃疡及皮肤过敏者均忌用。

【用量与用法】 常用量3~6克，最大剂量9克，外用适量，研末敷或做发泡剂。

桔 梗

【古歌诀】 桔梗味苦　疗咽肿痛

载药上升　开胸利壅

【药草成分】 桔梗又叫苦桔梗等。含桔梗皂甙，水解后产生桔梗甙，另含菊糖、植物甾醇等。

【作用与用途】 本品为温化寒痰药，桔梗味苦辛，性平。入肺经。具有开宣肺气、宽胸利咽、祛痰止咳功效，是治疗咽喉肿痛的要药。并有载药上行的作用，可作为上部病的引导药。还能宣通肺中痰阻壅塞，有开胸利壅作用。现代研究认为：①能促进支气管分泌，使痰液稀化，而镇咳祛痰，效力与氯化铵相似，属恶心性祛痰药；②抗感染、抗炎作用，可能与兴奋垂体——肾上腺皮质激素有关；③有抗胃溃疡作用，可抑制胃液胃酸的分泌，降低胃蛋白酶的活性。加大剂量可完全抑制胃液分泌及溃疡的形成；可松弛肠平滑肌，对抗组织胺及乙酰胆碱引起的离体回肠收缩作用；并有降压、增加冠脉流量的作用。桔梗粗皂甙有镇静、镇痛、解热、降血糖、降胆固醇、松弛平滑肌、抗真菌等作用。

用治肺脓肿（肺痈）引起的咳嗽胸痛、咳吐脓血等；急、慢性气管炎（风寒和风热型咳嗽）引起咳嗽胸痛，痰多不易咳出；急性扁桃体炎（单双蛾）引起的咽喉肿痛；猩红热（疫喉）引起的发热、咽喉肿痛；呼吸衰竭（大气下陷）引起的气短不足；痢疾引起的里急后重等。

【应用与配伍】 用治咽喉肿痛，常与甘草、牛蒡子、薄荷等解毒利咽消肿药同用。用治风寒咳嗽痰多，常与杏仁、半夏、生姜等同用。若为风热咳嗽，痰稠难咳，可与桑叶、菊花、瓜蒌、黄芩同用，以疏散风热，清肺祛痰；若为肺痈咳吐脓血，又当与鱼腥草、芦根、冬瓜仁、桃仁等清热解毒、祛痰排脓药同用。用治肺气不宣，气滞痰阻所致的胸闷不畅，又常与枳壳、瓜蒌皮、香附等药同用。此外，与利水药同用，可共奏宣肺利水之功，治水肿或癃闭。配黄芪、升麻、柴胡，治大气下陷、气短不足以吸者。

【处方举例】 1.杏苏散：杏仁、半夏、苏叶、陈皮、前胡、甘草、桔梗、茯苓、生姜、枳实、大枣，用于风寒咳嗽，痰多稀白。

　　2.桑菊饮：桑叶、菊花、杏仁、连翘、薄荷、芦根、甘草、桔梗，用于风热咳嗽、痰稠难咳。

　　3.桔梗汤：见甘草条，用于咽痛声哑。

　　4.桔梗白散：见贝母条，用于肺痈吐脓。

　　5.升陷汤：生黄芪、知母、柴胡、桔梗、升麻，用于大气下陷、胸中气短。

　　【注意点】1.本品分为北桔梗和南桔梗。北桔梗，心肉之间多间隙，质量较差；南桔梗，心肉坚实，质量较优。应选用南桔梗为佳。

　　2.中医习惯以桔梗为"舟楫之剂"，"载诸药上升"，凡要兼顾清泄上焦的方剂中，都常加入桔梗一味，以引药上行；桔梗"肺与大肠相表里"的原则，作为肺经的桔梗，也可做调整大肠功能；如加入治疗痢疾的方剂中，可缓解里急后重；如加入泻下方剂中，可缓解泻下作用。

　　3.阴虚火旺、阴虚咳嗽、痘疹不发者不宜用；气机上逆、呕吐、呛咳、眩晕、阴虚咳血者不宜用。

　　4.对胃肠黏膜有刺激性，所以，胃、十二指肠溃疡者慎用，在非用不可时，应用在饭后。

　　5.桔梗有溶血作用，所以，各种出血症，如坏血病、血友病、血小板减少症等患者慎用。如要应用，也要配清凉止血或补血药物配合，方能应用。

　　【用量与用法】3~9克煎服，或入丸散。

紫　菀

　　【古歌诀】紫菀苦辛　痰喘咳逆
　　　　　　　肺痈吐脓　寒热并济

　　【药草成分】紫菀又叫子菀、青菀等。本品含紫菀甙、紫菀酮、槲皮素、挥发油、琥珀酸等。

　　【作用与用途】本品为温化寒痰药。紫菀味苦辛，性微寒。入肺经。具有润肺下气、化痰止咳的功效。现代研究认为有显著增加呼吸道腺体分泌，使痰液稀化，易于咳出的作用，但镇咳作用不明显，利尿化痰与氯化铵相似；对人型结核杆菌、大肠杆菌、宋内氏痢疾杆菌、变形杆菌、伤寒杆菌、副伤寒杆菌、绿脓杆菌、霍乱弧菌、皮肤真菌、流感病毒等均有抑制作用。

　　用治气管炎、支气管扩张、支气管哮喘（咳喘）等引起的咳嗽痰多、气喘、痰稠不易咳出；肺脓肿（肺热型肺痈）引起的咳吐脓血等。

　　【应用与配伍】用治外感咳嗽、咳痰不爽者，可与荆芥、桔梗、白前、百部等同用。治疗阴虚劳热、痰中带血之证，可与知母、川贝母、阿胶等配伍。对于久咳不愈者，又常与款冬花、百部合用。

　　【处方举例】1.止咳散：紫菀、荆芥、百部、白前、桔梗、陈皮、甘草，用于外感咳嗽。

2.紫菀汤：紫菀、阿胶、知母、川贝母、桔梗、人参、茯苓、五味子、甘草，用于阴虚咳嗽。

【注意点】①紫菀入肺经，也入气和血，故肺气不宜宣发为咳，痰中带血之证，不论肺寒、肺热皆可应用。本品偏辛散、苦、温，肺中有实火者禁用，在肺有实火，非用不可时，需加清肺热的黄芩、芦根、鱼腥草之类的药物。②紫菀并非润药，故肺阴不足，虚火上炎忌用，在非用不可时，只能与滋阴重剂，内酌加少量紫菀同用。③本品温而不热，润而不燥，所以对肺寒肺热都适宜。④阴虚火旺燥咳、咳血、实热咳嗽均不能单独应用。

【用量与用法】3~10克，外感暴咳，生用；肺虚久咳，蜜炙用。

枇 杷 叶

【古歌诀】枇杷叶苦　偏理肺脏

　　　　　吐秽不止　解酒清上

【药草成分】本品含挥发油（主要为橙花椒醇和金合欢醇）以及皂甙、熊果酸、齐墩果酸、苦杏仁甙、鞣质、维生素B和C、山梨醇等。

【作用与用途】枇杷叶味苦，性凉。入肺、胃经。具有清肺止咳、和胃降逆、化痰止呕的功效。现代医学研究认为：①对金黄色葡萄球菌、肺炎双球菌、白喉杆菌、炭疽杆菌、福氏痢疾杆菌有较强的抗菌效力。②苦杏仁甙有镇咳镇痛作用。枇杷叶的油脂质有轻度的祛痰作用。动物实验证明：水煎液及其乙酸乙醇提取部分有抑菌、平喘和祛痰作用。③苦杏仁甙水解产生苯甲醛，在消化道内有抑制酵母菌作用，防止发酵。

用治急性气管炎（肺热型）引起的咳嗽痰喘，痰黄黏稠，不易咳出或咳血；急性咽炎（肺热）引起的声音嘶哑；胃热所致呕吐、口渴等痘疮溃烂等。

【应用与配伍】用治肺热久咳，身热，以本品配伍紫菀、款冬花、杏仁、桑白皮、大黄等。配伍沙参、桑白皮、山栀等，可治肺热喘咳、痰黄而稠、口燥咽干之证。而治胃热呕吐、恶心，宜与芦根、石膏、竹茹、生姜并用。

【处方举例】枇杷清肺散：枇杷叶、桑白皮、黄柏、人参、甘草，治肺热咳痰。

【用量与用法】内服3~9克；鲜品15~30克。傲膏或入丸散。外用煎汤洗。

【特别提醒】与温化寒痰药相类似的其他药物还有：南星、白附子、牙皂、旋覆花、木蝴蝶。

第二节　止咳药

马 兜 铃 （附杜青木香、天仙藤）

【古歌诀】兜铃苦寒　能熏痔漏

定喘消痰　肺热久咳

【药草成分】本品含马兜铃碱、木兰花碱、马兜铃酸、次马兜铃酸等。

【作用与用途】本品为止咳药。马兜铃味苦，性寒。入肺、大肠经。具有清肺下气、止咳祛痰的功效。现代医学研究认为有显著的镇咳作用，但祛痰作用不明显，不及紫菀、天南星好；有明显扩张支气管作用；对白喉杆菌、炭疽杆菌、皮肤真菌等菌均有抑制作用；此外，还有解痉作用等。

　　　　用治慢性气管炎（肺热型）引起的咳嗽气喘、久咳不愈；咽喉神经官能症（梅核气）引起的咽中有异物感，咽不下、吐不出；肛门脓肿、痔疮（肠热型）引起的肛门肿痛，可外用；咽炎、白喉等。

【应用与配伍】用治肺气壅实、咳嗽气喘，可用马兜铃60克、炙甘草30克，共为末，每服3克，水煎温服。用治阴虚火盛，咳嗽喘急，痰少或痰中带血之证，可与阿胶、牛蒡子、炙甘草等同用，以阿胶补益润肺、马兜铃之清肃肺火，共奏清金补肺之效。如用于痔漏下血及肛门肿痛，可内服，也可外用熏洗。

【处方举例】补肺阿胶汤：阿胶、马兜铃、杏仁、牛蒡子、炙甘草、糯米，用于阴虚火旺、咳痰带血。

【附】杜青木香，即马兜铃的根，味辛苦，性寒。有催吐、解毒、消肿的作用，可治食物中毒、毒蛇咬伤以及热毒肿痛等症。内服用量4.5克；外用适量，研末敷患处。

【附】天仙藤为马兜铃的带叶干燥草质藤茎入药。苦温。舒气活血，有通经、消水肿的功效。用于产后子宫收缩不良引起的胎衣不下、腹痛；妊娠水肿等。

【不良反应】马兜铃味极苦，能刺激胃引起恶心呕吐的副作用，为了减轻副作用，可用蜜炙或饭后服。

【注意点】马兜铃所含的马兜铃酸，可致急性肾衰竭，用药宜慎；青木香现临床已不再使用。

【用量与用法】马兜铃3~9克；青木香6~9克；天仙藤6~9克。

沙　参

【古歌诀】沙参味甘　消肿排脓
　　　　　补肝益肺　退热除风

【药草成分】沙参又叫北沙参、南沙参等。北沙参含生物碱、挥发油、淀粉；南沙参含三萜皂甙、生物碱、黄酮类、鞣质等。

【作用与用途】本品为养肺阴镇咳药。沙参甘苦，性大寒。入肺胃经。具有清肺火、益肺阴、养胃阴，生津液的功效。现代医学研究有镇咳作用，但祛痰作用较弱；中医认为皮肤瘙痒与血燥有关，由于肺主皮毛，某些皮肤病可从肺治，可通过清润肺气，润泽皮肤，来减轻症状；北沙参乙醇提取物有降低体温和镇痛作用；南沙参有强心、调节免疫力；对奥杜央氏小芽孢癣菌、羊毛状小芽孢癣菌等皮肤真菌，均有不同程度的抑制作用；此外，还有保肝作用等。

　　　　用治肺脓肿（肺痈后期）引起的咳吐脓血；慢性气管炎、肺结核

（肺燥津伤型咳嗽）等呼吸道疾病引起的干咳无痰、低热、口干舌燥；慢性消耗性疾病、传染病后期、神经衰弱（肺阴虚咳嗽）等疾病引起的午后潮热、口干舌燥；萎缩性胃炎、慢性肝炎、肝硬化（肝虚气郁及肝胃阴不足型胃脘痛）等疾病引起的肝虚气郁的胁肋疼痛、口干口苦、舌燥、舌质红而少苔或无苔肝细胞坏死；慢性荨麻疹（血分有热或营养缺乏型风疹块）引起的皮肤干燥、瘙痒等。

【应用与配伍】用治肺热燥咳，常与麦冬、桑叶、天花粉等养阴清肺润燥药同用。若治劳嗽咳血、潮热盗汗，又常与知母、贝母、麦冬、百合、鳖甲等同用。用治热伤胃阴、舌干口渴、食欲不振，多与麦冬、生地、玉竹、冰糖等养阴益胃药同用。此外，与麦冬、鱼腥草、桔梗等同用，可治肺痈后期的阴伤咳嗽。与生地、川楝子、枸杞同用，又治肝虚气郁的胁肋疼痛。与荆芥、菊花、桑叶同用，治皮肤间风热。

【处方举例】1.沙参麦冬汤：见麦冬条。用于肺热燥咳、余邪未解。

　　　　　　2.益胃汤：沙参、麦冬、生地、玉竹、冰糖，用于热伤胃阴，食欲不振，慢性萎缩性胃炎所致的口干舌质红而干裂胃痛。

　　　　　　3.一贯煎：沙参、生地、麦冬、当归、枸杞、川楝子，用于肝肾阴虚、血燥气郁。肝硬化所致的肝细胞坏死、胁痛，口干口苦、舌红少苔。

【注意点】1.沙参有北沙参和南沙参两种，作用相同，南沙参力量较弱，然兼有祛痰作用。鲜沙参即南沙参之新鲜者，清热养阴力量较好，多用于热病伤阴之证；北沙参保肝作用强，多用于肝硬化的肝细胞坏死，作用最强。

　　　　　2.沙参祛腻濡润，不利于透表祛邪，故多用于体虚燥邪咳嗽。外感初期、急性气管炎、肺炎等上呼吸道感染引起的风寒咳嗽，风热咳嗽、痰多、肺实及实热苔腻有湿者不宜用，必要时，可配葛根、淡豆豉、山栀皮等有助解表清热。

　　　　　3.脾胃虚寒，舌苔白腻者忌服。沙参反藜芦，不能同用。

【用量与用法】10~15克，鲜品用15~30克。

木　蝴　蝶

【古歌诀】木蝴蝶平　入肝肺经
　　　　　润肺止咳　解郁平肝

【药草成分】木蝴蝶又叫云故纸、千张纸、玉蝴蝶等。含两种黄酮贰，为木蝴蝶甲素、木蝴蝶乙素等。

【作用与用途】祛寒镇咳药。木蝴蝶苦平。入肺、肝经。具有解郁平肝、润肺止咳、收敛疮口、开音、镇咳、消炎、镇静的作用。

　　　　　　用治慢性咽炎（气火性咳嗽和气郁型失音）等呼吸道疾病引起的咳嗽，喉中有痰，干燥发痒，声音嘶哑；胃神经官能症（肝气犯胃脘痛）引起的胃脘痛及癔症失语（肝气型失音）、声音嘶哑等。

【应用与配伍】治气管炎、咽炎（咳嗽和失音）等疾病引起的咳嗽、声音嘶哑，常与金银花、菊花（如阴虚配沙参、麦冬）等同用。

【用量与用法】1.5~3克，最常用2.4~4.5克。

【特别提醒】与止咳药相类似的其他药物还有：款冬花、旋覆花、金沸草。

第三节　平喘药

一、清热平喘药

葶 苈 子

【古歌诀】葶苈辛苦　利水消肿
　　　　　痰咳癥瘕　治喘肺痈

【药草成分】北葶苈子含有强心作用的物质如芥子甙、脂肪油、蛋白质、糖类等；南葶苈子含挥发油（有异硫氰酸苄酯、异硫氰酸烯丙酯）、脂肪油、强心甙等。

【作用与用途】清热平喘药。葶苈子辛苦、性寒入肺、膀胱经。具有降气祛痰、止喘咳、利水消肿的功效。现代医学研究认为，本品含强心甙，能加强心肌的收缩力，促进血液循环，使心肾脏血流量增加，故有强心利尿平喘祛痰作用等。

用治渗出性胸膜炎、气管炎、支气管哮喘（湿痰型咳嗽）等上呼吸道疾病引起的胸闷，咳嗽痰多，痰多不易咳出，胸胁积水，气喘；肺源性心脏病（浊痰胸痹）引起的胸闷心痛，心跳气短，咳嗽痰多，不能平卧，小便不利，浮肿严重时，可出现心肺衰竭，呼吸困难，四肢厥冷；肝硬化、心脏病、肾脏炎（鼓症、胸痹、水肿病）等疾病引起肝肿大，小便不利，腹水或浮肿等。

【应用与配伍】用于肺气壅实，痰饮壅塞，热咳喘满及面目浮肿，胸腹积水，可用大枣辅佐，治痰饮喘咳不得卧，一般面目浮肿之证候。用治结胸证、胸胁积水，大便不利而属实证者，可与防己、椒目、大黄同用。

【处方举例】1.葶苈大枣泻肺汤：大枣、葶苈子，用于痰饮壅塞，咳嗽喘满。

2.己椒苈黄丸：见防己条。用于胸腹积水，小便不利的实证。

3.大陷胸丸：大黄、芒硝、杏仁、甘遂、葶苈子、白蜜，用于大结胸证。

【不良反应】本品有毒。用量不宜过大，量大会引起心律不齐等。应注意用量，以防中毒。

【注意点】1.葶苈子只适用实证水肿，凡肺虚喘促，脾虚肿满之证，均当忌用。

2.本品有散瘀血作用，治癥瘕病，腹中积块，固定不移"癥"或聚或散，不固定为"瘕"者，是气血凝聚而成积块，故名积聚病。

【用量与用法】6~10克。

【特别提醒】与清热平喘药相类似的其他药物还有：地龙。

二、祛寒平喘药

杏 仁

【古歌诀】杏仁温苦　风寒喘咳
　　　　　大肠气闭　便难切要

【药草成分】本品含苦杏仁甙、脂肪油、蛋白质、各种游离氨基酸。苦杏仁甙分解后产生少量的氢氰酸等。

【作用与用途】祛寒平喘药。杏仁味苦，性温。入肺、大肠经。具有润肠通便、止咳平喘的功效。现代医学研究认为能抑制咳嗽中枢而起镇咳平喘作用；能抑制胃蛋白酶的消化功能，有抗溃疡作用；扩张冠状动脉，增加冠脉血流量的作用；有止痒作用；苦杏仁油对蛔虫、钩虫有杀灭作用；对子宫癌有抑制作用；苦杏仁甙有抗凝作用；对伤寒副伤杆菌有抑制作用；润肠通便、抗感染镇痛及抗突变等。

用治急、慢性气管炎、支气管哮喘、胸膜炎（风寒型喘咳）等呼吸道疾病引起的咳嗽痰多、气喘；老年人、产妇、病后等津亏肠燥便秘等。

【应用与配伍】用治风寒感冒，咳嗽痰多者，可与苏叶、半夏、茯苓等同用。若治喘促者，可与麻黄、甘草同用。用治老年人或产后肠燥便秘之证，可与火麻仁、桃仁、当归、生地等同用。此外，治疗湿温初起、头痛身重、胸闷不饥、午后身热之证，常与白豆蔻、薏米仁等同用，取其疏通肺气之性。

【处方举例】1.杏苏散：见紫苏条。用于外感寒燥、咳嗽咽干。

　　　　　　2.三拗汤：见甘草条。用于风寒感冒，咳嗽喘促。

　　　　　　3.麻子仁丸：火麻仁、大黄、枳实、杏仁、白芍、白蜜，用于肠燥便秘。

　　　　　　4.三仁汤：见白蔻条。用于湿温初起，头身痛重。

【注意点】1.苦杏仁有毒，用量当控制。阴虚咳嗽及大便溏泻者不宜用。甜杏仁甘平、无毒，有润肺止咳平喘作用，适用于虚劳咳嗽。

　　　　　　2.本品为镇咳祛痰平喘的常用药物之一。治疗咳喘病，杏仁常不可少。苦杏仁和甜杏仁均有润肠通便作用。苦杏仁温润，常用于治实证外感喘咳；甜杏仁甘平润燥，常用于肺虚喘咳最适宜。甜杏仁无毒，含杏仁甙较少，故镇咳平喘作用较差，所以，治咳嗽痰喘用苦杏仁；制食品多用甜杏仁。

【不良反应】苦杏仁有毒，过量能引起中毒。中毒后可用杏树皮 60 克，水煎服。

【用量与用法】6~10 克。

白果仁 （附银杏叶）

【古歌诀】白果甘苦　喘咳白浊
　　　　　点茶压酒　不可多嚼

【药草成分】含蛋白质、脂肪、淀粉、氰甙、维生素 B_2 及多种氨基酸；外种皮含有毒成分白果酸、氢化白果酸、白果酚、白果醇等。

【作用与用途】祛寒平喘药。白果味酸苦涩，性平。入肺经和肾经。具有敛肺益气、定咳喘、涩精止带、收敛止白浊的功效。现代研究认为对葡萄球菌、链球菌、白喉杆菌、炭疽杆菌、枯草杆菌、大肠杆菌、伤寒杆菌等均有不同程度的抑制作用；镇咳祛痰、抗利尿、抑制结核杆菌、皮肤真菌，并有抗氧化、抗衰老，抗过敏。

用治慢性喘息性气管炎、支气管哮喘、肺结核（虚劳型喘咳）等疾病引起的久咳气喘，或干咳无痰；结核细菌真菌性阴道炎（湿热型白带）引起阴道分泌物增多、色黄，有恶臭味；肾结核（湿热型白浊）引起的蛋白尿等。

【应用与配伍】用治哮喘咳嗽，常配麻黄、甘草同用，共奏宣肺定喘止咳之功。若痰热内盛，兼风寒外束，痰多气急咳嗽哮喘者，常配伍麻黄、杏仁、黄芩、桑白皮、半夏、甘草等。外感风寒、内清痰热而止咳平喘。用治下元虚损，带下赤白，可配伍胡椒、莲肉等，同乌骨鸡煮食。用于湿热带下、色黄质稠者，常配伍芡实、黄柏。若小便白浊，可配伍益智仁、草薢等。

【处方举例】1.定喘汤：麻黄、杏仁、黄芩、桑白皮、甘草、半夏、白果、款冬花、苏子，用于风寒外束，咳嗽哮喘。

2.易黄汤：见黄柏条。用于湿热带下，色黄质稠。

【附】银杏叶为银杏的干燥叶入药。叶含槲皮素、异鼠李苷、芜菲醇等三种黄酮式元。其原理是降低血清胆固醇、扩张心冠脉等。用于冠心病（胸痹）引起的心绞痛等。银杏仁9克、川芎15克、红花15克，水煎，分2次服完。

【注意点】1.生白果仁，祛痰解毒较好；熟白果仁，平。治哮喘、抗利尿作用强。

2.本品有毒，注意用量。咳嗽痰稠不利者不宜用；解酒毒，不可多吃。

【不良反应】生用，过食白果可致中毒，临床表现为腹痛、呕吐、腹泻、发热烦躁、发绀、昏迷、抽风，严重者可致呼吸衰竭而死亡。应立即洗胃、导泻、利尿，服蛋白清或活性炭，以减轻毒素的继续吸收，并进行对症处理。可输盐水或服镇静剂。氯丙嗪合阿司匹林服用。或用中药甘草30克或绿豆、甘草水煎服。或用木香适量，用开水磨汁，加入麝香少许服之。

【用量与用法】3~10克或5~10枚，入煎剂可生用，入散剂或嚼食宜煨熟用；银杏叶4.5~9克。

莱 菔 子

【古歌诀】莱菔子辛　喘咳下气
　　　　　倒壁冲墙　胀满消去

【药草成分】本品含脂肪油、挥发油、莱菔素。

【作用与用途】祛寒平喘药。莱菔子味辛甘，性平。入肺、脾、胃经。具有行气消胀、消食祛痰的功效。现代医学研究认为可增强肠节律性收缩，祛痰镇咳平喘，改善排尿功能，降低胆固醇和降低血压。对皮肤真菌、葡萄球菌、大肠杆菌等均有抑制作用。

用治慢性喘息性气管炎、支气管哮喘（实证邪实型）等呼吸道疾病引起的咳嗽痰多、气喘；胃肠炎、小儿单纯性消化不良（食积）等病引起的食积不化、嗳腐吞酸、食少；痢疾引起的里急后重及肠梗阻等。

【应用与配伍】用于食积停滞、嗳腐吞酸、食少纳呆、脘腹胀满、呕吐腹泻等证，常配伍山楂、麦芽、神曲等。若食积兼脾虚者，可加白术；兼湿热者，加黄连、连翘；兼水湿内停者，可加茯苓；气逆呕吐者，加陈皮、半夏。用于痰涎壅盛、咳嗽气喘，常配白芥子、苏子。此外，古有单用本品者，治涌吐风痰、风痰癫狂的记载。

【处方举例】1.保和丸：见山楂条。用于食积停滞、脘腹胀满。

2.三子养亲汤：见苏子条。用于痰涎壅盛、咳嗽气喘。

【注意点】1.药理认为党参、人参补气；莱菔子破气，古人认为服人参、党参忌服莱菔子，恐其会抵销补气作用，但实际上两者并非配伍禁忌，合用后不会产生任何不良反应。

2.本品一般炒用，生用能涌吐痰涎，解散风寒。

【用量与用法】10~15克。

【特别提醒】与祛寒平喘药相类似的其他药物还有：麻黄、银杏叶、苏子。

第四节　兴奋呼吸中枢的药物

五　味　子

【古歌诀】五味酸温　生津止渴
　　　　　久嗽虚劳　肺肾枯竭

【药草成分】五味子又叫辽五味、北五味等。五味果肉含挥发油、有机酸（苹果酸、枸橼酸、酒石酸）；种子含挥发油、脂肪油、五味素、维生素C、树脂、鞣质及糖类等。

【作用与用途】本品为兴奋呼吸中枢药。五味子酸，性温。入肺肾经。具有滋肾补肺、生津止渴、止咳平喘祛痰、补肾涩精、止泻止汗、宁心神的功效。现代医学研究认为能增强神经系统的兴奋性，使反射的潜伏期缩短，促进大脑皮层兴奋，提高皮层的工作能力，还能兴奋呼吸中枢，加强呼吸频率，并能促进代谢；兴奋子宫平滑肌，能加强子宫节律性收缩；能增强血管张力和心脏收缩力，有强心作用；镇咳祛痰平喘，对虚劳久咳痰喘有一定作用；能提高视觉、听觉和皮肤等感受器的感受性，对视觉的影响最好；能增强肾上腺皮质功能的作用；此外，还有降血清转氨酶、利胆、降压、增强免疫功能、有兴奋唾液腺分泌作用；抗衰老、抗氧化，对金黄色葡萄球菌、表皮葡萄球菌、溶血性链球菌、绿色链球菌、卡他球菌、伤寒杆菌、大肠杆菌、绿脓杆菌、痢疾杆菌、白喉杆菌、肺炎杆菌、肠炎杆菌、枯草杆菌、炭疽杆菌、结核杆菌、甲型流感病毒、钩端螺旋体等均有抑制及解热镇痛作用。动物实验表明：五味素可使痛阈值升高；与五味素、乙素、丙素等有广泛的中枢抑制作用，并有安定药的特点，故有镇静作用；能促进肝细胞的修复，有保肝作用。

用治老年慢性气管炎、肺气肿、支气管扩张（肺肾不足型久咳气喘）等肺肾疾病引起的久咳不止、肾不纳气而气喘；性神经衰弱（心肾不交型梦遗）引起的遗精，自汗、盗汗，失眠多梦，惊悸健忘，口干口渴，疲乏无力；肠结核（脾肾双虚型肾泻症）引起的五更泄泻；视神经炎、神经性耳聋、耳源性眩晕（美尼尔氏综合征）；呼吸衰竭、心力衰竭、碱中毒症；慢性肝炎、糖尿病、潜在型克山病等。

【应用与配伍】用治肺气不足、咳嗽气喘，可与罂粟壳同用；肺肾两虚，久咳虚喘，常配伍熟地、山药、山茱萸、茯苓、丹皮、泽泻，以滋肾纳气、敛肺止咳；肺虚久咳，痰中带血者，可配麦冬、人参、紫菀、杏仁等；若肺寒咳喘、痰多清稀之证，须配伍温肺化饮的半夏、干姜、细辛、杏仁等。治疗脾肾两虚、五更泄泻，常与温补脾肾、涩肠止泻的补骨脂、肉豆蔻、吴茱萸同用。治肾气不足、精关不固、遗精滑精者，可与龙骨、桑螵蛸等同用。如用于热伤气阴，心烦口渴，汗出体倦，短气脉虚之证，须配伍人参、麦冬，共奏益气生津、敛阴止汗之效。若心阴不足、心失所养、心悸怔忡、失眠健忘，多与养血安神的酸枣仁、生地、麦冬、丹参、人参等配伍使用。治自汗、盗汗，常配伍麻黄根、牡蛎、人参、柏子仁等益气敛阴固表止汗药。若与黄芪、麦冬、山药、天花粉等同用，又可治消渴证。近年来本品配伍茵陈、郁金、炙甘草，制蜜丸治疗肝炎。

【处方举例】1.都气丸：五味子、山药、丹皮、泽泻、茯苓、熟地、山茱萸，用于肺肾两虚、久咳虚喘。

2.苓甘五味姜辛汤：茯苓、干姜、五味子、甘草、细辛，用于肺寒咳喘、痰多清稀。

3.四神丸：见吴茱萸条。用于脾肾两虚、五更泄泻。

4.桑螵蛸散：见桑螵蛸条。用于肾气不足、遗精滑精。

5.生脉散：见人参条。用于热伤气阴、短气脉虚。

6.天王补心丹：见麦冬条。用于心阴不足、心悸怔忡。

7.玉液汤：见黄芪条。用于消渴证。

【注意点】1.用治慢性气管炎、肺气肿、支气管扩张（寒痰和湿痰），与干姜同用。五味子酸敛肺气（镇咳祛痰），干姜味辛发散（促进血液循环），一敛一开，共奏镇咳平喘，有协同作用。

2.本品酸涩收敛，凡表邪未解，内有实热，麻疹初起，疹出不透者慎用。

3.慢性胃炎、胃溃疡等胃病引起的胃酸过多者忌用，必要用时，可与乌贼骨、牡蛎等制酸药同用，可缓解。

4.孕妇忌用。

【用量与用法】1.5~9克，用于敛肺镇咳，量宜少（1.5~3克）用于滋补益阴，量稍大（6~9克）。蜜炙用，入丸散，碱中毒，醋炙用。

樟　脑

【古歌诀】樟脑辛热　开窍杀虫
　　　　　理气辟浊　除痒止痛

【药草成分】樟脑又叫潮脑。本品含萜烯衍生物等。

【作用与用途】兴奋呼吸中枢等。樟脑味辛，性热。入心、脾、胃经。内服有开窍辟恶；外用能除湿止痒、杀虫止痛。现代中草药研究认为，局部用药有刺激镇痛作用，为温和刺激剂，外敷可使皮肤血管扩张，促进局部血液循环和皮肤发红，并有促进炎症渗出物的吸收，故有消炎镇痛作用；能兴奋呼吸中枢和血管运动中枢，还能增强副交感神经，改善血液循环，对呼吸衰竭、循环衰竭及心力衰竭有治疗作用；对胃肠黏膜具有缓和的刺激作用，使胃部感到温暖舒适，涂于皮肤有清凉感，并有止痒、止痛及麻醉作用。此外，还有强心升压作用；对羊毛样小孢子菌和红色毛癣菌均有抑制作用。

用治脑血栓形成（中风）、冠心病（瘀血型胸痹）引起的心绞痛；休克（中恶）引起的心脏衰弱、呼吸衰竭、突然昏倒、不省人事；流脑（温病）引起的发热、神志昏迷、说胡话；疥癣、湿疮瘙痒等皮肤病。

【应用与配伍】用治突然昏倒或热病神志昏迷，常与麝香同用，为丸，散服。本品配硫磺、黄柏、枯矾、苦参，可治疥癣疮痒。

【处方举例】治疗扭伤引起的局部瘀血肿痛；樟脑20克，加75%酒精200毫升，即成"樟脑酒"，局部外搽有镇痛、活血、消肿、消炎作用。每日2~3次，擦患处。

【不良反应】本品有毒，内服对胃有刺激性，易引起消化不良、食欲不振、呕吐口干、咽喉干痛。胃溃疡、溃疡性结肠炎患者慎用。过量易中毒。

【用量与用法】内服0.1~0.2克，外用适量，研末撒或调敷。

款 冬 花

【古歌诀】款冬甘温　理肺消痰
　　　　　肺痈喘咳　补劳除烦

【药草成分】本品含款冬二醇及其异体结构阿里二醇、芸香甙、金丝桃甙、三萜皂甙、挥发油及鞣质等。

【作用与用途】兴奋呼吸中枢药。款冬花味辛甘，性温。具有润肺下气、消痰止咳的功效。现代研究有镇咳祛痰作用，但祛痰作用不显著，兴奋呼吸，可使呼吸加深加快且有止喘升压作用；对肠平滑肌有抑制作用；对子宫先兴奋后抑制，小剂量兴奋，大剂量抑制；可引起瞳孔散大，泪腺分泌增加等。

用治慢性气管炎、支气管哮喘、喘息性支气管炎、慢性肺脓肿（肺部有寒和虚劳咳嗽）等上呼吸道疾病引起的气喘咳嗽，或肺功能下降、干咳气喘、呼吸衰竭、血压偏低。

【应用与配伍】可用于多种咳嗽证。如用治寒饮咳喘，可与麻黄、射干、细辛等同用。用治咳嗽带血，可与百部配伍，共研末为丸。若治暴咳，可以本品为主，配伍杏仁、贝母、知母、桑白皮等。

【处方举例】1.射干麻黄汤：射干、麻黄、细辛、紫菀、款冬花、生姜、半夏、五味子、大枣，用于寒饮咳喘。

2.百花膏：百合、款冬花，用于咳嗽带血。

3.款冬花汤：款冬花、杏仁、贝母、知母、桑白皮，用于暴咳。

【注意点】1.本品为常用的镇咳药物。款冬花温而不燥，有邪可散，散而不泄，无邪可润，润而不燥，因此可治一切咳嗽，无论虚实寒热，只要与肺有关，均可应用。尤其伤风感冒、上呼吸道疾病引起的咳嗽，应用更为适宜。

2.款冬花与紫菀均有润肺下气，化痰止咳。但款冬花重在止咳，紫菀重在祛痰。二药合用可加强镇咳祛痰，治疗各种有痰的咳嗽更为全面。但两药的不同点是，紫菀性较辛燥，可用于寒咳；款冬花性较清润，治疗燥邪咳嗽效果更好。

3.外感咳嗽宜生用；内伤咳嗽宜炙用。

4.肺痈初期有热且咳吐脓血者禁用。

【用量与用法】3~12克，生用或蜜炙用。

【特别提醒】与兴奋呼吸中枢的药物相类似的其他药物还有：冰片、仙鹤草、干姜、麻黄根、麻黄、白芷、细辛、麝香、党参。

（刘光瑞）

第二章 对神经系统有作用的药物

第一节 具有解热镇痛作用的药物（解表药）

一、辛温解热镇痛的药物（辛温解表药）

柽 柳

【古歌诀】柽柳甘咸　透疹解毒

　　　　　熏洗最宜　亦可内服

【药草成分】柽柳又叫山川柳、西河柳等。本品含挥发油、芸香甙、槲皮甙、有机酸及鞣质等。

【作用与用途】本品为通过汗腺而发汗解热药。柽柳味辛咸，性温。入心、肺、胃经。具有解表发汗、祛风透疹的功效。现代认为其解热镇痛、镇咳祛痰、保肝、抗感染、抗菌，对肺炎双球菌、甲型链球菌、白色葡萄球菌、流感病毒等菌均有抑制作用。

用治风疹、幼儿急疹、麻疹（初起疹出不畅）等小儿传染病引起的发热无汗、咳嗽、疹出不透；荨麻疹（风疹块）引起的皮肤发疹、周身瘙痒；风湿性关节炎（风湿痹症）引起的关节疼痛；慢性气管炎等。

【应用与配伍】用治麻疹不透，可以单用煎汤熏洗，亦可配薄荷、蝉蜕、升麻等。近年来采用柽柳嫩枝的煎剂、冲剂、丸剂，可治疗慢性气管炎，有显著的镇咳祛痰平喘消炎作用。

【处方举例】竹叶柳蒡汤：见蝉蜕条。用于麻疹初起，疹出不畅。

【注意点】麻疹、风疹、幼儿急疹已透者不可使用，热性病汗多或身体虚弱者忌用；用治过敏性皮炎引起的荨麻疹、周身瘙痒，可煎汤洗浴；麻疹不透或透发不畅者煎汤熏洗。

【用量与用法】内服 3~10 克，外用适量。

大 豆 卷

【古歌诀】豆卷甘平　内清湿热

　　　　　外解表邪　湿热最宜

【作用与用途】大豆卷味甘，性平。既能清利湿热，又可发汗解表。

用治伤寒、副伤寒（暑湿、湿温）引起的发热恶寒，身重胸闷、无汗、苔腻；急性风湿性关节炎（热痹）引起的关节红肿疼痛、湿痹痉挛、游走不定，但不化脓、舌苔黄腻、脉濡数；感冒（湿重于热）引起的发热恶寒、身重疼痛、胸闷不饥、午后身热、苔白不渴、脉弦细濡等。

【应用与配伍】用于暑湿、湿温初起、发热恶寒、身重胸闷、苔腻等症，常与藿香、佩兰、厚朴等同用。古方治水肿胀满，常配大黄。治湿痹拘挛，可配薏米仁、防己、木瓜等。

【注意点】本品以清水制者，名清水豆卷，长于清热利湿；用麻黄制者，名大豆黄卷，偏于发汗解表。

【用量与用法】10~15克。

胡 荽

【古歌诀】古荽味辛　上止头痛
　　　　　内消谷食　痘疹发生

【药草成分】胡荽又叫芫荽。本品含挥发油、苹果酸钾、维生素C、正癸醛、芳香醇等。

【作用与用途】本品为辛温解热镇痛药。胡荽味辛，性温。具有散风寒、透疹、开胃消食的功效。现代医学研究能促进外周血液循环，增加胃肠腺体分泌和胆汁分泌及抗真菌的作用。

用治麻疹初期透发不畅，或感受风寒头痛，痘疹透发不快等。消化不良、食欲不振等。

【应用与配伍】用于麻疹初期透发不畅，或感受风寒，疹出复隐者，可煎汤局部熏洗或趁热擦抹涂摩，亦可配荆芥、柽柳、牛蒡子、蝉蜕等药。此外，本品作调味品，对消化不良、食欲减退等症有效。

【注意点】麻疹已透，体虚有汗者忌用。

【用量与用法】3~6克　局部熏洗适量。

【特别提醒】与辛温解热镇痛的药物相类似的其他药物还有：麻黄、桂枝、葱白、紫苏、生姜、苏梗、苏子、荆芥、防风、羌活、白芷、苍耳子、辛夷、香薷。

二、辛凉解热镇痛的药物（辛凉解表药）

牛蒡子

【古歌诀】牛蒡子辛　能除疮毒
　　　　　瘾疹风热　咽痛可逐

【药草成分】本品含牛蒡子甙、脂肪油、维生素A、维生素B_1及生物碱等。

【作用与用途】本品为辛凉解热镇痛药。牛蒡子味辛苦，性寒。入肺、胃经。具有疏散风热、透疹解毒、利咽消肿的功效。现代医药研究认为其对金黄色葡萄球菌、皮肤真菌、肺双球菌等均有不同程度的抑制作用；有降血糖、降血压作用；有轻度的利尿和泻下作用；牛蒡甙对离体家兔子宫及肠管呈抑制或麻痹作用；对运动神经及骨骼肌亦呈麻痹作用。

用治风热感冒、咽喉肿痛、咳嗽、斑疹不透、风疹块发痒；急性气管炎、急性咽炎、急性扁桃体炎、猩红热（风热型）等疾病引起咽喉肿痛；荨麻疹（风疹块）引起的瘾疹性皮肤病，遍身发针尖大小或成片风疹块、发痒等。

【应用与配伍】用治外感风热、咽喉肿痛，常与桔梗、金银花、连翘等同用。如属火毒盛者，可配大黄、黄芩、山豆根等。用治肺热咳嗽、咳痰不畅，可与桔梗、山豆根等同用。用治肺热咳嗽、咳痰不畅，可与桔梗、桑叶、贝母、甘草等同用。用治麻疹初期，透发不畅及风疹等症，可与蝉蜕、薄荷、葛根等同用。用治腮腺红肿、咽喉肿痛及乳痈、丹毒诸疮，可与荆芥、防风、薄荷、甘草、大黄同用。

【处方举例】1.牛蒡汤：用于外感风热、咽喉肿痛。

2.竹叶牛蒡汤：见蝉蜕条。用于麻疹初期，透发不畅。

3.瓜蒌牛蒡汤：瓜蒌、牛蒡子、天花粉、黄芩、栀子、连翘、皂角刺、金银花、陈皮、甘草、青皮、柴胡，用于乳痈肿痛。

【注意点】脾虚泄泻，痘疹虚寒，气血虚弱有汗者慎用。

【用量与用法】4.5~9克，生用或炒用，入汤剂宜捣碎。

蝉　蜕

【古歌诀】蝉蜕甘寒　消风定惊

杀疳除热　退翳侵睛

【药草成分】蝉蜕又叫蝉衣、蝉退等。蝉蜕含大量的甲壳质、蛋白质、氨基酸、有机酸。

【作用与用途】辛凉解热镇痛药。蝉蜕甘，性寒。入肝、肺经。具有疏风散热、明目退翳、清利头目、透疹毒的功效。现代医学认为有神经节阻断作用，使横纹肌紧张度降低，可使病人安静，有镇静作用，有止痒作用，有解热作用，其头足部较身为强；对金黄色葡萄球菌、卡他球菌等均有抑制作用。

用治流脑、乙脑、破伤风（温病、暑温、四六风）等疾病引起的手足抽搐；急性咽炎（风热型失音）引起的声音嘶哑；麻疹、风疹（风热型痧子）等引起的疹发不畅；风热感冒所致的发热，咽喉肿痛；小儿营养不良（疳积）引起的消瘦肚大的疳积病；角膜炎、结膜炎（风热型）引起的目赤肿痛、翳障遮睛、视物模糊；急性扁桃体炎（风热型单双蛾）引起的咽喉肿痛及咽炎引起的咽痛声哑等。

【应用与配伍】用治外感风热或温病初期有表证者，常与薄荷、连翘、生石膏等同用。治疗风热郁肺、肺气失宣、咽痛声哑，可与胖大海同用。用治麻疹初期，透发不畅，常与牛蒡子、薄荷、葛根等配伍；如热盛疹出不畅，可与紫草、连翘同用。对于风疹瘙痒之证，可配伍荆芥、防风、白蒺藜、蛇蜕等。用于风热目赤、翳膜遮睛，常与菊花同用。用治破伤风轻证，可单用研末以黄酒冲服，每次10克，日3次。重证可配伍天南星、天麻、僵蚕、全蝎等。用治小儿惊风或夜啼见惊惕不安者，可配伍钩藤、薄荷等同用。

【处方举例】1.竹叶柳蒡汤：竹叶、柽柳、芥穗、玄参、蝉蜕、牛蒡子、薄荷、葛根、麦冬、知母、甘草，用于麻疹初期，透发不畅。

　　　　2.蝉花散：蝉蜕、菊花、木贼、羌活、谷精草、蒺藜、草决明、防风、山栀、川芎、密蒙花、荆芥穗、蔓荆子、黄芩、甘草，用于风热目赤，翳膜遮睛。

　　　　3.五虎追风散：见全蝎条。用于破伤风。

【注意点】1.本品主要用于小儿科、眼科、内科、杂病及高热惊厥。2.孕妇慎用。

【用量与用法】水煎服或研末冲服。治疗小儿夜啼（去头足），3~6 克；用于肾炎、破伤风，用量需大，一般可用 15~30 克，常用量 3~10 克。

【特别提醒】与辛凉解热镇痛的药物相类似的其他药物还有：薄荷、桑叶、菊花、桑枝、桑白皮、桑椹、柴胡、升麻、葛根、葛花、浮萍、蔓荆子。

三、治头痛的药物（止头痛药）

蔓荆子

【古歌诀】蔓荆子苦　头痛能医
　　　　　拘挛湿痹　泪眼堪除

【药草成分】蔓荆子又叫京子、万金子等。本品含挥发油，主要成分为蒎烯及维生素 A 等。

【作用与用途】本品为专治头痛的药。蔓荆子味苦辛，性微寒。入膀胱、肝经。具有疏散风热、清利头目的功效。现代医学认为对卡他球菌、金黄色葡萄球菌、结核杆菌等均有抑制作用；有通过调节体温中枢而有解热作用；有镇静作用，作用于神经性头痛及肌肉神经痛，并能增进外周和内脏微循环。

　　　　用治风热感冒、结膜炎、泪囊炎（风热型）引起的发热头痛、目赤肿痛、流泪；风湿性关节炎（湿痹）引起的关节疼痛、筋脉拘挛、不得屈伸；神经性头痛、肌肉神经痛等。

【应用与配伍】用治风热头痛或头风痛，可与菊花、白蒺藜、川芎、薄荷等同用。治疗目赤肿痛，又可与菊花、决明子、龙胆草等配伍。用治胃火上炎，齿龈肿痛，常与生地、石膏、黄连等同用。若治疗风湿痹痛、筋脉拘挛，多与羌活、独活、川芎、防风等配伍。

【处方举例】1.白蒺藜散：见白蒺藜条。用于虚弱生风、目赤多泪。

　　　　2.羌活胜湿汤：用于风湿痹痛，筋脉拘挛。

【注意点】①蔓荆子、藁本均可治头痛。但蔓荆子偏于治两颞痛；藁本偏于治头顶痛。在临床应用时对症下药或配伍同用，有协同作用。②血虚有火之头痛目眩及脾胃虚弱者慎用。

【用量与用法】6~10 克，浸酒或入丸、散，外用捣敷。

【特别提醒】与治头痛的药物相类似的其他药物还有：白芷、川芎。

四、有收缩鼻黏膜血管作用的药物（通窍药）

辛　夷

【古歌诀】辛夷味辛　鼻塞流涕
　　　　　香臭不闻　通窍之剂

【药草成分】辛夷又叫望春花等。本品含挥发油，其中主要为柠檬醛、丁香酚、茴香脑等。

【作用与用途】收缩鼻血管药。辛夷味辛，性温。入肺、胃经。具有温肺通鼻窍、散上部风寒、止痛的功效。现代认为辛夷制剂滴鼻对鼻黏膜血管有收缩作用，减轻炎症，对黏膜有保护作用；对金黄色葡萄球菌、溶血性链球菌、卡他球菌、白喉杆菌、痢疾杆菌、炭疽杆菌、白色念珠菌、流感病毒等均有抑制作用；兴奋子宫作用，已孕子宫较未孕子宫更为敏感；水提取物具有明显的乙酰胆碱样作用。此外，有浸润麻醉、降压、镇静、镇痛、抗过敏等作用。

　　　　用治急、慢性鼻炎、过敏性鼻炎、鼻窦炎、肥厚性鼻炎（风寒型鼻渊）等鼻腔疾病引起的鼻塞流鼻涕，头痛齿痛，鼻内作胀或生疮，头面肿痒如虫行等。

【应用与配伍】用治风寒头痛鼻塞，或鼻渊涕浊腥秽者，常与白芷、苍耳子配伍；若属风热者，则宜与金银花、黄芩、菊花等疏风清热之品合用。

【处方举例】苍耳子散：见苍耳子条。用于风寒感冒、鼻渊浊涕。

【不良反应】本品为治疗鼻炎要药。不宜多服久服，否则会引起头昏、目赤的副作用。容易挥发，宜后下。孕妇慎用。阴虚火旺者禁用。

【用量与用法】3~9克，或入丸散。本品有毛，易刺激咽喉气管，入汤剂，可用纱布包煎。生用。

鹅不食草

【古歌诀】鹅不食寒　专入肺经
　　　　　止咳化痰　通窍之药

【药草成分】鹅不食草又叫石胡荽等。本品含蒲公英甾醇、山金车二醇、羽扇醇、挥发油、黄酮类、氨基酸等。

【作用与用途】有收缩鼻黏膜血管作用。鹅不食草辛寒。入肺经。具有通鼻窍、祛风的功效。现代医学认为有镇咳、祛痰、平喘作用。此外，对流感病毒、结核杆菌有抑制作用。

　　　　用治急、慢性鼻窦炎（鼻渊）等鼻腔疾病引起的鼻塞不通气，流浊鼻涕等。慢性气管炎、支气管哮喘（肺热型喘咳）等引起的呼吸道疾病，咳嗽痰多，气喘等。

【应用与配伍】用治鼻窦炎（鼻渊）引起的鼻不通气，流鼻涕，取其有通窍祛风作用，常与苍耳子、白芷、黄芩、银花、菊花同用。

【处方举例】治疗急、慢性鼻窦炎：鹅不食草适量，加冰片少许，研末，取少许吹鼻孔，每天数次。

【用量与用法】内服 3~9 克，外用适量。

苍耳子

【古歌诀】苍耳子苦　疥癣细疮

　　　　　驱风湿痹　瘙痒堪尝

【药草成分】苍耳子又叫苍耳棵、苍耳蒺藜等。本品含苍耳贰、脂肪油、苍耳醇、生物碱、苍耳毒蛋白、维生素 C 等。

【作用与用途】本品为收缩鼻黏膜血管药。苍耳子味辛苦，性温。入肺经。具有散风祛湿，发汗通窍，止痒止痛的功效。现代认为小剂量对呼吸有兴奋作用，大剂量则抑制；苍耳子煎剂，对离体动物心脏有抑制作用，使心率减慢，收缩力减弱；可扩张血管有降压作用；有降血糖作用；抗风湿、解痉，对金黄色葡萄球菌、表皮葡萄球菌、溶血性链球菌、肺炎双球菌、卡他球菌、肠炎杆菌、麻风杆菌、炭疽杆菌等均有抑制作用。用治支气管炎（风寒咳嗽）；急、慢性鼻窦炎、副鼻窦炎（风寒型鼻渊）等鼻腔疾病引起的发热头痛、鼻塞不通气、鼻流黄浊涕、有腥臭味；疥疮、癣疮、婴儿湿疹、荨麻疹、麻风病及瘙痒性皮肤病；慢性关节炎（风寒湿痹）引起的腰腿痛、四肢挛痛等。

【应用与配伍】治风寒头痛、鼻渊流浊涕等症，常配伍白芷、辛夷、薄荷等。如配伍白蒺藜、蝉蜕、地肤子、白鲜皮、荆芥等可用于皮肤湿疹湿疮瘙痒。配伍防风、羌活、秦艽、威灵仙、川芎、当归等治风湿痹痛、筋脉拘挛。

【处方举例】苍耳散：辛夷、苍耳子、白芷、薄荷。用于风寒头痛，鼻渊，流浊涕。

【不良反应】用量过大（一般超过 30 克）和炮制不当可致中毒。中毒主要为肝肾损害，继发脑水肿，引起强直性痉挛，最后死亡。立即内服 1：2000 高锰酸钾液洗胃，催吐、导泻、输盐水、防心衰、防休克、保肝。

【用量与用法】6~9 克。或入丸，散。

第二节　抗风湿的药物（祛风湿药）

羌　活

【古歌诀】羌活微温　祛风除湿

　　　　　身痛头痛　舒筋活络

【药草成分】羌活又叫黑药。本品含挥发油、生物碱、有机酸等。

【作用与用途】本品为抗风湿药。羌活味辛苦，性温。入肝、肾、膀胱经。具有解热散寒、发汗、除湿止痛的功效。现代认为能促进血液循环，加强汗腺分泌，使汗液从汗孔出而带走热量，热去痛止，故可解热镇痛；对结核杆菌、布鲁氏杆菌均有抑制作用。此外，还有抗风湿、抗心律不齐，增加心肌营养性血流量等作用。

用治感冒（风寒兼湿型）引起的恶寒发热，头痛身重、无汗；风湿性关节炎、风湿性脊椎炎、坐骨神经痛（风寒湿邪型痹证）等疾病引起的风寒湿痹、项强筋急、骨节酸痛、腰痛胯痛；面神经炎（面部麻痹）引起的面部麻木不仁，口眼歪斜等。

【应用与配伍】用治风寒感冒、头痛身痛、恶寒发热者，常与紫苏、荆芥、白芷等药同用。若治风寒感冒夹湿症见恶寒发热、头痛身酸重者，又当配伍防风、独活、苍术等。治疗风寒湿痹、关节疼痛、常与独活、秦艽、桂枝、海风藤等药同用；此外，本品与川芎、白芷、蔓荆子同用，治头风头痛，兼热者加石膏、葛根、黄芩等，兼湿者加独活、苍术、藁本等。

【处方举例】1.羌活胜湿汤：羌活、独活、川芎、蔓荆子、藁本、防风、甘草，用于风寒感冒夹湿，头痛身酸重。

2.蠲痹汤：见防风条。用于风湿痹痛。

【注意点】1.习惯认为蚕羌质量最好，西羌质量最次。

2.羌活和独活均能祛风湿止痛。羌活气味雄烈，燥散性大，主归膀胱兼肝肾。善常发汗解表，病邪在上半身，风寒湿邪在表，最适用羌活，相对来说，独活气味淡，主归肾经兼膀胱经，善常用祛除筋骨风湿，主治在下在里的病症，若一身尽痛，则羌独同用，须量少，不然会引起副作用。

3.本品升散温燥，凡非风寒湿邪而属气血不足者忌用。

【用量与用法】常用量 3~9 克，治疗感冒用量宜轻，3~6 克；治风湿用量稍大，可用至 9 克。

独　活

【古歌诀】独活辛苦　颈项难舒

两足湿痹　诸风能除

【药草成分】本品主要含挥发油、当归醇、当归素等。

【作用与用途】本品为抗风湿药。独活味辛苦，性微温。入肾、膀胱经。具有发表散风除湿止痛、通经络的功效。现代认为有镇静、镇痛作用；有明显的降压作用；抑制血小板聚集；兴奋呼吸中枢；抗风湿；有光敏感作用，独活内服可引起人的日光性皮炎等。

用治风湿性关节炎、类风湿性关节炎、风湿性脊椎炎、坐骨神经痛（风寒湿痹）等风湿引起的下半身的风寒湿邪、腰膝酸痛、手足挛痛、麻木不能行走或腰胯疼痛；颈椎综合征（风寒湿）引起的颈项强直、手臂麻木、冰冷而疼痛；风寒感冒（风寒夹湿）引起的恶寒发热、肢体酸痛；白癜风及慢性气管炎等。

【应用与配伍】用治风寒湿痹、腰膝酸重疼痛麻木者，常与桑寄生、防风、细辛、杜仲、牛膝等同用。若为颈项酸痛不灵活者，又与羌活、桂枝、川芎、葛根、片姜黄等配伍。治疗风寒感冒夹湿，恶寒发热肢体酸重者，多与羌活、防风、荆芥等同用。若用于头风头痛、年久不愈，可与蔓荆子、细辛、白芷、川芎等同用。

【处方举例】1.独活寄生汤：见寄生条。用于风寒湿痹日久、肝肾亏虚。
　　　　　　2.羌活胜湿汤：见羌活条。用于风寒感冒夹湿、肢体酸重。

【注意点】本品辛散湿燥，凡非风寒邪而属气血不足或夏季天气炎热或其他疾病高热不恶寒及阴虚午后潮热者均忌用。

【用量与用法】内服：煎汤，3~9克；浸酒或入丸、散。外用：煎水洗。

石楠叶

【古歌诀】石楠味辛　肾衰脚软
　　　　　风淫湿痹　堪力妙药

【药草成分】本品含氰甙。

【作用与用途】本品为抗风湿药。石楠叶味辛苦，性平。入肾经。具有补肝肾、强腰膝、祛风湿的功效。现代认为有镇痛、镇静、降温、抗感染及抗癌作用，可杀死日本血吸虫尾蚴等。

用治肾虚兼有风湿性关节炎、类风湿性关节炎（肾虚合并风湿痹痛）引起的风湿关节痛、麻木、腰背酸痛、脚软无力等。

【应用与配伍】用于肾虚而兼有风湿麻木、腰背酸痛、脚软乏力者，宜用本品配白术、黄芪、鹿茸、桂枝、牛膝、木瓜、防风、枸杞等。与川芎、白芷等同用，可治头风头痛。

【处方举例】治疗慢性风湿性关节炎（肾虚兼寒痹）引起的腰膝酸痛，下肢软弱无力：石楠叶 12 克、海桐皮 12 克、五加皮 9 克，水煎热服。

【注意点】本品有毒，9~15 克。

海风藤

【古歌诀】海风藤辛　痹证宜用
　　　　　除湿祛风　通络止痛

【药草成分】本品含细叶青萎藤素、β-谷甾醇、挥发油、黄酮类等。

【作用与用途】本品为抗风湿药物。海风藤味辛苦，性微温。入肝、脾经。具有祛风湿、通经络、强筋骨的功效。现代认为能增加冠脉血流量、提高心肌对缺氧的耐受力、抗血小板聚集、延长凝血时间等。此外，还有抗风湿、通经络、镇痛等作用。

用治慢性风湿性关节炎、类风湿性关节炎（痹痛证）引起的风湿痹痛、关节不利、筋脉拘挛等。冠心病（瘀血型胸痹）引起的心肌梗阻、心绞痛等。

【应用与配伍】用于风湿痹痛，常与羌活、独活、秦艽、桂枝、当归等同用。此外，本品配三七、土鳖虫、乳香、没药等，还可用治跌扑肿痛，亦取其通络止痛之效。

【处方举例】蠲痹汤：羌活、独活、秦艽、桂枝、当归、海风藤、川芎、木香、乳香、桑枝、炙甘草，用于风湿痹痛。

【用量与用法】6~10克。

柳树叶

【古歌诀】柳叶苦寒　可治尿难

　　　　　关节肿痛　预防黄疸

【药草成分】柳树叶又叫杨柳树、垂柳树等。本品含水杨酸钠等。

【作用与用途】本品为抗风湿药。柳树叶苦，性寒。入肾经。具有解热镇痛、抗风湿、利尿、退黄疸、活血化瘀等作用。

用治风湿热、风湿性关节炎（热痹）引起的关节红肿热痛、游走不定；泌尿系感染（包括肾盂肾炎、膀胱炎、尿道炎）引起的尿频、尿痛、小便不利；黄疸性肝炎（湿热型黄疸病）；上呼吸道感染（包括气管炎、扁桃体炎、肺脓肿；手术后尿潴留等。

【应用与配伍】用于风湿热、风湿性关节炎（热痹）引起的关节红肿热痛，取其有抗风湿作用。常配桑枝、忍冬藤同用。

【处方举例】治疗风湿关节痛、乙型肝炎、手术后尿潴留：鲜柳树叶30~50克，水煎，分2次服完。

【用量与用法】9~15克。生用或酒制用。

乌梢蛇

【古歌诀】乌梢蛇平　无毒性善

　　　　　历同白花　作用较缓

【药草成分】本品含氨基酸、原肌球蛋白、脂肪等。

【作用与用途】本品为抗风湿药。乌梢蛇味甘，性平，入肝经。具有祛风、通络、定惊、抗惊厥的功效。现代认为祛风湿、通经络、恢复肌肉活力、抗感染、镇痛、镇静、抗惊厥、抗麻风杆菌、皮肤真菌等。

用治流脑、乙脑、破伤风（温病、暑温、四六风）等疾病引起的抽搐；风湿性关节炎（风寒行痹）引起的风湿顽痹、肌肤不仁、筋脉拘挛、关节疼痛；麻风（狮子脸）、骨关节结核（骨劳）、小儿脊髓灰质炎（小儿麻痹）、破伤风（脐风）、皮肤疥癣（银屑病）等。

【应用与配伍】用于风湿顽痹、筋脉拘挛，常与威灵仙、川草乌、穿山甲、全蝎、蜈蚣等同用。治惊风抽搐，多与僵蚕、全蝎、蜈蚣、白附子、半夏、胆南星同用。本品配伍白花蛇、蜈蚣，还可用治破伤风。又与白花蛇、蝮蛇、苦参、皂角同为丸服，可治麻风、疥癣。

【处方举例】 1.大活络丹：乌梢蛇、白花蛇、两头尖、天麻、威灵仙、川乌、草乌、全蝎，用于中风不遂、口眼歪斜。

2.定命散：见白花蛇条。用于破伤风。

【注意点】 炮制加工：剁去头，除去内脏，撕去外皮，上笼屉蒸数分钟，除去骨头，黄酒泡，晒干备用。本品无毒，抗惊厥不及白花蛇好。

【用量与用法】 6~15克，研末，吞服，3克便可。入煎剂9~15克为宜。

蕲 蛇

【古歌诀】 花蛇温毒　瘫痪歪斜

大风疥癞　诸毒称佳

【药草成分】 蕲蛇又叫棋盘蛇等。本品含毒蛋白、透明质酸酶、出血毒素、脂肪、氨基酸等。

【作用与用途】 本品为抗风湿药。蕲蛇甘咸，性温。入肝经。具有止痛、镇痛、祛风湿、通经络、定惊的功效。现代认为镇痛、镇静、催眠、降压，激活纤溶系统，增强巨噬细胞吞噬能力及抗惊厥等。

用治流脑、乙脑、破伤风（温病、湿温、四六风）等疾病引起的抽搐；脑血管意外、高血压脑病、脊髓灰质炎后遗症（中风和小儿麻痹症）等疾病引起的半身不遂、瘫痪、口眼歪斜、麻木、肢体不能活动；类风湿性关节炎（痛痹）、银屑病（癣）、杨梅疮（梅毒）及大麻风病等。

【应用与配伍】 用于风湿性关节炎（痛痹）引起的肌肉关节痛，取其有抗风湿作用，常与羌活、防风、秦艽同用。用治脑血管意外（中风）引起的后遗症、半身不遂，取其镇痉通经络作用，常与全蝎、天麻、当归同用。

【处方举例】 治疗风湿性关节炎（痛痹）引起的肌肉关节痛：蕲蛇90克，羌活30克，防风30克，秦艽30克，当归30克，五加皮30克，天麻20克，浸入1500~2500克白酒中，1个月后即成。每天早晚各服30~60毫升。

【注意点】 1.蕲蛇原名白花蛇，据《本草纲目》此即指蕲蛇。据现代考证，蕲蛇为五步蛇；白花蛇为银环蛇。两种性味归经、作用基本相同，不必拘泥细分。

2.蕲蛇为有毒蛇，舌部毒腺中含有多量的出血性毒素及神经毒素。人被咬伤后引起内脏广泛出血，有时会危及生命，所以，在加工炮制时，应剁去头部，除去内脏及骨皮，用黄酒浸泡后，放笼屉蒸软，切段，烘干备用。

3.本品易受潮、发霉、虫蛀，应放花椒及通风处保管。

4.血虚生风及阴虚内热者忌用。

【用量与用法】 3~10克煎服；研末吞服0.5~1克。

松 节

【古歌诀】 松节苦温　燥湿祛风

筋骨酸痛　用之有功

【药草成分】松节又叫油松节。本品含挥发油、树脂等。

【作用与用途】为外治的风湿药。松节味苦、性温。入肝、肾经。具有祛风燥湿、通络止痛的功效。现代认为有抗风湿、镇痛、抗感染及抗肿瘤作用。

　　用治慢性风湿性关节炎、类风湿性关节炎（风寒湿痹）引起的肌肉风湿痛，关节不利，筋骨酸痛等。小儿头皮湿疮、顽固性皮肤溃疡及历节风痛等。

【应用与配伍】用于风寒湿痹，关节不利，筋骨酸痛，常与羌活、独活、秦艽、防风等同用。单用泡酒服。

【用量与用法】15~30克，水煎或泡酒服。松节多用于外洗，内服很少用。

千年健

【古歌诀】千年健温　除湿祛风
　　　　　强筋健骨　痹痛能攻

【药草成分】本品含挥发油。

【作用与用途】千年健味苦辛，性温。具有祛风湿、强筋骨、抗感染、镇痛、抗组胺、抗凝血等作用。

　　用于慢性风湿关节炎、类风湿性关节炎（风寒湿痹）引起的关节疼痛、筋骨无力、四肢拘挛、麻木、瘀血肿痛等。

【应用与配伍】用于风寒湿痹、筋骨无力，常配豹骨、牛膝、枸杞、钻地风、蚕砂、萆薢浸酒服。

【处方举例】千年健10克，豹骨6克，牛膝10克，枸杞6克，钻地风6克，蚕砂6克，萆薢10克，泡酒送服。

【用量与用法】5~10克，水煎或泡酒。

络石藤

【古歌诀】络石微寒　经络能通
　　　　　祛风止痛　凉血消痈

【药草成分】本品含强心甙。

【作用与用途】络石藤味苦，性寒。具有祛风湿、通经络、凉血、消痈肿的功效。现代认为抗感染、抗痛风、镇痛、强心，促进血液循环，抑菌等。

　　用治风湿热、风湿性心脏病（湿热型痹证）等风湿热引起的血热鼻出血，关节红肿热痛、游走不定、筋骨无力、筋脉拘挛、心悸心跳、胸闷等。白虎历节风及血热所致的痈肿疮毒等。

【应用与配伍】用于风湿热痹、关节红肿疼痛，常与苍术、黄柏、白鲜皮、萆薢、滑石等同用。若治风湿痹痛、筋骨无力，可与五加皮、牛膝同用，也可配当归、枸杞浸酒服。本品配皂刺、瓜蒌、乳香、没药等，治痈肿疮毒。

【处方举例】络石藤酒：络石藤、当归、枸杞，用于风湿痹痛、筋骨无力。

【注意点】脾胃虚寒便溏者忌用。

【用量与用法】6~12克。

伸筋草

【古歌诀】伸筋草温　祛风止痛

　　　　　通络舒筋　痹痛宜用

【药草成分】本品含脂肪油、甾醇、挥发油、糖类及多种生物碱等。

【作用与用途】伸筋草味辛，性温。入肝经。具有祛风散寒、舒筋活血、除湿消肿、通络止痛的功效；现代认为对福氏与宋内氏杆菌高度敏感，对赤贺氏痢疾杆菌中度敏感；解热镇痛；对蛙心收缩力有增强作用；对大鼠小肠有兴奋作用；利尿、增进尿酸排泄作用；还能解除小儿之痉挛性尿潴留及便秘；有抗风湿作用。

　　　　　用治慢性风湿性关节炎（风寒湿痹）风寒湿引起的四肢关节酸痛，皮肤麻木，筋脉屈伸不利及小儿麻痹后遗症等。

【应用与配伍】用于风寒湿痹、皮肤麻木、四肢关节酸痛；可配丝瓜络、爬山虎同用，水酒各半煎服；亦可配虎杖根、大血藤等。与南蛇藤根、松节、寻骨风、威灵仙、茜草、杜衡同用，还可治小儿麻痹症。

【处方举例】用治风湿性关节炎所致的关节拘挛酸痛，与丝瓜络、爬山虎，泡酒服。

【注意点】孕妇及出血过多者忌用。

【用量与用法】9~15克或泡酒，外用捣敷。

虎　骨

【古歌诀】虎骨味辛　健骨强筋

　　　　　散风止痛　镇静安神

【药草成分】虎骨含大量钙等。

【作用与用途】虎骨味辛，性温。具有祛风止痛、强筋健骨、镇惊安神的作用。

　　　　　用治风寒（行痹）引起的肢体关节痛、游走不定、关节屈伸不便；多发性神经炎（肝肾虚寒痿症）引起的筋骨软弱、足膝无力、不能行走、拘挛疼痛；神经衰弱（肝肾虚型）引起的惊悸健忘、多梦不寐、虚烦失眠等。

【应用与配伍】用于风寒湿痹、关节游走作痛，单用本品浸酒，也可配木瓜、海风藤、威灵仙、制川草乌、川芎、当归、牛膝同为丸服。与知母、黄柏、龟甲、熟地、白芍、当归、锁阳等同用，可治肝肾不足、筋骨萎软、腰脚无力。此外，配龙骨、远志等研为末服，还可治惊悸健忘。

【处方举例】1.壮骨木瓜丸：见木瓜条。用治风寒湿痹、关节游走作痛。

　　　　　　2.虎潜丸：见龟甲条。用于肝肾不足，筋骨痿软。

【注意点】老虎为国家一级保护动物，虎骨禁止药用，目前以豹骨或狗骨代。

【用量与用法】6~10克，入药当用油炸，宜酒浸或研末为丸散服。

海桐皮

【古歌诀】*海桐皮苦　霍乱久痢*
　　　　　疳积疥癣　牙痛亦治

【药草成分】本品含刺桐灵碱、生物碱等。

【作用与用途】海桐皮味苦辛，性平。具有祛风湿、通经络、杀虫止痒、止痛的功效。现代认为有抑菌、抗感染、镇痛、镇静作用，能麻痹和松弛横纹肌等作用。
　　　　　用治慢性风湿性关节炎（风湿型痹证）引起的风湿关节肿痛，肢体麻木；小儿虫积（疳积）引起的形瘦腹大、消化不良、虫积腹痛；牙髓炎（风虫牙痛）；皮肤疥癣瘙痒等皮肤风湿病；霍乱和痢疾（虚寒）引起的呕吐、腹泻、经久不止等。

【应用与配伍】用治风湿痹痛、肢体麻木，可配伍牛膝、川芎、羌活、五加皮、生地、地骨皮、薏米仁、甘草等，酒浸服之。若疗疥癣瘙痒，配蛇床子等分研末，猪脂或凡士林调涂。用治风虫牙痛，宜单用海桐皮煎水嗽之。

【用量与用法】6~12克；外用适量，煎水洗浴或酒浸涂擦或研末外敷。

第三节　抗惊厥的药物（平肝熄风药）

天　麻

【古歌诀】*天麻味甘　能驱头眩*
　　　　　小儿惊痫　拘挛瘫痪

【药草成分】本品含香荚兰醇、香草醛、维生素 A、生物碱等。

【作用与用途】本品为抗惊厥药。天麻味甘，性平。入肝经。具有平肝熄风、解除痉挛、祛风通络的功效。现代认为镇静、抗惊厥、镇痛，可舒张血管，使外周血管阻力降低，降压；增加冠状动脉、脑血管血流量及降低脑血管阻力；可减慢心率，提高耐缺氧能力，对实验性心肌缺血有保护作用。降血脂，增强免疫活性等。
　　　　　用治流脑、乙脑、癫痫、破伤风（温病、暑温、羊羔风、四六风）等疾病引起的抽搐；高血压、脑血管意外、脑动脉硬化、耳源性眩晕（肝阳上亢和中风）等疾病引起的头痛眩晕、偏头痛、半身不遂、肢体麻木、瘫痪；风湿所致的颈椎综合征（寒湿型）引起的肩背痛、上肢酸痛、麻木冰冷等。

【应用与配伍】用治肝阳上升、眩晕头痛，常与钩藤、生石决明、黄芩、栀子等药同用，痰多者当配半夏、白术、茯苓等。用于惊痫抽搐，可配僵蚕、全蝎等。此外，用治风湿肩背作痛、肢体酸痛或麻木，以及中风瘫痪等症，可与秦艽、羌活、当归、川芎、桑枝同用。

【处方举例】1.天麻钩藤饮：天麻、钩藤、石决明、黄芩、栀子、川牛膝、杜仲、桑寄生、益母草、夜交藤、茯神，用于肝阳上亢、肝风内动、头痛眩晕、半身不遂。

2.半夏白术天麻汤：见半夏条。用于肝阳上亢、风痰内扰的眩晕头痛等证。

3.玉真散：见防风条。用于惊痫抽搐。

【注意点】1.天麻是治疗高血压、动脉硬化、耳源性眩晕、头痛的要药。其性虽微温，但不偏于发散，也不偏于滋补，在适当配伍下，内风、外风皆可治疗。肝虚肝风引起的眩晕，效果较好；贫血引起眩晕，一般以补血为主，不宜多用，以防其温燥之性进一步伤阴，必要用时，只能在补血方剂中酌情少量加入。

2.天麻价贵，有人用马铃薯的块茎，蒸熟后压扁伪充天麻药，应注意辨认。

3.如无天麻，可用白蒺藜合钩藤或川芎合羌活代。

【用量与用法】3~9克。研末吞服，可用2~3克。

羚羊角

【古歌诀】羚羊角寒　明目清肝

祛惊解毒　神志能安

【药草成分】羚羊角又叫羚羊等。本品含磷酸钙、角蛋白及不溶性无机盐等。

【作用与用途】本品为抗惊厥药。羚羊角味咸，性寒。入心、肺、肝经。具有清肝火、熄肝风、开窍明目、清热解毒的功效。现代认为有镇痛、镇静、抗惊厥、解热等作用。

用治流行性脑脊髓膜炎、流行性乙型脑炎(温病、暑温) 等传染性疾病引起的发热头痛、神志昏迷、说胡话、抽风、血热斑疹不出；子痫、血糖过低症、低血钙等疾病引起的抽搐；急性眼结膜炎（肝火型）引起的目赤肿痛、羞明怕光等。

【应用与配伍】用治肝火上升、目赤翳障、头痛眩晕，可与龙胆草、栀子、黄芩、决明子、车前子等同用。用治热甚风动、神昏痉厥或惊痫抽搐，可与钩藤、鲜生地、生白芍、桑叶、菊花、茯神、川贝母、竹茹、甘草同用。治疗子痫，可与防风、独活、川芎、当归、杏仁、薏米仁、甘草等配伍。对温热病壮热、神昏、谵语、斑疹不透，可配合水牛角加入白虎汤中。用治痈肿疮毒、血热毒盛者，可与清热解毒药同用。

【处方举例】1.羚羊角散：见决明子条。用于肝火头眩、目赤翳障。

2.羚羊钩藤汤：见菊花条。用于热甚风动、神昏痉厥。

3.羚犀白虎汤：羚羊角、犀角（水牛角代）、石膏、知母、粳米、甘草，用于神昏谵语、斑疹不透。

【注意点】1.羚羊角有黑白两种。黑者清肝肾热；白者清热熄风。习惯认为白羚羊角质优。本品短缺，价贵而难得，可用羚羊角骨代替具抗惊厥的黄羊角、绵羊角或钩藤加僵蚕。

2大剂量可致心脏传导阻滞、心率减慢，甚至心跳停止。应注意用量。

3.无火热之证忌用。

【用量与用法】水煎 1~3 克；为散或磨汁冲服。0.3~0.6 克

玳瑁

【古歌诀】玳瑁甘寒　平肝镇心
　　　　　神昏痉厥　热毒能清

【药草成分】玳瑁又叫明玳瑁等。本品含蛋白质及胶质等。

【作用与用途】本品为抗惊厥药。玳瑁味甘咸，性寒。入心、肝经。具有镇心安神、平肝熄风、清热解毒的功效。现代认为有解热、镇静、抗惊厥、抑菌等作用。

用治流行性脑脊髓膜炎、败血症（温病和疔疮走黄）等疾病引起的发热昏迷、说胡话、痉厥抽搐、痘疹内陷、热毒痈肿等。

【应用与配伍】用于热病神昏，惊风抽搐，常与羚羊角、石决明、钩藤、生地、黄连等同用。配伍羚羊角、石决明、白芍、牡蛎、龟甲、牛膝等，还可用治肝阳上亢、肝风内动。若与紫草同用，治痘疮黑陷有效。

【处方举例】玳瑁郁金汤：玳瑁、郁金、木通、栀子、连翘、丹皮、竹沥、菖蒲、紫金片、竹叶卷心，用于热陷包络、神志昏蒙。

【用量与用法】10~15 克。或研末入丸散服。也可凉开水磨汁饮用或磨粉冲服。

蜈蚣

【古歌诀】蜈蚣味辛　蛇虺恶毒
　　　　　镇惊止痉　堕胎逐瘀

【药草成分】本品含两种类似蜂毒的有毒成分，即组胺样物质及溶血性蛋白质、脂肪油、胆固醇、蚁酸及多种氨基酸。

【作用与用途】本品为抗惊厥药。蜈蚣味辛，性温。入肝经。具有熄风止痉、祛风止痛、攻毒散结、除风热的功效；现代认为有抗惊厥、止痉作用；有镇静作用；有降压作用；对肿瘤有抑制作用；增强免疫，改善血液循环，延长凝血时间，降低血黏度，镇痛通经络作用等。

用于流脑、乙脑、破伤风、癫痫（小儿惊风、四六风、羊羔风、温病、暑温）等疾病引起的四肢痉挛抽搐，角弓反张，口不能张，项背强直等。慢性风湿性关节炎、类风湿性关节炎（顽痹）引起的肢体关节疼痛、痛有定处不移、肌肤麻木、筋骨拘挛；顽固性头痛；脑血栓形成（中风）引起的口眼歪斜、半身不遂、血液黏稠、血压高；阳痿、脑肿瘤、胃癌、肝癌、结核性淋巴腺炎（瘰疬），痈肿疮毒（恶疮）、带状疱疹（缠腰火丹）、视网膜静脉阻塞（眼血管硬化）、宫颈糜烂（宫颈烂疮）、虫蛇咬伤等。

【应用与配伍】用治惊痫抽搐，其止痉作用较强，若与全蝎同用，则功效更佳；如有热者，可配生石膏、钩藤等药。用治破伤风，可与制南星、防风、鱼鳔同用。用治口眼歪斜，研末，每服 1 克，每日 3 次，以防风、僵蚕各 10 克，煎汤送服。治疗风湿痹

痛之较重者，可与甘草等分研末为丸，每服 1~2 克，每日 3 次，如用治瘰疬，可与全蝎、土鳖虫等分研末，成人每次服 10 克，混入鸡蛋内拌匀煮熟食，每日 3 次，儿童酌减。与茶为末，外敷治瘰疬溃烂。用治毒蛇咬伤，可研末，每服 1~3 克，每日 3 次。此外，单用油浸外涂，可治烫伤。

【处方举例】1.止痉散：用治惊痫抽搐。

2.不仁散：用治外敷肿毒恶疮。

【药物性味功能与相同点和不同点】蜈蚣与全蝎均有熄风止痉、解毒散结、通络止痛，多相需为用，以协同增效，蜈蚣力猛性燥、熄风镇痉、攻毒通络、通痹止痛效佳。

【注意点】虚证及孕妇禁用。

【用量与用法】1~3 条，煎服，入丸、散减半。外用适量，研末外敷或油浸外涂。

天南星 （附胆南星）

【古歌诀】（略）

【药草成分】南星又叫天南星、虎掌等。本品含三萜甙、苯甲酸、氨基酸、D-甘露醇等。近年分离得二酮哌嗪类生物碱等。

【作用与用途】本品为抗惊厥药。南星味苦辛，性热。入肺、肝、脾经。具有燥湿化痰、祛风止痉、消肿散结的功效。现代认为抗惊厥，内服后有显著的除痉作用；水煎剂口服有轻微的恶心反应，从而引起支气管分泌物增多，有显著祛痰镇咳作用；抗心律失常作用。此外有镇静镇痛、抗癌、抗炎作用等。

用治癫痫、流脑、乙脑、破伤风、脑血栓（中风、羊羔风、温病、暑湿、四六风）等疾病引起的突然昏厥、不省人事、口眼歪斜、半身不遂、口吐涎沫、肢体强直、痉挛抽搐；慢性气管炎、渗出性胸膜炎（湿痰型咳嗽）等疾病引起的顽痰咳嗽、胸膈胀满、痰多气喘；子宫颈癌等。

【应用与配伍】用治中风痰壅，口眼歪斜、半身不遂、证属寒者，多与半夏、白附子、川乌同用。若治风痰眩晕，多与半夏、天麻同用。若治破伤风，多与防风、白附子、天麻、白芷等同用。此外，与半夏、陈皮、茯苓等同用，随证加减配伍，又可治顽痰、湿痰咳嗽、胸膈满闷证；单用研粉，醋调外敷，又可治瘰疬疮肿。

【处方举例】1.青州白丸子：半夏、南星、白附子、川乌，用于半身不遂。

2.玉壶丸：生半夏、天麻、南星，用于风痰眩晕、呕吐涎沫。

3.玉真散：南星、防风、白芷、羌活、天麻、白附子，用于破伤风证。

4.姜桂丸：南星、半夏、肉桂、生姜，用于寒痰咳嗽。

【附】胆南星：牛、羊、猪胆汁制成。称为"胆星"，性味苦凉，清热化痰，有解除痉挛的功效。适用于流行性脑脊髓膜炎、脑血栓、癫痫因痰热引起的痉厥、抽搐等证。

【药物性味功能与相同点和不同点】一般用姜制天南星，为制南星；用动物胆汁制，为胆南星；不制为生南星。因毒性大，一般只用外敷，服后感觉舌有麻辣时，可用食糖解之；制南星因毒性小，通络散风寒作用强，用于脑血管意外（中风）引起的半身不遂等；胆南星是通过苦寒的动物胆汁制过，燥性大减，性味由燥温转凉，有祛痰熄风清热

四百味药性歌括解

之长，而无燥热伤阴之弊，宜用于流脑、乙脑等疾病引起的发热、痰多，抽风者最适宜。

【注意点】本品性燥走散，易伤阴液，故阴虚燥痰，肝病及孕妇慎用。

【不良反应】天南星对皮肤黏膜有强刺激性，口嚼可使舌、咽、口腔麻木、肿痛、黏膜糜烂、失音声哑、张口困难，甚则呼吸缓慢、窒息。急时用稀醋、鞣酸或浓茶、鸡蛋清等洗胃，或服鲜姜汁、鲜姜汤以解毒，并对症处理。

【用量与用法】制南星内服 6~9 克；胆南星 3~6 克；生南星以外用适量；内服抗肿瘤时药量加大，可用 3~15 克，但配生姜同用。

白附子

【古歌诀】白附辛温　治面百病
　　　　　血痹风疮　中风痰症

【药草成分】白附子又叫独角莲、禹白附等。禹白附含 β−谷甾醇及其葡萄糖苷、肌醇、黏液质、皂苷；关白附含次乌头碱，关白附甲、乙、丙、丁、戊等六种生物碱。

【作用与用途】本品为抗惊厥治面部疾病药。白附子味辛甘，性温。入胃经。具有祛风痰、散寒湿的功效。现代认为具有镇静、抗惊厥、镇痛、抗感染、降血清胆固醇、祛痰镇咳、抗结核、抗癌等作用。此外，还能促进皮肤色素恢复等。

用治神经性头痛、血管性头痛、感冒兼头痛、三叉神痛及偏头痛；脑血管意外（中风）引起的半身不遂、口眼歪斜等。面神经炎（面神经麻痹）引起的口眼歪斜，面部麻木不仁；破伤风（四六风）引起的四肢抽搐；可外敷内服治毒蛇咬伤、颈淋巴腺炎（瘰疬）及湿疹瘙痒等。

【应用与配伍】适用于中风痰壅、口眼歪斜，语言謇涩及偏正头痛等证。如用治中风口眼歪斜、半身不遂，可与全蝎、蜈蚣同用。治风痰壅盛、抽搐呕吐，可与南星、半夏、天麻、全蝎、蜈蚣等同用。用治痰厥头痛，则与南星、半夏等祛痰药配伍使用。用治破伤风，可与防风、南星、白芷、天麻等同用。如用于湿疹瘙痒，可与羌活、白蒺藜等祛风药同用。

【处方举例】1.牵正散：白附子、全蝎、僵蚕，用于中风口眼歪斜。
　　　　　　2.玉真散：见防风条。用于破伤风、四肢痉挛抽搐。

【注意点】1.本品为天南星科植物"独角莲"，又叫禹白附。另有一种毛茛科植物黄花乌头的块根亦作白附子用，又叫关白附，均能祛风痰解痉，但禹白附毒性较小，又能解毒散结，现在作为正品使用；关白附毒性大，功效偏散寒湿，止痛，现已较少应用。不能混同禹白附。

　　　　　2.阴虚有热动风及孕妇禁用。

【用量与用法】3~6 克。疮疡外用鲜品。

僵 蚕 (附蚕砂)

【古歌诀】僵蚕味咸　诸风惊痫

　　　　　湿痰喉痹　疮毒瘢痕

【药草成分】僵蚕又叫僵虫、姜虫等。本品含蛋白质、脂肪、灰分、草酸胺等。

【作用与用途】本品为抗惊厥药。僵蚕味咸辛、性平。入肝、肺经。具有除风热、熄肝风、止抽搐、化痰结的功效。现代认为对高热所致的惊厥有对抗作用，由于对各种传染病高热抽搐，既可以解热，又可以解痉；能减轻咳嗽，使痰液变稀而易于咳出；软化病理组织及刺激肾上腺皮质；此外，还有催眠、抗凝、降血糖、抗过敏、抑菌等作用。

　　　　　用治流脑、乙脑、癫痫、破伤风（温病、暑温、羊羔风、四六风）等疾病引起的四肢抽搐；风热感冒引起的头痛、咽炎、扁桃体炎、咽喉肿痛、声音嘶哑、咳嗽痰多、发热；脑血栓（中风）引起的口眼歪斜、半身不遂；淋巴腺炎（瘰疬痰核）；过敏性皮炎引起的荨麻疹发痒及急性眼结膜炎（风热）引起的目赤肿痛等。

【应用与配伍】用治风热头痛，可与桑叶、荆芥、细辛、木贼、旋覆花、甘草等同用。用治皮肤疮疹作痒，可与蝉蜕、白蒺藜、豨莶草、地肤子配伍。用于中风口眼歪斜，可配伍全蝎、天麻、牛黄、朱砂、胆南星、黄连、冰片、白附子等。用治外感风热、咽喉肿痛，可与荆芥、防风、桔梗、薄荷同用。用治瘰疬痰核，可配伍玄参、贝母、牡蛎、天花粉、夏枯草等。

【处方举例】1.白僵蚕散：用于风热头痛。

　　　　　　2.牵正散：见白附子条。用于中风口眼歪斜。

　　　　　　3.千金散：僵蚕、全蝎、天麻、牛黄、朱砂、胆星、黄连、冰片、甘草，用于小儿惊风、痰喘发痉。

【附】蚕砂：为蚕的粪便，晒干后取净杂质，即可药用。具有祛风湿消炎作用。用于慢性风湿性关节炎及眼缘炎等。

【用量与用法】僵蚕 3~9 克；蚕砂 9~15 克，煎服或研末吞服，每次 1~2 克，一般多制用，散风热宜生用。

全 蝎

【古歌诀】全蝎味辛　祛风痰毒

　　　　　口眼歪斜　风痫发抽

【药草成分】全蝎又叫全虫、蝎子等。本品含蝎毒、三甲胺、牛黄酸、软脂酸、硬脂酸、胆固醇、卵磷脂等。

【作用与用途】本品为抗惊厥药。全蝎味甘辛，性平。入肝经。具有熄风止痉、通络止痛的功效。现代认为有抗惊厥作用，但作用没有蜈蚣显著；有显著而持久的降压作用，煎剂降压作用较浸剂持久；对子宫有收缩作用；使骨骼肌松弛及镇痛、镇静，抗血栓形成、抗凝、抗癌等。

用治破伤风、流脑、乙脑、癫痫（温病、暑温、羊羔风、四六风）等疾病引起的四肢抽搐；面神经炎、脑血管意外（中风、面神经麻痹）等疾病引起的口眼歪斜、半身不遂、颜面麻木不仁；偏头痛、三叉神经痛；类风湿性关节炎（风寒湿痹）引起的风湿痹痛；淋巴腺炎（瘰疬）；脓肿疮毒等。

【应用与配伍】用治中风口眼歪斜，可与僵蚕、白附子同用。用治癫痫抽搐、破伤风，可与蜈蚣、僵蚕、钩藤、朱砂、麝香、草乌等配伍。如用治瘰疬，用七只，栀子7个，麻油煎黑去渣，入黄蜡化成膏，外敷。

【处方举例】1.牵正散：见白附子条。用于中风口眼歪斜。
2.五虎追风散：南星、僵蚕、全蝎、蝉蜕、天麻、朱砂，用于破伤风或惊风抽搐。

【注意点】1.为抗惊厥常用药物之一。入药时全用者称"全蝎"，用其尾者称"蝎尾"，古人认为蝎尾功效较全蝎为大，现代临床经验认为，抗惊厥，不必细分，头身尾全用，作用一样。
2.在常用量下服用，虽无明显的副作用，但仍属窜散之品。血虚生风和孕妇慎用。用量大能抑制呼吸中枢，使呼吸麻痹，应注意用量。

【用量与用法】全蝎一般2~7只或1.2~6克；蝎尾可用至3~8只或1.8~7.5克。入药同煎用量6~9克。但研末吞服更佳，此时用量宜酌减，一般每次用1.2~3克。

【特别提醒】与抗惊厥的药物相类似的其他药物还有：天竺黄、蝉蜕、乌梢蛇、蕲蛇、远志、钩藤、石决明。

第四节　兴奋中枢神经作用的药物(芳香开窍药)

安息香

【古歌诀】安息香辛　驱除秽恶
　　　　　开窍通关　死胎能落

【药草成分】安息香又叫安息香酯等。本品含总香脂酸，其中主要为苯甲酸、苏门答腊安息香，含树脂，其中大部分为桂皮酸等。

【作用与用途】本品为兴奋中枢神经药，安息香味辛苦，性平。入心脾经。具有开窍醒神、行气活血、祛除秽恶的功效。现代认为具有兴奋中枢神经作用。

用治脑血管意外、失血性休克（中风和出血血晕）等疾病引起的突然昏倒、牙关紧闭、不省人事；胎死腹中、产后血晕、疮疡久溃不收口等。

【应用与配伍】用于痰浊热邪闭阻心窍，致使神昏不语、痰盛气粗、身热、苔腻、脉滑数，常与清热解毒，化浊开窍的麝香、牛黄、冰片、朱砂等同用。治疗中风昏倒、牙关紧闭、不省人事，或胸腹胀痛而均由寒邪或湿浊闭阻气机，蒙蔽神明所致者，则须配伍行气化浊、温通开窍药，如苏合香、丁香、麝香、香附、青木香、沉香等。此外，本品与五灵脂同为末，姜汤调服，可治产后血晕；单味研末外敷，用治疮疡久溃不收口。

【处方举例】1.至宝丹：麝香、牛黄、犀角（水牛角代）、冰片、朱砂、玳瑁、安息香、琥珀、雄黄、金箔、银箔，用于痰热闭阻、神昏不语。

2.苏合香丸：苏合香、安息香、白术、犀角（水牛角代）、朱砂、诃子、檀香、丁香、麝香、香附子、青木香、沉香、荜茇、冰片、熏陆香，用于寒湿闭阻、蒙蔽神明。

【注意点】1.安息香、苏合香、麝香均有兴奋中枢神经作用，治疗脑血管意外引起的突然昏厥、不省人事。但麝香有消肿镇痛作用，用于治疗痈肿、跌打损伤。苏合香则治疗脑血管意外引起的昏迷不醒；安息香则兼有活血作用，治疗心腹诸痛。

2.阴虚火旺、虚脱证，孕妇均忌用。

【用量与用法】0.5~1克，入丸，散。

苏合香

【古歌诀】苏合香甘　祛痰辟秽

蛊毒痫痉　梦魇能去

【药草成分】苏合香又叫苏合香油等。本品含游离桂皮酸、桂皮酸酯及挥发油等。

【作用与用途】为兴奋中枢神经药。苏合香味甘辛，性温。入心、脾经。具有开窍醒脑、辟秽祛痰的功效。现代认为有兴奋中枢神经、抗菌祛痰作用，并能促进溃疡与创伤愈合。有抗心绞痛、改善冠脉血流量、降低心肌耗氧、抑制血小板聚集等作用。

用治冠心病（瘀血型胸痹）引起的心肌梗死、心绞痛；脑血管意外（中风）引起的突然昏倒、不省人事、痰涎壅盛、牙关紧闭、半身不遂、胸腹满闷、冷痛；癫痫（羊羔风）引起的突然昏倒、不省人事、痰涎壅盛、口吐白沫、四肢抽搐等。

【应用与配伍】用治中风痰厥、猝然昏倒、牙关紧闭、不省人事而属寒闭者，或寒凝气滞、胸腹满闷冷痛之证，配伍化痰开窍、行气散寒药，如麝香、丁香、木香、沉香、安息香、香附等。近年配伍檀香、冰片、乳香、青木香等，治疗冠心病心绞痛，有行气散瘀止痛之功。

【处方举例】苏合香丸：见安息香条。用于寒湿闭阻，蒙蔽神明。

【注意点】1.苏合香有两种。精制品，含苏合油20%左右，另一种是取苏合油后的残余渣，苏合油含量不足1%，苏合油含量不足的则作用不大。应注意用前者，后者不用。

2.本品对寒闭者作用最好。对高热昏迷不宜用，以免助火。

3.自汗虚脱者不宜用。孕妇禁用。

4.不溶于水，所以多入丸、散。

【用量与用法】0.3~1克，入丸散。

菖 蒲

【古歌诀】菖蒲性温　开心利窍
　　　　　去痹除风　出声至妙

【药草成分】菖蒲又叫石菖蒲等。本品含挥发油、氨基酸、糖类等。

【作用与用途】本品为兴奋中枢神经药。菖蒲味辛苦，性温。入心、肝经。具有祛痰湿、开心窍、宁心神的功效。现代认为有兴奋中枢神经；镇静、降温、抗惊厥、抗心律失常、促进消化液分泌、制止肠道异常发酵等作用；缓解平滑肌痉挛，对皮肤真菌有抑制作用。

用治流脑、乙脑（温病和暑温）等疾病引起的痰湿蒙蔽心窍的神志昏迷、烦躁不安、抽风；神经衰弱引起的失眠健忘；急、慢性的咽炎（风寒型失音）引起的声音嘶哑；急慢性胃炎、痢疾（湿热型泄泻）引起的消化不良、胸闷不食、肚子胀痛、腹泻；风湿、类风湿性关节炎（寒湿痹症）引起的关节疼痛等。

【应用与配伍】用治湿热蒙蔽心窍的神志不清、说胡话、身热不畅、苔黄腻者，常与郁金、栀子、滑石、连翘等同用。若治痰浊蒙蔽清窍的癫狂证，轻者与远志、朱砂、茯神配伍；重者兼大便干结者，当与大黄、厚朴、枳实、芒硝等同用。若治健忘失眠、精神恍惚、多与远志、茯苓、人参同用。若治耳聋耳鸣，属肝火者，与龙胆草、黄芩、柴胡、枳实等同用；若属肝肾虚者，当与五味子、地黄、山茱萸、山药等同用。对于湿浊阻胃、胸闷不食，常与苍术、厚朴、陈皮等同用；若湿热蕴结肠中、呕恶不纳、下痢频繁噤口痢，多与黄连、石莲子同用。此外，与羌活、独活、秦艽等祛风湿药配伍同用，可治风湿关节痛；与桔梗、荆芥、紫苏、橘红等同用，还可治风寒束肺、痰致闭塞的失音。

【处方举例】1.菖蒲郁金汤：鲜菖蒲、郁金、生牡蛎、山栀、竹叶、丹皮、连翘、菊花、滑石、牛蒡子、玉枢丹末、姜汁，用于湿热蒙蔽心窍的神迷昏迷等证。

2.涤痰汤：半夏、陈皮、茯苓、甘草、菖蒲、竹茹、胆南星、枳实，用于痰浊蒙蔽清窍的癫狂证。

3.安神定志丸：见茯苓条。用于健忘失眠、精神恍惚。

4.开噤散：人参、黄连、石莲子、菖蒲、丹参、陈皮、茯苓、冬瓜仁、荷叶蒂、陈仓米，用于湿热蕴结的噤口痢。

【注意点】凡阴亏血虚、滑精多汗者的不宜用。

【用量与用法】常用 1.5~3 克，生用。不宜过量。用于开音，投服 1.5~3 克作药引，便可；用于兴奋中枢神经、治疗昏迷不醒、烦躁不安 4.5~7.5 克；如通利大小便，则常用至 10 克左右。

马钱子

【古歌诀】 番木鳖寒　消肿通络
　　　　　　喉痹肠痈　瘫痪麻木

【药草成分】 马钱子又叫番木鳖等。本品含士的宁，并含脂肪油、蛋白质、绿原酸等。

【作用与用途】 本品为兴奋中枢神经刺激脊髓药。味苦，性寒。入肝、脾经。具有消肿毒、通经络、祛风止痛的功效。现代认为有兴奋中枢神经系统，促进血液循环和呼吸运动，有升压作用，舒张压作用最显著；为苦味健胃剂，能增强肠蠕动，增进食欲，故有健胃作用；对真菌，如许兰氏黄癣菌有抑制作用。此外，还有镇咳祛痰、镇痛、提高横纹肌、平滑肌及心肌张力的作用等。

用治脑血管意外、急性脊髓炎、脊髓压迫症、脑震荡(中风、小儿麻痹症、脑外伤) 等疾病引起的四肢麻木、筋脉拘挛、半身瘫痪；坐骨神经痛、三叉神经痛、面神经麻痹、多发性神经炎；慢性风湿性关节炎、类风湿性关节炎 (痛痹) 引起的肌肉风湿痛、筋脉拘挛、麻木不仁、行走不便等。急、慢性扁桃体炎(单双蛾)、淋巴结核 (瘰疬)、脓肿 (疮毒) 及阴疽恶疮等。

【应用与配伍】 用于咽喉肿痛，古方多以本品磨汁含咽，或磨粉吹入。用治阴疽流注、瘰疬痰核，多与草乌、麝香、当归、乳香等同用。治疗风湿顽痹，筋脉拘挛、麻木瘫痪，可与羌活、乳香、没药等同用。

【处方举例】 小金丹：白胶香、草乌、五灵脂、地龙、木鳖子、制乳香、没药、当归、麝香、香墨，主治各种痛疽流注等证。

【注意点】 本品有剧毒，须炮制后入药。炮制的方法有水煮、沙烫、油炸及绿豆、甘草同煮的方法。取马钱子浸泡温开水中，每天换水 1 次，连泡 7 天后，用植物油炸，或绿豆、甘草水共煮，以绿豆开花为度 (20~30 分钟) 取出，晒半干后，再用沙炒，或黄土炒后，研末，使用。（土炒或沙炒，控温 200℃~250℃）但不能过火，过火则有效成分减少，起不到治疗疾病的功效。温度过低破坏不了番木鳖碱而中毒。孕妇忌用。

【不良反应】 本品有剧毒，过量服用可引起肢体颤动、惊厥抽搐、血压升高、呼吸困难，甚至昏迷。要严格控制用量，成人一次服 0.3~0.6 毫克。可致士的宁中毒，30 毫克致死。中毒症状为口干、头晕头痛、恶心呕吐等胃肠刺激症状。死亡原因为强直惊厥反复发作造成衰竭及窒息。当及时对症，支持治疗以解救。中毒后，成人服用安密妥钠 0.5 克，安定 10 毫克或硫喷妥钠 0.5 克解毒。中药：肉桂 6 克，水煎服或用绿豆 30 克，甘草 15 克水煎服。

【用量与用法】 0.3~0.6 克，多入丸散。

白 芷

【古歌诀】 白芷辛温　阳明头痛

风热瘙痒，排脓通用

【药草成分】 白芷又叫香白芷等。本品含白芷素、白芷醚、白芷毒素等。

【作用与用途】 兴奋神经药。白芷辛，性温。入肺胃经。具有解表祛风、消肿止痛、生肌排脓、通九窍、祛风湿、止痒、燥湿止带的功效。现代认为对白喉杆菌、大肠杆菌、痢疾杆菌、绿脓杆菌、变形杆菌、霍乱弧菌、皮肤真菌、人型结核杆菌及阳性球菌等均有抑制作用；少量白芷毒素能对抗蛇毒所致的中枢神经抑制；能兴奋延髓呼吸中枢、血管运动中枢、迷走中枢，故能使呼吸增强、加深，血压上升，脉搏变慢，对延髓亦有兴奋作用；抗感染、镇痛、解痉、抗癌等。

用治各种神经痛，如头痛、偏头痛、眉骨痛、阳明头额痛、鼻炎性头痛、牙痛、腹痛、疝气痛、脑震荡所致的头痛、跌打损伤引起的局部肿痛；普通伤风感冒（风寒风热皆可用）、鼻窦炎（鼻渊）、急生牙髓炎（风火牙痛）、风湿性、类风湿性关节炎（痛痹）；急性乳腺炎（乳痈初期）、白喉（疫喉）、毒蛇咬伤、湿疹、皮肤瘙痒及妇女阴道炎（白带）等。

【应用与配伍】 用治风寒感冒、恶寒发热、头额痛、鼻塞者，常与紫苏、细辛、荆芥等同用。若治风热感冒、头额作痛，多与金银花、连翘、葛根等同用。若治风寒感冒夹湿、恶寒发热、头额作痛、肢体酸重者，又常与防风、羌活、独活等配伍。如治表证已罢、头痛时作、缠绵日久的头风头痛，常配川芎、荆芥穗、细辛、蔓荆子等。治牙痛、属风冷者，与细辛、蔓荆子、露蜂房同用；属风热者，则配石膏、黄连、升麻等。治疗风湿痹痛，常与威灵仙、细辛、独活等同用。用治鼻渊，又多与辛夷、苍耳子、薄荷等合用。用于风湿疹痒，多与地肤子、苦参、白鲜皮等配伍应用。用治痈疽疮毒初期表证未罢者，常与荆芥、防风、金银花等同用；若为脓成未溃者，常配伍蒲公英、穿山甲、贝母、天花粉等。此外，与白术、乌贼骨、小茴香等同用，又可治寒湿带下。

【处方举例】 1.九味羌活汤：羌活、防风、生地、细辛、苍术、白芷、黄芩、川芎、甘草，用于外感风寒、内兼里热。

2.川芎茶调散：见细辛条。用于风寒感冒、头额作痛。

3.苍耳子散：苍耳子、辛夷、白芷、薄荷，用于鼻渊。

4.仙方活命饮：见甘草条。用于痈疽疮毒初起。

【不良反应】 本品为风寒感冒和外科病的常用药。但含有白芷毒素，如大剂量服用，则使肢体产生强直性和间歇性痉挛，继则全身麻痹，应注意用量，以防中毒。

【注意点】 本品辛散温燥，耗散气血，故不宜阴虚火旺之证。汗多血虚有热者禁用。痈疽溃后宜渐减至不用。

【用量与用法】 3~10克。外用适量、研末敷贴。

【特别提醒】 与兴奋中枢神经作用的药物相类似的其他药物还有：合欢皮。

第五节 具有镇静和催眠作用的药物（安神药）

一、镇静和催眠的药物（安神药）

珍 珠

【古歌诀】珍珠气寒　镇惊除痫
　　　　　开聋磨翳　止渴坠痰

【药草成分】珍珠又叫真珠等。本品含碳酸钙90%以上，并含多种氨基酸，主要为甘氨酸、丙氨酸、亮氨酸及谷氨酸等。

【作用与用途】重镇静和催眠药。珍珠味甘咸，性寒。入心、肝经。具有镇惊安神、养阴熄风、明目退翳的功效。现代认为能抑制组织胺引起的肠管收缩，皮肤过敏，并有镇静催眠、消除自由基、抗衰老、抗心律失常、抗辐射、抗癌、抗惊厥等作用。

用治神经衰弱（惊悸怔忡）引起的心悸失眠，烦躁不安；流脑、乙脑、癫痫（温病、暑温、羊羔风）等疾病引起的惊厥、四肢抽搐；急性眼结膜炎、角膜炎（肝火上炎）引起的目赤肿痛、翳障；慢性胃炎、胃溃疡（胃脘痛）引起的胃酸过多症；外用可治咽喉肿痛、牙疳、口腔炎、口腔溃疡、糜烂或溃疡不易收口等。

【应用与配伍】用治惊悸不安，可单用本品研末、蜜和服。若小儿热病动风、高热惊抽，常配伍生石膏、地龙、钩藤、白僵蚕等。用治痰热惊风、癫痫等证，常与胆南星、天竺黄、朱砂、琥珀、麝香等同用。用于肝火上炎、目赤翳障，本品配伍琥珀、石决明、熊胆、冰片等。用治喉痹、口疮腐烂肿痛，本品可与牛黄共研细末吹口。用于疮痈肿毒，常配伍乳香、没药、血竭、儿茶等。若疮疡溃后久不收敛，常配伍象皮、炉甘石、龙骨、钟乳石、赤石脂等，共研细末外敷。

【处方举例】1.真珠丸：珍珠、伏龙肝、朱砂、麝香，用于小儿热病动风、高热惊抽、手足拘急。

2.八宝眼药水：见冰片条。用于肝火上炎、目赤翳障。

3.珍珠散：珍珠、象皮、炉甘石、龙骨、钟乳石、赤石脂、血竭、琥珀、朱砂、冰片，用于疮疡溃后日久不敛。

4.珠黄散：珍珠、牛黄，用于喉痹口疮、糜烂肿痛。

【注意点】1.《本草纲目》云："主难产"，下死胎包衣。故孕妇不宜服用。

2.珍珠因生产困难，价钱昂贵，多用珍珠母代替，但用量要大，量少无作用。

3.以颗粒大，色白，光泽夺目，研开多层无异物者为佳。

【用量与用法】0.3~1.5克　研细末入丸、散。外用适量。

朱　砂

【古歌诀】 朱砂味甘　镇心养神
　　　　祛邪解毒　定魄安魂

【药草成分】 朱砂又叫辰砂等。本品含硫化汞、微量硒和辛等。

【作用与用途】 重镇静和催眠药。朱砂味甘、性微寒。入心经。具有镇心安神、解毒疗疮、止痉的功效。现代认为内服能抑制大脑中枢神经的兴奋性。抗惊厥、抗心律失常和解毒防腐，外用能抑制皮肤真菌和杀虫。

　　　　用治神经衰弱（心火亢盛或心经痰热）引起的心神不宁、多梦惊悸不眠；咽炎（失音）引起的咽喉肿痛、声音嘶哑；口腔炎、鹅口疮（口舌生疮）引起的口腔灰白色糜烂；急性眼结膜炎、角膜炎（心经有火）引起的目赤翳障；疥癣等。

【应用与配伍】 用治心火亢盛上扰神明所致的心烦不安、惊悸失眠等证，常与黄连、甘草、生地、当归同用，以增强清心安神之力。若兼有心血亏虚者，再加入酸枣仁、柏子仁等养心安神药。用于惊恐或心虚所致惊悸怔忡，可将本品入猪心中炖服。若阴血不足，心悸失眠多梦者，可配伍麦冬、白芍、柏子仁、酸枣仁、五味子、党参等养血安神药。本品配伍磁石可治癫痫；与雄黄合用研末外涂可治热毒疮疡。对肺胃火盛、口舌生疮、咽喉肿痛者，常与冰片、硼砂、玄明粉研末外用，有解毒消肿止痛之功。

【处方举例】 1.朱砂安神丸：朱砂、黄连、当归、生地、甘草，用于心火亢盛、惊悸失眠。

　　　　2.磁朱丸：见磁石条。用于阴虚阳亢的癫痫。

　　　　3.冰硼散：见硼砂条。用于肺胃火盛，咽喉肿痛。

【注意点】 1.四川和贵州的朱砂颜色，鲜红品质较好；广西的朱砂颜色青紫，品质较差。用时，应注意产地和颜色。

　　　　2.服用本品必须用吸铁石吸净铁质，研细末，水飞用，忌火煅，以免释出汞而中毒，不可过量和持续服用，以防汞中毒。肝病患者忌用。

【不良反应】 长期大量口服或挂衣入煎，朱砂下沉，长期加热，析出汞及其他有毒物质致使中毒。急性中毒临床表现为尿少、浮肿、昏迷抽搐、血压下降，或因肾竭而死亡；慢性中毒表现口中有金属味，流涎、口黏膜充血溃疡、牙龈肿痛、腹痛、呕吐腹泻、震颤，肾功能受损。中毒早期，可催吐、洗胃，给予解毒剂，并对症处理。或用赤石脂解之。

【用量与用法】 0.1~0.5克，研末入散服；入汤剂可研末水飞冲服。可作丸药挂衣。外用适量。禁用火煅。

【特别提醒】 与镇静和催眠的药物相类似的其他药物还有：磁石。

二、养心镇静和催眠的药物（养心安神药）

柏子仁（附侧柏叶）

【古歌诀】柏子味甘　补心益气

　　　　　敛汗润肠　更疗惊悸

【药草成分】本品含脂肪油、挥发油和皂甙。

【作用与用途】养心镇静和催眠药。柏子仁味甘，性平。入心、肝、肾、大肠经。具有养心安神、敛汗润肠的功效。现代认为有镇静催眠、润肠通便，改善记忆力的作用等。

用治病后体虚、神经官能症、神经衰弱（心血不足型不卧）等疾病引起的心悸失眠、多梦头晕、健忘、遗精、自汗、盗汗；植物神经功能紊乱（心血不足出汗）引起的自汗、盗汗及习惯性便秘等。

【应用与配伍】用治虚烦惊悸失眠，多与酸枣仁、远志、五味子、茯神等同用，还可根据不同病因，选择不同的补益药配伍。用治虚汗，多与煅牡蛎、五味子、麻黄根等同用；阴血虚者当加滋阴养血药。用治津枯肠燥便秘，常与火麻仁、杏仁、松子仁等润肠通便药同用。

【处方举例】1.天王补心丹：见生地条。用于心阴不足、惊悸失眠。

2.五仁丸：杏仁、郁李仁、桃仁、松子仁、柏子仁、陈皮，用于肠燥便秘。

【附】侧柏叶为柏树叶入药。具有清热滋阴的作用，用于血热引起的吐血、鼻出血、咳血、牙龈出血、尿血、便血等。

【注意点】1.柏子仁和酸枣仁作用大致相同，都能镇静治失眠。柏子仁专治心血不足引起的失眠心悸、自汗便秘；酸枣仁则治肝胆虚弱引起的失眠，但无通便作用。两味镇静药物各有特长，多与其他镇静药同用。

2.大便溏泻、痰多者忌服。

【用量与用法】6~10克；多入丸、散。外用炒研去油涂。侧柏叶 3~15 克。外用适量。

酸枣仁（附酸枣树皮）

【古歌诀】酸枣味酸　敛汗驱烦

　　　　　多眠用生　不眠用炒

【药草成分】酸枣仁又叫枣仁等。本品含多种脂肪油、蛋白质及皂甙等。

【作用与用途】养心肝镇静催眠药。酸枣仁味甘酸，性平。入心、脾、肝胆经。有安神敛汗除虚烦的作用。现代认为有催眠作用；镇痛、抗惊厥和降温作用；降血压作用，并可引起心传导阻滞；可引起离体肠收缩加强；对子宫有兴奋作用；酸枣仁能使小鼠的细胞免疫和体液免疫功能增加；酸枣仁对小鼠烫伤有治疗效果，能提高小鼠的存活率和延长存活时间；有止汗和抗心律失常的作用等。

用治神经衰弱、神经官能症（心胆虚祛型不卧症）等神经疾病引起的触事易惊、心悸多梦、心跳不安、易怒、口干津少、虚汗不止、虚烦失眠；植物神经功能紊乱（汗腺松弛症）引起的自汗，盗汗等。

【应用与配伍】用治虚烦不眠、惊悸多梦，除与茯苓、柏子仁、远志、琥珀、龙眼肉等安神药配伍使用外，属血虚者加当归、熟地、制首乌等；属阴虚者加麦冬、知母、生地等；属气虚者加人参、黄芪、党参等。用治体虚多汗、津少口渴，当与人参、五味子、麦冬、山茱萸、生黄芪等同用。用治失眠，属口苦胆热者，可与黄连、黄芩、栀子等清胆泄热药同用；属痰湿内阻、中气困顿、胸闷少食、四肢倦重者，可与陈皮、厚朴、苍术、菖蒲等配伍；属虚乏者，可与人参、白术、茯苓、半夏等同用。

【处方举例】1.酸枣仁汤：酸枣仁、知母、川芎、茯苓、甘草，用于虚烦不眠、惊悸多梦。

2.天王补心丹：见生地条。用于肝肾阴虚、水火未济的失眠惊悸。

3.归脾丸：见人参条。用于心脾两虚、惊悸失眠。

【附】酸枣树皮，酸枣树皮味涩，性凉。熬成膏或洗或敷，可治水火烫伤。

【注意点】古代医书有生枣仁治多眠嗜睡、熟枣仁治失眠的记载。现在临床应用发现生熟枣仁均有治失眠，而无苏醒作用。久炒油枯失去镇静催眠作用，所以，生用比炒熟用好；有实邪郁火及患有滑泄证者均忌服。孕妇慎用。

【用量与用法】6~15克。研末1.8克，治失眠，睡觉前服。

百　合

【药草成分】百合又叫伞子花、山丹等。含秋水仙碱等多种生物碱、淀粉、蛋白质、脂肪、钙、磷、铁等。

【作用与用途】本品养心镇静催眠。味甘、性微寒。入心、肺经。具有润肺止咳、清热、安神、定惊、利尿、清心解毒功效。现代认为有镇咳祛痰、强壮、镇静、抗过敏、抑制癌细胞生长，提高机体耐缺氧作用。

用治急、慢性气管炎、肺气肿（肺燥阴伤型咳嗽）等疾病引起的肺热久咳、面目虚肿；神经官能症（阴虚型百合病）引起心烦惊悸、神志不安、心悸失眠多梦；脓肿（痈疽疮毒）等。

【应用与配伍】用治肺热久咳或痰中带血，可与款冬花等分研末蜜丸服。用治虚劳发热、咳嗽咽痛或咳血，可与熟地、生地、玄参、贝母、桔梗、甘草、麦冬、白芍、当归配伍。若治热病后、余热未清，出现虚烦心悸、失眠多梦，可与知母、生地等药同用。

【处方举例】1.百合固金汤：百合、熟地、生地、玄参、贝母、桔梗、甘草、麦冬、白芍、当归，虚劳咳嗽、痰中带血。

　　2.百合知母汤：百合、知母，用于虚烦惊悸、失眠多梦。

　　3.百合地黄汤：百合、生地、鸡子黄，用于虚烦失眠。

　　【注意点】百合有药用和食用两种。但品种复杂，有山丹、细叶、麝香等。均可作百合药用。但野生百合质量较优，栽培质量较次。在临床上应用时选用野生较好；风寒咳嗽或中寒便溏者忌用。

　　【用量与用法】10~30克，蜜炙用。大剂量效果佳，小剂量无效。

合　欢　皮

　　【古歌诀】合欢味甘　利人心志
　　　　　　　安脏明目　快乐无虑

　　【药草成分】合欢皮又叫绒线花树皮。含皂甙、鞣质等。

　　【作用与用途】养心镇静催眠药。甘平。入心、肝、脾经。具有解除郁闷、安和五脏、明目、续筋接骨、消肿止痛的功效。现代认为有兴奋大脑皮层作用，但作用较弱，需长服才有效果；有镇静作用；能增强妊娠子宫节律性收缩，并有抗早孕、增强免疫功能、抗肿瘤等作用。

　　用治燥狂忧郁症、更年期综合征、胃神经官能症、癔病（郁证）等神经病引起的心情抑郁、情绪不宁、胸闷不舒、失眠多梦、心悸、月经不调、痛经；肺脓肿（肺痈）引起的咳吐脓血；肋间神经痛（瘀血型胁痛）引起胁肋疼痛、固定不移、夜间痛重；跌打损伤（瘀血型）引起的筋骨伤、瘀血肿痛等。

　　【应用与配伍】用于七情所伤而致的愤怒、忧郁、烦躁不安、健忘失眠等证，可单用本品，亦可配伍夜交藤、柏子仁、郁金、百合等；治疗跌打损伤、骨折肿痛等瘀血症，常配川芎、当归、赤芍，以增强活血散瘀止痛之力；用治痈肿疔疮，可配伍蒲公英、野菊花、连翘等。

　　【处方举例】合欢饮：合欢皮、白蔹，用于肺痈久不敛口。

　　【注意点】合欢花和合欢皮同出一源，二者性味功效相同，有解郁安神作用，可治虚烦不眠。

　　【用量与用法】6~30克。

远　志

　　【古歌诀】远志气温　能驱惊悸
　　　　　　　安神镇心　令人多记

　　【药草成分】远志又叫小草等。本品含皂甙、脂肪油、树脂等。

　　【作用与用途】本品为养心镇静催眠药。远志味苦，辛、性温。入肺心肾经。具有益智安神、化痰止咳的功效。现代认为其所含皂甙能刺激胃黏膜，反射性的增加支气管分泌，而痰祛咳也止，故有镇咳祛痰作用；对痢疾杆菌、伤寒杆菌、结核杆菌、皮肤真菌等均有抑制作用；有镇静催眠、抗惊厥、降压、兴奋子宫、溶血等作用。

用治神经官能症（心血不足型的脏燥症）引起的心跳不安、惊悸失眠、烦躁不安、迷惑健忘等。气管炎、支气管哮喘（湿痰型咳嗽）引起的咳嗽痰多、气喘等。颈淋巴结核（瘰疬）及痈疽疮疡等。

【应用与配伍】用治惊悸失眠、迷惑健忘，常与人参、茯神、菖蒲、朱砂、龙齿等同用。还可根据病因不同，配伍其他药物加减使用。用治寒痰咳嗽，多与桔梗、杏仁、陈皮、半夏、紫菀等宣肺化痰止咳药同用。单用本品为末浸酒服，渣敷患处即可治疗痈疽肿毒。

【处方举例】远志丸：远志、茯神、朱砂、龙齿、人参、菖蒲、茯苓，用于梦寐不宁、遗精滑精。

【注意点】1.阴虚火旺及实热之证者忌用。孕妇和出血性患者禁用。

2.远志有刺激胃黏膜引起恶心的副作用，故慢性胃炎、胃溃疡患者禁用，为减轻对胃的刺激性，必须用蜜炙远志或饭后服用。

【用量与用法】3~10克，蜜炙用。

鸡 子 黄

【古歌诀】鸡子黄甘　善补阴虚
　　　　　除烦止呕　疗疮熬涂

【作用与用途】鸡子黄味甘，性温。本品乃血肉有情之品，主要有滋补肾阴、养血息风、养心镇静和催眠等。

用于神经衰弱属肾阴虚所致的心烦不寐、心悸健忘、头晕耳鸣、津少口干、心烦热、盗汗、自汗、腰酸梦遗、舌红少苔、脉细数；胃逆呕吐、虚劳咳血、阴虚风动所致的抽搐；熟蛋黄放锅内用小火焙，待出油，即得蛋黄油，外涂，可治小儿头疮、热疮、湿疹、烫火伤等。

【应用与配伍】用于阴虚心烦不寐，常与黄连、黄芩、白芍、阿胶同用。若阴虚风动，常与阿胶、龟甲、童便、淡菜同用。治猝干呕不息，用鸡子黄去白，吞黄数枚。与三七、白芨配伍，还可治虚劳吐血等。

【处方举例】大定风珠汤：见白芍条。用于热病伤阴、虚风内动。

【注意点】高血酯症、冠心病、动脉硬化等均忌用。

【用量与用法】1~3枚。去白留黄。

夜 交 藤

【古歌诀】夜交藤平　失眠宜用
　　　　　皮肤痒疮　肢体酸痛

【药草成分】本品含蒽醌类，主要为大黄素、大黄酚、大黄甲醚等。

【作用与用途】本品为养心镇静催眠药。夜交藤味甘，性平。具有养阴血、安心神、通经络的功效。现代认为有镇静催眠、降血脂、促进免疫功能及止痒作用等。

用治神经衰弱、贫血（阴虚型不卧证）等疾病引起的阴虚血少失眠、虚烦多梦、头晕头痛、肢体酸痛；外洗可治皮肤疮疹瘙痒等。

【应用与配伍】用于阴虚血少失眠症，常与酸枣仁、柏子仁、远志等同用。对阴虚阳亢失眠症，常配伍白芍、当归、柴胡、生地、丹参、珍珠母等使用。本品煎汤外洗还治风疹瘙痒。

【处方举例】甲乙归藏汤：柏子仁、白芍、当归、柴胡、生地、丹参、夜交藤、珍珠母、龙齿、薄荷、沉香、夜合花、红枣，用于阴虚阳亢、烦躁失眠。

【用量与用法】15~30克。外用适量煎汤洗。

紫 石 英

【古歌诀】紫石英温　镇心养肝
　　　　　惊悸怔忡　子宫虚寒

【作用与用途】本品为养心镇静催眠药。紫石英味甘，性温。具有镇心定惊、养肝益血、温肾助阳的作用等。

用治肝血不足引起的心悸怔忡、惊痫眩晕；肾阳亏虚（命门火衰）引起的妇女宫冷不孕等。

【应用与配伍】用于心神不安、虚烦失眠、心悸怔忡，常与酸枣仁、柏子仁、远志、茯神、当归、黄连、川贝母同用。治疗惊痫眩晕，可与龙骨、牡蛎、石决明、白芍同用。治妇女宫冷不孕，可配伍熟地、当归、川芎、枸杞、白术、香附等。

【用量与用法】10~15克，打碎先煎。

第六节　有麻醉作用的药物（止痛药）

一、有全身麻醉作用的药物（全身止痛药）

威 灵 仙

【古歌诀】威灵苦温　腰膝冷痛
　　　　　通络止痛　风湿皆用

【药草成分】本品含白头翁素、白头翁醇、皂甙等。

【作用与用途】本品为全身麻醉药，威灵仙味辛苦，性温。入膀胱经。具有祛风除湿、通络止痛、消痰散积的功效。现代认为有解热镇痛、抗组胺、抗利尿、降血压、降血糖、抗风湿、麻醉作用，对金黄色葡萄球菌、表皮葡萄球菌、卡他球菌、伤寒杆菌、绿色链球菌、大肠杆菌、肠炎杆菌、绿脓杆菌、痢疾杆菌、变形杆菌、炭疽杆菌、皮肤真菌、钩端螺旋体等均有抑制和杀灭作用。

用治慢性风湿性关节炎、类风湿性关节炎、风湿性脊椎炎(急性发作期痹证) 等风湿引起的痛风、风寒湿痹、腰膝冷痛、脚气疼痛；腹腔肿瘤(症瘕积聚)引起的腹中脐旁有积聚肿块；食道癌(噎食病)引起的食管梗阻、食物不下；淋巴结核 (瘰疬)；急性黄疸型传染性肝炎(湿热黄疸)；前列腺炎(癃闭)及破伤风等。

【应用与配伍】 用治风湿痹痛、麻木瘫痪，单用为末，每以温酒调服 2~4 克即可；若病在上肢手臂者，当加片姜黄、羌活；病在腰膝下肢者，当加牛膝、独活；寒盛痛重者，当加细辛、桂枝、川乌；湿盛肢体酸楚而重者，当加苍术、草乌；风盛而痛无定处者，当归加防风、羌活、白芷；兼肾虚者，当加桑寄生、杜仲、川断；顽痹日久者，当加白花蛇、乌梢蛇、蜈蚣、全蝎等。用治痰水积聚，多与半夏、姜汁同用。治骨刺鲠咽，可配砂糖、醋煎后慢慢含咽。

【处方举例】 神应丸：威灵仙、桂心、当归，用于风湿腰痛或跌打损伤。

【注意点】 1.本品能损真气，气弱者不宜用；服药时忌茶水。

2.本品能软化食道鱼骨，但粗大而梗阻较深的鱼骨，则治疗无效，不要应用，急送医院手术取出，以免贻误病情。

3.治疗风湿关节炎以下肢较为适宜，作用较好。

4.身体虚弱及孕妇慎用，服用时忌茶、牛肉、猪肉等。

【用量与用法】 常用量 6~10 克；全草用 15~30 克，多入丸、散，外用打磨细末。

川 乌

【古歌诀】 川乌大热　搜风入骨
湿痹寒痛　破积之物

【药草成分】 川乌又叫黑乌药。本品含生物碱、中乌头碱及多种生物碱等。

【作用与用途】 有全身麻醉作用的药物。川乌味辛，入脾、肺、膀胱、三焦经。具有祛风除湿、温通经络、能搜散筋骨中的风寒湿，有止痛功效。现代认为有麻醉镇痛作用；外用，先刺激皮肤，兴奋知觉神经，发痒热感，次则麻痹，使知觉丧失及抗风湿作用等。

用治慢性风湿性关节炎、类风湿性关节炎、滑囊炎 (风寒湿型痛痹和鹤膝风) 等风寒湿痹引起的关节冷痛、麻木、手足拘挛；慢性胃炎、慢性结肠炎 (寒积型胃脘冷痛) 等疾病经久不愈引起胃肠功能下降、脘腹冷痛；结核性睾丸炎 (寒疝) 引起的睾丸冰冷疼痛等。

【应用与配伍】 用治阴寒内盛所致的寒疝疼痛及心腹冷痛，可单味同蜜煎服。用治风湿痹痛及跌打损伤，可同桂枝、威灵仙、五灵脂等同用。古时外科麻醉药多与草乌并用，配伍姜黄、曼陀罗等内服，或配草乌、生南星、生半夏等制为散剂外敷。此外，还可用于头风疼痛、偏头痛，可单用，也可配细辛、茶叶等同用。

【处方举例】 1.大乌头煎：单用乌头同蜜煎服，用于阴寒内盛的寒疝疼痛及心腹冷痛。

2.乌头汤：乌头、麻黄、白芍、黄芪、炙甘草，用于寒湿痹痛。

3.小活络丹：川乌、草乌、制南星、地龙、乳香、没药，用于风湿挛痛、手足不仁。

【注意点】1.植物均为毛茛科乌头及其同属植物的块茎。但忌与远志、黄芪、黑豆同用，因同用后生物碱减少，影响疗效。半夏、瓜蒌、白芨、白蔹、贝母忌同用。

2.阴虚内热，孕妇忌用。

3.本品有毒。用量宜少，用量大会引起呼吸中枢、血管运动中枢、反射机能有麻痹作用，严重时引起窒息而死亡。应注意用量。

4.如服后中毒，可用干姜、甘草或绿豆甘草煎汤服，解毒。

【用量与用法】3~6克，久煎。若作散剂或酒剂，应减半使用。内服一般应炮制后用。

延 胡 索

【古歌诀】延胡气温　心腹卒痛

通经活血　跌扑血崩

【药草成分】延胡索又叫玄胡索、元胡等。本品含延胡索甲素、延胡索乙素、延胡索丙素、黄连碱等多种生物碱。

【作用与用途】本品为全身麻醉作用的药物。延胡索味辛苦、性温。入肝、脾、胃、心包、肺经。具有活血散瘀、行气止痛的功效。现代认为能提高痛阈，与吗啡、度冷丁相似，但毒性低，是安全度大的镇痛药；镇静催眠作用最显著；解痉，有轻度中枢性镇呕及降低体温作用；能明显扩张冠状动脉血管，增加冠脉血流量；有降压、减慢心率和抗心律失常的作用；具有抑制胃液、胃蛋白酶、胃酸分泌，有抗胃溃疡作用；降血脂、预防动脉硬化作用；促进脑下垂体分泌，促肾上腺皮质激素；对甲状腺功能有影响，使甲状腺体重增加，还对性腺功能有一定影响等。

用治气血阻滞所致的胸腹胁肋胀痛、胃脘痛、痛经、疝痛、跌打损伤、瘀血肿痛及一切属于血滞疼痛者、月经不调、癥瘕、腰痛、神经性头痛；冠心病（气滞血瘀型胸痹）瘀血阻滞引起的心肌梗阻、心绞痛；慢性胃炎、胃十二指肠溃疡（气滞血瘀型胃痛）胃部瘀血引起的胃脘刺痛、吐酸水；坐骨神经痛、胁间神经痛、肩丛神经痛、三叉神经痛、跌打损伤引起的瘀血肿痛。古人谓其"专主一身上下诸痛"等。子宫大出血（瘀血型崩漏）、痛经及疝气痛等。

【应用与配伍】适用于气滞血瘀诸痛，常单用本品即可有良好的止痛作用。用治肝郁气滞血瘀所致胸胁胃脘疼痛，可与川楝子同用。用治寒凝气滞血瘀、胸痹疼痛，可与高良姜、檀香、荜茇同用。目前临床治疗冠心病、心绞痛有效。而治瘀血胃脘刺痛泛酸，常与乌贼骨、枯矾同用。临床上用于消化道溃疡有效。用治寒滞肝脉、疝气疼痛、常与吴茱萸、小茴香、乌药等配伍。用治闭经癥瘕、产后瘀阻，又多与当归、赤芍、蒲黄及肉桂、姜黄、乳香等同用。用治跌打损伤、遍体疼痛，可与当归尾、血竭、乳香等化瘀疗伤止痛药同用。

【处方举例】1.金铃子散：延胡索、川楝子，用于气滞血瘀的胃脘痛。

2.宽胸丸：延胡索、高良姜、檀香、荜茇、细辛、冰片，用于冠心病、心绞痛。

3.延胡索散：延胡索、当归、赤芍、姜黄、没药、枳壳、刘寄奴，用于经闭癥瘕，产后瘀阻。

【注意点】1.延胡索为镇痛的常用药物之一。前人推荐为"专治一身上下诸痛"。无论头痛、胸胁痛、月经痛、关节痛及跌打损伤引起的瘀血肿痛等均可应用。收效速而性不燥烈，但醋炒，可使生物碱在水中溶解度提高，增强入肝活血作用；酒制能使生物碱被破坏，所以不宜酒制。

2.气血虚弱的病人，血虚无瘀及孕妇禁用，需要用时与补益气血的药物同用。

【用量与用法】3~9克。研末吞服，每次1.5~3克，用开水送下。醋制可增强止痛效果。

【特别提醒】与有全身麻醉作用的药物相类似的其他药物还有：防己、苏木。

二、有局部麻醉作用的药物（局部止痛药）

蟾 酥 （附九里香、两面针）

【古歌诀】蟾蜍气凉　杀疳蚀癖
　　　　　瘟疫能辟　疮毒可祛

【药草成分】蟾酥又叫蟾蜍、癞蛤蟆等。本品含甾族化合物，总名叫蟾蜍二烯内酯等。

【作用与用途】有局部麻醉作用的药物。蟾酥味辛，性凉。入胃经。具有开窍解毒、消积杀虫、止痛的功效。现代认为对心脏肌肉有直接兴奋作用，并能兴奋呼吸，还能通过迷走神经中枢和末梢，使心脏跳动变慢；可收缩血管而使血压上升；能收缩肾区血管有利尿作用；局部外用有麻醉作用，但作用强于可卡因和普鲁卡因；外用能收缩小血管，对创伤引起的局部出血有止血作用；有抗肿瘤作用，但治疗效果不高也不稳定。此外，有升高血球、镇静、祛痰、抗感染等作用。

用治慢性充血性心力衰竭、肺源性心脏病（厥症和肺心病）等疾病引起的心悸气短、四肢厥冷、小便不利、浮肿、痰多；非白血性急性粒细胞白血病；恶性肿瘤；肠寄生虫所致的小儿营养不良（虫疳积）引起的面黄肌瘦、消化不良、虫积腹痛；恶疮肿毒；可治瘟疫，如霍乱吐泻、腹痛和中恶昏迷等。

【应用与配伍】用治小儿疳积，面黄肌瘦，好食泥土，不思乳食，用大蟾蜍一只烧存性，皂角3克烧存性、蛤粉10克、麝香3克，共为末，糊丸如茨实大，每服二三十丸，日服2次。而治一切疮肿、痈疽瘰疬等。经月不差、将作冷瘘者，用蟾蜍、硫磺、乳香、木香、肉桂、露蜂房各研细末，加菜油或香油调匀，隔水加热，手搅，冷成膏，贴敷患处。

【处方举例】金蟾散：蟾酥、夜明砂、椿根、白皮、地榆、黄柏、诃子皮、百合、人参、大黄、芜荑、铅粉、槟榔、丁香，用于小儿疳积。

【附】两面针为芸香科植物。具有镇痛麻醉抗菌等作用。可用于浸润麻醉。是阑尾炎切除术、牙痛、牙周脓肿等疾病要药。

【附】九里香。为芸香科植物。涂于咽喉、口腔黏膜表面，数分钟后可出现麻醉作用，也可用于浸润麻醉。

【注意点】本品主要外用，皮肤化脓性感染，如痈疽疥癣。

【用量与用法】0.01~0.03 克。

【特别提醒】与有局部麻醉作用的药物相类似的其他药物还有：细辛、川乌。

三、抑制肌肉痉挛的药物（解痉药）

白 芍

【古歌诀】白芍酸寒　能收能补
　　　　　泻痢腹痛　虚寒勿与

【药草成分】本品主要成分为芍药甙、另含有鞣质、挥发油、脂肪油、牡丹酚及三萜类化合物等。

【作用与用途】本品为肌肉痉挛药。白芍味甘酸苦，性微寒。入肝、脾、肺经。具有补血柔肝、缓急止痛的功效。现代认为能抑制胃肠、子宫平滑肌运动，有降低肌张力、有较强的解痉作用；抗感染、镇静、镇痛、抗惊厥、降压、扩张血管，并增加心肌营养，增加血流量；对金黄色葡萄球菌、溶血性链球菌、痢疾杆菌、白喉杆菌、大肠杆菌、绿脓杆菌、伤寒杆菌、表皮葡萄球菌、绿色链球菌、肺炎双球菌、卡他球菌、脑膜炎双球菌、变形杆菌、霍乱弧菌、皮肤真菌、钩端螺旋体等均有抑制作用。此外，能抑制胃液分泌，防止胃溃疡的发生；抑制血小板聚集及止汗作用。

　　　　用治过敏性结肠炎（木旺乘土型的泄泻）引起的嗳气，每因郁怒或情绪紧张即发生腹痛、腹泻；胃神经官能症（肝气犯胃）引起的胃脘胀满疼痛，痛连两胁，嗳气，每因恼怒而疼痛加重；植物神经功能紊乱引起的自汗、盗汗；贫血（血虚）引起的面黄肌瘦、四肢拘挛疼痛；高血压（肝阴不足型肝阳上亢）引起的头眩耳鸣、肢体麻木、肌肉跳动、抽风、动脉硬化等。

【应用与配伍】用治妇女月经不调，常与当归、地黄、川芎同用，即为调经养血的基本方；经行腹痛，可加延胡索、香附；崩漏不止，可加阿胶、艾叶炭。用治肝阳上亢、头痛眩晕，多与生地、生牡蛎、生代赭石、牛膝等药同用。若治虚风内动，又常与生牡蛎、鳖甲、生地、阿胶等同用。用治肝阳偏旺、肝气不和、胁肋疼痛，常与当归、柴胡、白术、茯苓同用；若治肝脾失和的脘腹挛急作痛，或血虚所致的四肢挛急作痛，又与甘草配伍使用。用治腹痛泻痢，属肝气乘脾、肠鸣腹泻、得泻痛减者，常与白术、陈皮、防风同用；属湿热壅滞大肠、下痢腹痛、里急后重者，常与木香、槟榔、黄芩、黄连等同用。用治虚症多汗，属外感风寒、表虚自汗而恶风者，常与桂枝、生姜、大枣同用；属阴虚阳浮而盗汗者，多与牡蛎、柏子仁、龙骨等同用。

【处方举例】1.四物汤：见当归条。用于月经不调、为调经基本方。

2.桃红四物汤：见当归条。用于瘀血阻滞、经行腹痛。

3.胶艾四物汤：干地黄、当归、白芍、甘草、川芎、阿胶、艾叶，用于冲任虚损、崩漏下血。

4.建瓴汤：生地黄、生龙骨、生牡蛎、怀牛膝、代赭石、山药、枕白芍、柏子仁，用于肝阳上亢，头痛眩晕。

5.大定风珠汤：白芍、阿胶、龟甲、地黄、麻仁、鳖甲、五味子、生牡蛎、麦冬、炙甘草、鸡子黄，用于热病伤阴、虚风内动。

6.逍遥散：柴胡、白术、当归、白芍、甘草、生姜、薄荷、茯苓，用于肝气不和、胁肋疼痛。

7.芍药甘草汤：见甘草条。用于脘腹四肢挛急、作痛。

8.痛泻要方：白芍、防风、白术、陈皮，用于肝气乘脾、腹痛泻痢。

9.芍药汤：白芍、黄芩、黄连、大黄、当归、肉桂、木香、槟榔、甘草，用于湿热下痢。

10.桂枝汤：桂枝、白芍、生姜、大枣、甘草，用于营卫不和、恶风自汗。

【注意点】1.当归和白芍比较。当归和白芍均有补血、调经、止痛的作用。但白芍性寒，适用于血虚有热者。当归补血活血，调经止痛，用于血虚兼瘀滞引起的月经不调、经闭、痛经以及跌打损伤、瘀滞肿痛。白芍养血柔肝，缓急止痛，可用于阴血不足、肝气不舒的月经不调，脘腹疼痛，四肢挛急作痛。当归又能润肠通便，治血虚肠燥便秘。白芍还能平抑肝阳，敛阴止汗，治肝阳上亢、头痛眩晕，以及自汗、盗汗等证。

2.白芍可土炒、醋炙、酒制等。制后其作用各有不同。醋炒入肝经，可加强镇痛作用；酒炒引药上行，减轻寒性作用；用伏龙肝炒后，可加强健脾作用，炒焦后有止血镇痛作用，为治疗诸痛之良药。配白术补脾；配川芎泻肝；配人参补气；配当归补血；配甘草解痉；配黄芩止泻；配干姜温经散寒；配犀角治鼻出血；配香附、艾叶治月经不调等。

3.古人说：产后虚寒忌用白芍（因产后宜温）而白芍味苦酸微寒。但实际上只要对症，白芍仍可以用。

4.反藜芦。肝功能不好者，不宜大剂量或长期服。

【用量与用法】5~10克，大剂量15~30克。酒炒可降低它的寒性。

【特别提醒】与抑制肌肉痉挛的药物相类似的其他药物还有：延胡索、甘草。

（刘光瑞）

第三章 治疗伤暑的药物（解表化湿祛暑药）

第一节 治疗伤暑药

香 薷

【古歌诀】香薷味辛 伤暑便涩
霍乱水肿 除烦解热

【药草成分】香薷又叫香茹等。含挥发油，其中主要含香薷酮、倍半萜烯等。

【作用与用途】治疗伤暑的药物。味辛，性微温。入肺、脾、胃经。具有利水消肿、和中利湿、发汗解表退热的功效。现代认为是夏季解热最佳的药物，古人认为强似冬季的麻黄，有发汗解热作用；能使肾小管充血，滤过压增大，故有利尿作用。能刺激消化腺分泌，促进肠胃蠕动；兴奋延髓，促进呼吸，祛痰、镇咳。

用治夏季胃肠型感冒（暑湿）引起的发热恶寒、周身酸痛、头痛无汗、咳嗽痰多、小便短赤、腹痛腹泻、心烦口渴；有表证的小便不利、浮肿等。

【应用与配伍】用治夏月乘凉饮食，外感于寒，内伤于湿，身热恶寒，头重头痛，无汗，腹痛吐泻等证，多与厚朴、白扁豆同用；若里湿化热者，当加黄连；湿盛腹胀泄泻者，当加茯苓、陈皮；兼两腿转筋，当加木瓜。用治水肿，多与白术、茯苓、猪苓同用；而治脚气肿痛，又多与木瓜、槟榔、木通同用。

【处方举例】1.香薷饮：香薷、厚朴、白扁豆，用于夏令乘凉、外感于寒、内伤于湿、腹痛吐泻。

2.薷术丸：香薷、白术，用于水肿。

【注意点】本品为夏季的解表药物。是治疗夏季胃肠型感冒药。古人经验认为，夏季香薷解热与冬季麻黄一样。香薷只用"伤暑"，而不用于"中暑"，症见大汗、口干渴、昏迷、不省人事的中暑引起的休克则禁用。

【不良反应】香薷煎汤热服，容易引起恶心呕吐，为解除恶心呕吐的副作用，必须冷服，或配藿香同用，可免呕吐副作用。汗多表虚者忌服。

【用量与用法】3~10克，发汗解暑宜水煎凉服；利尿退肿宜浓煎服。

四百味药性歌插解

佩　兰

【古歌诀】 佩兰辛平　芳香辟秽

　　　　　　祛暑和中　化湿开胃

【药草成分】 佩兰又叫省头草等。含挥发油，其中主要成分为对伞花烃、麝香草甲醚、橙醇乙酯等。

【作用与用途】 治疗伤暑的药物。味辛，性平。入脾胃经。具有祛暑化湿、醒脾开胃、解表清热的功效。挥发油，对流感病毒有直接抑制作用，并有明显的祛痰作用。此外，还有利尿作用等。

　　　　　　用治夏季胃肠型感冒、急性胃肠炎（暑湿）等疾病引起的寒热头痛、胸闷不舒、湿浊郁滞脾胃、口中甜腻、恶心呕吐、腹泻、消化不良、肢体酸痛、舌苔厚腻等。

【应用与配伍】 用治暑湿表证、寒热头痛、胸闷不饥，常配藿香、厚朴、荷叶等。用治胃呆不饥，脘痞呕恶、口中甜腻，可单用煎服，也可配藿香、厚朴、白扁豆、蔻仁等。

【处方举例】 治疗胃肠炎合并感冒所致发热发冷、周身酸痛、恶心呕吐、腹痛泄泻：佩兰 12 克、藿香 12 克，水煎服。

【药物相互作用】 佩兰和藿香均能祛暑湿，治消化不良，呕吐腹泻。但佩兰去口中黏腻，吐涎沫的效力较好；藿香则镇吐作用较强。

佩兰即"兰草"，又名"省头草"，为菊科植物的干燥茎叶入药。如黑龙江个别地区用唇科植物地瓜儿苗（泽兰）作佩兰药用；还有少数地区用菊科植物"旱莲草"作佩兰药用。以上几种药物性味作用与佩兰不同，不能混用，应区分。如无佩兰，可用草木樨代。

【用量与用法】 3~10 克。

藿　香

【古歌诀】 藿香辛温　能止呕吐

　　　　　　发散风寒　霍乱为主

【药草成分】 藿香又叫广藿香等，叶含挥发油。另含鞣质和苦味质等。

【作用与用途】 本品为治疗伤暑的药物。味辛，性微温。入肺脾胃经。具有发表解暑、和中止呕、发散风寒、化湿止泻的功效。现代认为有发汗解热作用；止泻；能促进胃液分泌，增强消化能力，故有健胃作用；能抑制胃肠食道痉挛；对皮肤真菌有抑制作用等。

　　　　　　用治急性肠胃炎（吃不洁净的食物感染细菌）引起肠鸣、腹泻呕吐、脘腹胀痛、发冷发热、头身酸痛；慢性鼻窦炎（鼻渊）及流行脑脊髓膜炎等。

【应用与配伍】 用于夏天外感风寒、内伤生冷、寒热头痛、脘腹痞满、呕恶泄泻等证，常以本品为主，配伍紫苏、半夏、厚朴、茯苓；用治脾湿郁滞、脘腹胀满、不饥食少、属寒者与陈皮、苍术、厚朴同用；有热者与黄芩、黄连、陈皮同用；属脾虚者，与党参、白术、茯苓同用；兼呕恶者，又当与半夏、生姜等同用。此外，与砂仁、香附、苏梗等同用，又可治妇女妊娠、脾胃气滞所致的恶阻呕吐、胎动不安。

【处方举例】 1.藿香正气散：见紫苏条。用于外感风寒、内伤生冷引起的脘腹痞满、呕吐泄泻。

2.不换金正气散：藿香、苍术、厚朴、陈皮、半夏、甘草，用于脾湿郁滞、脘痞呕吐。

【药物相互作用】 藿香、苏叶、芦根三味药物均有镇吐作用。但藿香偏于健胃镇吐；苏叶偏于解表镇吐；芦根偏于治肺胃热镇吐。在临床上用药时，应分别对症选用。

【注意点】 1.藿香叶发散力较强，藿香梗镇吐力较好，解表多用叶，镇吐多用梗。

2.阴虚火旺，骨蒸劳热，舌绛光滑者不宜用。

【用量与用法】 6~10克。不宜久煎，应以水开15分钟为宜。

西 瓜 （附西瓜翠）

【古歌诀】 西瓜甘寒　解渴利尿

天生白虎　清暑最好

【药草成分】 西瓜又叫寒瓜等。含蛋白质、葡萄糖、蔗糖、果糖、苹果酸、谷氨酸、精氨酸、钙、铁、锌、粗纤维、维生素 A、C、B 等。

【作用与用途】 为治疗伤中暑的药物。味甘、性寒。入心、胃经。具有清暑热、除烦渴、利小便、解酒毒的功效。现代认为常食适量西瓜，可以降低血压和胆固醇，促进新陈代谢，有软化和扩张血管作用；西瓜含有多种维生素和多糖营养素，具有平衡血压，调节心脏功能及利尿解暑作用。

用治伤中暑、流脑（暑热温病）等病引起发热、烦躁口渴、小便短赤不利等。烫火伤及高血压等。

【应用与配伍】 用治伤中暑引起的头晕、烦渴等，取其有生津止渴作用，常与冬瓜皮、天花粉同用；肾脏炎、泌尿系感染所致的小便不利、小便短赤浮肿等，取其有利尿作用，常与白茅根、车前草同用。

【处方举例】 治疗中暑烦渴：可饮西瓜汁每次 100~300 毫升，每日数次。

清络饮：鲜金银花、鲜扁豆花、鲜荷叶、西瓜翠衣、鲜竹叶卷心、丝瓜皮，用于暑热尿赤、烦渴引饮。

【附】 西瓜翠衣，即西瓜皮。性味甘凉，具有清热解暑作用，但利尿之力较西瓜强，用于暑热尿赤，可配伍鲜荷叶、鲜金银花、鲜扁豆花等。用于黄疸水肿，可与白茅根、滑石、车前子、茵陈同用。此外，还可治口腔炎、咽炎等。

【注意点】 多食成熟的好西瓜为佳，脾胃虚寒便溏及糖尿病者均禁食。

【用量与用法】 每次饮用 100~300 毫升，每日数次。食西瓜适量；西瓜翠衣 9~15克，外用也适量。

【特别提醒】 与治疗伤暑药类似的其他药物还有：白扁豆、扁豆衣、扁豆花、青蒿、绿豆。

第二节　治疗中暑药

麦门冬

【古歌诀】 麦冬甘寒　解渴祛烦
　　　　　补心清肺　虚热自安

【药草成分】 麦门冬又叫麦冬、寸冬等。本品含多种沿阶草甾体皂甙、β-谷甾醇、氨基酸、多糖等。

【作用与用途】 本品为养阴药。麦门冬味甘，性寒。入心、肺、胃经。具有养阴生津、润肺止咳、清心除烦的功效。现代认为对枯草杆菌、伤寒杆菌、大肠杆菌、白色葡萄球菌等均有抑制作用。

用治慢性萎缩性胃炎（胃阴亏虚型胃痛）引起的胃脘隐隐作痛、心烦嘈杂、口干欲饮、大便干结、舌红少苔，或花剥、脉细数等。肺源性心脏病（心肺阴不足型心肺病）引起的心烦心悸、健忘多梦、心律不齐、干咳少痰、咳血、咽舌干燥、口渴；慢性气管炎、咽炎（肺阴不足型干咳）引起的干咳无痰，或少痰、咳血、嗓子干痛、口干口渴、心胸烦热；糖尿病及轻度脱水症；中暑心衰等。

【应用与配伍】 用治胃阴不足、舌干口渴，多与沙参、生地、玉竹、冰糖等滋阴药同用。用治心烦失眠，若为热病热入营分，身热夜甚，烦躁不安者，常与生地、玄参、竹叶卷心、黄连等同用；若为阴虚血亏有热而心烦失眠者，常与丹参、茯神、酸枣仁、生地等同用。若治肺阴不足、燥咳痰黏者，多与沙参、桑叶、生石膏、枇杷叶同用；若为阴虚劳嗽咳血者，又常与天门冬、贝母、知母等清热养阴、润肺止咳药同用。

【处方举例】 1.沙参麦冬汤：沙参、麦冬、天花粉、玉竹、生扁豆、生甘草、冬霜叶，用于热病后期肺胃阴伤、津液亏损。

2.清宫汤：见生地条。用于热入营分、身热夜盛、烦躁不安。

3.天王补心丹：生地、麦冬、天冬、玄参、柏子仁、酸枣仁、远志、桔梗、五味子、当归身、人参、丹参、白茯神，用于阴虚火旺、心肾不交的心烦失眠。

4.清燥救肺汤：桑白皮、人参、枇杷叶、桑叶、石膏、杏仁、阿胶、麦冬、麻仁、甘草，用于肺肾阴虚、干咳痰稠。

5.二冬膏：天冬、麦冬，用于肺肾阴虚、劳嗽咳血。

【注意点】 感冒风寒或有痰饮湿浊的咳嗽以及脾胃虚寒泄泻者，忌用。

【用量与用法】 8~15克，清养肺胃之阴多去心用，滋阴清火多连心用。

【特别提醒】 与治疗中暑药相类似的其他药物还有：人参、党参、五味子、太子参。

（刘光瑞）

第四章　抗菌药物

第一节　广谱抗菌的药物

黄　芩

【古歌诀】黄芩苦寒　枯泻肺火
　　　　　子清大肠　湿热皆可

【药草成分】黄芩又叫子芩、条芩等。本品含黄芩甙元、黄芩甙、汉黄芩素、汉黄芩甙、黄芩新素等。

【作用与用途】本品为广谱抗菌药。黄芩味苦，性寒。入心、肺、胆、大肠经。具有清热燥湿、泻火解毒、止血安胎的功效。现代认为能加强大脑皮层的抑制过程而起到镇静作用；抗过敏作用；对金黄色葡萄球菌、表皮葡萄球菌、肺炎双球菌、卡他球菌、绿脓杆菌、痢疾杆菌、伤寒杆菌、白喉杆菌、炭疽杆菌、溶血性链球菌、绿色链球菌、脑膜炎双球菌、大肠杆菌、结核杆菌、变形杆菌、霍乱弧菌、猪霍乱杆菌、鼠疫杆菌、布氏杆菌、皮肤真菌、钩端螺旋体、流感病毒等均有不同程度的抑制作用；降压和利尿作用；保肝和利胆作用；能降低血清和肝中甘油三酯，有轻度的升血糖作用；有解痉作用；黄芩素对平滑肌有直接松弛作用（尤以对支气管平滑肌）；抗变态反应与抗炎作用；解毒作用。此外，还有降低毛细血管通透性，以及抑制肠管蠕动、抗氧化、抗肿瘤等作用。

用治敏感菌所致的急性扁桃体炎（单双蛾）、急性咽炎（失音）、急性气管炎（肺热型咳嗽）、肺炎（肺热型喘咳）、肺脓肿（肺热型肺痈）、肺结核（肺痨）、白喉（疫喉）、细菌性痢疾、霍孔、急性胃肠炎（湿热型泄泻）、泌尿系感染（热淋）、急性盆腔炎（子宫内膜炎及子宫附件炎）、子宫出血（崩漏）、先兆性流产（有热引起的胎动不安）、高血压（肝阳上亢）、细菌性、动脉硬化性脑血栓形成、各种化脓性感染所致的脓肿、蜂窝性组织炎、败血症、菌血症、脓毒血症（疔疮走黄）引起的血热妄行吐血、鼻出血、子宫出血、尿血、烦躁不安、发热口渴等。

【应用与配伍】用治湿温、暑温初起、湿热郁阻气机、胸闷腹胀、呕恶尿赤等证，若湿重于热，常配伍白豆蔻、滑石、通草等；若热重于湿，又常与茵陈、木通、连翘等同用。用治湿热中阻、痞满呕吐，常与黄连、半夏、干姜等同用；若为湿热泻痢者，常与白芍、黄连、大黄等同用；还可与茵陈、栀子、柴胡等同用，可治湿热黄疸。用治肺热咳嗽，常与桑白皮、地骨皮、贝母等同用。用治上焦实热，属外感热病，邪郁上焦、高热烦渴者，多与薄荷、连翘、栀子、竹叶同用。用治血热吐衄、火毒疮疡，可与大黄、黄连同用。此外，与白术、苎麻根、竹茹等同用，又治怀胎蕴热、胎动不安之证。

【处方举例】1.黄芩滑石汤：黄芩、滑石、通草、白豆蔻、茯苓皮、猪苓、大腹皮，用于湿重于热的湿温。

2.甘露消毒丹：滑石、黄芩、茵陈、菖蒲、贝母、木通、藿香、射干、连翘、薄荷、白豆蔻，用于热重于湿的湿温、暑湿。

3.半夏泻心汤：半夏、黄芩、黄连、干姜、人参、甘草、大枣，用于湿热中阻、痞满呕吐。

4.芍药汤：见白芍条。用于湿热泻痢。

5.葛根芩连汤：见黄连条。用于热痢兼表证者。

6.清肺汤：黄芩、知母、贝母、麦冬、天冬、桑白皮、橘红、甘草，用于肺热咳嗽。

7.凉膈散：大黄、芒硝、栀子、黄芩、薄荷、连翘、竹叶、甘草，用于邪郁上焦、高热烦渴。

8.普济消毒饮：黄芩、黄连、陈皮、柴胡、桔梗、板蓝根、连翘、牛蒡子、玄参、马勃、薄荷、僵蚕、升麻、甘草，用于火毒上攻，咽喉肿痛或大头瘟。

9.泻心汤：见黄连条。用于血热、吐衄。

10.当归散：见白术条。用于怀胎蕴热、胎动不安证。

【注意点】1.清肠胃热用子芩（嫩黄芩）；泻肺火清肌表之热，用枯黄芩（老黄芩）。止血或避免伤脾胃用炒黄芩；酒制加强消除上部炎症及脓肿。

2.本品容易氧化而变绿，用冷水浸泡降低有效成分，影响疗效，可在加工切段前用开水烫10分钟左右，焖软切段，忌冷水浸泡。

3.长期使用无副作用，但脾胃虚寒、妇女胎寒忌用，必要用时，炒用或酌量加党参、白术同用。糖尿病人忌用。

【用量与用法】3~12克，清上部火宜酒制；清肝胆湿热宜猪胆汁炒用。

山豆根

【古歌诀】山豆根苦　疗咽肿痛
　　　　　敷蛇虫伤　可救急用

【药草成分】本品为广谱抗菌的药物。本品含苦参碱、氧化苦参碱、臭豆碱等。

【作用与用途】山豆根又叫苦豆根等。山豆根苦寒，入心肺经。具有清热解毒、消肿止痛、利咽的功效。现代认为对金黄色葡萄球菌、白喉杆菌、炭疽杆菌有较强的抗菌效力。对溶血性链球菌、绿色链球菌、脑膜炎双球菌、肺炎双球菌、卡他球菌、结核杆菌、伤寒、副伤寒杆菌、肠炎杆菌、痢疾杆菌、绿脓杆菌、变形杆菌、麻风杆菌、猪霍乱杆菌、霍乱弧菌、多种皮肤真菌、钩端螺旋体均有程度不同的抑制作用；山豆根对白血病细胞有抑制作用；对胃溃疡有明显的修复作用；可降低动脉血压，增加心脏收缩幅度及抗胆碱和解痉作用；有抗心律失常作用；有解热、镇静、镇痛、消炎的作用；有升高白细胞作用；有镇咳祛痰作用；有抑制唾液腺分泌作用等。

用治急性扁桃体炎（单双蛾）、支气管炎（热咳）、牙龈炎（牙痛）、疥癣、蛇、虫、犬咬伤；咽喉癌、肺癌、胃癌、肝癌、白血病、恶性葡萄胎、绒毛膜上皮癌；麻风病（狮子脸）引起的皮肤增厚起皱、眉毛脱落；宫颈糜烂、滴虫性阴道炎等。

【应用与配伍】适用于肺胃火毒炽盛的咽喉肿痛、齿龈肿痛等证，可单用。如治喉中发痛，以本品磨醋含之，流涎即愈。病势严重不能言语者，多与射干、玄参、板蓝根等同用。用治龈肿齿痛，可单独煎汤嗽口，也可配石膏、黄连、丹皮等。

【注意点】脾胃虚寒、便溏者忌用。

【用量与用法】内服煎汤 3~10 克或磨汁。外用适量。含嗽或捣敷。

穿心莲

【古歌诀】穿心莲苦　清热解毒
　　　　　凉血消肿　对抗蛇毒

【药草成分】穿心莲又叫一见喜等。本品含穿心莲内酯（又名雄茸交酯）和新穿心莲内酯（又名新雄茸交酯）、穿心莲甲素（理化常数与新穿心莲内酯相似）、乙素（理化常数与穿心莲内酯一致）及丙素等。

【作用与用途】本品为广谱抗菌的药物。穿心莲苦寒。入心、肺经。具有清热解毒、凉血消肿、解蛇毒、抗感染的功效。现代认为能抗菌，对金黄色葡萄球菌、卡他球菌有较强的抗菌效力。对表皮葡萄球菌、肺炎双球菌、甲型链球菌、大肠杆菌、痢疾杆菌、绿脓杆菌、变形杆菌、麻风杆菌、钩端螺旋体、鼠疫原虫均有一定的抑制作用；有解热作用；利胆作用；煎剂在体外能提高外用血白细胞吞噬能力，提高机体免疫功能；有明显的中止妊娠作用；能兴奋垂体—肾上腺皮质系统功能；有抗炎作用；有对抗蛇毒及毒草碱样作用等。

用治风热感冒（时疫）、急性扁桃体炎（单双蛾）、急性咽炎（失音）、支气管炎（风热型咳嗽）、大叶性肺炎（肺热风热型喘咳）、肺脓肿（肺痈）、肺结核（肺痨）、百日咳（顿咳）、急性胃肠炎（湿热型泄泻）、急性细菌性痢疾（湿热型毒痢）、急性胆囊炎（伤寒病）、流脑（温病）、急性盆腔炎（产后风）、流行性腮腺炎（痄腮）、病毒性肝炎（黄疸病）、皮肤化脓性感染、脓肿及毒蛇咬伤等。

【应用与配伍】用于风热所致的上呼吸道感染咽喉肿痛、咳嗽，常与十大功劳同用。用于菌痢，取其有抗痢疾杆菌作用，常与抗痢疾杆菌、鱼腥草、大蒜、马齿苋同用。

【处方举例】治疗气管炎、肺炎、扁桃体炎：穿心莲 6 克，十大功劳叶 9 克，陈皮 9 克水煎凉服。

【注意点】本品为新兴中草药。味极苦，难服用，研末装入胶囊或冰糖水送服。

【不良反应】空腹服会引起恶心呕吐的副作用。脾胃虚寒便溏者禁用。

【用量与用法】干品 6~9 克；粉剂 0.6~1.2 克；片剂每次3~4 片，每天 2~3 次，饭后服用。

【特别提醒】与广谱抗菌药物相类似的其他药物还有：瓜蒌、金银花、忍冬藤、连翘、莲子芯、大青叶、青黛、蒲公英、紫花地丁、败酱草、红藤、夏枯草、鱼腥草、蚤休、黄连、栀子、知母、白头翁、马齿苋、侧柏叶、地榆、乌梅、五味子。

第二节　抗结核杆菌的药物

厚　朴

【古歌诀】厚朴苦温　消胀泄满
　　　　　痰气泻痢　其功不缓

【药草成分】厚朴又叫紫朴、川朴等。本品含厚朴酚、四氢厚朴酚、异厚朴酚和挥发油等。

【作用与用途】本品为抗结核杆菌的药物。厚朴味苦辛，性温。入脾胃肺大肠经。具有行气消胀、燥湿化痰、下气泄满的功效。现代认为有镇咳作用，兴奋支气管，同时，反射性地引起呼吸兴奋、心律增加；厚朴箭毒碱能使运动神经末梢麻痹，引起全身骨骼肌松弛；此外，还有抗溃疡、降血压、健胃、抗菌作用；对痢疾杆菌、大肠杆菌、霍乱弧菌、伤寒杆菌、人型结核杆菌、溶血性链球菌、金黄色葡萄球菌、布氏杆菌、卡他球菌、表皮葡萄球菌、绿色链球菌、炭疽杆菌、枯草杆菌、皮肤真菌、甲型流感病毒也有一定的抑制作用。

用治急性胃肠炎、菌痢、霍乱、伤食肠炎、小儿单纯性消化不良、过敏性结肠炎（湿郁气滞型泄泻症）等疾病引起的食积不消、腹部胀满、恶心呕吐、消化不良、水样大便、混有少量黏液，粪便有酸臭味或大便脓血；慢性气管炎、支气管哮喘、渗出性胸膜炎（痰多肺气不得降型）等呼吸系统疾病引起的痰多咳喘、胸腹胀满、舌苔厚腻；梅核气（情志不畅型）引起的咽中有异物感、咳之不出、咽之不下等。

【应用与配伍】用治食积便秘、气滞不通、脘腹胀痛、常与枳实、大黄、神曲等同用；若为热结便秘、腹痛、脉实者，可与大黄、芒硝、枳实同用；湿滞伤中、胸腹满闷、或吐或泻、苔腻者，又常与陈皮、苍术、半夏、茯苓同用。用治痰多肺气不降的喘咳，多与麻黄、半夏、杏仁等降气平喘化痰止咳药同用。此外，用治情志不畅引起的梅核气（即咽中有物、咳之不出、咽之不下）多与半夏、茯苓、苏叶、生姜同用。

【处方举例】1.厚朴三物汤：厚朴、大黄、枳实，用于食积便秘、脘腹胀痛。

2.大承气汤：见大黄条。用于里热实证，热结便秘。

3.平胃散：见陈皮条。用于湿滞呕泻。

4.苏子降气汤：苏子、陈皮、半夏、当归、厚朴、前胡、肉桂、生姜、甘草，用于痰饮壅盛、肺气不降的喘咳。

5.半夏厚朴汤：见半夏条。痰气互结的梅核气。

【注意点】1.厚朴与苍术均有燥湿作用，厚朴苦降破泄，消除胀满，既可除无形之湿满，又可消有形之实满，为消除胀满的要药，还能下气消痰平喘。苍术辛散温燥，为湿阻中焦证之要药，又可祛风湿。

2.厚朴治腹胀作用，但虚胀和寒胀，其治疗主要不靠厚朴，应慎用。治疗虚胀党参比厚朴好，治疗寒胀只能在温补药中加厚朴协助。

3.厚朴有辛辣味，生用对咽喉和胃肠有刺激性，姜制可减轻对咽喉胃肠的刺激作用，并可加强健胃，但健胃宜少量，行气止泻则用量稍大。

4.肺结核属阴虚者忌用。内热津枯、孕妇慎用。

【用量与用法】煎汤，3~9克；或入丸散。

白　芨

【古歌诀】白芨味苦　功专收敛
　　　　　肿毒疮疡　外科最善

【药草成分】本品含黏液质，其中有多种聚糖，还有挥发油、淀粉等。

【作用与用途】抗结核杆菌的药物，白芨味苦甘涩，性平。入肺、肝、胃经。具有收敛止血、生肌消肿、补肺化痰的功效。现代认为能缩短出血和凝血时间及抑制纤溶作用，有良好的局部止血作用；有促进组织再生，加速烧伤创面愈合作用；对金黄色葡萄球菌、卡他球菌、结核杆菌等均有抑制作用。

用治浸润性空洞性肺结核、支气管扩张（肺痨属阴虚型燥邪咳嗽）等疾病引起的咳嗽、痰中带血；胃、十二指肠溃疡（瘀血型胃脘痛）引起的胃穿孔、胃出血；肺胃损伤引起的咳血、鼻出血、呕血；刀伤出血、烫火伤、手足皲裂症、肛裂症、痈疽疮疡及湿疹等。

【应用与配伍】用治肺胃损伤引起的咳血、呕血、衄血，常单用本品研末，糯米汤调用即可。若与三七同用（2:1）作散剂服，效果更好。用治劳嗽咳血，可与枇杷叶、藕节、蛤粉、阿胶等配伍使用。用于胃痛泛酸呕血，可与乌贼骨同用。现临床常用本品治疗肺结核空洞咳血，支气管扩张咳血，以及胃、十二指肠溃疡的出血。用治痈疽疮毒初起未溃时常与金银花、皂角刺、天花粉等同用。若痈疽已溃、久不收口，可单用本品研粉外敷，有吸湿生肌敛疮，加速疮口愈合的作用。与煅石膏同用，为末外敷，还可治外伤出血；加香油调成软膏，又可用于肛裂，且对手足皲裂也有效。

【处方举例】1.白芨枇杷丸：白芨、枇杷叶、鲜生地汁、藕节、阿胶，用于劳嗽咳血。

2.乌及散：白芨、乌贼骨，用于胃痛泛酸呕血。

3.内消散：白芨、金银花、皂角刺、开花粉、贝母、穿山甲、乳香、半夏，用于痈疮初起未溃者。

【注意点】痈疽未成脓时使之消散，已溃有生肌作用，所以能促进伤口早日愈合。白芨性收敛，若火毒内盛，非用不可时，可适当配伍清热解毒药物，有协同作用。反乌头，不能同用。

【用量与用法】9~15克。研末服每次2~5克。外用适量。

地　榆

【古歌诀】 地榆沉寒　血热堪用

　　　　　　血痢带崩　金疮止痛

【药草成分】 地榆又叫酸枣根等。本品含地榆糖甙Ⅰ、Ⅱ，地榆皂甙A、B、E，鞣质。

【作用与用途】 本品为抗结核杆菌的药物。地榆味苦，性微寒。入肝、大肠经。具有凉血止血、解毒敛疮、消肿止痛、清热解毒的功效。现代认为外用治烧伤能减轻渗出物，促进新皮新生；可缩短凝血时间，并能收缩血管，故有止血作用，特别对身体各部分急、慢性出血，外用对局部小血管出血有止血作用，稀薄的溶液其作用显著，浓缩的溶液因对局部有刺激性而发生炎症，效果不佳；对金黄色葡萄球菌、表皮葡萄球菌、卡他球菌、痢疾杆菌、结核杆菌有较强的抗菌效力；对绿色链球菌、溶血性链球菌、肺炎双球菌、脑膜炎双球菌、伤寒杆菌、肠炎杆菌、大肠杆菌、绿脓杆菌、霍乱杆菌、多种皮肤真菌、钩端螺旋体均有不同程度的抑制作用；对甲型流感病毒有较强的抑制作用；降压可能与所含羧基化合物成分有关；止血止泻可能与含鞣质有关；由于抗菌范围广，所以，对Ⅱ、Ⅲ度烧伤创面有明显的收敛控制感染，减少体液渗出，加速伤口愈合作用等。

　　　　　　　　用治血热引起的吐血、鼻出血、大便下血、胃出血、子宫出血、外伤出血；急、慢性痢疾、溃疡性结肠炎（湿热型）等疾病引起的大便脓血；水火烫伤、烧伤、宫颈糜烂、湿疹、感染所致的足癣、肺结核等。

【应用与配伍】 用治大肠湿热型的痔疮、便血，常与槐花、黄芩、枳壳、防风等同用；若治血痢，可与黄连、木香、白头翁等同用；治妇女血崩，可将本品炒炭后与生地、人参、蒲黄、仙鹤草、三七、棕榈炭等配伍；治湿热带下，又可与乌贼骨、黄柏、芡实等同用。此外，与三七、白芨研末外敷，能止刀伤出血；与大黄、虎杖同用，又善治水火烫伤，与金银花、丹皮、薏米仁、蒲公英等同用，还治肠痈。

【处方举例】 1.槐角丸：槐角、地榆、枳壳、当归、防风、黄芩，用于肠风便血。

　　　　　　　2.地榆丸：地榆、黄连、木香、乌梅、诃子肉、当归、阿胶，用于血痢。

【注意点】 烧伤生用好，止血炒用佳。各种出血属虚寒者忌用。脾胃虚寒便溏者忌服。

【用量与用法】 6~15克，大剂可用至20~30克。外用适量。

【特别提醒】 与抗结核杆菌药物相类似的其他药物还有：紫菀、百部、沉香、栀子、蒲公英、紫花地丁、金银花、连翘、黄芩、黄连、黄柏、知母、山豆根、白头翁、侧柏叶、五味子、乌梅、荆芥、菊花、泽泻、苦参、芦荟、丹参、白果仁、冬虫夏草。

第三节　抗梅毒螺旋体的药物

土茯苓

【作用与用途】本品为抗梅毒螺旋体的药物。土茯苓味甘淡，性平。入肝胃经。具有清热解毒、利水除湿、通利关节的功效。现代认为是治梅毒要药；对金黄色葡萄球菌、溶血性链球菌、绿脓杆菌、白喉杆菌、痢疾杆菌、伤寒杆菌、炭疽杆菌、梅素螺旋体等均有抑制作用；解汞、砷中毒；对肿瘤细胞有抑制作用，其抑制率 70%~90%；消除蛋白尿、管型红、白细胞的作用；能增加尿酸盐排泄作用。

用治梅毒（杨梅疮）、白喉（疫喉）、急性扁桃体炎（单双蛾）、急性咽炎（失音）、泌尿系感染（淋病）、急性前列腺炎（癃闭）、小儿先天性梅毒性口腔炎、脓漏眼等。红斑性狼疮（毒疮）、淋巴腺炎（瘰疬）、汞、砷中毒及脓肿等。

【应用与配伍】用于梅毒，可与金银花、白鲜皮、威灵仙、甘草同用或苍术、黄柏、牛膝等同用。治梅毒因服轻粉而致肢体关节拘挛者，可重用本品，配少量皂角、牵牛子煎服。此外，本品配黄连、苦参、龙胆草，用治湿热疮毒、阴痒带下淋浊，其效亦佳，或配苍耳草，用治湿热型尿毒症、红斑性狼疮。

【处方举例】1.复方土茯苓汤：土茯苓、银花、白鲜皮、威灵仙、甘草，用于梅毒或因服轻粉所致的肢体关节拘挛。

2.三妙散：苍术 9 克，黄柏 9 克，土茯苓 20~30 克，牛膝 12 克，水煎服，用于梅毒疮。

3.验方：土茯苓 15 克，苍耳草 9 克，水煎服，可治尿毒症、红斑性狼疮。

【注意点】本品为治梅毒要药。服用本品时忌茶。肝肾阴虚者慎用或不用。

【用量与用法】30~120 克。（用于梅毒及钩端螺旋体病时，可加大至 150 克）外用适量，研末调敷。

第四节　抗大肠杆菌的药物

败酱草

【古歌诀】败酱微寒　善治肠痈
　　　　　解毒行瘀　止痛排脓

【药草成分】败酱草又叫苣荬菜，还有一种又叫黄花败酱草。两种作用相同的均作败酱草药用。本品含齐墩果酸、多种皂甙、生物碱、鞣质、挥发油等。

【作用与用途】本品为抗大肠杆菌的药物。败酱草味辛苦，性微寒。入胃、大肠、肝经。具有清热解毒、消肿排脓、活血祛瘀，对肠痈腹痛疗效较好，是治疗肠痈的要药。现代认为消除炎症；对金黄色葡萄球菌、表皮葡萄球菌、溶血性链球菌、绿脓杆菌、伤寒杆菌、大肠杆菌、白喉杆菌、炭疽杆菌、福氏痢疾杆菌等均有抑制作用；有镇静作用；有促进肝细胞再生，改善肝功能及抗肿瘤作用。

用治阑尾炎（肠痈初起）、流行性感冒（时疫）、流行性腮腺炎（痄腮）、浸润型肺结核（肺痨）、慢性非特异型结肠炎（溃疡型肠炎）、急性淋巴细胞型白血病（血癌）、子宫颈癌（毒瘤）、细菌性痢疾（温热型泻痢）、细菌性阴道炎（湿热型白带）、子宫收缩不良（产后瘀血腹痛）、眼结膜炎（肝火型目赤肿痛）、肺脓肿（肺痈）、急性扁桃体炎（单双蛾）及病毒性肝炎等。

【应用与配伍】用于肠痈腹痛，脓已成者，常与附子、薏米仁同用；也可与大黄、丹皮、桃仁、红藤等同用，治疗肠痈腹痛、便秘、未化脓者。用治产后实热瘀滞腹痛者，多与当归、乳香、延胡索等配伍。

【处方举例】薏米附子败酱汤：见薏米仁条。用于肠痈腹痛，脓已成者。

【不良反应】个别人服用黄花败酱草后有口干及胃部不舒等反应，大剂量应用，易引起暂时性白细胞减少症之头昏、恶心，停服一周左右恢复正常。

【注意点】1.在采购或在临床应用时应注意，有一种黄花败酱草，作用相同，也可药用。

2.脾胃虚弱、食少便溏者忌用。产后虚寒腹痛者不宜用。

【用量与用法】内服：煎汤 9~15 克（鲜品 60~120 克）。

【特别提醒】与抗大肠杆菌药物相类似的其他药物还有：栀子、蒲公英、紫花地丁、金银花、连翘、大青叶、红藤、夏枯草、鱼腥草、穿心莲、蚤休、黄芩、黄连、黄柏、大黄、知母、白头翁、马齿苋、侧柏叶、地榆、白芍、厚朴、大蒜、乌梅、菊花、香薷、苦参、藿香。

第五节　抗痢疾杆菌的药物

鱼腥草

【古歌诀】蕺菜微寒　肺痈宜用
　　　　　熏洗痔疮　消肿解毒

【药草成分】鱼腥草又叫蕺菜。本品含鱼腥草素、挥发油，其中主要成分为癸酰乙醛、月桂烯、月桂醛，又含槲皮甙、氯化钾、硫酸钾等。

【作用与用途】抗痢疾杆菌的药物。鱼腥草味辛、性微寒。入肺经。具有散肺热、解热毒、消痈肿、排脓毒的功效。现代认为，对金黄色葡萄球菌、溶血性链球菌、肺炎双球菌、卡他球菌、流感杆菌、大肠杆菌、痢疾杆菌、伤寒杆菌、白喉杆菌、炭疽杆菌、表皮葡萄球菌、绿脓杆菌、钩端螺旋体等均有抑制作用；对流感病毒及埃可病毒等均有抑制作用；利尿；镇痛止血止咳；有抑制浆液分泌、促进组织再生、使伤口愈合等。

用治流行性感冒（时疫）、肺脓肿（肺痈初起）、肺炎（肺热型喘咳）、急性气管炎（肺热咳嗽）、急性扁桃体炎（单双蛾）、白喉（疫喉）、泌尿系感染（热淋）、慢性宫颈炎、痔疮、疥癣、湿疹、脓肿、细菌性痢疾等。

【应用与配伍】用治肺痈吐脓，可与芦根、冬瓜仁、桃仁、薏米仁及蒲公英、瓜蒌、贝母、桔梗等同用。用治痔疮肿痛可煎汤熏洗。用于痈肿疮毒，当配蒲公英、金银花、野菊花等。此外，本品还有清热利湿、利水通淋之效，用治湿热泻痢，常与黄连、黄柏等同用；用治湿热淋症，常与车前子、白茅根、海金砂同用。

【处方举例】治疗肺脓肿（肺痈）引起的咳吐脓血：鱼腥草 30 克，水煎服或加桔梗、甘草同煎，效佳。

【不良反应】鱼腥草局部注射引起局部疼痛，大泡性药物性皮炎、末梢神经炎、过敏性休克，乃至死亡，当引起注意。建议不用为好。

【注意点】脾胃虚寒便溏者忌用。

【用量与用法】10~30 克，不宜久煎。外用适量。

【特别提醒】与抗痢疾杆菌药物相类似的其他药物还有：黄柏、蒲公英、紫花地丁、金银花、连翘、大青叶、败酱草、红藤、夏枯草、穿心莲、蚤休、黄芩、黄连、大黄、知母、山豆根、白头翁、马齿苋、地榆、白芍、厚朴、五味子、金钱草、香薷、苦参、藿香、山楂、大蒜。

第六节　抗炭疽杆菌的药物

射　干

【古歌诀】射干味苦　逐瘀通经
　　　　　喉痹口臭　痈毒堪凭

【药草成分】射干又叫寸干等。本品含射干定、鸢尾甙、鸢尾黄酮甙等。

【作用与用途】本品为抗炭疽杆菌的药物。射干味苦，性寒。入肺经。具有清火解毒，逐瘀血、通经、降气消痰利咽的功效。现代认为，对结核杆菌、白喉杆菌、炭疽杆菌、流感杆菌、皮肤真菌、甲型流感病毒、埃可病毒、疱疹病毒有抑制作用。

用治流行性感冒、急、慢性扁桃体、急、慢性气管、喘息性气管炎（痰热咳嗽）等上呼吸道疾病引起的咽喉肿痛、咳嗽痰鸣气喘等。妇女瘀血不行、月经不通等。外敷可治痈肿疮毒、炭疽病等。

【应用与配伍】用治热结血瘀、痰火壅盛的咽喉肿痛，可单用本品，如治喉痹不通方，以鲜射干捣汁咽下；亦可与黄芩、甘草、桔梗等并用。治风寒咳嗽、痰鸣气喘，常与麻黄、黄芩、紫菀、款冬花同用。

【处方举例】1.射干麻黄汤：射干、麻黄、紫菀、款冬花、生姜、细辛、五味子、半夏、大枣，用于风寒喘咳。

2.射干汤：射干、升麻、马勃、芒硝，用于痰火壅盛、咽喉肿痛。

【注意点】本品易致泻，脾胃虚寒者不宜用。孕妇忌用。

【用量与用法】煎汤3~9克；入散剂或鲜用捣汁外用，研末吹喉或调敷。

【特别提醒】与抗炭疽杆菌药物相类似的其他药物还有：蒲公英、金银花、忍冬藤、连翘、大青叶、败酱草、红藤、夏枯草、鱼腥草、黄芩、黄连、大黄、马齿苋、白头翁、厚朴、五味子、乌梅、苍耳子、辛夷、土茯苓、车前子。

第七节　抗绿脓杆菌的药物

大叶桉

【古歌诀】大叶桉平　清热解毒
　　　　　防腐止痒　烫伤通用

【药草成分】大叶桉又叫加利枕木树。本品含挥发油约0.7%，油的主要成分为桉油精、百里香酚，另含桉叶酸、苦味质及鞣质等。

【作用与用途】本品为抗绿脓杆菌的药物。大叶桉辛苦，性平。入肺经。具有清热解毒、去腐生肌的功效。现代认为有镇咳祛痰作用；对绿脓杆菌、皮肤真菌、钩端螺旋体、表皮葡萄球菌、金黄色葡萄球菌有抑制作用等。

用治感冒（时疫）、急性肠炎（湿热型泄泻）、细菌性痢疾（湿热）、绿脓杆菌感染、神经性皮炎（顽癣）、丹毒（头部叫大头瘟，下肢叫流火）、蜂窝组织炎（有头疽）、脓肿（无头疽）、败血症（疔疮走黄）及烫火伤等。

【处方举例】治疗皮肤感染引起的化脓性皮炎、黄水疮、丹毒、蜂窝组织炎。脓肿：大叶桉适量，水煎外洗患处，每天2~3次。

【不良反应】内服用量不宜过大，过大引起呕吐。宜在晚间睡前煎服，或饭后服。

【用量与用法】鲜品30~60克，干品15~30克，外用适量。

三丫苦

【古歌诀】三丫苦寒　清热解毒
　　　　　燥湿止痒　止痛蛇伤

【药草成分】三丫苦又叫三支枪、三丫虎等。本品含挥发油，油中主要成分为α-蒎烯糖；根含生物碱等。

【作用与用途】本品为抗绿脓杆菌的药物。三丫苦寒。入肝经。具有清热解毒、燥湿止痒、镇痛的功效。现代认为，对金黄色葡萄球菌、溶血性链球菌、表皮葡萄球菌、绿脓杆菌、肺炎双球菌、福氏痢疾杆菌、皮肤真菌等均有抑制作用。

用治流行性感冒（时疫）、急性扁桃体炎（单双蛾）、急性咽炎（失音）、急性黄疸性肝炎（湿热型黄疸）、坐骨神经痛（腰胯痛）、湿疹（奶癣）及痈肿疮毒；流行性脑脊髓膜炎（温病）、流行性乙型脑炎（暑瘟）等。

【处方举例】1.治疗湿疹性皮炎引起的发痒、痔疮、蜜蜂咬伤、蜈蚣咬伤，鲜叶适量，捣烂敷患处。

2.治疗风湿性关节炎、坐骨神经痛：三丫苦根 30 克,水煎服。

3.治疗流脑、乙脑、中暑、感冒：三丫苦树皮 15 克，甘草 9 克，水煎服。

【用量与用法】内服鲜叶 9~30 克，干枝叶 9~15 克。外用适量。

【特别提醒】与抗绿脓杆菌药物相类似的其他药物还有：蒲公英、紫花地丁、大青叶、败酱草、红藤、夏枯草、鱼腥草、龙胆草、蚤休、黄芩、黄连、黄柏、大黄、栀子、山豆根、乌梅、桑叶、金钱草、土茯苓、车前子、香薷、麻黄、紫菀、海金砂、百部、白芷、山楂、谷精草。

第八节 抗脑膜炎及双球菌的药物

蚤 休

【古歌诀】蚤休微寒 清热解毒
　　　　　痈疽蛇伤 惊痫发抽

【药草成分】蚤休又叫七叶一枝花、重楼等。本品含蚤休苷、薯蓣皂甙、单宁酸及氨基酸等。

【作用与用途】本品为抗脑膜炎双球菌药。蚤休味苦，性寒。入肝经。具有清热解毒、息风定惊的功效。现代认为有抗脑膜炎双球菌的作用；抗蛇毒、镇静镇痛、镇咳平喘、抗肿瘤、止血、抗惊厥等作用。

用治败血症、脓毒血症、流脑（疔疮走黄及温病）等疾病引起的高热、鼻出血、脓肿、四肢抽搐；气管炎（肺部感染）引起的咳嗽痰稠或咳血、胸痛气喘；痈疽疮毒及蛇虫咬伤等。

【应用与配伍】用于疔疮痈疽肿毒，常与金银花、赤芍、黄芩、甘草同用。单用本品或配青木香嚼服，醋磨浓汁分敷，还可用于治毒蛇咬伤。用于小儿高热、惊风抽搐，也可配麦冬、银花、青木香、菊花、钩藤、僵蚕、全蝎等。

【处方举例】夺命丹：蚤休、金银花、赤芍、黄连、甘草、细辛、蝉蜕、僵蚕、防风、泽兰、羌活、独活、青皮，用于痈疽疔毒。

【注意点】本品中毒量为 60~90 克，中毒表现为头痛头晕、吐泻、腹痛，甚则痉挛。临床使用应注意用量。

【用量与用法】6~15 克。外用适量，研敷患处。

红　藤

【古歌诀】红藤苦平　消肿解毒
　　　　　肠痈乳痈　疗效迅速

【药草成分】本品含鞣质。

【作用与用途】红藤味苦，性平。入肝、大肠经。具有清热解毒、消痈散结、活血通经、祛风除湿、驱虫的功效。现代认为对金黄色葡萄球菌、乙型链球菌、脑膜炎双球菌、甲型链球菌、卡他球菌、白喉杆菌、福氏痢疾杆菌、大肠杆菌、绿脓杆菌、伤寒杆菌、炭疽杆菌等均有不同程度的抑制作用；还能抑制血小板聚集，抗血栓形成，扩张冠状动脉，缩小心肌梗死范围；驱虫作用等。

　　　　　用治急、慢阑尾炎（肠痈）引起的腹痛；急性乳腺炎（乳痈初起）引起的乳房红肿热痛；风湿性关节炎（热痹）引起的关节红肿热痛、游走不定。脑血栓（中风）引起的半身瘫痪；冠状动脉硬化性心脏病（瘀血型胸痹）引起的心肌梗死、心绞痛；瘤型麻风病（狮子脸）；肠寄生虫病，如蛔虫病、蛲虫病；还可治妇女月经不调、痛经等。

【应用与配伍】治疗肠痈腹痛，常与蒲公英、桃仁、大黄、厚朴等同用。用治乳痈，又多与瓜蒌、贝母、天花粉等配伍。若治乳房结块肿痛，可与夏枯草、大贝母、远志等同用。

【处方举例】红藤煎：红藤、大黄、地丁、连翘、金银花、乳香、没药、丹皮、延胡索、甘草，用于肠痈腹痛。

【注意点】1.红藤和败酱草均为治疗肠痈要药，红藤长于清热解毒散结，用于治肠痈的初期；败酱草偏于消痈排脓，治疗肠痈的化脓期，这是两味药物的不同点，用时应配合同用，有协同作用。

　　　　　2.孕妇忌用。

【用量与用法】内用：煎汤9~30克；研末或浸酒，外用捣烂。

【特别提醒】与抗脑膜炎及双球菌药物相类似的其他药物还有：栀子、蒲公英、金银花、连翘、大青叶、黄芩、黄连、黄柏、大黄、山豆根、马齿苋、地榆、车前子、滑石、冰片、板蓝根、贯众、大蒜。

第九节　抗皮肤真菌的药物

葱　白

【古歌诀】葱白辛温　发表出汗
　　　　　伤寒头痛　肿痛皆散

【药草成分】葱白又叫大葱、白葱、红葱等。本品含大蒜素、苹果酸、维生素及矿物质等。

【作用与用途】抗皮肤真菌的药物。葱白味辛，性温。入肺、胃经。具有解表发汗、通阳利窍的功效。现代认为对结核杆菌、白喉杆菌、痢疾杆菌、葡萄球菌、链球菌、皮肤真菌、阴道滴虫等均有抑制和杀灭作用；促进血液循环，加强汗腺分泌汗液、汗液带走热量而使身体舒服，故有镇热镇痛作用；加强心肌收缩，促进血液循环，特别肾区的血液循环，故有强心利尿作用。此外，还有健胃、祛痰、保护皮肤黏膜作用等。

用治感冒、急、慢性气管炎、麻疹、肾脏炎、痢疾（风寒型痰多和水肿病）等疾病引起的发冷发热、无汗头痛、周身酸痛、疹出不透、小便不利、浮肿等有表证者均可应用；各种疾病所致的心力衰竭、四肢厥冷、气短、血压低、小便少、浮肿；滴虫性阴道炎及真菌感染性皮肤癣病等。

【应用与配伍】用于外感风寒、头痛怕冷等感冒轻症，常与豆豉同用。用治阴寒内盛、阳气不振、下痢脉微者，常与附子、干姜、甘草同用。用葱白捣烂，敷于脐部，外用纱布衬垫，再用温水袋温熨，可用治寒凝腹痛及小便胀闭等证。此外，本品能解鱼肉毒，为蔬菜调味解毒之佳品，也是生食蔬菜。

【处方举例】1.葱豉汤：葱白豆豉，用于外感风寒轻症。

2.白通加猪胆汁汤：葱白4枚，干姜6克，童尿、猪胆汁6克，生附子9克分，2次服，用于阴盛阳衰，症见下痢不止、四肢厥冷、无脉者。

【用量与用法】3根（9~30克）外用适量。

【注意点】表虚多汗忌用。反蜂蜜，不能同用。

木槿皮

【古歌诀】木槿皮凉　疥癣能愈
　　　　　　杀虫止痒　浸汁外涂

【作用与用途】木槿皮味甘，性微寒。具有清热利湿、杀虫止痒、抗皮肤真菌作用。
　　　　　　用治银屑病、疥疮、神经性皮炎、脚丫破烂；霉菌性阴道炎（湿热型白带）引起的阴道分泌物增多、内外阴发痒、外阴有或多或少的干鳞屑而发瘙痒等。

【应用与配伍】用于皮肤疥癣，常以木槿皮浸液磨雄黄涂搽即可；亦可配苦参、明矾、大枫子、蛇床子、白鲜皮等煎洗。本品以白酒煎内服，可治赤白带下。

【处方举例】木槿皮、苦参、白矾、大枫子、蛇床子、白鲜皮煎汤外洗，主治疥癣和霉菌性阴道炎引起的内外发痒。

【注意点】本品产在四川的名"川槿皮"。另有"土槿皮"，为松柏科植物金钱松根皮，与本品功效相同，亦为治癣病药物。

【用量与用法】外用适量，不可内服，现代很少采用。

【特别提醒】与抗皮肤真菌药物相类似的其他药物还有：朱砂、土大黄、苦参、猪牙皂、石榴皮、槟榔、生姜、栀子、大蒜、紫花地丁、连翘、升麻、紫草、川楝子、硫磺。

第十节　抗麻风杆菌的药物

大枫子

【古歌诀】　大枫子热　善治麻风

　　　　　　疥疮梅毒　燥湿杀虫

【药草成分】　大枫子又叫大枫等。本品含大枫子油（为大枫子油酸、次大枫子油酸、甘油酯）及蛋白质等。

【作用与用途】　为抗麻风杆菌的药物。大枫子味辛、性热。入肺、肝经。具有祛风燥湿、攻毒杀虫的功效。现代认为有抗麻风杆菌、结核杆菌、皮肤真菌等作用。用治瘤型和结核型麻风病、梅毒、神经性皮炎、手足癣、湿疹、手足皲裂症及鹅掌风等。

【应用与配伍】　用治麻风病多与苦参、苍耳子、白花蛇等同用。用于梅毒恶疮，以本品煅为末，同轻粉研末，麻油调涂。治疗疥疮，常与硫磺、轻粉、樟脑等配散剂或作软膏局部涂搽。治癣多配斑蝥、土槿皮，轻粉作酒浸或煎汁涂搽。

【处方举例】　大枫丹：大枫子、硫磺、雄黄、枯矾，外用涂治皮癣痒疮。

【不良反应】　本品有毒，内服能引起中毒，临床表现为头痛头晕、发热、疲乏无力、恶心、胸腹痛，严重时可出现溶血引起出血，出血性肾脏炎蛋白尿、尿血、肝脂肪变性等副作用，如有坏血病、血友病、血小板减少、贫血、肾功能减退等，均禁用。为治麻风病要药。

【用量与用法】　内服 0.3~0.6 克；外用适量。多入丸、散。

【特别提醒】　与抗麻风杆菌药物相类似的其他药物还有：苍耳子、乌梢蛇、蕲蛇、苦参、穿心莲、山豆根、郁金。

第十一节　抗破伤风杆菌的药物

黄　连

【古歌诀】　黄连味苦　泻心除痞

　　　　　　清热明眸　厚肠止痢

【药草成分】　黄连又叫鸡爪黄连等。本品含小檗碱（黄连素）、甲基黄连碱等多种生物碱等。

【作用与用途】　本品为抗破伤风杆菌的药物。黄连味苦，性寒。入心、肝、胃、大肠经。具有清热燥湿、解毒除烦、泻心火、健脾胃、凉血明目、止呕的功效。现代认为抗菌作用显著；对金黄色葡萄球菌、溶血性链球菌、肺炎双球菌、脑膜炎双球菌、绿脓杆菌、大肠杆菌、痢疾杆菌、伤寒杆菌、百日咳杆菌、炭疽杆菌、破伤风杆菌、结核杆菌、钩端螺旋体、阿米巴原虫、感冒病毒、鸡新城病毒、皮肤真菌等均有不同程度的抑制作用；有降压、利胆、解热镇痛、镇静、抗利尿、局部麻醉、抗急性炎症、抗癌、抗溃疡、抗心律失常、降血糖、降眼压等作用。

用治急性细菌性痢疾（湿热型血痢）、阿米巴痢疾（原虫性）、急、慢性胃肠炎（湿热型泄泻）、小儿中毒性消化不良（停食感染型暴泻）、慢性胃炎、胃、十二指肠溃疡（湿热型胃脘痛）、肺炎、气管炎（肺热型喘咳）、急性扁桃体炎（单双蛾）、急性咽炎（失音）、白喉（疫喉）、猩红热（疫喉痧）、流脑（温病）、败血症、菌血症、脓毒血症（疔疮走黄）、细菌性心内膜炎（心火型）、脉管炎（脱疽）、泌尿系感染（热淋）、化脓性中耳炎（耳脓）、口腔炎（口舌生疮）、创伤感染（外伤染菌）、蜂窝组织炎（有头疽）、脓肿（无头疽）、黄水疮、湿疹、癣疮、解轻粉、巴豆中毒、热症呕吐、吐血、神昏谵语、结核性胸膜炎、肺结核、破伤风及青光眼等。

【应用与配伍】 用治热病高热、烦躁、神昏谵语，常与黄芩、山栀、生地等药同用；若治阴血不足、水枯火炎、心烦失眠者，多与阿胶、白芍、鸡子黄同用；若治心火内炽、血热吐衄者，又常与大黄、黄芩同用。用治湿热泻痢，属初起表证未罢者，多与葛根、黄芩同用；属下痢不爽、里急后重者，多与木香同用；属热毒血痢者，又常与黄柏、白头翁、秦皮同用。用治胃火炽盛、消谷善饥者，常与知母、天花粉同用；若肝火犯胃、呕吐吞酸者，又常吴茱萸同用。用治火毒疮疡、目赤肿痛等证，内服外用均有良效，配黄芩、黄柏、连翘水煎服，治火毒疮疡效佳；单用煎汁点眼，可治目赤肿痛；配枯矾、青黛外用，治耳内疔肿、中耳炎有效。

【处方举例】 1.黄连解毒汤：黄连、黄芩、黄柏、栀子，用于高热神昏，热病烦躁。

2.黄连阿胶汤：黄连、黄芩、白芍、阿胶、鸡子黄，用于阴亏火旺、心烦失眠。

3.泻心汤：黄连、黄芩、大黄，用于心火内炽、血热吐衄。

4.葛根芩连汤：葛根、黄连、黄芩、甘草，用于湿热下痢兼有表证。

5.香连丸：黄连、木香，用于下痢不爽、里急后重。

6.白头翁汤：白头翁、黄连、黄柏、秦皮，用于热毒血痢。

7.左金丸：黄连、吴茱萸，用于肝火犯胃、呕吐吞酸。

8.黄连解毒汤：黄连、黄芩、黄柏、栀子、连翘、牛蒡子、甘草、灯芯草，用于火毒疮疡。

【注意点】 1.酒炒、姜制、炒炭、吴茱萸制或生用。酒炒能提高消炎抗菌作用，引药上行；姜制能降低黄连的寒性，并能温中止呕，免除黄连苦寒弊病；炒炭加强止血作用；吴茱萸制而使黄连苦而不滞，提高疗效，并降低肝胆郁火，制吐酸水，减轻黄连的副作用。

2.黄连味苦，是健胃之良剂，少量有健胃作用，量大有伤胃作用，能影响消化，所以，应注意用量。

3.病人在服药期间忌食猪肉。不宜久服。脾胃虚寒者忌服，非实火湿热证不宜服。阴虚火旺禁用。

【用量与用法】煎服 1.5~6 克，研末吞服 1~1.5 克，每日3 次。炒用降低寒性，姜制炒用能止呕，酒炒清上焦火，猪胆汁炒，泻肝胆实火。

第十二节　抗淋病双球菌的药物

大　黄 （附土大黄）

【古歌诀】大黄苦寒 实热积聚
　　　　　蠲痰逐水　疏通便闭

【药草成分】大黄又叫川军、锦纹、生军等。本品含蒽醌衍生物、d-茶素，没食子酸、茵武，主要为番泻甙等。

【作用与用途】本品为抗淋病双球菌的药物。大黄苦寒、性凉。入脾、胃肝、心包、大肠经。具有攻积导滞、除痰逐水、清热泻火、凉血解毒、祛瘀通经、清实热的功效。现代认为有增加肠蠕动和抑制肠蠕动的双向调节作用，促进肠蠕动有泻下作用，抑制肠蠕动有止泻作用；在肠炎、痢疾早期，虽有泻下症状，但泻而不清，便而不畅，肠内积存者腐败物质产生毒素吸入血液引起全身症状更严重，通便后可使肠内腐败物排出体外，有利于抑制细菌的繁殖和控制炎症的发展，消除症状，减轻病情，大黄这种方法叫"通因通用"，以泻止泻。大便泻，还能消除腹部胀闷等症状，可使患者感到有轻快感，比如治疗急性眼结膜炎、上呼吸道感染等疾病引起的血热在上、发热头痛、目赤肿痛、咽喉肿痛等，通过泻下，使腹腔充血，反射性的减轻头面充血及炎症感染，因而能减轻上述炎症所出现的症状。止泻成分为鞣酸，泻下成分为番泻甙。还有利胆保肝、止血、降血脂、抗病毒、抗金黄色葡萄球菌、白喉杆菌、伤寒杆菌、副伤寒杆菌、痢疾杆菌、绿脓杆菌、溶血性链球菌、淋病双球菌、绿脓杆菌、多种皮肤真菌；对细菌核酸和蛋白质合成有明显的抑制作用。此外，调整血液分布（活血行瘀），对流感病毒、乙肝病毒、阿米巴原虫均有抑制和杀灭作用等。

　　　　用治急性胃肠炎、菌痢、小儿中毒性消化不良（燥热内结型便秘）等疾病引起的大便干结不通、小便短赤、大便恶臭或大便脓血、粘连性肠梗阻（瘀血型或手术后粘连的结症）引起的腹部膨胀、腹痛、大便秘结、大肠不通气、阑尾炎（肠痈初起）引起的发热、便秘、右下腹部疼痛、病毒性肝炎、急性胆囊炎、胆结石、恶急性黄疸肝萎缩（热重于湿型）等肝胆疾病引起的发热、口渴、恶心呕吐、小便黄赤、大便秘结、身目色黄、胁肋胀痛、舌苔黄腻舌质红，急性咽炎、扁桃体炎、急性眼结膜炎（单双蛾、失音、风火赤眼）等病引起的咽喉肿痛，结膜充血而肿痛，便秘；高血压、脑血栓兼便秘；经闭、胎死腹中、胎衣不下及淋球菌感染所致的小便淋漓涩痛、混浊、脓漏眼等。

【应用与配伍】用治肠胃实热积滞诸证，属实热过盛，便秘腹痛，甚至壮热不退，神昏谵语者，常配芒硝、厚朴、枳实同用；属积滞停留于肠胃，脘腹胀痛，大便不畅或泄泻者，常与木香、槟榔、黄连等同用；属湿热蕴结肠胃、下痢腹痛、里急后重者，又常与黄连、黄芩、白芍、甘草、槟榔等同用。用治实热火毒，症见迫血妄行，吐衄便血或头痛目赤，咽喉或牙龈肿痛及痈疽疔毒者，常与黄连、黄芩、栀子、天花粉等同用。用治肠痈腹痛，痞满拒按，多与丹皮、蒲公英、金银花、赤芍、木香等同用。用治妇女瘀血经闭、产后瘀阻、癥瘕积聚，多与桃仁、虻虫等同用；治跌打损伤、瘀血作痛，又常与柴胡、当归、穿心甲、天花粉、桃仁等同用。用治湿热黄疸，又常与茵陈、栀子、黄柏同用，以加强利胆退黄之功。此外，单用或与地榆、虎杖同用，善治水火烫伤；取少量与健脾胃药同用，又有健胃作用；与利水药同用，又可治水肿胸膜胀满；与温里散寒的干姜、附子，以及峻下寒积的巴豆同用，又可治寒积便秘。

【处方举例】 1.大承气汤：大黄、芒硝、厚朴、枳实，用于热结便秘。

2.木香槟榔丸：木香、槟榔、黄连、大黄、牵牛子，用于肠胃积滞，大便不畅或泄泻。

3.芍药汤：见白芍条。用于湿热泻痢。

4.泻心汤：见黄连条。用于血热妄行。

5.大黄牡丹皮汤：大黄、牡丹皮、桃仁、芒硝、冬瓜仁，用于肠痈腹痛。

6.桃仁承气汤：桃仁、大黄、芒硝、桂枝、甘草，用于瘀血经闭或癥瘕积聚，粘连性肠梗阻。

7.复元活血汤：见当归条。用于跌打损伤，瘀血作痛。

8.茵陈蒿汤：见栀子条。用于湿热黄疸。

9.三物备急丸：干姜、巴豆、大黄，用于冷积便秘。

【附】 土大黄又叫牛西西、羊蹄、癣大黄等。具有清热解毒、杀虫通便、止血的功效；现代认为有降低毛细血管的脆性和通透性，改善血液循环，保护血管壁达到止血的目的。对多种皮肤真菌及多头屑有抑制作用等。

用治白血病、再生障碍性贫血、血小板减少性紫癜、功能性子宫出血、出血性肾脏炎；血友病等疾病引起的鼻出血、牙龈出血、便血、尿血、咯血、皮下出血、阴道流血；头部脂溢性皮炎（头风白屑）、白癣痢（白秃疮）、手足癣、湿疹及神经性皮炎等。

【注意点】 胃肠无积滞、血分无实热、气虚血枯引起的习惯性便秘、孕妇、妇女月经期及哺乳期均慎用或忌用。

【用量与用法】 3~12克，泻下往往用9~12克，如果配有行气药，有时也可用6克，如果加强其他攻下药物作用，甚至用至12克以上。清湿热消炎用量少，成人2.4克，小儿1.5克，幼儿0.9~1.2克。炒炭化瘀止血。入煎剂泻下宜生用。后下，不宜久煎；清热剂用，忌宜先煎久煎。土大黄用量12~15克。

（刘光瑞）

第五章 对病毒有作用的药物

第一节 抗流感病毒的药物

桂 枝

【古歌诀】桂枝小梗　横行手臂
　　　　　止汗舒筋　治手足痹

【药草成分】桂枝又叫牡桂枝、细桂枝等。本品含桂皮醛、桂皮酸、挥发油等。

【作用与用途】抗流感病毒的药物。桂枝味辛甘、性温。入心、肺、膀胱经。具有解肌发汗、温经通脉、祛风湿、活血通阳的功效。现代认为桂皮醛能刺激汗腺神经，扩张皮肤血管，促进血液循环，使血液走向体表，有利于发汗散热透发热气，使汗液带走热量，有发汗解热作用；水煎液趁热服后作用于大脑感觉中枢，提高痛阈而达到镇痛效果，由脑血管痉挛而引起的头痛，可以使血管舒张，而缓解头痛，还可缓解腹痛；能增强皮肤血液循环，有利于皮肤病变组织的破坏和吸收，促进病变组织再生；能恢复胃肠功能，促进涎液和胃液分泌，帮助消化，减轻腹胀；对金黄色葡萄球菌、白色葡萄球菌、伤寒杆菌、炭疽杆菌、痢疾杆菌、霍乱弧菌、沙门氏菌、皮肤真菌、流感亚洲京科68—1株等病毒均有抑制作用。桂皮醛和桂皮油对结核杆菌有抑制作用；桂皮油对子宫有特异性充血作用。此外，还有利尿和抗过敏作用。

用治感冒（风寒型）引起的恶寒发热、无汗头痛、周身酸痛；慢性肾脏炎（水湿在表型水肿病）引起的周身酸痛、小便不利、浮肿；类风湿性关节炎（风寒型痛痹）引起的四肢关节酸痛；慢性结肠炎、休息痢（寒湿型泄泻）引起的胃肠功能下降、消化不良、肚子冷痛、腹泻；子宫功能下降（虚寒型月经不调）引起的经闭、痛经、少腹冷痛；慢性充血性心力衰竭（心阳虚型）引起的心功能不全，心跳短气，血压低，小便少，浮肿；血栓闭塞性脉管炎、肢端血管痉挛病（脱疽）等疾病引起的皮肤青紫、苍白麻木、灼热感、抽搐；过敏性肾脏炎、过敏性荨麻疹、冻疮、冷性脓肿等。

【应用与配伍】用治感冒风寒、发热恶寒、头痛等证，无汗有汗皆可应用。表实无汗，常与麻黄同用，以增强发汗之力；若表虚有汗，则与白芍同用，可调和营卫而止汗。用治胸阳不振的胸痹胸痛，常与薤白同用。用治心气不足、心血亏虚、症见脉结代、心动悸者，可与炙甘草、党参、生地、阿胶、麦冬等配伍，以益气养血而复脉。用治脾肾阳虚、痰饮内停、心悸水肿等证，又与茯苓、白术等同用。治风湿痹痛，常与附子、生姜同用。对于妇女经寒血滞、月经不调、痛经、经闭或少腹痛等。可与丹皮、桃仁、赤芍、茯苓等同用。用治中焦虚寒之腹痛，常与白芍、饴糖等同用。

【处方举例】1.麻黄汤：见麻黄条。用于表实无汗的风寒感冒。

2.桂枝汤：见白芍条。用于表虚有汗的感冒。

3.枳实薤白桂枝汤：见枳实条。用于胸阳不振的胸痹心痛。

4.炙甘草汤：炙甘草、党参、桂枝、生姜、麦冬、生地、阿胶、大枣、麻仁，用于心气不足、心动悸，脉结代。

5.苓桂术甘汤：见茯苓条。用于痰饮内停，心悸，水肿。

6.桂枝附子汤：见附子条。用于风寒湿痹。

7.桂枝茯苓丸：见丹皮条。用于经寒血滞、月经不调或腹中积聚。

8.小建中汤：饴糖、桂枝、白芍、生姜、大枣、甘草，用于中焦虚寒的腹痛证。

【注意点】1.桂枝和肉桂均能散寒止痛，温通经脉。但桂枝长于走表，发汗散邪，又能化气行水；肉桂长于走里，温散里寒，并善补火助阳，引火归原。

2.桂枝和麻黄比较：桂枝和麻黄均能发汗解表。但桂枝发汗力缓，无汗的表实证，有汗的表虚证均可使用，并能助阳化气治阳气不行，水湿不化的痰饮，水肿，还能温经通脉，治心脉瘀阻的胸痹心痛，以及妇女寒凝血滞的月经不调、经闭痛经；麻黄发汗力强，主治无汗的表实证，又能宣肺平喘，利水消肿，治肺气壅遏不宣的喘咳，以及兼有表证的水肿。

3.桂枝以干燥嫩桂尖为良，枯桂枝次之。

4.温热病等热性传染病引起的发热、脉洪大、无汗者，不宜用桂枝，如果用错了，会引起鼻出血、咯血、吐血等副作用，现在应注意之。

5.阴虚火旺、血热吐衄、月经过多、孕妇慎用。

6.本品配养阴敛汗的芍药，才能止汗，故对歌中止汗"止"字，不能理解为桂枝有直接止汗作用。

【用量与用法】常用量3~10克。用于解表，少者2.4~4.5克即可，一般6克最普遍，在治疗风湿性关节痛时，有时要大剂量，甚至重用30~45克，但要视具体情况和根据临床经验而定。

【特别提醒】与抗流感病毒药物相类似的其他药物还有：柴胡、紫草、紫花地丁、钩藤、连翘、何首乌、麻黄、防风、香薷、贯众、鱼腥草、蚤休。

第二节　抗脊髓灰质炎的药物

桑寄生

【古歌诀】桑上寄生　风湿腰痛
　　　　　止崩安胎　疮疡亦用

【药草成分】桑寄生又叫寄生、冬青条等。别名北寄生、广寄生。广寄生含降血压和强心成分，已分离出有广寄生甙（即萹蓄甙）、槲皮甙，后者水解后产生槲皮素及阿拉伯胶糖；北寄生含齐墩果酸及黄酮类化合物、三萜内酯成分、肌醇等。

【作用与用途】抗脊髓灰质炎病毒药。桑寄生味苦，性平。入肝肾经。具有补肝肾、强筋骨、除风湿、安胎的功效。现代认为有降压作用，但降压不持久；广寄生有利尿作用；对脊髓灰质炎病毒、肠道病毒、流感病毒、葡萄球菌、伤寒杆菌等均有抑制作用；此外，还有镇静、镇痛、抗风湿、舒张冠脉、增加冠脉血流量、抗垂体后叶素的作用；有强心和扩张血管的作用；祛痰；所含芸香甙有维生素P样作用；能维持毛细血管的抵抗力，降低其脆性及止血作用等。

用治风湿性关节炎、风湿肌炎、风湿性脊椎炎（肝肾气血不足而兼风寒湿痹）等风湿引起的腰膝酸痛、四肢拘挛、关节屈伸不利、筋骨萎软；脊髓灰质炎（小儿麻痹证）急性期和后遗证期；肾虚腰痛、风湿腰痛；高血压（肾型肝阳上亢）、冠心病（胸痹）引起的心肌梗死、心绞痛，严重时可出现心功能不全；习惯性流产（肝肾虚胎动）；无排卵性子宫出血（怀孕期胎漏）及皮肤干燥症等。

【应用与配伍】用治因肝肾不足、气血亏虚而感风寒湿邪引起的腰膝酸痛、筋骨无力，可与独活、秦艽、防风、细辛、桂枝、熟地、当归、白芍、川芎、党参、茯苓、甘草、杜仲、牛膝等同用。对胎动不安、胎漏下血、习惯性流产、可与菟丝子、续断、阿胶等安胎止血药配伍。

【处方举例】1.独活寄生汤：见独活条。用于肝肾不足、气血亏虚的风湿痹痛。

2.寿胎丸：桑寄生、菟丝子、续断、阿胶，用于胎动不安、胎漏下血。

3.验方：桑寄生30克、淫羊藿15克水煎服。主治脊髓灰质炎。

【用量与用法】15~30克。

【特别提醒】与抗脊髓灰质炎药物相类似的其他药物还有：柴胡、淫羊藿、贯众、金银花。

第三节　抗出疹性(麻疹、天花、疱疹)病毒的药物

金银花 (附忍冬藤)

【古歌诀】金银花甘　疗痈无对
未成则散　已成则溃

【药草成分】金银花又叫二花、禹花等。本品含环己六醇、黄酮类、肌醇、皂甙、鞣质、挥发油、木樨草素等。

【作用与用途】抗出疹性病毒的药物。金银花味甘、性寒。入心、肺、胃经。具有清热解毒、消肿排脓、凉血止血的功效。现代认为具有广谱抗菌和病毒作用；对金黄色葡萄球菌、表皮葡萄球菌、溶血性链球菌、绿色链球菌、卡他球菌、肺炎双球菌、脑膜炎双球菌、绿脓杆菌、炭疽杆菌、鼠疫杆菌、痢疾杆菌、变形杆菌、伤寒杆菌、副伤寒杆菌、结核杆菌、肠炎杆菌、大肠杆菌、霍乱弧菌、多种皮肤真菌、流感病毒、疱疹病毒、孤儿病毒、埃可病毒、流行性腮腺炎病毒、钩端螺旋体、脊髓灰质炎病毒、流感杆

菌等均有抑制作用；有明显的解热作用；有中枢神经兴奋作用；口服大剂量氯原酸能增加胃肠蠕动，促进胃液、胆汁分泌；有降胆固醇作用；能抑制炎症分泌物渗出，又可抑制炎性增生；有促进白细胞的吞噬作用；可加强机体防御机能等作用。

用治敏感菌株所致的感染，如流行性感冒（风热型）、流行性脑脊髓膜炎（温病）、化脓性脑炎（疮毒感染引起）、细菌性痢疾（湿热型血痢）、急性胃肠炎、霍乱、食物中毒（不洁食物食后感染型暴泻）；肺炎、气管炎（风热型喘咳）、急性扁桃体炎（单双蛾）、扁桃体脓肿（风热型喉痈）、阑尾炎（肠痈）、化脓性乳腺炎（乳痈初期）、蜂窝组织炎（有头疽）、脓肿（无头疽）、败血症、菌血症、脓毒血症（疔疮走黄）、急性子宫内膜炎（盆腔感染）、眼结膜炎（火眼）、口腔炎（口舌生疮）、牙周炎（风火牙痛）、泌尿系感染（热淋）等。

【应用与配伍】适用于热毒疮痈。如用治痈疽初起，可以金银花为主，配以甘草，水酒煎服。用治痈疽疔疮还可与蒲公英、紫花地丁、野菊花等同用。用治气血不足的乳痈，可与黄芪、当归、甘草同用。用治肠痈，可与地榆、黄芩、玄参等同用。而治热毒血痢，本品浓煎服，有凉血解毒止痢之效。用于外感风热或温病初起，常与连翘、荆芥、薄荷等同用。

【处方举例】1.五味消毒饮：金银花、蒲公英、紫花地丁、野菊花、紫背天葵，用于痈肿疮毒。

2.清肠饮：金银花、地榆、黄芩、玄参、麦冬、薏米仁、当归、甘草，用于肠痈。

3.银翘散：见连翘条。用于风热外感或温病初起。

【附】忍冬藤又叫金银花藤。性味功效基本相同。但力量较弱，具有清经络风热、止经络疼痛，用于风湿热、化脓性关节炎（热痹）引起的关节红肿热痛、咽喉肿痛。

【注意点】虚寒泻痢、外证疮毒不明显，糖尿病慎用或不用。

【用量与用法】15~30克；忍冬藤30~60克。热毒盛可用至60克。

【特别提醒】与抗出疹性病毒药物相类似的其他药物还有：忍冬藤、栀子、蒲公英、紫花地丁、赤芍、柴胡、升麻、薄荷、荆芥、紫草、艾叶、射干、大青叶、马齿苋、贯众。

第四节　抗昆虫媒介病毒的药物

贯　众

【古歌诀】贯众微寒　解毒清热
　　　　　止血杀虫　预防瘟疫

【药草成分】贯众又叫管众等。贯众含绵马素、绵马次素、挥发油等。

【作用与用途】抗昆虫媒介病毒的药物。贯众味苦，性微寒。入肝、胃经。具有清热解毒、凉血止血、散瘀杀虫的功效。现代认为是中草药最有效的缩宫剂，尤其对产后子宫收缩无力，口服后就呈现子宫收缩增强，从而达到止血和子宫复原的目的，再者还有收缩血管而止血的作用。对流感病毒有很强的抑制作用。对 479 号腺病毒 3 型、72 号脊髓灰质炎 II 型、44 号埃可 9 型、柯萨奇 A9 型及 B 型、乙型脑炎（京卫研 1 株）、140 号单纯疱疹等 7 种有代表性病毒株均有较强的抑制作用。鲜品对杂菌抑制效果好，可用于饮水消毒；对鼻病毒及昆虫、媒介病毒亦有抑制作用；对流感杆菌、金黄色葡萄球菌、脑膜炎双球菌、炭疽杆菌、痢疾杆菌均有抑制作用；能使虫体麻痹，而有驱虫作用；抗早孕及堕胎等作用。

用治吐血、鼻出血、便血、子宫出血；流行性感冒（时疫）、麻疹（痧子）、流行性乙型脑炎（暑温）、非典型性肺炎（支原体感染）、蛲虫、绦虫、钩虫、胆道蛔虫等多种肠道寄生虫病。还可预防流感、乙脑、麻疹及难产等。

【应用与配伍】用治绦虫，多与槟榔、雷丸等同用为丸服。用于蛔虫病，多与鹤虱、芜荑、苦楝根皮同用。本品与苦楝根皮配伍，各 75 克浓煎，早晨空腹，顿服，可治胆道蛔虫病。若与苦楝根皮、山紫苏、土荆芥煎服，又治钩虫病。用于血热出血证；如本品配黄连为散服治血热吐血、衄血；本品配血余炭、侧柏叶、童便同服可治崩漏下血，也可酌情配丹皮、生地、白芍、当归、地榆、黄柏、阿胶等药，用甘草和贯众煎服，预防流感，麻疹、流脑等病。

【处方举例】治疗流感、乙脑、病毒性肺炎、流行性腮腺炎、肝炎：贯众 9 克、大青叶 15 克、板蓝根 15 克、紫草 15 克、山豆根 9 克、茵陈 9 克、桔梗 6 克、甘草 9 克，水煎服。

【注意点】用量大、误服毒性大的品种或没有掌握应用宜忌，均可引起中毒，主要表现为消化系统、中枢神经系症状，以及肝肾功能受损，及时解救，对症处理；脾胃虚寒及孕妇禁用。

【用量与用法】10~16 克，用于驱虫、解毒宜生用；用于止血宜炒炭用。

【特别提醒】与抗昆虫媒介病毒药物相类似的其他药物还有：板蓝根、大青叶。

第五节　抗流行性腮腺炎病毒的药物

艾　叶

【古歌诀】艾叶温平　温经散寒
　　　　　漏血安胎　心痛即安

【药草成分】本品含挥发油，其中有桉油素、萜品烯醇—4.β—石竹烯等。

【作用与用途】抗流行性腮腺病毒的药物。入肝、脾、肾经。具有理气血、逐寒湿、温中、止血、安胎的功效。现代认为煎剂对子宫有兴奋作用，能缩短出血凝血时间；挥发油有镇咳祛痰平喘作用；抗过敏作用；对金黄色葡萄球菌、表皮葡萄球菌、炭疽杆菌、溶血性链球菌、肺炎双球菌、伤寒、副伤寒杆菌、大肠杆菌、变形杆菌、枯草杆菌、产气杆菌、多种皮肤真菌、腺病毒、鼻病毒、疱疹病毒、流感病毒、腮腺炎病毒等均有抑制作用；挥发油有平喘镇咳祛痰作用。此外有抗过敏及抑制纤溶作用。

用治慢性气管炎（寒湿性咳喘）、子宫出血（虚寒型崩漏）、先兆性流产（胎动不安）、虚寒性月经不调、腹痛、或宫冷不孕、小腹冷痛；慢性胃炎（虚寒性脘腹痛）引起的胃肠功能下降、脘腹冷痛；外治皮肤湿疹、癣疮所致的皮肤瘙痒及风湿关节痛等。

【应用与配伍】用治妇女下焦虚寒、少腹冷痛、宫冷不孕等证，可配伍香附、当归、肉桂、吴茱萸、黄芪、川断等药。若妇女冲任虚损、月经过多、崩漏及妊娠下血等证，常与阿胶、当归、地黄等同用。如属血热妄行的吐血、衄血，可以鲜艾叶配伍凉血止血的侧柏叶、鲜生地、鲜荷叶等。用于虚寒性脘腹疼痛，常与吴茱萸、香附、干姜、当归、延胡索等温中散寒止痛药同用。本品与苍术、地肤子、白鲜皮等燥湿止痒药煎汤熏洗，可治皮肤湿癣瘙痒。此外，以艾叶制成艾叶条灸，可温通脉，透达经络，治疗风温痹痛、关节疼痛。

【处方举例】1.艾附暖宫丸：艾叶、香附、当归、肉桂、吴茱萸、黄芪、川断、川芎、白芍、地黄，用于下焦虚寒、少腹冷痛、宫寒不孕。

2.胶艾汤：阿胶、艾叶、地黄、当归，用于冲任虚损，月经过多，崩漏下血。

3.四生丸：见侧柏叶条。用于血热妄行、吐血、衄血。

【注意点】阴虚血热者慎用，过量可引起中毒，内服一般不超过10克，多入丸、散。

【用量与用法】3~6克。外用适量。炒用以止血，生用散寒止痛，艾绒制条用于烧灸。

【特别提醒】与抗流行性腮腺炎病毒的药物相类似的其他药物还有：金银花、大青叶、薄荷。

第六节　抗肝炎病毒的药物

茵　陈

【古歌诀】茵陈味苦　利胆除黄
　　　　　泻湿利水　清热为凉

【药草成分】茵陈又叫绵茵陈、小白蒿等。本品含挥发油，其中主要成分为β-蒎烯、茵陈烃、茵陈酮及叶酸等。

【作用与用途】本品为抗肝炎病毒的药物。茵陈味苦，性微寒。入脾、胃、肝、胆经。具有清热利湿、利胆退黄、驱虫的功效。现代认为有促进胆汁分泌，松弛奥狄氏括约肌，具有显著的利胆作用；能促进肝细胞再生并有降絮、降酶的作用；茵陈浸出液口服后能降低血清胆固醇和β脂蛋白，防止血管壁脂质堆积的作用；对金黄色葡萄球菌、结核杆菌、痢疾杆菌、伤寒杆菌、流感病毒、肝炎病毒有抑制作用。还对无脊椎的动物有麻痹作用等。

　　　　用治急、慢性肝炎、急、慢性胆囊炎、肝硬化、胆管蛔虫病（湿热型黄疸）等疾病引起的发热、胸脘痞闷、头重身困、大便干或稀，全身皮肤和眼结膜发黄、口苦胁痛、小便黄赤等高血酯症，动脉硬化；湿疹（湿热型毒疮）引起的皮肤糜烂、流黄水；肥胖病及预防肝炎等。

【应用与配伍】用治湿热黄疸，身黄如橘子色，小便不利，腹微胀之阳黄证，可与栀子、大黄等同用。用治黄疸色黄而晦暗之阴黄证，常配附子、干姜温中化气行湿药。治疗湿热内蕴所致的湿疮、瘙痒或流水等证，可与黄柏、土茯苓等药同用。亦可单味煎汤外洗。

【处方举例】1.茵陈蒿汤：茵陈、栀子、大黄，用于湿热黄疸。急性黄疸性肝炎。
　　　　2.茵陈四逆汤：茵陈、附子、干姜、炙甘草，用于寒湿阴黄。慢性黄疸性肝炎。

【注意点】1.茵陈和柴胡均能清肝胆实热。但茵陈药性较柴胡柔和，平素阴虚证候合并新的实热，需要柴胡清热，但又不受柴胡之刚燥者，可用茵陈代柴胡用。
　　　　2.蓄血发黄及血虚萎黄者慎用。

【用量与用法】内服 10~30 克，外用适量。

【特别提醒】与抗肝类病毒的药物相类似的其他药物还有：柴胡、斑蝥、姜黄。

（李　岩）

四百味药性歌括解

第六章　对各种寄生虫有杀灭和驱除作用的药物

第一节　杀血吸虫的药物

瞿　麦

【古歌诀】瞿麦苦寒　专治淋病

　　　　　且能堕胎　通经立应

【药草成分】瞿麦又叫石竹子花等。本品含有维生素 A 样物质、皂甙、糖类等。

【作用与用途】本品为杀血吸虫的药物。瞿麦味苦，性寒。入心、小肠经。具有清湿热、通淋利水、破血通经、杀虫排石的功效。现代认为有利尿作用，并增加氯化钠的排出；兴奋肠管，增强肠蠕动而有通便作用；对金黄色葡萄球菌、伤寒杆菌、痢疾杆菌、绿脓杆菌等均有抑制作用；对血吸虫有杀灭作用，虫体残生率降低，虫卵结节减少；此外，还能消除尿中红细胞和白细胞等。

　　　　　　用治急性肾小球肾炎、泌尿系感染（热淋和水肿病）等疾病引起的小便涩痛、小便混浊或小便不利、浮肿；尿路结石（石淋）、胎盘留滞（胎衣不下）、妇女瘀血停滞、月经不通、痛经；刺激性外阴炎（外阴湿疮）及血吸虫病等。

【应用与配伍】用治小便淋沥热痛、短赤、血淋、砂淋等症，可与萹蓄、栀子、滑石等配伍。用治血瘀经闭不通，常与活血祛瘀之品如丹参、赤芍、益母草、红花等同用。

【处方举例】八正散：见栀子条。用于湿热下注，小便淋漓涩痛。

【注意点】孕妇及非湿热引起的癃闭忌用。

【用量与用法】10~30 克，外用适量。

南　瓜　子

【古歌诀】南瓜子温　杀虫无毒

　　　　　血吸绦蛔　大剂吞服

【药草成分】南瓜子又叫倭瓜子等。本品含南瓜子氨基酸、脂肪油、碳水化合物、矿物质、维生素 B_1、维生素 C 等。

【作用与用途】本品杀血吸虫、绦虫的药物。南瓜子味甘，性温。入胃、大肠经。具有杀虫的功效。现代认为有麻痹绦虫、血吸虫的作用，但对绦虫麻痹作用最强，作用在于绦虫的中段和后段，用乙醇浸出液体外试验，1 小时左右能杀死绦虫，还能抑制血吸虫的生长和发育，但不能杀死成虫。

用治猪肉绦虫、牛肉绦虫、血吸虫、蛲虫、蛔虫及丝虫等多种肠寄生虫；营养不良性浮肿及产后乳汁缺乏等。

【应用与配伍】用治绦虫病和蛔虫病，可单用生用，先将带壳南瓜子研末 60~120 克，开水调服，2 小时后加槟榔 60~120 克，水煎服，再过半个小时用芒硝导泻，易于虫体排出。用治血吸虫病，常用去油粉剂，每日全量 240~300 克，10 岁以下儿童服半量，10~16 岁服 160~200 克，30 天为一疗程。

【注意点】本品无毒副作用，服用新鲜饱满的南瓜子。槟榔也要服新鲜的。

【特别提醒】与杀血吸虫药物相类似的其他药物还有：石楠叶、青蒿、鸦胆子、栀子、大黄、昆布。

第二节　驱蛔虫的药物

使　君　子

【古歌诀】使君日温　消疳消浊
　　　　　泻痢诸虫　总能除却

【药草成分】使君子又叫使君子仁等。本品含使君子酸钾、脂肪油、生物碱等。

【作用与用途】本品为驱蛔虫的药物。使君子味甘，性温。入脾、胃经。具有杀虫消疳、消积通便的功效。现代认为对猪蛔虫头部有麻痹作用；对金黄色葡萄球菌、结核杆菌、真菌等有抑制作用。

用治蛔虫、蛲虫等肠寄生虫病；小儿单纯性消化不良（虫食共积滞）、面黄肌瘦、腹胀腹痛；结核性肾脏炎（寒湿尿浊）引起米泔水样尿浊的蛋白尿等。

【应用与配伍】用治蛔虫腹痛、小儿疳积，轻症可单用本品炒熟服，亦可配伍其他驱虫药、泻下药同用，以增强泻下排虫作用。若为蛔虫重症、面黄肌瘦、脉细腹大者，可配伍槟榔、雷丸、人参、白术等驱虫健脾之品并用，有攻补兼施的功效。

【处方举例】使君子散：使君子、芜荑、甘草、苦楝子皮，用于蛔虫腹痛、小儿疳积。

【注意点】1.用量过大、误食过量鲜果或内服生品，均可致胃肠刺激或膈肌痉挛，重者可出现抽搐、惊厥、呼吸困难、血压下降等。可洗胃、催吐、对症治疗以解救；轻者可用绿豆、甘草煎汤服。

2.服药时忌饮热茶，服用量过大，或与热茶同用，能引起呃逆、眩晕、呕吐等不良反应。用使君之壳煎服，可止呃逆。生食副作用大，炒后服之则较轻。

【用量与用法】3~9 克；或入丸、散。或炒黄空腹嚼服。小儿每岁服 1 粒，本品入药去壳用仁，生用或炒用，亦可炒焦研末空腹服之；又可连壳打碎入煎剂用。

鹤虱

【古歌诀】 鹤虱味苦　杀虫追毒

　　　　　　心腹卒痛　蛔虫堪逐

【药草成分】 鹤虱又叫天名精、野胡萝卜子等。鹤虱果实含挥发油，其中主要为正己酸、缬草酸、豆甾醇等；野胡萝卜子含挥发油，油中含细辛醛，黄色结晶物，又含胡萝卜醇等。

【作用与用途】 本品为驱蛔虫的药物。鹤虱味苦辛，性平。入肝经。具有杀虫健脾功效。现代认为具有较强的杀虫作用；野胡萝卜子具有解痉和舒张血管作用；天名精内酯与巴比妥同用，能加强镇静作用。此外，还有解热消炎作用，再者有驱蛔、驱绦、抗早孕、中晚期引产的作用等。

　　　　　　用治肠蛔虫、蛲虫、绦虫、钩虫等多种肠寄生虫病；外敷消疮毒等。

【应用与配伍】 治疗蛔虫腹痛时作时止、口吐清水者，宜用本品配楝实、槟榔、白矾等药。用治绦虫病，可与牵牛子、槟榔合用，水煎服。

【处方举例】 安虫散：鹤虱、川楝子、槟榔、白矾，用于虫积腹痛。

【注意点】 1.鹤虱：有菊科植物小鹤虱、大鹤虱；伞形科南鹤虱、华南鹤虱；紫草科东北鹤虱、内蒙古鹤虱等。

　　　　　　2.本品有毒，服后可引起头晕耳鸣、恶心腹痛，严重时引起阵发性痉挛抽搐，孕妇、腹泻者慎用。

【用量与用法】 3~10 克。

苦楝皮

【古歌诀】 苦楝皮寒　燥湿清热

　　　　　　驱虫泻下　多服有毒

【药草成分】 本品含苦楝素、苦楝萜酮内酯等。

【作用与用途】 苦楝皮味苦，性寒。入肺、脾、胃经。具有杀虫、燥湿止痒的功效。现代认为能使虫体自发活动增强，出现间歇性异常剧烈收缩，扰乱其能量代谢，导致虫体痉挛麻痹，并能兴奋肠肌肠管收缩而促使虫体从肠内排出体外，故有驱虫作用，但不需另加泻药。对若干常见致病皮肤真菌有明显的抑制作用，用治头癣效果最佳。此外，有抗菌肉毒中毒及有麻醉作用。

　　　　　　用治蛔虫、蛲虫、钩虫、绦虫、鞭虫、阴道滴虫等寄生虫有杀灭作用；皮肤疥癣、湿疹、神经性皮炎；去头屑等。

【应用与配伍】 用治蛔虫腹痛者，可单独用本品，单用苦楝皮，水煮，用量按大小病人适量饮之，治疗小儿蛔虫；以本品制成水溶液，每次用温酒服一匙；亦可配伍其他杀虫药以增强疗效，如与芜荑，水煎服，又治钩虫病，苦楝皮15克、槟榔15克，水煎后兑入少量蜂蜜，于睡前一次服完，连用两次，小儿酌减。本品与百部、乌梅浓煎，每晚灌肠 1 次，连用 2~4 个晚上，可治蛲虫病。

【不良反应】有毒成分苦楝素和异苦楝素，用量过大，服法不当或体质因素可致中毒。表现为恶心呕吐、腹痛腹泻、头晕头痛、视力模糊、全身麻木、心律不齐、血压下降、呼吸困难、神志恍惚、狂躁或萎靡、震颤或惊厥，最后因呼吸和循环衰竭而死。应急时，洗胃、催吐、导泻、补液并对症治疗，积极抢救。轻者可用绿豆 120 克、龙眼肉 60 克、甘草 15 克，水煎频服。或急送医院，以防延误病情而危及生命。

【注意点】本品不宜持续或过量服用。过量服用引起急性循环衰竭，由于血管壁通透性增加可引起内脏出血、血压下降，对肝脏有毒性，故肝病患者应慎用。

【用量与用法】干品 6~9 克；或入丸、散。外用煎水洗或研末调敷。有效成分难溶于水，需文火久煎。

牵 牛 子

【古歌诀】牵牛苦寒　利水消肿
　　　　　蛊胀痃癖　散滞除壅

【药草成分】牵牛子又叫黑丑、白丑、二丑等。牵牛子含牵牛甙（约 2%），为树脂性甙，又称牵牛子脂。此外，还含脂肪油（约 11%）、牵牛子酸钾、没食子酸等。

【作用与用途】驱蛔和驱绦的药物。牵牛子味苦，性寒。入肺、肾、大肠经。具有通二便、消浮肿、祛积、杀虫的功效。现代认为所含脂肪油在动物肠内遇肠液和胆汁分解出牵牛子素，对肠黏膜有很强的刺激性，引起肠黏膜充血，分泌液增多而肠蠕动增强，故有泻下作用；能加强肾脏活动，使尿量增加；对蛔虫和绦虫有杀灭效果等。

用治蛔虫病、蛲虫病、绦虫等肠寄生虫病；慢性肾小球肾炎、肝硬化、渗出性胸膜炎（水湿在里的水肿、鼓症、痰饮）等疾病引起小便不利、浮肿、腹水、胸腔积液等。

【应用与配伍】用治水肿胀满、三焦气滞、二便不通的实证，可单用本品研末服，也可配茴香同用，研末，姜汤送服；病情较重者，可配甘遂、大戟、大黄等同治。治疗大便秘结，可与桃仁同用。治肺气壅滞、痰饮喘咳、面目浮肿者，常与葶苈子、杏仁、陈皮等配伍。用治虫积腹痛，常与槟榔共使，紫苏煎汤送服。

【处方举例】舟车丸：见甘遂条。用于水肿实证，二便不通。

【注意点】1.本品外表呈棕黑色的为黑丑，呈淡棕色的为白丑，作用基本相同。两者常合用称"二丑"等。

2.前人认为黑丑药力较速，白丑药力较缓，据现在临床实验证明，黑白二丑通二便的作用没有什么区别，可混合使用。处方并开品种。二丑，即黑丑、白丑；牵牛子为治疗腹水喘满、通二便的常用药物，性猛有毒，使用时要注意，攻补兼施或先攻后补。凡老年人、身体虚弱、脾胃虚、气血虚、胃溃疡及孕妇均忌用，在常用量下不中毒，但如过量，可引起中毒，症见呕吐、腹泻、腹痛、便血、尿血，严重时可出现语言障碍，昏迷等中毒反应。忌与巴豆同用。

【用量与用法】3~9 克。煎汤内服；入丸、散剂 1.5~3 克。

乌　梅

【古歌诀】乌梅酸温　收敛肺气
　　　　　止渴生津　安蛔泻痢

【药草成分】乌梅又叫青梅、酸梅等。本品含柠檬酸、苹果酸、琥珀酸、碳水化合物、谷甾醇、齐墩果酸等。

【作用与用途】驱除胆管蛔虫的药物。乌梅味酸、性温。入肺、脾、大肠经。具有敛肺止咳、生津止渴、涩汤止泻、和胃止呕、安蛔止痛的功效。现代认为能促进消化液分泌，增加胃酸，有健胃作用；有收缩胆管，促进胆汁分泌，酸味刺激蛔虫，可使蛔虫退出胆管有驱出胆管蛔虫作用；对痢疾杆菌、大肠杆菌、伤寒杆菌、绿脓杆菌、结核杆菌、霍乱弧菌、乙型溶血性链球菌、金黄色葡萄球菌、絮状皮肤癣菌等均有抑制作用。此外，还有镇咳和抗过敏作用等。

用治慢性肠炎、休息痢、肠伤寒（暑湿寒湿型泄泻）等疾病引起的大肠功能下降、久泻久痢、大便脓血、腹痛呕吐、滑泻不止、脱肛脱水、口干渴、碱中毒；慢性气管炎(肺气虚型久咳)引起的肺功能下降、久咳干咳不止、或痰中带血；胆管蛔虫病（蛔厥）引起的脘胁疼痛、呕吐蛔虫、休克；外用可擦牙，可治牙关紧闭、口不能张；药物过敏引起的皮肤瘙痒、荨麻疹、鼻炎、紫癜、哮喘等。

【应用与配伍】用治肺虚久咳，可与罂粟壳、半夏、杏仁、阿胶等同用。用治久痢滑脱，可与肉豆蔻、诃子、罂粟壳、党参、茯苓、苍术、木香等同用。若治天行下痢不能食者，可与黄连合用。对于蛔虫引起的腹痛、呕吐，常与黄连、川椒等同用。治疗大便下血不止，可单用本品烧存性，研末，用醋糊丸。用治妇女崩漏不止，可用本品烧灰为末以乌梅汤调服。用治虚热消渴，可单味煎水服或配入复方用之。如治虚热烦渴，可与天花粉、葛根、党参、麦冬、黄芪、甘草同用。

【处方举例】1.固肠丸：乌梅、肉豆蔻、诃子、罂粟壳、苍术、党参、茯苓、木香，用于久痢滑脱。

2.乌梅丸：乌梅、黄连、川椒、细辛、当归、附子、桂枝、干姜、黄柏、人参，用于蛔厥腹痛。

3.玉泉丸：见黄芪条。用于内热消渴。

4.一服散：乌梅、半夏、杏仁、阿胶、苏叶、生姜、甘草，用于肺虚久咳。

【注意点】1.假乌梅与真乌梅鉴别：有个别地区以同科植物杏未成熟的果实，经加工后作乌梅用，作用不同。杏核表面光滑无麻坑，肉厚结实，味没有乌梅酸；乌梅核表面有麻坑，味极酸。这就是真假乌梅的鉴别法。

2.福建产的安吉乌梅个大，肉厚，味酸，质量最好；产在四川的个大，肉薄，质量稍差。

3.慢性胃炎、胃溃疡等疾病引起的胃酸过多者忌服。用时忌食猪肉。

4.外有表邪及内有实热积滞者忌用。

【用量与用法】3~10克。大剂可用到30~60克；用肉不用籽仁。外用适量。止血止泻，炒炭用。

【特别提醒】与驱蛔虫药物相类似的其他药物：槟榔、茵陈、丁香、蛇床子、花椒。

第三节　驱蛲虫的药物

榧　　子

【古歌诀】榧实味甘　主疗五痔
　　　　　蛊毒三虫　不可多食

【药草成分】榧子又叫榧实。本品含挥发油、脂肪油及鞣质等。

【作用与用途】本品为驱蛲虫的药物。榧子味甘，性平。入脾、大肠经。具有润肠缓泻、杀虫、消食积作用。

用治蛔虫、蛲虫、姜片虫、钩虫、绦虫等多种肠道寄生虫病；气管炎（肺燥阴伤）引起的干咳少痰；习惯性便秘及伤食停滞引起的消化不良等。

【应用与配伍】用治蛔虫腹痛，吐蛔便蛔，可单用10~20粒嚼服，或配伍使君子、苦楝皮、川椒等。用治绦虫，常配伍南瓜子、槟榔等。本品配伍槟榔、茶籽饼制成榧子合剂，可治钩虫病。生榧子与槟榔合用，水煎服，可治血吸虫，气虚者可先服四君子汤，再服上药，以扶正驱虫。本品配伍使君子可治蛲虫病。本品配槟榔、贯众、鹤虱共为末制成丸，可用于蛔虫、绦虫、蛲虫、姜片虫等多种肠道寄生虫病。此外，用治肺燥阴伤、干咳少痰而症轻者，可单服本品；重者须配伍麦冬、阿胶、瓜蒌、杏仁等养阴润肺药。

【处方举例】治疗蛲虫病：使君子6克，榧子15克，水煎服，不愈，7天后再服1次。连服3剂。

【用量与用法】常用量15~30克，宜炒熟嚼食，也可入煎剂。生用或炒用。

【特别提醒】与驱蛲虫药物相类似的其他药物还有：槟榔、红藤、使君子、苦楝皮、南瓜子。

第四节　驱绦虫的药物

雷　　丸

【古歌诀】雷丸味苦　善杀诸虫
　　　　　癫痫蛊毒　治儿有功

【药草成分】雷丸含一种有效成分雷丸素，是一种蛋白酶（约3%），为驱虫的有效成分。

【作用与用途】本品能驱除绦虫。雷丸味苦，性寒。入胃肠经。具有驱虫作用。现代认为研末冲服后能被附在肠内的寄生虫所吸收，通过溶蛋白酶作用，使虫体蛋白质分解破坏，长期粪便中查找不到虫卵节，能杀灭猪蛔虫、蚯蚓和水蛭等。

用治牛肉绦虫、猪肉绦虫、钩虫、蛔虫、蛲虫及脑囊虫病引起的癫痫病等。

【应用与配伍】治疗绦虫病，可单用雷丸，水浸去皮，切碎研为末，五更初以稀粥饮服3克，治一切虫，用雷丸配槟榔、牵牛子、木香、苦楝根皮等药以加强驱虫效力。

【处方举例】治蛔虫、蛲虫、绦虫：雷丸9克，大黄6克，二丑2克，共为末，每服3~6克，开水冲服。

【注意点】1.本品驱虫有效成分为雷丸素，是一种蛋白酶，受热（60℃左右）遇酸的作用易失效，而在碱性溶液中作用最强。忌与酸性药物配伍同用。本品有毒，应注意用量。

2.本品含大量镁，有通便作用，所以，在驱虫时服后不必服泻药。有虫积而脾胃虚寒者慎用。

【用量与用法】常用量6~9克，每日量9克，多入丸、散，少入煎剂。

芜荑

【古歌诀】芜荑味苦　驱邪杀虫
痔漏癣疥　化食除风

【药草成分】芜荑又叫臭芜荑等。本品含鞣酸。

【作用与用途】本品为驱除绦虫的药物。芜荑味辛，性平。有驱除内脏风冷和杀虫作用，可治虫积腹痛。外敷治痔疮或瘘管和疥癣等皮肤病；内服还有消食和散皮肤风湿的功效。有抑制皮肤真菌，镇痛，排除炎症产物作用等。

用治蛔虫、绦虫、蛲虫等多种肠寄生虫病等。伤食肠胃炎（停食）引起的消化不良、食欲不振、食积腹痛；慢性肠胃炎（内脏风冷）引起的胃肠功能下降、脘腹冷痛；外治痔疮、瘘管、疥癣、湿疹；各种皮肤病引起的皮肤糜烂、滋水淋漓等。

【应用与配伍】治疗蛔虫腹痛，可单用本品为末，米饮送服。又杀诸虫（包括蛔虫、绦虫），以生芜荑、生槟榔为末，蒸饼丸服。

【处方举例】治小儿蛔虫腹痛：芜荑6克，榧子七粒，槟榔9克，黄连2克，木香6克，水煎空腹服用。分2次服完。

【注意点】芜荑有大、小两种。入药可用大芜荑。习惯认为大芜荑入药质量最好；小芜荑质量最差。应选用前者，后者不用。

【用量与用法】3~10克。

【特别提醒】与驱绦虫药物相类似其他药物还有：槟榔、贯众、鸦胆子、苦楝皮、牵牛、仙鹤草、南瓜子。

第五节 抗疟原虫的药物

柴 胡 （附银柴胡）

【古歌诀】柴胡味苦　能泻肝火

　　　　　寒热往来　疟疾均可

【药草成分】柴胡又叫硬柴胡等。本品含柴胡皂甙、α-菠菜甾醇、春福寿草醇。另含挥发油；茎叶含路丁等。

【作用与用途】本品为抗疟原虫的药物。入肝、胆经。具有发表退热、疏肝解郁、泻肝火、升举阳气、止痛的功效。现代认为有镇热镇痛、镇静镇咳、抗感染、降低胆固醇、抗肝损伤、利胆、转氨酶、增加蛋白质生物合成、抗肿瘤、抗辐射、增加免疫功能、抗结核杆菌、流感病毒、脊髓灰质炎病毒、肝炎病毒、能阻止疟原虫的发育，促进淋巴液循环及抗脂肪肝的作用。

用治伤风感冒、流行性感冒、疟疾、气管炎、胆囊炎、肝炎、肝脓肿（伤寒和痰饮）等疾病引起的寒热往来、头晕、口苦、两胁疼痛；更年期综合征（肝气郁结）引起的月经不调、头晕目眩；妇女子宫脱垂、脱肛、胃下垂；传染性肝炎（湿热型）、胆结石（湿热胁痛）、慢性胆汁返流性胃炎（胁痛口苦型）、疱疹病毒性角膜炎（目赤型翳障）及扁平疣等。

【应用与配伍】用治肝胆郁热所致的头晕、口苦、胁痛，常与龙胆草、黄芩、栀子、生地同用。用治邪在半表半里的往来寒热、口苦咽干者，常与黄芩、半夏、党参等同用，以和解表里而退热。若用于疟疾寒热，又常与黄芩、常山、青蒿、草果、知母等药同用。用治肝郁气滞、胁肋胀痛、月经不调等，常与当归、白芍、茯苓、白术、薄荷等同用。用治气虚下陷、久泻脱肛、子宫脱垂等，常与补气的党参、黄芪，以及升阳的升麻同用，共奏补气升阳举陷之功。

【处方举例】1.龙胆泻肝汤：龙胆草、栀子、黄芩、柴胡、生地、车前子、泽泻、木通、当归、甘草，主治肝胆实热、口苦胁痛。

2.小柴胡汤：柴胡、黄芩、半夏、人参、甘草、生姜、大枣，用于邪在少阳、往来寒热。

3.逍遥散：见白芍条，用于肝郁气滞、月经不调。

4.补中益气汤：见黄芪条。用于气虚下陷、久泻脱肛。

【附】银柴胡，味甘，性微寒。用于清虚热、凉血作用，用于小儿疳积发的消耗热、午后潮热、劳热骨蒸。

【注意点】本品性升发，凡患者虚而气逆不降、阴虚火旺、虚阳上升、高血压、动脉硬化、血小板减少性紫癜、坏血病、血友病等均忌用，否则引起病情加重，甚至出血。

【用量与用法】3~18克，醋炒用可加强疏肝解郁作用。鳖血炒用可退虚热。

青　蒿

【古歌诀】青蒿气寒　童便熬膏
　　　　　虚热盗汗　除骨蒸劳

【药草成分】青蒿又叫大青蒿、臭蒿子等。本品含挥发油、青蒿素、苦味质等。

【作用与用途】本品为抗疟原虫的药物。青蒿味苦，性寒。入肝、胆经。具有凉血清热、清解暑热、除蒸、退虚热的功效。现代认为对高热和热病发展期，解热效果不显著；对原因不明的久热、暑热和弛张热有显著作用；抗疟疾成分为青蒿素，可抑制疟原虫发育，直接杀灭疟原虫，杀灭血吸虫；抗皮肤真菌；挥发油有镇咳祛痰平喘作用；对表皮葡萄球菌、卡他球菌、白喉杆菌、炭疽杆菌、金黄色葡萄球菌、结核杆菌、痢疾杆菌、肠炎杆菌、绿脓杆菌、钩端螺旋体，有控制发热和抑制疟原虫发育的双重作用，单用大剂量鲜品，加水捣汁服即有较好的效果，杀灭阴道滴虫和杀灭丝虫的作用等。

用治慢性气管炎、支气管哮喘（咳喘症）；红斑性狼疮（毒疮）、脂溢性皮炎（湿疮）疥疮（疥虫感染）、华支睾吸虫病、滴虫性阴道炎、疟疾（打摆子）、丝虫病、蚊虫叮咬等。

【应用与配伍】用治温病后期，夜热早凉，热退无汗之症，或阴虚发热，如骨蒸劳热、日晡潮热或原因不明的持续低热等，常与鳖甲、生地、丹皮、知母等药配伍使用。以鲜青蒿与绿豆、西瓜翠衣、荷叶并用，可治暑热外感、发热无汗，有清解暑热功效，用于治疗疟疾配草果、常山同用。

【处方举例】1.青蒿鳖甲汤：青蒿、鳖甲、生地、丹皮、知母，用于阴虚发热，骨蒸劳热等证。

2.止疟方：青蒿、桂心，用于疟疾寒热。

【注意点】脾胃虚弱、便溏者慎用。

【用量与用法】3~9克，或入丸、散。

草　果

【古歌诀】草果性辛　消食除胀
　　　　　截疟逐痰　解瘟辟瘴

【药草成分】草果又叫草果仁等。本品含挥发油等。

【作用与用途】本品为抗疟原虫的药物。草果味辛，性温。入脾、胃经。具有燥湿祛痰、截疟的功效。现代认为有兴奋胃肠平滑肌，增强胃肠蠕动作用；抗疟原虫作用；此外，还有解热镇痛、镇咳祛痰平喘、抗感染、抗真菌作用。

用治慢性胃炎、慢性结肠炎（脾胃寒湿型脘腹痛）引起的胃肠功能下降、食积不消、呕吐腹胀、腹脘冷痛；疟疾（暑湿移浊瘴气）引起的寒热往来、胸闷头痛、苔厚浊腻、舌边尖红；气管炎（湿痰咳喘）引起的咳嗽痰多、气喘及回归热等。

【应用与配伍】用治痰浊伏遏、苔白厚浊腻、胸闷等症、或瘴疟瘟疫具有上述症状者，可与槟榔、厚朴、黄芩等同用。用治寒湿阻滞中焦、脾胃不运所致脘闷腹胀、疼痛食少之症，可与草豆蔻、厚朴、苍术等燥湿健脾药同用。

【处方举例】1.达原饮：草果、槟榔、厚朴、黄芩、知母、白芍、甘草，用于瘴疟瘟疫，邪伏膜原。

2.草果平胃散：草果、苍术、厚朴、陈皮、甘草，用于寒湿阻于中焦、脘闷腹胀。

【注意点】1.草果与草豆蔻一类二种，外形也不同。草果性热燥烈，偏于化脾胃湿浊；草豆蔻气味芳香，偏于温胃消食。湿热者忌用。

2.气虚或血亏、无寒湿实邪者忌服。

【用量与用法】3~10 克；多入丸、散。

常　山

【古歌诀】常山苦寒　截疟除痰
解伤寒热　水胀能宽

【药草成分】常山又叫鸡骨常山、黄常山等。本品主含常山碱甲、乙、丙，其次还含常山次碱及伞形花内酯及 4-喹唑酮等。

【作用与用途】本品为抗疟原虫的药物。常山味辛苦，性微寒。入肺、肝经。具有止疟、催吐、清热的功效。现代认为具有抗疟疾，能迅速控制症状，血中疟原虫转阴作用，但不能根治，治疗疟疾作用比奎宁强好几倍；催吐作用；有显著的退热作用。此外，还有降压、兴奋子宫及对艾氏腹水癌细胞有抑制及抗阿米巴原虫作用等。

用治良性疟疾、恶性疟疾（新久间日疟疾或三日疟疾等）、回归热、阿米巴痢疾、外感伤寒引起的发热恶寒和痰水停留的胸中胀满等。

【应用与配伍】用治老痰积饮、胸膈胀满、欲吐不能吐者，常与甘草煎汤，加蜜温服，不吐再服。且适用于一切新久疟疾，如与草果、厚朴、槟榔同用，治疗疟疾夹湿的病证，以增强祛邪燥湿止疟之功。如属邪热较甚者，可与知母、贝母、草果等同用，以增强清热化湿止疟的作用。为防其引起恶心呕吐的副作用，临床应用本品时，常与半夏、陈皮、藿香等配伍，以减少胃肠反应。

【处方举例】截疟七宝饮：见槟榔条。用于一切新久疟疾。

【不良反应】1.用量过大可致严重呕吐，胃肠道出血，心律不齐，血压下降，最终因循环衰竭而死亡。临床应严格控制用量。

2.为防其引起恶心呕吐的副作用，临床应用本品时，常配伍降气止呕的半夏、陈皮、藿香，以减少其胃肠反应。

【注意点】正气虚弱、久病体弱及孕妇忌用。

【用量与用法】4.5~9 克，煎汤内服或入丸、散。治疗疟疾应在寒热发作前服用为宜，并配陈皮、半夏，减少其呕吐的副作用。

【特别提醒】与抗疟原虫药物相类似的其他药物还有：鸦胆子、马鞭草、穿心莲、白头翁、豨莶草、苍术。

第六节　抗阴道滴虫的药物

苦　参

【古歌诀】苦参味苦　痈肿疮疥
　　　　　下血肠风　眉脱赤癞

【药草成分】苦参又叫野槐、山槐根。本品含苦参碱、羟基苦参碱、异苦参碱等多种生物碱。

【作用与用途】本品为抗阴道滴虫的药物。苦参味苦，性寒。入心、肝、胃、大肠经。具有清热燥湿、解毒杀虫、祛风止痒的功效。现代认为对金黄色葡萄球菌、溶血性链球菌、结核杆菌、大肠杆菌、痢疾杆菌、多种皮肤真菌、钩端螺旋体、滴虫、阿米巴原虫等均有抑制和杀灭作用；镇静、催眠作用；平喘祛痰作用；具有抗心律失常，改善心肌缺血及降血压作用；有防治白细胞降低作用；利尿、抗过敏、全草水煎液为农作物杀虫剂等。

用于小儿肺炎（肺热喘咳）、急性气管炎（肺热型咳嗽）、急性扁桃体炎（肺热单双蛾）、病毒性肝炎（湿热型黄疸病）、急性胆囊炎（伤寒半表半里证）、肾盂肾炎、膀胱炎（湿热型淋病）、结核性肾盂肾炎（乳糜尿）、滴虫性阴道炎（湿热型赤白带）、慢性化脓性中耳炎（脓耳）、过敏性荨麻疹（风疹块）、麻风病（癞疾）、疥癣恶疮及皮肤瘙痒症等。

【应用与配伍】用于痈疽湿疮、多与蒲公英、苍术、黄柏等同用；若治疥癣麻风，又常与白鲜皮、防风、生首乌、大枫子等同用；若治外阴湿疹瘙痒，多与蛇床子、地肤子、黄柏、苍术、白矾等药配伍，煎汤外洗，亦可与白鲜皮、龙胆草、泽泻、黄柏、苍术等煎汤内服。用治大肠风邪湿热蕴结所致的大便下血，多与生地、地榆、槐花、防风等同用；若治湿热下痢，又常与木香、黄连、白头翁等清热凉血燥湿止痢药同用。此外，与白鲜皮、茵陈、栀子等同用，可治湿热黄疸；与车前子、滑石、木通、牛膝、黄柏同用，能治疗湿热蕴结的尿赤涩痛。

【处方举例】1.消风散：见荆芥条。用于风疹瘙痒或湿疮肿痛。

　　　　　　2.苦参地黄丸：苦参、生地，用于肠风便后下血。

　　　　　　3.当归贝母地黄丸：当归、贝母、苦参，用于妊娠小便不利。

【注意点】苦参不能与藜芦同用。脾胃虚寒、便溏者禁用。

【用量与用法】4.5~9克；或入丸、散。外用适量水煎洗。

薄　荷

【古歌诀】薄荷味辛　最清头目
　　　　　祛风散热　骨蒸宜服

【药草成分】薄荷又叫仁丹草等。本品含挥发油、甘露醇、苦味质、酚类、多糖类及有机酸、香豆精、黄酮等。

【作用与用途】抗阴道滴虫的药物。薄荷味辛，性凉。入肝、肺经。具有清头目、利咽喉、散风热、透疹止痒的功效。现代认为发汗解热，兴奋中枢神经，间接传导末梢神经，使皮肤毛细血管扩张，促进汗腺分泌汗液，使汗液带走热量，故有解热镇痛作用；为刺激性药物，外用能刺激黏膜血管收缩，感觉神经麻痹而产生清凉感，刺激脊髓，使反射机能麻痹，故有解热镇痛止痒作用；能使发炎的咽喉黏膜局部血管收缩，减轻咽喉炎症疼痛，故有消炎作用；能促进呼吸道腺体分泌而祛痰，能产生凉感，并有止咳、消炎、止痛、止痒作用：对金黄色葡萄球菌、白色葡萄球菌、甲型链球菌、乙型链球菌、肺炎双球菌、大肠杆菌、伤寒杆菌、结核杆菌、阴道滴虫等均有不同程度的抑制或杀灭作用。

用治风热感冒、急性扁桃体炎、急性咽炎、气管炎、肺炎、鼻窦炎、急性眼结膜炎（风热型）等疾病引起的发冷发热、头痛、咳嗽痰多、周身酸痛、咽喉肿痛、目赤肿痛、鼻塞流涕、牙龈肿痛；麻疹、风疹（初期疹出不透）引起的疹出不畅；胃神经官能症（肝气犯胃）引起的精神不舒、食欲不振、消化不良、胸胁胀痛；皮肤过敏（风热型风疹块）引起的荨麻疹、皮肤瘙痒；急性乳腺炎（风热型初期）、流行性脑脊髓膜炎（温病）及滴虫性阴道炎等。

【应用与配伍】用治风热表证或温病初起发热而无汗者，常与桑叶、菊花、杏仁或金银花、连翘、芦根同用。用治风热上攻所致的头痛、目赤或咽喉肿痛，常配伍桔梗、牛蒡子、菊花、荆芥等，以促进麻疹透发；若治风疹皮肤瘙痒，又常与蝉蜕、白鲜皮、地肤子、丹皮等同用。此外，炒炭治骨蒸劳热，多与银柴胡、地骨皮、鳖甲、知母、丹皮等同用；治肝郁胸胁不舒，常用本品少量配伍柴胡、白芍、当归、茯苓等；治暑邪内郁、腹痛吐泻，可与藿香、香附、连翘等同用。

【处方举例】1.桑菊饮：桑叶、菊花、杏仁、连翘、薄荷、芦根、甘草，用于风热表证，或温病初起。

2.银翘散：见连翘条。用于温病邪在卫分，发热口渴。

3.川芎茶调散：川芎、荆芥、防风、细辛、白芷、薄荷、羌活、甘草，用于头风头痛。

4.六味汤：桔梗、僵蚕、荆芥穗、薄荷、防风、生甘草，用于风热壅盛，咽喉肿痛。

5.竹叶牛蒡汤：竹叶、柽柳、荆芥穗、玄参、蝉蜕、牛蒡子、薄荷、葛根、麦冬、知母、甘草，用于麻疹初起、透发不畅。

6.逍遥散：见芍药条。用于肝郁气滞，胸胁胀痛。

【注意点】表虚自汗、阴虚发热者忌用。

【用量与用法】1.5~6克，入煎剂宜后下。本品辛散发汗耗气，故体虚多汗者不宜用。其叶长于发汗、梗偏于理气；炒用减少辛散之力，适用于有汗者。

蛇 床 子

【古歌诀】蛇床辛苦　下气温中
　　　　　恶疮疥癞　逐瘀祛风

【药草成分】本品含香豆精类成分、蛇床子素、二氢化山芹醇、挥发油，其中主要成分为左旋蒎烯、樟脑烯、异戊酸龙脑酯。

【作用与用途】本品为抗阴道滴虫的药物。蛇床子味辛苦，性温。入脾、肾经。具有温肾助阳、祛风燥湿、杀虫止痒的功效。现代认为对表皮葡萄球菌、卡他球菌、金黄色葡萄球菌、结核杆菌、钩端螺旋体、皮肤真菌、流感病毒、鸡胚培养的新成病毒、絮状皮肤癣菌、阴道滴虫有抑制作用；驱除肠蛔虫，可使大便蛔虫卵阳性患者转阴性；此外，还抗心律失常、抗骨质疏松、延缓衰老、催眠，粉剂能灭孑孓与苍蝇等。

　　　用治妇女更年期阴道炎、滴虫性阴道炎、霉菌性阴道炎、慢性子宫颈炎、前庭大腺炎、刺激性外阴炎（雌激素下降合并感染型白带）等妇女疾病引起的子宫颈糜烂、阴道分泌物增多、有异味、色白或黄色、阴道和外阴瘙痒、外阴干燥；男、女生殖机能减退证（肾阳虚型）等疾病引起的男子阳痿、阴茎不举、女子宫冷不孕、无性欲感、头晕腰酸、四肢不温；婴儿湿疹、阴囊湿疹、荨麻疹、麻风、疥癣等皮肤病。

【应用与配伍】用治男子阳痿或妇女宫冷不孕，可与五味子、菟丝子等分研粉蜜丸服。内服治寒湿带下，可与山茱萸、南五味子、车前子、香附、枯白矾等同用。用于湿痹腰痛，可配伍桑寄生、杜仲、牛膝、独活、秦艽等益肾祛风湿药。外用有燥湿杀虫止痒的功效。如单用本品水煎汤洗阴囊湿疹。以本品 30 克加白矾 6 克，煎汤外洗治妇女阴痒。现用本品 15 克水煎，灌洗阴道，或用本品 30 克，黄柏 10 克，以甘油明胶为基质做成 2 克的栓剂，每日一枚置放阴道内，治滴虫性阴道炎有效。

【处方举例】1.三子丸：蛇床子、五味子、菟丝子，用于阳痿，或宫冷不孕。
　　　　　　2.蛇床子散：蛇床子、白矾，用于妇女阴寒。

【注意点】性温助阳，有阴虚火旺或下焦有湿热者不宜内服。

【用量与用法】内服 3~10 克，煎汤或入丸、散；外用 15~30 克，水煎洗或研末外敷。

猪 牙 皂 （附皂刺）

【古歌诀】牙皂味辛　通关利窍
　　　　　敷肿痛消　吐风痰妙

【药草成分】本品含三萜类皂甙、鞣质、蜡醇、廿九烷、豆甾醇等。

【作用与用途】本品为抗阴道滴虫的药物。猪牙皂味辛咸，性温。入肝、大肠经。具有开窍化痰、催吐及可作为催嚏药的功效。现代认为对肠壁有刺激作用，能促进肠蠕动而排便；对痢疾杆菌、伤寒杆菌、大肠杆菌、堇色毛癣菌均有抑制作用；能使阴道滴虫胞浆膜变薄。此外，有祛痰、催吐、致泻等作用。

用治脑血管意外、癫痫、热射病（中风、羊羔风、中暑）等疾病引起的突然昏倒、不省人事、牙关紧闭、痰涎上涌、昏迷不语；气管炎（顽痰阻肺）引起的咳嗽痰喘；动力性肠梗阻（肠结症）引起的腹部膨胀、大便秘结、不通气；滴虫性阴道炎；脓肿（未溃者）等。

【应用与配伍】治猝然昏迷、口噤不开、属实闭证者，以之配伍细辛、天南星等研末，吹鼻取嚏，以促使苏醒。对于湿痰壅滞、咳吐不爽、胸闷喘咳者，可单用本品为末，用红枣煎汤调服；也可与半夏、莱菔子等同用。此外，皂角熬膏涂疮肿（未溃者）有消肿作用。

【处方举例】通关散：牙皂、细辛细末吹鼻腔取嚏，用治中恶实闭、口噤不开。但脑出血者禁用。

【附】皂刺，具有解毒消肿排脓的作用，用于痈肿疮毒，未成脓的可使之消散，已成脓的能促使早溃。还有祛风杀虫作用，可治化脓性乳腺炎、扁桃体炎、扁桃体周围脓肿等。外可治麻风癣疮等。皂刺9克，水煎服。

【注意点】本品形状像猪牙，所以名"猪牙皂"，功效与大皂角一样。胃溃疡禁用。

【不良反应】所含皂荚甙有毒，故用量过大，误食种子或豆荚，可致毒性反应。初感咽干、腹胀，继而恶心呕吐，烦躁不安，水样腹泻。并有溶血现象，出现面色苍白、黄疸、腰痛、血红蛋白尿及缺氧症状，同时有头痛头晕、衰弱无力，严重者脱水、休克、呼吸麻痹、肾衰而致死。中毒早期应立即催吐、洗胃，并口服牛奶、蛋清以保护胃黏膜，必要时导泻；补液，维持水、电解质及酸碱平衡；有溶血者，应以碳酸氢钠碱化尿液，严重者输血、给氧，酌用激素，并作对症处理。中药以生姜9克、香薷9克、赤芍9克、乌药9克、羌活9克、大肤皮9克，水煎服或绿豆30~50克，甘草15克，水煎服。

【用量与用法】1.5~3克，多入丸、散；外用适量。皂刺9~12克。

【特别提醒】与抗阴道滴虫药物相类似的其他药物还有：鸦胆子、黄连、黄柏、大蒜、青蒿。

第七节　抗阿米巴原虫的药物

白头翁

【古歌诀】白头翁寒　散癥逐血
　　　　　瘰疬疟疝　止痛百节

【药草成分】白头翁又叫老婆子花、菊菊花。本品含白头翁素、皂甙等。

【作用与用途】本品为抗阿米巴原虫的药物。白头翁味苦，性寒。入胃、大肠经。具有清热解毒、凉血止痢、消癥瘕、逐瘀血的功效。现代认为白头翁除去根的全草，有类似洋地黄的强心作用；对金黄色葡萄球菌、表皮葡萄球菌、卡他球菌、绿脓杆菌、白喉杆菌、炭疽杆菌、溶血性链球菌、伤寒杆菌、大肠杆菌、肠炎杆菌、痢疾杆菌、结核杆菌、钩端螺旋体、杀灭疟原虫、阿米巴原虫、阴道滴虫均有不同程度的抑制和杀灭作用；此外，对肠黏膜有保护作用；白头素有镇静、镇痛、抗痉挛作用及止血等。

用治急性细菌性痢疾、中毒性痢疾、阿米巴痢疾（湿热型血痢）等肠道传染性疾病引起的发热、头痛，烦躁不安、腹痛、大便脓血、口干渴，严重时昏迷、抽风、心力衰竭、四肢厥冷；风湿热、风湿性心脏病（热痹）引起的发热、鼻出血、腹痛、皮下结节、舞蹈病、四肢无力、关节肿痛、游走不定、心跳、抽风；滴虫、细菌性阴道炎（湿热型赤白带）引起的子宫颈糜烂、阴道瘙痒、白带增多、呈黄绿色、有臭味等。

【应用与配伍】 用治菌痢、阿米巴痢疾（湿热型血痢）引起的大便脓血，取其有抗痢疾杆菌和杀灭阿米巴原虫作用，常与抗痢疾杆菌的黄连、黄柏、秦皮等同用，以增疗效；用治滴虫、细菌性阴道炎（湿热赤白带）引起的阴道分泌物增多、有恶臭味、阴痒，取其有杀灭阴道滴虫作用，常与抗菌的苦参、蛇床子同用。

【处方举例】 白头翁汤：白头翁、黄连、黄柏、秦皮，用于湿热泻痢，热毒血痢。

【不良反应】 使用鲜白头翁全草捣烂后的白头翁素，对皮肤黏膜有强烈的刺激作用；接触眼部可引起流泪；吸入鼻腔可引起打喷嚏，吸入气管引起咳嗽；内服引起流涎、胃肠炎、血尿、心衰及呼吸衰竭而死亡。干燥久贮则局部刺激作用大为降低。

【注意点】 全国药用的白头翁，大约有20多种，品种混乱复杂。对阿米巴痢疾有特效的毛茛科植物白头翁的干燥根为正品，应选用。脾胃虚寒便溏者忌用；干燥久贮对局部刺激作用大为降低。

【用量与用法】 3~12克，单用15克，浓煎服之。或用6克，制成100毫升煎液，保留灌肠。

【特别提醒】 与抗阿米巴原虫药物相类似的其他药物还有：鸦胆子、苦参、防己。

第八节　抗鞭毛虫的药物

鸦　胆　子

【古歌诀】 鸦胆子苦　治痢杀虫
　　　　　　疟疾能止　赘疣有功

【药草成分】 本品含生物碱（鸦胆子碱、鸦胆宁）、甙类（鸦胆灵、鸦胆子甙）、鸦胆油等。

【作用与用途】 本品为杀鞭毛虫的药物。鸦胆子味苦，性寒。入大肠、肝经。具有清热解毒、杀虫、止痢、截疟的功效。现代认为有杀灭阿米巴原虫、阴道滴虫、抗疟原虫、血吸虫、鞭毛虫等作用；对赘疣癌细胞可使细胞核回缩，细胞坏死、脱落等；鸦胆子冷浸液可杀灭蚊子幼虫等。

用治蛔虫、绦虫、鞭虫等肠寄生虫；急、慢性阿米痢疾（冷痢）、疟疾（打摆子）、滴虫性阴道炎（湿热型白带）、外治痔疮、鸡眼疗（赘疣）、寻常疣（猴子）；鼻息瘤、乳头状瘤等。

【处方举例】治疗阿米巴痢疾：鸦胆子3克、白头翁9克、黄连6克、黄柏6克、秦皮6克、水煎服。分2次服。

【注意点】本品对胃肠肝肾均有损害，不宜多服久服。胃肠出血、肝肾病患者，应忌用或慎用。肝肾衰竭、胃肠出血、胃溃疡，应禁用，孕妇及小儿也忌服。

【不良反应】鸦胆子壳和种子均有毒；用量过大或直接吞服可致中毒，抑制中枢神经，损害肝肾，并引起内脏出血；其挥发油对皮肤黏膜有强烈的刺激作用。解救方法：早期催吐洗胃，口服牛奶和鸡蛋清，酌用泻药，并补液对症处理。

【用量与用法】治痢疾，每次10~20粒，每日3次，连用7天；治疟疾，每次10~20粒，每日3次，连用5~7天，去壳留仁，装胶囊吞服。或用龙眼肉包裹吞服。小儿酌减。要注意外用发扬，内服仅提倡或不用少用。可石榴皮代。

石榴皮 <small>（附石榴根皮）</small>

【古歌诀】石榴皮酸　能止精漏
止痢涩肠　染须尤妙

【药草成分】果皮含鞣质、伪石榴碱、异石榴皮碱、异槲皮甙、甘露醇、没石子酸、草酸钙等。

【作用与用途】本品为杀鞭毛虫的药物。石榴皮味酸涩，性温。入肺、肾、大肠经。具有固精涩肠、止泻杀虫的功效。现代认为对绿脓杆菌、弗氏痢疾杆菌、伤寒杆菌、大肠杆菌、结核杆菌、流感病毒、阿米巴原虫、绦虫、皮肤真菌等均有抑制和杀灭作用。

用治慢性肠炎、休息痢、阿米巴痢疾（寒湿型）等引起的肠功能下降、久泻不止、下血等滑脱症或脱肛；肾虚引起的梦遗滑精、精液自流、白头发；功能性子宫出血（肾虚型崩漏）及牛皮癣等。

【应用与配伍】用治久泻久痢、便血脱肛等证，可单味煎服或研末冲服；或配黄连、黄柏、干姜、甘草、当归、阿胶同用，治疗久痢不止而湿热邪未尽者。若脾胃虚弱、气虚下陷引起的脱肛久泻，可配黄芪、白术、柴胡、升麻等。古方治脱肛，用石榴皮、陈壁土、白矾浓煎熏洗，再加五倍子炒研敷托。用治蛔虫、绦虫、蛲虫，可配槟榔、鹤虱等驱虫药。此外，用治脾肾不足、冲任不固所致崩漏带下，可与黄芪、白术、龙骨、牡蛎、乌贼骨、升麻等同用。本品外用可治牛皮癣等。

【处方举例】1.黄连汤：黄连、黄柏、干姜、甘草、当归、阿胶、石榴皮，用于久泻久痢、便血脱肛。

2.石榴皮汤：石榴皮、当归、阿胶、艾叶、阿胶，用于冲任不固、崩漏下血。

【附】石榴根皮：为石榴树根的白皮入药。具有显著的驱虫作用，用于多种肠寄生虫病，如蛲虫、蛔虫、绦虫等。

【注意点】本品对胃有刺激性，胃、十二指肠溃疡者慎用。

【用量与用法】入煎剂可生用，入丸、散，可炒用。止血宜炒炭。3~10 克；根皮 10~15 克。

【特别提醒】与抗鞭毛虫药物相类似的其他药物还有：苦楝子。

第九节　驱钩虫的药物

槟　榔 (附大腹皮)

【古歌诀】槟榔辛温　破气杀虫

祛痰逐水　专除后重

【药草成分】槟榔又叫玉片等。本品含生物碱，主要为槟榔碱、槟榔碱有拟胆碱、鞣质和一种红色素（即槟榔红）等。

【作用与用途】本品为驱钩虫的药物。槟榔味辛苦，性温。入脾、胃、大肠经。具有行气利水、消积截疟、杀虫的功效。现代认为对猪肉绦虫能将全虫体驱出，对牛肉绦虫仅麻痹头部使之瘫痪，对蛲虫、钩虫、姜片虫均有麻痹作用；对金黄色葡萄球菌有抑制作用；有拟副交感神经作用；对平滑肌作用较明显，在适当剂量时，能加强肠管的张力和蠕动，有轻泻作用；能使胃黏膜分泌亢进；能使汗腺兴奋，汗液分泌增多；对甲型流感病毒、堇色毛癣菌有抑制作用；滴眼可使瞳孔缩小等。

用治猪肉绦虫、牛肉绦虫、姜片虫、钩虫、蛔虫、蛲虫等多种肠寄生虫病；肝硬化、肾脏炎（鼓症和水肿病）等病引起的小便不利、腹水、腹大胀满、下肢浮肿；菌痢引起的里急后重；疟疾（打摆子）及充血性和单纯性青光眼等。

【应用与配伍】驱杀绦虫，常与本品大量配伍南瓜子、雷丸等，以增强疗效；驱杀肠中的其他寄生虫，多与苦楝根皮、使君子、鹤虱、榧子等同用。用治食积气滞、上气喘逆，多与乌药、沉香、人参或枳壳同用；若治食积气滞、大便不爽、多与木香、香附、陈皮同用；若治泻痢滞下，里急后重者，多与黄连、木香、白芍等同用。治脚气肿痛，多与木瓜、吴茱萸同用；若治水肿胀满实证者，则当和泽泻、木通、猪苓等利水消肿药配伍。此外，与常山配伍治疗疟疾，以增强疗效减轻副作用。

【处方举例】1.化虫丸：使君子、鹤虱、槟榔、苦楝根皮、芜荑、铅粉、枯矾，用于诸虫证。

2.四磨饮子：人参、沉香、槟榔、乌药，用于食积气滞、上气喘逆。

3.木香槟榔丸：见大黄条。用于湿热积滞、大便不爽。

4.芍药汤：见白芍条。用于泻痢滞下、里急后重。

5.鸡鸣散：木瓜、吴茱萸、陈皮、槟榔、紫苏、桔梗、生姜，用于脚气肿痛。

6.疏凿饮子：泽泻、赤小豆、茯苓皮、槟榔、羌活、秦艽、商陆、大腹皮、生姜皮、椒目、木通，用于水肿胀满实证。

7.截疟七宝饮：常山、草果、槟榔、厚朴、青皮、陈皮、炙甘草，用于疟疾。

【附】 大肤皮为槟榔种子的外壳入药。具有降气、利水湿、健脾胃作用。用于肾脏炎（水湿停留的水肿病）引起的小便不利、浮肿等。

【注意点】 为广谱驱虫药。在治疗绦虫方面，对猪肉绦虫最好，治愈率达90%以上，疗效较为满意。治疗牛肉绦虫疗效差。但要注意，用新鲜槟榔切片，切片过早会影响驱虫作用；槟榔的副作用是恶心呕吐、腹泻、胃肠痉挛、腹痛。煎剂冷服，可减轻副作用；脾虚便溏或气虚下陷者不宜服用。

【用量与用法】 槟榔，常用量6~15克；若驱绦虫用量60~120克，水煎空腹服。量少无效；大肤皮3~10克。

第十节 杀丝虫的药物

斑 蝥

【古歌诀】 斑蝥有毒 破血通经
诸疮瘰疬 水道能行

【药草成分】 本品含斑蝥素、脂肪、树脂、蚁酸等。

【作用与用途】 本品为杀丝虫的药物。斑蝥味辛，性寒。入大肠、小肠、肝、胃、肾经。具有攻毒蚀疮、破血散瘀、引赤发疱的功效。现代认为对皮肤真菌、病毒等均有抑制作用；有杀死丝虫幼虫的作用；有刺激骨髓功能、升高白细胞作用；有抗炎作用；对皮肤有强烈的刺激作用；能引起皮肤充血，加速局部血液循环，有引赤发疱作用；有促雌激素作用及抗癌作用等。

用治贲门癌、食道癌、胃癌、肝癌、乳腺癌等恶性肿瘤；妇女输卵管积水（附件炎）引起的下腹有包块经闭、痛经；颈淋巴结核（瘰疬）、狂犬病（疯狗咬伤）、脑血栓形成、面神经炎（中风、面神经麻痹症）引起的口眼歪斜；黄疸性肝炎（湿热型黄疸病）、肝硬化(瘀血鼓症)、风湿痛（关节痛痹）、鼻炎（鼻渊）、酒渣鼻（红鼻子）及外阴白斑症等。

【应用与配伍】 用治恶疮，以斑蝥研末外敷。用治瘰疬，以之同白砒、青黛、麝香等研末，掺入疮口。而治诸癣，以之配伍樟脑、木槿皮浸酒外涂。

【处方举例】 1.斑蝥酒：斑蝥、樟脑、白酒，可治神经性皮炎。

2.斑蝥、巴豆研末，蜂蜜制作成赤小豆大，进行穴位敷贴，可治各种疾病，如风湿痛、神经痛等。贴阿是穴上，用胶布固定，8~24小时揭下，局部起小水疱，可用红霉软膏涂，以防感染。

【注意点】 1.本品有剧毒，内服剂量稍大，致心肝脾肺肾均有不同程度的损害，尤以心肝明显，可出现阵发性心动过速、恶心呕吐、腹泻、尿血、胃溃疡、有出血症，心肾功能不全，孕妇、皮肤湿疮糜烂者均禁用。

2.斑蝥对人的中毒量为0.6克，致死量为1.3~3克；斑蝥素致死量为30

毫克。中毒表现为消化道、泌尿系统及中枢神经系统症状。

【用量与用法】0.03~0.06 克，入丸散；外用适量。最好不内服，外用也要防中毒。

【特别提醒】与杀丝虫药物相类似的其他药物还有：青蒿。

第十一节　杀苍蝇的药物

烟　草

【古歌诀】烟草有毒　专作纸烟
　　　　　通情达理　能杀害虫

【药草成分】烟草，又有黄烟、烤烟、割烟等。含烟草碱、尼古丁等。

【作用与用途】具有杀农作物害虫、胃毒、触杀、熏杀等作用。
用于防治稻虱、稻蝽象、蚜虫、蓟马、苍蝇、红蜘蛛等多种农作物害虫等。

【应用与配伍】防治蚜虫、蓟马、红蜘蛛等害虫，常与石灰、肥皂同用。对杀死害虫可提高有效率。

【处方举例】防治稻虱、稻蝽象等害虫，可用卷烟厂烟草飞尘，直接喷粉，应放在有露水的早晨最好；防治蚜虫、红蜘蛛、蓟马等害虫，可喷烟草水。

诱杀苍蝇：将烟草研细末，加少量食糖，拌在米粥内，一盆米粥，可用七天。

烟草水的配制方法：将烟 0.5 千克撕碎，放 5 千克开水泡在盆里加盖，等到热水不烫手时，用手揉搓烟叶，直泡有高浓度的烟汁揉出，然后捞出烟叶，放在另外 5 千克清水继续揉搓，这样换水 4 次，即 5 千克烟揉浸出 20 千克烟草水，将 4 次揉出的烟草水全部混合，过滤后即可使用。

烟草肥皂的配制：将肥皂 100 克，用开水化开，倒入上述方法取得 20 千克烟草水中，再加入 10~15 千克清水搅拌即成。

烟草石灰水的配制：取生石灰 250 克，先用少量热水，把生石灰化开，倒在 20 千克水中，滤去渣质，做成清石灰水，再将制成的烟叶水 20 千克混合，再加 15~20 千克水搅拌均匀，即可使用。

【注意点】杀虫的有效成分是烟碱。烟碱易挥发，在日光和空气中变褐色而降低药效。所以，烟草水配制好后，应立即使用；石灰肥皂水均在临用前加入，烟草水如与石硫合剂混合使用，应随配随用。因石硫合剂含石灰，在用时，不必要加石灰。如有上述盛余者装瓷罐密封保存。烟碱容易溶于水，喷雾时应放在早晨，无风的晴天。

【用量与用法】每亩用原液 2 千克，加水 30 千克喷雾。

【特别提醒】与杀苍蝇药物类似的其他药物还有：蛇床子。

第十二节　灭蚊子的药物

藜　芦

【古歌诀】藜芦味辛　最能发吐

肠辟泻痢　杀虫消蛊

【作用与用途】藜芦又叫山葱等。具有杀虫、催吐作用。

用治白秃疮、疥疮、癣疮、湿疹、癫痫、脑血管意外、细菌性痢疾、灭蚊子、灭苍蝇等。

【应用与配伍】用治秃疮，以本品研细末，公猪油作膏，涂患处；治癣疮：藜芦15克、轻粉7.5克各为末，和匀，水调涂患处。

【处方举例】1.三圣散：藜芦、瓜蒂、防风，用于中风闭证及癫痫有痰浊壅塞胸中。

2.治头癣：藜芦适量，研末，凡士林作膏，涂患处。

3.杀苍蝇：藜芦适量，研末，加白糖或米粥，放盆中诱杀。

【注意点】1.本品毒性很大。一次口服干品30毫克，半小时左右即出现明显的血压下降，呼吸衰竭，但无呕吐现象。一次口服70毫克即出现口角发麻，咀嚼困难，剧烈呕吐腹泻，胸闷，直至昏倒。足见其涌吐作用，实际是引起的严重中毒表现之一。若内服0.9~1.5克，足可引起严重中毒，甚至危及生命，故今很少作内服药用。

2.本品反白芍、细辛、人参、沙参、玄参、苦参、丹参，不能与之同用。本品有毒，体虚及孕妇禁用。

3.南方用治血吸虫病的"黄花菜根"，别名藜芦，与本品不是一种药，入药时应当注意。

【用量与用法】外用适量，不作内服。

除　虫　菊

【古歌诀】除虫菊辛　红白两种

更杀诸虫　白花为佳

【药草成分】除虫菊又叫瓜叶除虫菊。含除虫菊素，即除虫菊甲素、除虫菊乙素等。

【作用与用途】本品为土农药。具有杀死农作物害虫及麻痹蚊子神经的作用等。

用治棉蚜、桑蚜、菜青虫、蚊子、苍蝇等。

【处方举例】除虫菊制成驱蚊子的蚊香。应在每天晚上黄昏时，在室内点燃蚊香，烟雾在室内空气中，蚊子闻以后"头昏"，或"晕倒"而坠地，中毒而死。

【注意点】蚊香不使用时，容易受潮，怕光和热，使蚊香变质而影响效果。应密封放干燥阴凉处保存。用药液时，应随配随用，不可久放，也可装陶瓷盆内密封保存。以免失效。

【特别提醒】与灭蚊子药物相类似的其他药物还有：蛇床子。

第十三节　杀虱和跳蚤的药物

百　　部

【古歌诀】百部味甘　骨蒸劳瘵
　　　　　杀疳蛔虫　久咳功大

【药草成分】百部又叫百部根。含多种生物碱，如百部碱、百部定碱、原百部碱、次百部碱。

【作用与用途】本品为杀灭诸虱的药物。百部味甘苦，性微温。入肺经。具有润肺止咳、杀虫灭虱的功效。现代认为对结核杆菌、痢医杆菌、伤寒杆菌、金黄色葡萄球菌、白色葡萄球菌、溶血性链球菌、肺炎双球菌、绿脓杆菌、白喉杆菌、流感病毒、堇色巨癣菌等多种皮肤真菌有抑制作用。对大肠杆菌、变形杆菌、炭疽杆菌、枯草杆菌、鼠疫杆菌等有较强的抗菌作用；镇咳祛痰，对支气管平滑肌痉挛有松弛作用，较缓慢而持久。此外，还有杀灭农作物害虫和诸虱的作用等。

　　　　用治百日咳、肺结核、慢性气管炎（肺痨型咳嗽）等引起的新久阴虚咳嗽；牛皮癣（银屑病）、湿疹（四弯风）、阿米巴痢疾（寒湿痢）、蛔虫病、蛲虫病、阴道滴虫、头虱、体虱、阴虱；农作物害虫，如椿象、天牛、跳蚤、苍蝇及皮肤瘙痒症等。

【应用与配伍】用治新久咳嗽、肺痨咳嗽都有良效。均可单用本品煎浓汁服。通常配入复方用，如以本品配荆芥、桔梗、紫菀等治伤风咳嗽；同紫菀、贝母、葛根、石膏、竹叶并用，治小儿肺热咳嗽烦热。近年来，常配伍三七、白芨、贝母等药治疗肺结核；也可用百部制成糖浆，治小儿肺结核。

　　用治蛲虫病，以生百部 30 克，浓煎取汁 30 毫升，睡前保留灌肠，每日 1 次，5 天为一疗程，制煎剂内服，治小儿蛔虫、疳积亦良。以百部水煎或醇浸液外搽或冲洗，治头虱、体虱、虱卵、疮疥、银屑病、跳蚤、阴道滴虫等均有较好效果。

【处方举例】1.止咳散：见紫菀条。用于伤风咳嗽。

　　　　　　2.百部丸：百部、麻黄、杏仁蜜制服，用于肺寒咳嗽。

　　　　　　3.月华丸：见贝母条。用于肺虚咳嗽。

　　　　　　4.取生百部 1 千克，加水 8 千克，放锅内煮 15 分钟，共煮 3 次，混合在一起，药液大约 20 千克，备用。用时配石硫合剂杀虫最好。再加水 20 千克，喷小麦 2 亩。

【注意点】杀虫宜生用；润肺镇咳蜜炙用；本品伤胃滑肠，故脾虚便溏者忌用。

【用量与用法】内服：煎汤，3~9 克，浸酒或入丸、散，外用适量。煎水洗或研末调敷。

闹 羊 花

【药草成分】闹羊花又叫黄牯牛花、黄杜鹃花等。含马醉木素、杜鹃草素等,其作用有胃毒、触杀和熏杀三种方法等。

【作用与用途】闹羊花鲜叶 20 千克,加水 80 千克,捣烂浸泡 24 小时后,榨去原液,每亩用药液 7~10 千克,施用时每千克原液加水 2 千克,稀释后喷雾。如麦田,每亩 7 千克,并加肥皂或碱面 5 克。防治臭虫和跳蚤,将闹羊花叶花平铺在臭虫床铺上的席子下,上面垫上被褥,臭虫接触后,7 天内全部死光,并能驱杀跳蚤。

【注意点】本品有剧毒,在配制和喷雾时,需戴口罩,并顺风喷雾或在无风的早晨喷雾,戴手套,防止药液接触皮肤,以免发生中毒。如桑树、蔬菜、果树,喷雾后,过 10 天左右,才能畏蚕或食用。

【特别提醒】与杀虱和跳蚤药物相类似的其他药物还有:硫磺。

第十四节 灭 鼠 药

狼 毒

【古歌诀】狼毒味辛 破积癥瘕
恶疮鼠瘘 止心腹痛

【作用与用途】狼毒又叫狼青草、大猫儿眼草等。狼毒味辛,性平。功能是行血破积、消痰杀虫。现代认为平喘化痰、消炎及抑制皮肤真菌、灭鼠等。
用治慢性气管炎(湿痰型)引起的咳嗽痰多、气喘;腹腔肿瘤(瘀血型积聚)引起的腹中有包块、痞闷疼痛;颈淋巴结核(瘰疬)引起的淋巴腺肿大,或溃后遗留的久不愈合的瘘管伤口;各种癣疮及灭老鼠等。

【应用与配伍】治卒心腹癥坚、两胁下有气结者,用狼毒60克、旋覆花 30 克、炮附子 60 克,捣筛蜜和,丸如赤小豆大,服 2 丸,以利为度,治一切食积、痰积、虫积、气积、痞块疼痛、胸膈三腹膑胀、饮食不消、面黄肌瘦。治淋巴结核,无论溃与未溃,皆可以狼毒煎煮制成膏外敷;以狼毒、蒲公英各 60 克煎膏外敷,能促进淋巴结核伤口愈合。

【处方举例】1.灭鼠:狼毒适量,晒干研末,用面粉调匀做成饼(毒饵),诱鼠来吃,可毒杀。
2.治疗慢性气管炎,以狼毒制成煎剂或丸剂,每次剂量相当于干品 0.5~0.3 克,每日 3 次,饭后服,有较好的平喘化痰及消炎作用。

【注意点】本品有毒,体虚及孕妇慎用或禁用;不宜内服,只能外用,外用适量。

【用量与用法】0.3~0.6 克。

(李 岩)

第七章　有机肥和土农药

第一节　有机肥

牡　蛎

【古歌诀】牡蛎微寒　涩精止汗
　　　　　崩漏胁痛　老痰祛散

【药草成分】牡蛎又叫牡蛎壳等。本品含80%~95%的碳酸钙及硫酸钙，并含镁、铝、硅、氧化铁及有机质等。

【作用与用途】牡蛎是制作土有机肥的原材料。牡蛎味咸，性微寒。入肝、胆、肾经。具有益阴清热、平肝潜阳、镇惊安神、涩精止带、敛汗化痰等功效。现代认为中和胃酸；能软化病理组织，能使肿块消散，或缩小；此外，还有镇静、抗惊厥、降血脂、抗凝血、抗血栓等作用。

　　　　用治高血压、高血压脑病（肝阴不足型肝阳上亢）引起的头晕目眩，口歪偏瘫；慢性胃炎、胃溃疡（胃阴不足型胃痛）引起的胃脘痛、胃酸过多；慢性阴道炎（湿热型白带）引起的阴道分泌物增多，呈黑红色、恶臭味；神经衰弱（阴虚型）引起的遗精滑精、自汗盗汗、烦躁不安、惊悸失眠；颈淋巴结核（瘰疬）；病后体虚缺钙（热灼真阴）引起的手足抽搐；子宫出血（崩漏）；酸中毒，可作农作物磷肥等。

【应用与配伍】用治肝阳上亢、头晕目眩，或肝风内动，口歪偏瘫等证，常与代赭石、牛膝、龙骨、白芍、龟板等平肝熄风药同用。若热病后期，热灼真阴、虚风内动、手足抽搐者，则须配伍育阴熄风的生地、白芍、麦冬、阿胶、鳖甲、龟甲等。用于阳气燥动、心神不安、失眠多梦者，可与朱砂、黄连、生地、麦冬等同用。治疗自汗，常配伍黄芪、麻黄根、浮小麦；用治肾虚不固、遗精滑精，常与龙骨、莲须、芡实、沙菀子同用。本品配伍龙骨、海螵蛸、山药、茜草、生地、白芍等，可治赤白带下及崩漏出血。用于痰核瘰疬，常配伍软坚散结的玄参、贝母等。肝脾肿大，常与丹参、泽兰、鳖甲等软化肝脾药同用。此外，本品煅研末服还治胃痛吞酸。

【处方举例】1.镇肝熄风汤：见代赭石条。用于肝阳上亢，头晕目眩。

　　　　　　2.大定风珠：见白芍条。用于热灼真阴，虚风内动。

　　　　　　3.桂甘龙牡汤：桂枝、甘草、龙骨、牡蛎，用于阳气燥动，惊悸失眠。

　　　　　　4.牡蛎散：牡蛎、黄芪、麻黄根、浮小麦，用于自汗。

　　　　　　5.金锁固精丸：沙菀子、龙骨、牡蛎、莲须、芡实、莲子，用于肾虚不固、遗精滑精。

6.消瘰丸：见贝母条。用于痰核瘰疬。

7.土磷酸二氢钾：取草木灰、煅牡蛎粉各 2 千克，加水 30 千克，放锅内煮沸 10 分钟，过滤去渣，即成"土磷酸二氢钾"。应在谷雨前后在小麦拔节期喷雾。可使小麦茎秆粗壮，颗粒饱满，是增产粮食的有效方法。也可用喷雾果树。

【药物相互作用】牡蛎和龙骨均有镇静催眠作用。牡蛎兼有软化病理组织的作用，而龙骨则无此作用。两味药物均能止动悸。牡蛎偏于止胸膜动悸，龙骨偏于止脐下动悸。因两味药物各有所长，作用不完全相同，不能代替龙骨。牡蛎和龙骨合用能加强镇静催眠作用等。

【注意点】1.镇静镇痛解热软化病理组织，生用效果较好；煅用则滞而带燥，收敛固涩作用较强。

2.高热脉实无汗者或虚寒者均忌服。

【用量与用法】15~30 克，入汤剂当先煎，育阴潜阳、镇惊安神、软坚散结宜生用；收敛固涩，宜煅用。外用适量为末，可作扑粉。

硼 砂

【古歌诀】硼砂味辛　疗喉肿痛
　　　　　膈上痰热　噙化立中

【药草成分】硼砂又叫月石等。本品主要为四硼酸钠。

【作用与用途】本品为防干旱的农药。硼砂味辛咸，性寒。入肺胃大小肠。具有清热化痰解毒等功效。现代认为煅硼砂对羊毛样小孢子癣菌、肺炎双球菌、脑膜炎双球菌、溶血性链球菌、金黄色葡萄球菌、白色念珠菌、白喉杆菌、布鲁氏杆菌、伤寒杆菌、痢疾杆菌、大肠杆菌、绿脓杆菌、炭疽杆菌、变形杆菌等均有抑制作用。硼砂对皮肤黏膜有收敛保护作用。此外，还是植物的微量元素，可减少植物水分蒸发，有抗旱作用等。

　　　　用治急性咽炎（失音）、急性扁桃体炎（单双蛾）、口腔炎（口舌生疮）、小儿鹅口疮（白色念珠菌感染）、齿龈炎（牙龈炎）、急性眼结膜炎（火眼）、霉菌性阴道炎（癣菌感染）、泌尿系感染（热淋）等。

【应用与配伍】用治肺胃郁火、口舌生疮、咽喉肿痛、声音嘶哑等痰火症，常配冰片、玄明粉、朱砂研末吹患处。而治目赤肿痛，或目生翳膜者，可用本品溶液洗眼，或配伍冰片、玄明粉、炉甘石等制成点眼剂。用于鹅口疮，可配冰片、雄黄、甘草末，蜜水调涂。用治痰火内盛、痰黄黏稠，不易咳出、久咳声哑、喉痛等证，常配伍贝母、青黛、天花粉等清热化痰药。此外，本品与天冬、柿霜合用，治肺阴虚肺燥、干咳少痰之证。

【处方举例】1.冰硼散：冰片、硼砂、玄明粉、朱砂，用于咽喉肿痛。

2.白龙丹：硼砂、冰片、玄明粉、炉甘石，用于目赤肿痛或目生翳膜。

3.四宝丹：硼砂、冰片、雄黄、甘草，用于鹅口疮。

4.取硼砂 0.5 千克，加水 50 千克，放锅内煮沸 15~20 分钟，过滤去渣备用。在谷雨前后、小麦拔节期喷雾，可预防植物水分的蒸发和消耗，起到防旱抗旱作用。

【注意点】1.本品不作内服。生用防腐力大，煅用吸湿力强。

2.忌与含生物碱、酸类药物配伍。

3.长期内服，能致肾脏损伤，胃黏膜受伤而致下泻，应慎用。老年人、肾功能衰竭者禁用，有胃病者不用。

【用量与用法】内服 0.9~1.5 克，入丸散；外用，研细末，撒患处或溶水洗。

第二节　土农药

胆　矾

【药草成分】胆矾又叫蓝矾等。含硫酸铜。

【作用与用途】本品为皮肤黏膜药。胆矾酸涩辛，性寒。入胆经。具有涌吐风热痰涎，外用有燥湿收敛、催吐消瘀的功效。现代认为有较强的抑制霉菌作用，对农作物病毒、细菌均有抑制作用。

用治癫痫（羊羔风）、急性扁桃体炎（单双蛾）、牙周炎（牙疳）、口腔炎（口舌生疮）、砂眼、眼缘炎（椒疮和烂眼边）、疥疮（疥虫感染）、食物中毒；小麦黑穗病、水稻烂秧、辣椒炭疽病、苹果早期落叶病、腐烂病、轮纹斑病、葡萄炭疽病、黑豆病、褐斑病、白粉病、霜霉病及多种果树病害等。

【应用与配伍】用于涌吐风痰癫痫，可单用研末，醋汤调下。用于咽喉肿痛、痰证壅塞，常配伍僵蚕为末，吹喉取涎。用治误食毒物，可单用研末化水，内服催吐即可。用治风眼赤烂，以之烧研泡汤洗目。用于牙疳配儿茶、胡黄连，研末外敷。

波尔多液的配制方法：1∶1，先将1千克硫酸铜和1千克生石灰，分别放入80千克水中化开，滤取渣子，制成硫酸铜液和石灰液，然后同时倒入一个缸中，稍搅拌即可。也可将硫酸铜液慢慢倒入石灰液中，随倒随搅拌，即成天蓝色波尔多液。

【注意点】波尔多液对植物叶面有损害，应喷洒均匀；对铁器有腐蚀性，不可用铁器配药装药，应用陶器，随配随用，以免放置过久而沉淀。本品有毒，应注意用量。外用适量，如滴眼用千分之一的溶液。体虚者忌服。内服对胃有刺激性，能引起反射性呕吐。还能刺激口腔，对心、肝、肾有直接毒性作用。能引起溶血性贫血。解救的方法：立即洗胃、导泻，服解毒剂依地酸二钠钙，若酸中毒可补充碳酸氢钠溶液；若溶血，可用氢化可的松，必要时输新鲜血液或对症治疗。

【用量与用法】外用适量研末调敷，若洗眼睛则应配制千分之一水溶液。用于农作物原液 100 千克，加水 500~1000 千克喷雾。

石　灰

【古歌诀】石灰味辛　性烈有毒

辟虫立死 堕胎甚速

【药草成分】石灰又叫白灰等。含氧化钙。

【作用与用途】本品为保护皮肤药。石灰味辛，性温。入肺经。具有凝血止血、杀虫、促进组织再生的作用。对公共厕所、病人粪便及痰污染地面有消毒作用；对农作物害虫有杀灭作用。用治外伤出血、水火烫伤、癣疮、湿疮等。治小麦白粉病、黄锈病及灭多种农作物害虫等。

【应用与配伍】治疗外伤出血，即以陈石灰、生大黄同炒，至石灰呈桃红色，去大黄，将石灰研末外掺；石灰与肥皂、硫磺、胆矾同用，对杀死农作物害虫有协同作用等。

【注意点】本品有毒，只能外用，不可内服，制成石灰乳剂，但化学性质不稳定，时间长了就失效。应随配随用。

【用量与用法】对病人排泄的粪便、咳吐的痰涎等污染的地面，也可用生石灰，撒地面一层为宜，可杀死地面的细菌、病毒、害虫等。

硫　磺

【古歌诀】硫磺性热　扫除疥疮
　　　　　壮阳逐冷　寒邪敢当

【药草成分】硫磺又叫黄硇砂、石硫磺等。纯品主含硫。本品内服后在肠内一部分变为硫化物或硫化氢。

【作用与用途】本品为杀菌杀虫剂。硫磺味酸，性热。入肾、心包经。外用，善治疥癣、湿疮等皮肤病。有解毒杀虫作用；内服补火壮阳、驱寒逐冷、通大便。现代认为内服后在胃中不起变化，在肠中转变为硫化氢，刺激肠壁，促进肠蠕动软化粪便而发生腹泻；外用与皮肤炎症分泌物接触，则形成硫化碱，具有吸收炎症分泌物，局部应用对皮肤有溶解角质作用，对杀灭寄生虫和细菌作用最佳；为矿物质杀虫杀螨杀菌剂；对白粉菌科真菌孢子有选择性杀灭作用等。

用治男、女生殖机能减退症、性神经衰弱（命门水衰）等疾病引起的男子阳痿、遗精早泄、阴茎不举、妇女白带增多、腰膝冷痛、不育症；老年人下焦虚冷便秘；疥癣、湿疹、秃疮、天疱疮、黄水疮；慢性气管炎（肾不纳气喘咳）、神经性皮炎、蛲虫病、白癜风；小麦白粉病、黄锈病、小麦黑穗病、赤霉病、瓜类茄子白粉病、梨黑心病、葡萄黑豆病、苹果花腐病、桃缩叶病、炭疽病、菌核病及褐腐病等。

【应用与配伍】用治顽癣瘙痒，可配枯矾、冰片等同用。治疥疮单用硫磺为末，香油调涂，或配伍大枫子、轻粉、黄丹等。用于阴蚀瘙痒之证，可配伍蛇床子、明矾。对于顽固恶疮漫肿不作脓，或皮破血流、湿烂流水，以及天疱疮等，可与荞麦粉外敷。用治命门火衰而致阳痿、小便频数，可与鹿茸、补骨脂、益智仁等温肾助阳药。肾虚寒喘，常配附子、肉桂、黑锡等温里药。本品与半夏合用，又治虚寒性便秘。此外，用治脏寒而致冷泻不止者，可配伍补骨脂、肉豆蔻、吴茱萸等温肾暖脾、涩肠止泻药。

【处方举例】1.黑锡丹：见沉香条。用于肾虚寒喘。

2.半硫丸：见半夏条。用于老年人虚寒便秘。

3.石硫合剂的配制方法：取优质生石灰 1 千克，细硫磺粉 2 千克，加水 10~15 千克。将石灰加水调成石灰乳，加足水，并以棍插入锅中，记下液面高度，然后加热煮沸，将硫磺粉用少量调成糊状，慢慢倒入石灰乳中，不断搅拌，同时补充失去的水量，大火煮沸 40 分钟后，待药液变成红褐色即可停火。放药液冷却后过滤，除去渣质，即成石硫合剂原液，熬成原液可达波美 20~28 度。

【注意点】1.本品有毒。内服须精制。方法是与豆腐同煮后生用。不可久服多服，以防中毒，阴虚火旺及孕妇忌用。畏朴硝。

2.硫磺内服中毒量 10~20 克，在肠内形成硫化氢，为剧烈的神经毒物，并可抑制某些酶的活性。应用未纯化或未经炮制的硫磺，还可引起砷中毒。

【用量与用法】入丸散 0.3~0.6 克，外用适量。

【特别提醒】与土农药相类似的其他药物还有：烟草。

（李　岩）

第八章　预防各种传染疾病的药物

第一节　预防麻疹疾病的药物

紫　草

【古歌诀】紫草咸寒　能通九窍
　　　　　利水消膨　痘疹最要

【药草成分】紫草又叫硬紫草、软紫草等。本品含乙酰紫草醌，水解后得紫草素，结构似维生素 K，为萘醌衍生物等。

【作用与用途】预防麻疹病的药物。紫草味咸甘，性寒。入心肝经。具有凉血解毒、透疹、滑肠通便、利水开窍的功效。现代认为对心脏小剂量兴奋，大剂量呈抑制作用；对京科 68-1 病毒、流感病毒有抑制作用；对乙型肝炎抗原（HBsAg）能产生抑制免疫反应；抗金黄色葡萄球菌、大肠杆菌、伤寒杆菌、绿脓杆菌及羊毛状芽孢癣菌；抗炎和解热；对心脏有明显的兴奋作用；对麻醉动物可降压；有明显的抗垂体促性腺激素及抗绒毛膜促性腺激素的作用，并有避孕作用。此外，本品还能阻止肝素的抗凝血，有一定的抗肿瘤作用；由于兴奋心脏，有促进血液循环，有促使毒素较快排泄的作用。

用治麻疹（初期疹出不畅）、乙型黄疸性肝炎（湿热型黄疸病）、中毒性痢疾（血痢）、胃溃疡（紫草对幽门螺旋杆菌有杀灭作用）、淋病、尿结石（石淋、热淋）、红斑性狼疮（毒疮）、丹毒（大头瘟和下肢流火）、痈疽疮毒（无头疽）、婴儿尿布皮炎、下肢溃疡（湿疮臁疮）。对流感、麻疹有预防作用。

【应用与配伍】用治血热毒盛、痘疹欲出不透，或斑疹因血热毒盛、色不红活等症，可与大青叶、牛蒡子、连翘、黄连、葛根、红花等同用。用于痈疽溃疡、火伤、冻伤等症，可与当归、白芷、血竭等配伍，熬膏外敷。

【处方举例】1.紫草快斑汤：紫草、赤芍、蝉蜕、甘草、木通，用于痘疹血热、欲出不透。

2.生肌玉红膏：紫草、当归、白芷、血竭、白蜡、轻粉、甘草、麻油，用于痈疽溃疡、火烧、冻伤。

【注意点】胃肠虚弱，大便滑泄者慎用。

【用量与用法】3~10 克，外用适量，熬膏外敷。预防麻疹的用量。6 个月至 1 岁，3 克；2~3 岁，6 克；4~6 岁，9 克；7~12 岁，12 克；水煎分 3 次服，连服 3 天。

第二节　预防流脑乙脑腮腺炎的药物

大青叶

【古歌诀】大青气寒　伤寒热毒

　　　　　黄汗黄疸　时疫宜服

【药草成分】大青叶又叫板蓝根叶等。本品含色氨酸、靛红烷 B_1、靛甙、黄色素、鞣质、山大青甙等。

【作用与用途】预防流脑、乙脑、腮腺炎病的药物。大青叶味苦，性寒。入心胃经。具有清热凉血、解瘟疫毒的功效。现代认为有解热作用；对金黄色葡萄球菌、表皮葡萄球菌、溶血性链球菌、绿色链球菌、卡他球菌、绿脓杆菌、白色葡萄球菌、炭疽杆菌、肠炎杆菌、脑膜炎双球菌、大肠杆菌、流感病毒、乙型脑炎病毒、腮腺炎病毒、昆虫媒介病毒有抑制作用；对黄疸出血群沃尔登型、七日热型亦有杀灭作用；有兴奋子宫、增强机体免疫机能等作用。

　　　　用治流脑、乙脑、猩红热、败血症（温病、暑湿、疫喉痧、疔疮走黄）等疾病引起的邪入营血、吐血、鼻出血、烦渴、高热昏迷、咽喉肿痛、发斑发疹；急性传染性肝炎（湿热型黄汗症）；急性传染性淋巴细胞增多症（有传染型瘰疬）、流行性感冒（时疫）、流行性腮腺炎（痄腮）、急性扁桃体炎（单双蛾）、口腔炎（口舌生疮）、牙龈炎（牙肿痛）、疱疹性角膜炎（翳障）、白喉（疫喉）、风湿热（热痹）引起的关节红肿热痛、游走不定、鼻出血、皮肤有红斑点或出血点、咽喉肿痛；可预防乙脑、流脑、白喉、肝炎、腮腺炎、流感等。

【应用与配伍】用治热毒喉痹、丹毒、痈肿、口疮，常与黄芩、黄连、栀子、玄参、丹皮等并用。若用于外感热病、邪入营血、高热昏迷、温毒发斑等，多配伍紫草、赤芍、丹皮等凉血清心、解毒化斑药。

【处方举例】清热大青汤：犀角（水牛角代）、大青叶、栀子、淡豆豉，用于热入营血、温毒发斑。

【不良反应】大青叶的大剂量长期毒性实验可使肝脏发生肝窦扩张瘀血，肝细胞普遍萎缩和肝细胞肿胀变性两种形式的变化。

【注意点】大青叶多用于病毒感染；板蓝根多用于细菌感染。脾胃虚寒便溏者忌用。

【用量与用法】常用量6~9克　大剂鲜品可用至20~30克，外用适量，鲜品可捣烂敷痈肿。

第三节　预防白喉的药物

牛　膝 （附土牛膝）

【古歌诀】牛膝味苦　除湿痹痿
　　　　　腰膝酸痛　小便淋沥

【药草成分】牛膝又叫怀牛膝、川牛膝等。本品含昆虫变态激素、三萜皂甙、并含牛膝甾酮；川牛膝含异怀苋甾酮等。

【作用与用途】本品为预防白喉的药物。牛膝味苦酸，性平。入肝、肾经。具有补肝肾、强筋骨、活血通经的功效。现代认为牛膝有三通作用。第一使月经通畅，小便通利，大便通泻及苦泄下降，降上炎之火，治疗泌尿系感染之小便淋沥不快及附件炎之经闭。第二是扩张血管，降低血压，降低全血黏度，溶解血栓和解痉作用，能使头部和上半身血液"下行"，从而减轻头部充血，治疗脑血管痉挛之头痛。第三，作药引、引导其他药物的药力"下行"，达到下半身，治疗下半身疾病。此外，还有利尿、镇痛、兴奋子宫、抗生育、抗早孕、降血糖、增强免疫功能、抗感染作用；怀牛膝有恢复肾功能，消除蛋白尿的作用；促脱皮甾醇能改善肝功，降低血浆胆固醇等作用。

　　　　　用治坐骨神经所致的腰胯痛、肾虚腰痛、风湿腰痛、瘀血腰痛、跌打损伤瘀血肿痛、子宫瘀血腹痛、充血性和脑血管痉挛性头痛；慢性风湿关节炎、类风湿性关节炎（肝肾虚、瘀血型痛痹）引起的腰膝酸痛、四肢拘挛，屈伸困难；输卵管积水、卵巢囊肿（气滞瘀型癥瘕）引起的月经不通、痛经、下腹痛、有包块；子宫收缩无力（肝肾虚）引起的子宫复位不全、产后瘀血腹痛、胎儿死腹中、胎衣不下及难产；泌尿系感染、尿路结石、前列腺炎、前列腺肥大（瘀血型和感染型的热淋石淋）等泌尿系统疾病引起的混浊蛋白尿、尿血尿痛、尿石腰痛；高血压、高血压脑病、脑血栓形成（肝阳上亢瘀血型中风）等疾病引起的头晕目眩、口眼歪斜、半身不遂、昏倒不省人事；神经炎（肝肾阴虚型痿症）引起的下肢痿软无力、腰膝酸软、不能久立或湿热浸淫、肢体痿软无力、麻木、灼烧感、小便赤浊热痛等。

【应用与配伍】用治妇女瘀血阻滞所致的月经不调、痛经、经闭、癥瘕等证，常配伍活血调经的当归、川芎、赤芍、益母草。若属寒凝血滞，可再加入桂枝、吴茱萸，若气滞血瘀，尚须加香附、柴胡等行气药。治难产，可单用本品酒蒸服，或配伍川芎、红花等。对于产后瘀阻、胎衣不下，常与当归、瞿麦、冬葵子、蒲黄等同用。用治跌打损伤、瘀肿疼痛，多与红花、桃仁、延胡索、当归等药配伍。对于血分有热、血热动血、吐衄出血者，常配伍凉血止血的侧柏叶、白茅根、小蓟、生地等药。若阴虚火旺、虚火上炎、口舌生疮、牙龈肿痛，须配伍滋阴降火的麦冬、生地、石膏、知母。用治肝阳上亢、头晕目眩，或肝风内动、口眼歪斜、半身不遂、跌扑不知人事等，多与平肝潜阳熄风药配合应用，如龙骨、牡蛎、代赭石、龟板、白芍、玄参等。若风湿痹证、腰膝软弱

四百味药性歌括解

酸痛者，常配伍祛风湿药，如羌活、独活、秦艽、细辛、防风等。用于肝肾亏损、精血两虚、腰脚酸痛、筋骨无力，常与补肝肾、益精血、强筋骨的龟板、熟地、锁阳、当归、白芍等同用。此外，本品有湿热下注，关节红肿热痛，筋骨拘挛之证，当与苍术、黄柏、薏米仁合用。用治湿热淋痛，或血淋涩痛，可配冬葵子、滑石、瞿麦、木通、竹叶等利尿通淋药。

【处方举例】1.万病丸：见干漆条。用于癥瘕腹痛。

2.脱花煎：见红花条。用于产后瘀阻、包衣不下。

3.玉女煎：石膏、牛膝、生地、麦冬、知母，用于虚火上炎、口疮牙痛。

4.镇肝熄风汤：见代赭石条。用于肝阳上亢，头晕目眩。

5.虎潜丸：见龟甲条。用于肝肾亏虚、筋骨无力。

6.四妙丸：见薏米仁条。用于湿热下注，脚气肿痛。

7.牛膝汤：牛膝、当归、通草、滑石、瞿麦，用于血淋涩痛。

【附】"土牛膝"。为牛膝野生品种，泻火解毒，用治咽喉肿痛、白喉。

【注意点】1.本品临床应用，尚有四川的"川牛膝"和河南"怀牛膝"之分，川牛膝偏于活血通经，用于瘀血阻滞、经脉不通；怀牛膝偏于补肝肾、强筋骨，用于肝肾不足的腰膝软弱无力；土牛膝可防治白喉传染病的咽喉肿痛。

2.本品以沉降下行为主，能堕胎，故脾虚泄泻，遗精滑精，妇女月经过多及孕妇均当忌服。

【用量与用法】6~15克，补肝肾当盐水炒用；逐瘀血及引血下行，生用或酒妙用；止血妙炭。

【特别提醒】与预防白喉药物相类似的其他药物还有：板蓝根。

第四节　预防痢疾的药物

马齿苋

【古歌诀】马齿苋寒　利便杀虫
　　　　　青盲白翳　癥痢咸治

【药草成分】马齿苋又叫马屈菜、长寿菜。本品含烟酸、皂甙、鞣质、尿素等。并含硝酸钾、氯化钾、硫酸钾及钾盐。又含大量L-去甲基肾上腺素和多巴胺及少量多巴。

【作用与用途】本品为预防痢疾的药物。马齿苋味酸、性寒。入大肠、肝脾经。具有清热解毒、止痢止血、散瘀消肿、杀虫的功效。现代认为是收缩血管的止血药，并能缩短凝血时间；对金黄色葡萄球菌、溶血性链球菌、卡他球菌、脑膜炎双球菌、白喉杆菌、大肠杆菌、痢疾杆菌、伤寒杆菌、真菌等均有不同程度的抑制作用。此外，对子宫平滑肌有兴奋作用，增强肠蠕动，抗氧化，延缓衰老，利尿等。

用治菌痢、急性胃肠炎（湿热型血痢）等疾病引起的腹泻或大便脓血；急性眼结膜炎、角膜炎（火眼）等眼睛疾病生翳肿痛、视物不清；输卵管卵巢积血（瘀血型癥瘕）引起下腹有包块而肿痛；慢性阑尾炎（肠痈初起）、钩虫病、蜈蚣咬伤；预防痢疾作用等。

【应用与配伍】用治热毒血痢，可单用本品煎服，或用鲜品捣烂取汁，煎沸入蜜和服，亦可与赤芍、黄连、车前草等同用。用治泄泻痢疾。古方尚可治目赤翳障。此外以本品煎汤内服、外洗或鲜品捣烂外敷，还可治痈疽疮毒。治痔疮出血、本品配凤尾草、地榆、槐角同用，治崩漏下血有凉血止血之效。

【处方举例】防治细菌痢疾：马齿苋30~60克，水煎服。也是野生菜，可做菜食用。

【注意点】脾胃虚寒、滑肠泄泻者忌服。

【用量与用法】内服 10~15 克，鲜品 30~60 克，外用适量，捣敷患处。

【特别提醒】与预防痢疾药物相类似的其他药物还有：大蒜。

（李　岩）

四百味药性歌括解

第九章　对消化系统有作用的药物

第一节　恢复胃肠功能的药物（温脾胃药）

生姜 （附炮姜、干姜、生姜皮）

【古歌诀】生姜性温　通畅神明

　　　　　痰咳呕吐　开胃极灵

【药草成分】生姜又叫鲜姜等。本品含挥发油，其中主要为姜醇、姜烯、姜酚、龙脑等。

【作用与用途】恢复胃肠功能药。生姜味辛、性微温。入脾、胃、肺经。为"呕家圣药"。有醒神、止呕、散风寒、温肺止咳的功效。现代认为能促进消化液分泌，增进食欲，保护胃黏膜，抗胃溃疡；能兴奋血管运动中枢，呼吸中枢，心脏，升高血压；镇吐，镇痛，抗感染，消肿，发汗，抑菌；对皮肤真菌有抑制作用；可杀灭阴道滴虫等。

　　　　用治伤风感冒、气管炎（肺有寒邪的咳嗽）等疾病引起的头痛无汗、发冷发热、鼻塞流涕、咳嗽痰多；慢性胃炎、慢性结肠炎、胃、十二指肠（脾胃虚寒型胃脘痛）等消化系统疾病引起的胃肠功能减退、恶心呕吐、腹胀腹泻、消化不良、胃腹冷痛；呼吸心脏循环衰竭（中恶气）引起的突然昏倒、血压低、四肢厥冷、休克；解半夏、生南星、鱼虾、毒蘑菇等引起的中毒；湿疹、滴虫性阴道炎及神经痛等。

【应用与配伍】用治中恶昏倒或中风痰迷，可用本品捣汁冲服，有祛痰醒神之效。用于胃寒呕吐，常与半夏同用。若肺有寒邪、痰多咳嗽，多与杏仁、紫苏、陈皮等同用。治疗风寒、感冒轻症，常与红糖或葱白煎汤服。

【处方举例】1.小半夏汤：半夏、生姜，用于胃寒呕吐。

　　　　　　2.杏苏散：见紫苏条。用于风寒感冒、痰多咳嗽。

【附】干姜性大热，温中散寒、回阳，偏于治里寒。用于肚子冷痛，呕吐腹泻。

【附】炮姜：将本品炒至黑色，内老黄色为宜。苦温。具有温中止血作用，适用于寒性呕血、便血、子宫出血及寒性泄泻等。

【附】生姜皮是鲜姜浸水中泡软，用刀刮去外皮，晒干即成生姜皮。具有利水消肿作用，用于小便不利、水肿病等。

【注意点】1.干姜和附子比较：干姜温中散寒，能促进血液循环，服后胃有温热感，主要用于胃肠功能减退所致的腹部冷痛、便溏，其效力强而持久；附子大热，回阳强心作用显著作用于全身，其效力迅速而不久留。前人经验认为，附子走而不守，干姜无附子不热，干姜和附子合用，有强心作用。附子配干姜毒性大减。

2.姜用量不宜过大，过大对胃、肾、舌、咽喉均有刺激性，特别对肾脏刺激能引起刺激性肾脏炎，为缓和姜的刺激性，故入煎剂时配甘草、大枣缓解。

3.阴虚内热，血热妄行、咽干痛、大便干结、孕妇、肝肾功能不全、高血压、各种出血症、表虚自汗者均禁用。

【用量与用法】生姜 3~9 克；干姜 1.5~6 克，炮姜 1.5~6 克，生姜皮 3~9 克。

小茴香

【古歌诀】小茴香温　能除疝气
　　　　腹痛腰痛　调中暖胃

【药草成分】小茴香又叫茴香子、小香等。本品含挥发油，其中主要为茴香醚、小茴香酮、维生素 A 类物质。

【作用与用途】暖肝温肾、散寒理气药。小茴香味辛，性温。入肝肾脾胃经。具有暖肝温肾、行气止痛散寒的功效。现代认为对胃肠有温和刺激作用，能减少胃肠气胀，恢复胃肠功能，增加胃肠分泌，排除肠内腐败秽浊气体、对消化不良、嗳气和鼓胀有缓解作用；对胃肠痉挛性疼痛及跌打损伤引起的疼痛有缓解作用；能刺激胃肠血管，使神经兴奋，全身血液加快，对神经衰弱引起的消化不良，腹部冷痛有缓解作用。此外，调节水分代谢，挥发油能增加肠蠕动，腹气胀时，能促进气体排出，减轻腹胀疼痛，对胃溃疡胃酸分泌有抑制作用，并促进胆汁分泌，促进肝组织再生等。

用治嵌顿性疝、睾丸结核、睾丸炎（狐疝、小肠疝、寒疝）等疾病引起的睾丸肿痛、少腹疝气疼痛、腰痛、阴囊冰冷抽痛、睾丸鞘膜积液之阴囊积水状如水晶；慢性胃炎（脾胃虚寒型胃脘痛）引起的胃酸过多、胃肠功能减退、脘腹冷痛、腹胀、消化不良；神经官能症引起的下腹绞痛、下腹神经痛、肾虚腰痛；慢性盆腔炎（虚寒型宫冷症）引起的子宫功能下降、经寒、少腹痛。

【应用与配伍】用治寒疝腹痛，多与木香、乌药、肉桂、青皮等同用。若治妇女经寒、少腹痛，多与桂枝、艾叶、香附、川芎、当归等同用。用治脘胀冷痛、呕吐食少，多与干姜、高良姜、香附、附子等同用；兼脾虚者，可加党参、白术。

【处方举例】1.天台乌药散：见乌药条。用于寒疝腹痛。

2.少腹逐瘀汤：炒小茴香、炒干姜、延胡索、川芎、桂枝、赤芍、炒五灵脂、蒲黄、当归、没药，用于经寒、少腹痛。

【注意点】本品性温助火、热症，阴虚火旺及睾丸炎由湿热引起者均忌用。也作食物调味料使用。

【用量与用法】内服，煎汤 3~9 克；或入丸，散。外用，研末调敷或炒热温熨。

草豆蔻

【古歌诀】草豆蔻辛　治寒犯胃

　　　　　作痛呕吐　不思饮食

【药草成分】草豆蔻又叫草蔻、草叩等。本品含挥发油，其中主要为豆蔻素、山姜素等。

【作用与用途】恢复胃肠功能药物。草豆蔻味辛，性温。入脾、胃经。具有燥湿健脾、温胃止呕、散寒止痛及收敛止泻的功效。现代认为有促进胃液分泌和肠蠕动的作用。

　　　　　用治慢性胃肠炎、胃溃疡、慢性结肠炎（寒湿型泄泻）等消化系统疾病引起的胃肠功能减退、脘腹冷痛、痞满食滞、呕吐清涎、消化不良、久泻不止等。

【应用与配伍】用治脾胃虚弱、寒湿郁滞、不思饮食等，常与白术、砂仁、陈皮等同用。如治胃痛，可与木香、香附、延胡索等药同用。用于寒湿阻胃、气逆作呕，常与吴茱萸、半夏、生姜同用。

【处方举例】厚朴温中汤：厚朴、干姜、茯苓、木香、草豆蔻、陈皮、甘草，用于寒湿伤中、不思饮食。

【注意点】1.草豆蔻与白豆蔻性味相同，都能理气，但白豆蔻偏于理胃气，草豆蔻偏于健脾燥湿。

　　　　　2.湿热及阴虚有热者忌用。

【用量与用法】1.5~4.5 克，入汤剂后下。

丁　香

【古歌诀】丁香辛热　能除寒呕

　　　　　心腹疼痛　温胃可晓

【药草成分】丁香又叫母丁香与公丁香等。本品含挥发油，主要成分为丁香油酚，乙酰丁香油酚又含鞣质、齐墩果酸等。

【作用与用途】恢复胃肠功能的药物，公丁香味辛，性热。入肺、脾、胃、肾经。具有温中降逆、温肾助阳、除寒止痛的功效。现代认为能使肠黏膜充血，刺激胃肠神经，胃液分泌增多，增加消化力，加强肠蠕动，故有健胃驱风作用；有局部麻醉止痛作用；另有抗感染、抗腹泻、利胆、抗血小板聚集、抗血栓形成等作用；对金黄色葡萄球菌、卡他球菌、肠炎杆菌、痢疾杆菌、结核杆菌、布氏杆菌、皮肤真菌有显著的抗菌效力；对伤寒杆菌、绿脓杆菌等也有抑制作用。此外，还有杀虫、兴奋子宫、降压、止呕作用等。

　　　　　用治慢性胃肠炎、霍乱（脾胃寒湿型泄泻）引起的心腹冷痛、呕吐泄泻、腹胀肠鸣、呃逆、消化不良等。肾上腺皮质功能减退症（命门火衰）引起的阳痿等。外用可治脓肿、乳腺炎、发癣、手足癣、体癣、湿疹、神经性皮炎及蛔虫、钩虫等。

【应用与配伍】用治虚寒呃逆，常与降气的柿蒂配伍。用治胃寒呕吐，可与降逆止呕的半夏同用。如脾胃虚寒、食少吐泻之症，可与白术、砂仁同用。用治肾虚阳痿、阴冷、寒湿带下等症，可与附子、肉桂、巴戟天等同用，以增强温肾助阳之功。用治痈疽、乳疮、单用研末敷患处。

【处方举例】1.丁香柿蒂汤：丁香、柿蒂、人参、生姜，用于胃寒呃逆、呕吐。

2.丁香散：单用丁香研末吞服，用于脾胃虚寒、腹冷吐泻。

【注意点】畏郁金，忌同用，热证忌服。孕妇禁用。

【用量与用法】1.5~3 克。外用适量。

【特别提醒】与恢复胃肠功能药物相类似的其他药物还有：桂枝、高粱、红糖、柿子、饴糖、肉桂。

第二节　助消化的药物（消食药）

神　曲

【古歌诀】神曲味甘　开胃进食

破结逐痰　调中下气

【药草成分】神曲又叫六神曲、健曲等。本品含酵母菌、维生素 B 复合体、酶类、蛋白质。

【作用与用途】本品为助消化的药物。神曲味辛甘，性温。入脾、胃经。具有消食化积、健脾和胃的功效。现代认为能使淀粉易于发酵糖化，促进消化食物，有增进食欲的作用。此外，还有减少乳汁分泌及止泻作用。

用治伤食肠炎、小儿单纯性消化不良（脾虚食积型泄泻）引起的消化不良、食积胀满、腹泻；乳汁分泌过多症。

【应用与配伍】用治饮食积滞、消化不良、脘腹胀满，常与麦芽、山楂、乌梅、木香等温中行气之品配伍应用。此外，丸剂中有矿石药品难以消化吸收者，可用本品糊丸以助消化。

【处方举例】1.保和丸：见山楂条。用于食积不消、脘闷腹胀。

2.枳实导滞丸：见枳实条。用于饮食积滞、湿热内生。

【注意点】1.本品以六种药物混合发酵制成，凡经发酵之品，因有酵母菌存在，有健胃作用。与其他药物同煎会破坏有效成分，或酵母菌被杀死，而失去健胃作用。所以，在它药煎妥后，候温加入，以免神曲破坏。

2.自古到今一直将神曲炒焦，从现在起以生用为宜。以免杀死酵母菌而失去健胃作用。服有配伍神曲的丸、散，服药后，忌服抗菌药，以免杀死酵母菌而失去健胃作用。

3.胃阴不足，口干舌红的萎缩性胃炎、胃酸过多者忌用。

4.有个处方写六神曲、建曲。中药房有神曲、药房不敢取药的现象。六神曲是以六种药物混合研粉发酵而成，故名六神曲；建曲是福建省产的以地名命名的，故建曲。六神曲、建曲、神曲三个名称是一种药，应注意。

【用量与用法】6~15克，生用为宜，禁止炒焦用，以免杀死酵母菌而失去疗效。

谷 芽

【古歌诀】谷芽甘平　养胃健脾
　　　　　饮食停滞　并治不饥

【药草成分】本品含淀粉、蛋白质、脂肪、B族维生素等。

【作用与用途】谷芽味甘、性平。具有消食养胃、健脾的功效。现代认为有促进消化，增进食欲作用。

用治脾胃虚弱所致的谷食停滞、胸腹胀满、消化不良、食欲不振等。

【应用与配伍】用于脾胃虚弱、谷食停滞、消化不良、食欲不振，常配白术、砂仁、甘草同用。

【用量与用法】10~15克。生用和中；炒用偏消食；炒焦善化积滞。

【特别提醒】与助消化药物相类似的其他药物还有：山楂、麦芽、鸡内金、马铃薯。

第三节　具有解痉镇痛作用的药物（理气药）

良 姜（附红豆蔻）

【古歌诀】良姜性热　下气温中
　　　　　转筋霍乱　酒食能攻

【药草成分】良姜又叫高良姜、风姜等。本品含挥发油，主要成分为1，8-桉叶素、桂皮酸钾酯。此外，尚含高良姜素、高良姜酚等。

【作用与用途】为解痉镇痛药。高良姜味辛，性热。入脾、胃经。具有温胃散寒、祛风行气、止痛止呕的功效。现代认为能旺盛胃壁血液循环，恢复胃肠功能，促进消化液分泌，故有温胃健脾的作用；对肠管有双向调节作用；抗血栓形成及抗溃疡作用；对溶血性链球菌、葡萄球菌、肺炎双球菌、白喉杆菌、结核杆菌、炭疽杆菌、枯草杆菌、白色葡萄球菌等均有不同程度的抑制作用。

用治慢性胃炎、结肠炎、胃、十二指肠溃疡（寒湿型胃脘痛）等消化系统疾病引起的胃肠功能减退、脘腹冷痛、喜温喜按、喜热饮、口吐清水或清涎、消化不良、呕吐腹泻、腿转筋、膈肌痉挛、嗳气及乙醇中毒；冷空气进入胃内（寒邪伤中）引起的胃冷而剧痛。

【应用与配伍】古方多为单用，后世多配伍其他温胃行气药同用。用治寒邪伤中、气机不畅、胃脘冷痛，常与香附同用。用治胃寒气逆、呕吐清水等症，常与半夏、生姜同用。

【处方举例】治疗冷空气吸入胃中（寒邪伤中）所致的气机不畅，胃脘冷痛：高良姜 6 克，香附 6 克，水煎服。

【不良反应】本品对胃有刺激性，脾胃虚弱者，不宜单独用本品，因防其刺激性太大，常与党参、白术配用，可缓和对胃的刺激性副作用。

【附】红豆蔻：本品为种子名，性味功能相同，善于散寒燥湿，消食解酒。

【用量与用法】1.5~6 克。

沉 香

【古歌诀】沉香降气　暖胃追邪
　　　　　通天彻地　气逆胃佳

【药草成分】沉香又叫海南沉香、材沉香等，本品含挥发油，主要成分为苄基丙酮、对甲基苄基丙酮等。

【作用与用途】本品为解痉镇痛药。沉香味辛，性温。入脾胃肾经。具有降气止呕、散寒暖胃、温肾助阳、行气止痛的功效。现代认为可促进消化液分泌，明显促进胆汁分泌，解痉镇痛，镇静；对人型结核杆菌、伤寒杆菌、福氏痢疾杆菌等均有抑制作用。

用治慢性胃炎、胃、十二指肠溃疡、过敏性结肠炎、胃神经官能症（中焦受寒型寒凝气滞）等消化系统疾病引起的胃脘冷痛、膈肌痉挛、呕吐暖逆、消化不良、胸腹胀痛；肾上腺功能减退症（命门火衰）引起的男子精冷早泄、女子不孕、月经不调、肚子冷痛。

【应用与配伍】用治寒凝气滞、胸腹胀痛，常与乌药、木香等同用。用治脾胃虚寒积冷、脘腹胁肋胀痛，常与肉桂、附子、干姜等同用。若命门火衰、手足厥冷、脐腹疼痛，又当配附子、丁香、麝香等同用，以回阳救急。用治脾胃虚寒、呕吐呃逆、经久不愈者，常与丁香、白豆蔻、紫苏同用为散，柿蒂煎汤送服。用治肾不纳气的虚寒性气逆喘急之症，常与熟地、补骨脂、五味子及人参、蛤蚧、胡桃仁等同用。用治男子精冷早泄，可与附子、阳起石、补骨脂等同用，取其补火暖肾之功。此外，与肉苁蓉、当归、枳壳等同用，治大肠气滞、虚闭不行，亦取本品有温中暖肾、行气导滞的功效。

【处方举例】1.沉香四磨汤：沉香、乌药、木香、槟榔，用于寒凝气滞、胸腹胀痛。

2.沉香桂附丸：沉香、肉桂、附子、干姜、川乌、高良姜、小茴香、吴茱萸，用于脾胃虚寒积冷、脘腹胁肋胀痛。

3.黑锡丹：附子、肉桂、黑锡、硫磺、阳起石、破故纸、葫芦巴、金铃子、沉香、木香、肉豆蔻、小茴香，用于肾不纳气的虚寒性气逆喘急。

【注意点】1.沉香以色黑质重、树脂显著者、入水下沉者或进口沉香质量最好，国产的质量最差。

2.阴虚火旺、气虚下陷及孕妇慎用。

【用量与用法】1~3 克。入煎剂应后下，亦可磨汁或入丸散。

香橼

【古歌诀】香橼性温　理气舒肝

　　　　　化痰止呕　胀痛皆安

【药草成分】本品含橙皮甙、柠檬酸、苹果酸、维生素 C 及挥发油等。

【作用与用途】解痉镇痛的药物。性温。具有疏肝理气、和中止痛、化痰止呕的功效。现代认为抗感染、抗病毒、促进胃肠蠕动、健胃及祛痰。

　　　　　用治（肝气不舒型胃胁痛）脾胃气滞引起的胸脘痞满、两胁胀痛、呕吐食少；气管炎（肝气犯肺）引起的咳嗽痰多、胁胀痛。

【应用与配伍】用于肝气不舒、脾胃气滞、肝胃不和、两胁胀痛、呕吐食少，常与陈皮、香附、甘松等同用。本品配半夏、茯苓、生姜等，还可治痰多咳嗽。其理气燥湿化痰作用与橘皮相似。

【用量与用法】3~9 克。

荜茇

【古歌诀】荜茇味辛　温中下气

　　　　　痃癖阴疝　霍乱泻痢

【药草成分】本品含胡椒碱、挥发油，油中主要成分为丁香烯、芝麻素等。

【作用与用途】本品为解痉镇痛药。荜茇味辛，性热。具有温中下气、散寒止痛的功效。现代认为有抗惊厥作用；还能降低总胆固醇、耐缺氧、抗心肌缺血，并有镇静镇痛作用等。

　　　　　用治慢性胃炎、慢性痢疾、过敏性结肠炎、胃神经官能症（虚寒型）等疾病引起的胃肠功能减退、寒泻冷痢、呕吐、寒痰结聚、气不通畅、两胁肚腹冷痛、消化不良；牙痛、关节痛、寒疝腹痛、下腹神经痛等。

【应用与配伍】用于胃寒呕吐、呃逆，气滞胸腹胀痛等证，轻者可单用本品煎服，与生姜、高良姜等温脾暖胃药并用更佳。用治寒泻冷痢、寒疝疼痛，常与吴茱萸、香附、乌药等温肝肾、行气滞药物配伍。而治寒邪外束、火郁于内的牙痛，研末涂敷局部即效，煎汤含漱亦良。

【处方举例】1.大己寒丸：荜茇、肉桂、炮姜、高良姜，用于中寒积冷，心腹冷痛。

　　　　　2.荜茇丸：荜茇、木香、附子、胡椒、肉桂、干姜、诃子皮、厚朴，用于脾胃虚寒、腹痛吐泻。

【注意点】产在我国云南和印度尼西亚的荜茇气味相似、品质优，越南的质量最次；脾胃有湿热者忌服。

【用量与用法】3~6 克。外用适量。

佛 手

【古歌诀】佛手甘温　理气宽胸

　　　　　疏肝解郁　胀痛宜用

【药草成分】本品含柠檬油素及微量香木叶甙和橙皮甙等。

【作用与用途】本品为解痉镇痛药。佛手味辛苦酸，性温。入肺、脾、胃、肝经。具有疏肝解郁、理气宽胸的功效。现代认为对心血管系统有兴奋作用，大剂量有抑制作用；有祛痰平喘及解痉镇痛作用等。

　　　　　用治胃神经官能症、慢性胃炎、慢性肝炎（肝气郁滞型胃脘痛）等疾病引起的胃脘胀痛、胸闷呕吐、食欲不振、消化不良、嗳气；气管炎（肝气犯肺型咳喘症）引起的咳嗽痰多等。

【应用与配伍】用于肝郁气滞、肝胃不和、胃脘胀痛、胸闷呕吐，常与香附、木香、青皮等疏肝理气、宽胸解郁药同用。本品燥湿化痰力量和缓，主治久咳痰多、胸膺作痛，可与郁金、丝瓜络、枇杷叶等同用。

【处方举例】治疗病毒性肝炎。佛手30克，败酱草15克，水煎服。

【注意点】佛手的健胃作用比陈皮强，但祛痰作用不及陈皮。在临床应用时，健胃多选佛手，祛痰多选陈皮。

【用量与用法】6~9克，大剂可用至30克。

荔枝核

【古歌诀】荔枝核温　理气散寒

　　　　　疝瘕腹痛　服之俱安

【药草成分】本品含皂甙、鞣质、α-甘氨酸。

【作用与用途】本品为解痉镇痛药。荔枝核甘，性温。入肝经。具有疏肝理气、散结止痛、散寒行滞的功效。现代认为可使血糖下降、肝糖原降低，有降血脂、抗氧化、解痉镇痛等作用。

　　　　　用治慢性睾丸炎、附睾结核、小肠疝气（寒滞肝脉型疝气）等疾病引起的睾丸肿痛、少腹气聚胀痛；慢性胃炎（脾胃虚寒型胃脘痛）引起的胃脘冷痛；更年期综合征（肝气郁滞型月经痛）引起的妇女寒凝瘀滞、气血刺痛、痛经；子宫功能下降（寒凝型腹痛）引起的子宫不能复归、产后腹痛、少腹冰冷等。

【应用与配伍】用于肝郁气滞、寒滞肝脉所致的疝气腹痛、睾丸肿痛，常与小茴香、青皮等分为散，白酒调下；也可配橘核、山楂、枳壳、乌药煎服。此外，本品配木香为散服，治心腹胃脘疼痛；配香附为散服，又可用治妇女寒凝瘀滞、气血刺痛。

【处方举例】1.荔香丸：荔枝核、木香，用于心腹胃脘疼痛。

　　　　　2.疝气内消丸：荔枝核、小茴香、青皮、吴茱萸、川楝子、沉香、肉桂、甘草、白术、丝瓜炭、炮姜、大茴香、补骨脂、制附子、橘核、枳壳，用于肝郁气滞、疝气腹痛。

【注意点】肝经湿热下注所致的睾丸红肿热痛者禁用。

【用量与用法】4.5~9克或入丸散。

陈　皮

【古歌诀】陈皮辛温　顺气宽膈

　　　　　留白和胃　消痰去白

【药草成分】本品含挥发油、橙皮甙等。

【作用与用途】本品为解痉镇痛药。陈皮味辛苦，性温。入肺、脾经。具有理气健脾、燥湿化痰、润肺开胃的功效。现代认为有调胃肠，助消化，解痉，祛痰平喘，升压，兴奋心脏，扩张冠脉，利胆，降低血清胆固醇及刺激呼吸道黏膜，减少呼吸道炎症产物，有祛痰作用；对葡萄球菌有抑制作用等。

用治急、慢性气管炎、支气管哮喘、肺气肿、渗出性胸膜炎（湿痰和痰饮型咳嗽）等上呼吸道疾病引起的咳嗽痰多、稀白、痰多不利；胃神经官能症、过敏性结肠炎（肝气犯胃型胃脘痛）等疾病引起的郁怒或情绪紧张发生的腹痛腹泻、嗳气、痛连两胁、恶心呕吐、消化不良等。

【应用与配伍】用治脾胃气滞、脘腹胀痛，常与木香、砂仁、枳壳等行气药同用。属痰湿者，常与半夏、苍术、厚朴，兼脾虚者，可加白术、党参、白扁豆。用治肝气乘脾、腹痛泄泻，常与防风、白术、白芍同用，以泻肝补脾止泻。用治咳嗽痰多、胸闷不畅，多与半夏、茯苓、甘草同用。此外，常以本品少量与补益药同用，有防止补药滋腻伤胃之功。

【处方举例】1.平胃散：苍术、厚朴、陈皮、甘草，用于湿滞中焦、脾胃不和。

　　　　　　2.参苓白术散：见白术条。用于脾虚湿盛、腹胀泄泻。

　　　　　　3.痛泻要方：见白芍条。用于肝气乘脾、腹痛泄泻。

　　　　　　4.二陈汤：半夏、茯苓、陈皮、甘草，用于脾虚痰多咳嗽。

【注意点】本品即橘皮，偏于健脾理气、燥湿化痰，作用较缓，临床上多用于疏利中、上二焦的气机；青皮偏于疏肝理气，作用较猛，临床上多用于疏利中、下二焦的气机。若肝脾同病，或肝胃不和，二药可同用；气虚吐血者慎用；无气滞和湿痰者不宜用。

【用量与用法】3~10克。

青　皮

【古歌诀】青皮苦温　能攻气滞

　　　　　削坚平肝　安胃下食

【药草成分】本品含挥发油、对羟福林、维生素 B_1 等。

【作用与用途】本品为解痉镇痛药。青皮味辛苦，性温。入肺、脾经。具有疏肝理气、破气滞、散结止痛的功效。现代认为能促进消化液分泌，排除肠内积气，解痉，利胆，祛痰平喘的作用，并能兴奋呼吸，升高血压，健脾消食。

用治胃神经官能症、过敏性结肠炎、慢性胃炎、胃、十二指肠溃疡、慢性肝炎（肝气犯胃型胃脘痛或肝气乘脾型的泄泻）等疾病引起的胃脘胀痛、痛连两胁、嗳气，因烦恼而作痛或情绪紧张而发生腹痛腹泻、恶心呕吐、食积不消；妇女输卵管积水（气滞血瘀型癥瘕）引起的乳房胀痛、经行不畅、下腹有包块；急、慢性气管炎（湿痰型咳嗽）等疾病引起的咳嗽痰多、气喘等。

【应用与配伍】用治肝郁气滞、胸胁或乳房胀痛，常与柴胡、枳壳、香附、郁金等同用，共奏疏肝解郁、理气止痛之功。用治乳痈，多与蒲公英、瓜蒌、鹿角霜、橘叶等同用。若治寒疝腹痛，常与乌药、小茴香、木香、槟榔等同用。用治疟疾热多寒少、胸脘痞满者，多与黄芩、柴胡、草果等同用。治食滞痰滞气致的脘腹胀痛、食少吐泻等症，又常与神曲、山楂、麦芽等消食导滞、理气止痛药同用。用治气滞血瘀的癥瘕积聚，多与三棱、莪术、丹参等同用。

【处方举例】1.瓜蒌牛蒡汤：瓜蒌仁、牛蒡子、天花粉、黄芩、栀子、连翘、皂角刺、金银花、青皮、陈皮、柴胡、甘草，用于乳痈肿痛。

2.天台乌药散：见乌药条。用于寒疝腹痛。

3.青皮丸：青皮、山楂、麦芽、神曲、草果，用于食积腹胀。

4.清脾饮：厚朴、白术、青皮、草果、柴胡、茯苓、黄芩、半夏、甘草，用于热多寒少的疟疾。

【禁忌证】气虚多汗，肝细胞坏死、肝胃阴不足等均禁用。

【用量与用法】3~10克，疏肝宜醋炒用。

木 香

【古歌诀】木香微温　散滞和胃
　　　　　诸风能调　行肝泻肺

【药草成分】木香又叫广木香等。本品含挥发油和木香碱等。

【作用与用途】本品为解痉镇痛药。木香味辛，性温。入肝胆脾胃大肠经。具有健脾胃、舒肝行气、消胀止痛、消食止泻、安胎的功效。现代认为具有双向调节胃肠道，促进消化液分泌，抗溃疡，利胆，松弛气管平滑肌，利尿，促进纤维蛋白溶解、降压、抑制子宫的作用；对大肠杆菌、痢疾杆菌、枯草杆菌、伤寒杆菌、白色葡萄球菌、羊毛样小孢菌均有抑制作用。

用治慢性胆囊炎、肝炎（气滞型胁痛）等疾病引起的胆绞痛、胸腹胀闷感；胃神经官能症、胃溃疡、慢性胃炎（肝气犯胃型胃脘痛）等疾病引起的胸腹胀痛、食少吐酸水、消化不良；慢性肠炎、休息痢、霍乱（中寒型泄泻）等疾病引起的呕吐泄泻、腹痛、腿抽筋；痢疾引起的里急后重等。

【应用与配伍】适用于湿热或食积泻痢、胃肠气滞、脘腹疼痛、里急后重等症。治湿热泻痢，与黄连同用。治食积泻痢，与青皮、枳实、槟榔等同用。用治肝胃气滞、胸腹胀痛，常与香附、陈皮、砂仁等同用。用治肝郁气滞、湿热交蒸所致的胁肋胀痛，甚则攻窜剧痛、口苦苔黄，甚或黄疸，常与疏肝理气的柴胡、白芍、川楝子及清热利湿的茵陈、大黄、金钱草等同用。用治中虚气滞、脾失运化、胃失和降所致脘腹满闷、呕恶食少、消化不良等，常与砂仁、党参、白术等同用。若食积不消、脘腹胀痛，还可与砂仁、枳实、白术同用，以健脾开胃，消食化滞。

【处方举例】1.香连丸：见黄连条。用于湿热泻痢。

2.木香槟榔丸：见大黄条。用于食积泻痢。

3.柴胡疏肝散：见枳壳条。用于肝郁气滞、胁肋胀痛。

4.香砂六君子汤：木香、砂仁、党参、白术、茯苓、甘草、陈皮、半夏，用于中虚气滞、脾胃不和、脘闷食少。

5.香砂枳术丸：见枳实条。用于食积不消、脘腹胀痛。

【药物的相互作用】木香与香附的药性不同点是：木香重在调理脾气，多用于胃腹胀满；香附重在理肝气，解肝郁，多用于胁痛，月经不调。木香为理气要药，能入脾胃，为治食积反胃、腹痛、泻痢的常用药物，对消化不良、虫积腹痛、腹部胀满，则在驱虫药剂中加木香一味，对减轻腹痛有帮助，对痢疾引起的里急后重者更适用。一般认为用煨木香，但不经煨也有效。补益方剂中加木香，能醒脾健胃，能帮助补益药吸收，同时减轻补益药的腻滞，有防止胸闷食减的作用。

【注意点】1.有燥热、阴虚血热、口干舌燥者忌用，必要时与补益药和滋阴药同用，减轻燥性。

2.入煎剂需后下，不宜久煎，以免影响药效。行气导滞镇痛止泻，粉剂冲服效果最佳。

3.行气滞宜用生木香、止泻宜用煨木香。至于"泻肺"的说法，古书虽有记载，临床极少使用。

【用量与用法】3~9克，水煎服或入丸，散。

檀 香

【古歌诀】檀香味辛　开胃进食
霍乱腹痛　中恶秽气

【药草成分】本品含挥发油、氢化桂皮酸、对甲基氢化桂皮酸等。

【作用与用途】本品为解痉镇痛药。檀香味辛，性温。入脾胃经。具有理气散寒止痛、开胃进食的功效。现代认为可促进消化液分泌，胆汁分泌；抗心律失常及抑菌作用等。

用治霍乱、急性胃肠炎（寒湿型泄泻）等疾病引起的上吐下泻、腹痛、腿转筋；冠状动脉硬化性心脏病（气滞血瘀型胸痹）引起的心肌梗死、心绞痛；胃神经官能症（寒凝气滞型胃痛）引起的胸腹疼痛；食道癌（噎膈）引起的饮食不下等。

【应用与配伍】用治气滞血瘀、胃脘疼痛者，常与丹参、砂仁同用，有活血散瘀、行气止痛之功。若寒凝气滞、胸腹疼痛者，常与行气散寒止痛药如木香、乌药、丁香、白豆蔻、藿香等合用。近年来以本品配伍荜茇、延胡索、高良姜、冰片等药，治疗胸腹绞痛，宽胸理气、散寒止痛。此外，用治噎膈饮食不下者，可与茯苓、橘红为末，人参汤调下，有开胃止呕的作用。

【处方举例】1.丹参饮：见丹参条。用于气滞血瘀、胃脘疼痛。

2.宽胸丸：见延胡索条。用于胸痹绞痛。

【注意点】阴虚火旺，血热吐衄者慎用。

【用量与用法】3~6克，煎服，宜后下；或入丸、散。

刀　豆

【古歌诀】刀豆甘温　味甘补中

气温暖肾　止呃有功

【药草成分】豆刀又叫菜刀豆。本品含尿素酶、血细胞凝集素、刀豆氨基酸、淀粉、蛋白质、脂肪等。

【作用与用途】解痉镇痛药。刀豆味甘，性温。具有温胃暖肾、降气止呃的功效。现代认为有解痉挛、健脑、抗肿瘤、抗病毒作用。

用治胃神经官能症、慢性胃炎（脾肾双虚型寒性呃逆）等胃肠疾病引起的胃功能下降、胃腹冷痛、呃逆等。肾虚腰痛及膈肌痉挛等。

【应用与配伍】用于寒性呃逆，常与丁香、柿蒂、沉香等同用。以本品4粒，包于猪腰子内、烧熟食，治肾虚腰痛。

【处方举例】刀豆子15克，小茴香9克，水煎温热服。可治慢性胃炎、肾虚腰痛。

【不良反应】本品含有一种凝集素与一种溶血素，在烹饪时温度不够，时间过短，食后可致中毒，表现为中毒性肠胃炎，当及时催吐、洗胃、补液，对症处理。中药取绿豆30~50克，甘草10~15克，水煎服解毒。

【用量与用法】10~15克。

九香虫

【古歌诀】九香虫温　胃寒宜用

助阳温中　理气止痛

【药草成分】本品含脂肪、蛋白质、甲壳质、硬脂酸、棕榈酸、油酸等。

【作用与用途】本品为解痉镇痛药。九香虫味咸，性温。具有温脾胃、宽胸膈、理气止痛的功效。现代认为有抑菌、促进新陈代谢作用等。

用治慢性胃炎、胃神经官能症（胃寒气滞型胃脘痛）寒凝气滞引起的胸胁脘腹冷痛；肾上腺皮质功能减退症（命门火衰）引起的阳痿、腰膝酸痛等。

【应用与配伍】用于胃寒气滞或肝气犯胃、胃脘胀痛，可配香附、高良姜、延胡索、香橼等理气之品。亦可治疗肾虚阳痿、腰膝酸痛，常配伍菟丝子、淫羊藿、巴戟天、肉苁蓉、杜仲。

【注意点】脾胃有湿热或有实火便秘者忌服。

【用量与用法】3~6克。或入丸、散。

玫瑰花

【古歌诀】玫瑰花温　疏肝解郁
　　　　　理气调中　行瘀活血

【药草成分】本品含挥发油、槲皮甙、苦味质、脂肪油、有机酸等。

【作用与用途】本品为解痉镇痛药。玫瑰花味甘微苦，性温。入肝脾经。具有疏肝解郁、调中醒脾、活血调经的功效。现代认为可促进胆汁分泌，对心肌缺血有一定的保护作用。

用治胃神经官能症、胃炎、胆囊炎（肝气犯胃型胃脘痛）等疾病引起的肝胃不和、胸胁胀痛、恶心呕吐、胃纳不佳；更年期综合征、咽喉神经官能症（痰气郁结型梅核气）等疾病引起的膈肌痉挛、呃逆、咽中有异物感吐不出、咽不下、月经不调、瘀血经闭、痛经等。输卵管、卵巢囊肿（瘀血型癥瘕）引起的下腹有包块、经行不畅、痛经、经闭等。

【应用与配伍】用于肝胃不和、胸胁脘腹胀痛、呕恶少食等症，常与香橼、佛手、厚朴、代代花等同用。若治妇女血滞、经行不畅，可配当归、川芎、泽兰、益母草等。用治损伤瘀血作痛，又多与桃仁、红花、当归尾等同用。

【处方举例】治疗胃神经官能症（肝气犯胃型胃脘痛）引起的肝区痛：玫瑰花6克，香附12克，水煎服。

【注意点】山刺玫作用相似玫瑰花，也可入药。无玫瑰花可用山刺玫代。

【用量与用法】1.5~4.5克，最大是9克。

川楝子

【古歌诀】楝子苦寒　膀胱疝气
　　　　　中湿伤寒　利水之剂

【药草成分】川楝子 又叫金铃子等。本品含脂肪油、苦楝素、楝树碱、山柰醇、树脂、鞣质等。

【作用与用途】本品为解痉镇痛药。川楝子味苦，性寒。入心肝小肠膀胱经。具有行气止痛、清肝火、除湿热、杀虫祛头屑功效。现代认为对猪蛔虫有杀灭作用，但临床应用杀虫作用不及川楝根皮；对铁锈色小芽孢癣菌、白色念珠菌、新生隐球菌均有抑制作用。

用治胆囊炎、胆结石、胆道蛔虫病（气郁化火型胃脘痛）引起的胃脘灼痛、口干口苦、泛酸嘈杂、自觉痛处有热感、舌质红、脉弦数；睾丸炎、嵌顿性疝、阴囊鞘膜积液（水疝和狐疝）；蛔虫、蛲虫等病及头癣等。

【应用与配伍】用治肝郁化火、胸胁疼痛，舌红脉弦数者，常与延胡索同用，以疏肝泄热、行气止痛。若肝郁气滞、痛经，可再加香附、益母草、红花、当归等行气活血药。用于寒疝腹痛，当配伍温里散寒止痛的吴茱萸、小茴香、木香、乌药等。治蛔虫腹痛，可配伍槟榔、鹤虱等。此外，本品研末或作软膏涂敷，可治头癣。

【处方举例】1.金铃子散：川楝子、延胡索，用于肝郁化火、胸胁疼痛。

2.导气汤：川楝、吴茱萸、小茴香、木香，用于寒疝。

【不良反应】用量过大或误用川楝子可致中毒，轻者可见头痛头晕、恶心呕吐、腹痛等，严重者可出现呼吸中枢麻痹、中毒性肝炎、内脏出血、精神失常等。应及时催吐、洗胃、导泻，服用蛋清或活性炭吸附毒素，保护胃黏膜。中药解毒可用白糖、甘草煎服或绿豆甘草煎汤解毒，严重时急送医院，以免延误病情而危及生命。

【注意点】川楝子和苦楝比较。两味药物作用基本相似。但不能混为一谈，川楝子镇痛作用强；苦楝子杀虫作用好。苦楝子有些地区虽产但不入药，有些地区的川楝子药用，有些地区仅在川楝子不足时代用，全国大部分地区使用川楝子，在我国南方各地区常称"苦楝子"，是错误的，应纠正；本品有毒，注意用量，防止中毒。脾胃虚寒者忌用。

【用量与用法】4.5~12克，生用或麦麸炒用。用时打碎，分量不宜过大。

第四节　制酸药（抗酸药）

吴茱萸

【古歌诀】茱萸辛热　能调疝气

脐腹寒痛　酸水能治

【药草成分】本品含挥发油，主要成分为吴茱萸烯、罗勒烯、吴茱萸内酯、吴茱萸内酯醇等，还含有多种生物碱。

【作用与用途】本品为制酸药。吴茱萸味辛苦，性热。入肝、胃、脾、肾经。具有温中止痛、理气止呕、助阳止泻、降逆的功效。现代认为对金黄色葡萄球菌、溶血性链球菌、霍乱弧菌有较强的抗菌作用。对伤寒杆菌、痢疾杆菌、白喉杆菌、绿脓杆菌、皮肤真菌等均有抑制作用。此外，还有镇痛、升高体温、降压、催眠、驱风制酸、抑制血小板聚集、防止血栓形成、兴奋子宫、保护心肌缺血的作用等。

用治慢性胃肠炎、胃神经官能症（肝胃虚寒或肝气犯胃型胃脘痛泻症）等消化系统疾病引起的腹部胀满、胃腹冷痛、消化不良、胃酸过多、吐酸水涎沫、厥阴头痛、呕吐腹泻、手足冷、舌苔白、脉迟；肠结核（脾肾阳虚）引起的五更泄泻；湿疹、神经性皮炎（外用）；寒疝睾丸冷痛；经寒腹痛、月经后期；神经性头痛（浊阴上逆厥阴头痛）等。

【应用与配伍】用治肝胃虚寒，浊阴上逆所致的厥阴头痛（巅顶头痛）、呕吐涎沫，或肝寒犯胃、胃脘疼痛，常与党参、生姜、大枣同用。用治寒滞肝脉、疝气腹痛，常与木香、小茴香、川楝子同用。用治经寒腹痛、月经后期，可配当归、川芎、桂枝。用治胸腹胀满、呕吐吞酸之证，偏于寒湿者，可与生姜、半夏同用；如属肝火犯胃，又可与黄连同用。治疗寒湿脚气、脚气入腹、胀满疼痛，可与木瓜同用。而与五味子、肉豆蔻、补骨脂同用可治阳虚泄泻，为脾肾阳虚、五更泄泻必用之品。此外，研末醋调外敷，可以引火下行，治疗口舌生疮；并可治疗高血压。

【处方举例】1.吴茱萸汤：吴茱萸、人参、生姜、大枣，用于肝胃虚寒或肝寒犯胃的厥阴头痛、呕吐涎沫。

2.导气汤：吴茱萸、木香、小茴香、川楝子，用于寒滞肝脉、疝气腹痛。

3.温经汤：见桂枝条。用于经寒腹痛。

4.左金丸：吴茱萸、黄连，用于肝火犯胃的腹满吞酸等症。

5.四神丸：肉豆蔻、补骨脂、吴茱萸、五味子、生姜、大枣，用于脾肾阳虚、五更泄泻。

【药物的毒副反应】用量过大会引起全身肌肉痉挛，咽喉干燥难忍，继而运动及心脏停搏而死亡，亢进肠蠕动，还出现视觉障碍，毛发脱落的现象。炮制后使用，甘草水制可解其毒性，因甘草酸在体内分解成葡萄糖醛酸，可与吴茱萸有毒物质结合而解毒。

【注意禁忌】阴虚有热，血虚头晕，内火盛，孕妇禁用。

【用量与用法】1.5～6克，外用生者适量，研末醋调敷涌泉穴可治高血压。

钟乳石

【古歌诀】石钟乳甘　气乃剽悍
　　　　　益气固精　治目昏暗

【药草成分】钟乳石又叫石钟乳等。本品含碳酸钙等。

【作用与用途】本品为制酸药。钟乳石甘，性温。入脾、胃、肾经。具有补气固精、补肺壮阳、明目、中和胃酸的作用。

用治慢性气管（肺虚型咳嗽）引起的肺功能下降、咳嗽、声低无力、痰多清稀、短气乏力；慢性胃炎、胃溃疡（脾胃虚寒型胃脘痛）引起的吐酸水；性神经衰弱（命门火衰）引起的肾虚阳痿、遗精；夜盲眼（肾虚型雀盲）引起的两目昏暗等。

【应用与配伍】肾肺功能下降（肾不纳气）引起的气喘、咳嗽、神疲乏力，与麻黄、杏仁、甘草等止咳平喘药同用。若肾气不足、纳气无力、阳虚冷喘，可配伍温肾纳气平喘的补骨脂、山茱萸、蛤蚧、五味子等同用；用于肾上腺功能下降（肾虚）引起的阳痿、遗精、两目昏暗，常与补骨脂、淫羊藿、附子、熟地、枸杞、菊花同用；治妇女产后血晕、乳汁不下，可配合党参、黄芪、当归、通草、王不留行等同用。治疗慢性胃炎（虚寒型胃脘痛）引起的吐酸水、胃酸过多，常与乌贼骨、牡蛎同用。

【处方举例】治疗胃溃疡（虚寒型胃痛）引起的烧心、吐酸水：钟乳石适量研末，每服2～3克，饭前开水冲服，每天早晚各1次。

【注意点】本品不能长期服用，多服久服会引起便秘，胃结石；阴虚火旺、胃阴不足型萎缩性胃炎及胃酸缺乏者及痰热咳嗽者均禁用。

【用量与用法】3~6克，最大剂量不能超过9克，用时打碎，先煎。

瓦楞子

【古歌诀】瓦楞子咸　妇女血块
　　　　　男子痰癖　癥瘕可瘥

【药草成分】本品含碳酸钙等。

【作用与用途】瓦楞子味咸，性平。具有软坚散结、散瘀血、消痰积的功效、现代认为中和胃酸，减轻溃疡疼痛，软化病理组织等。

　　　　用治慢性胃炎、胃、十二指肠溃疡（胃脘痛）引起的胃酸过多，胃痛吐酸水；妇女卵巢囊肿、输卵管、卵巢瘀血（癥瘕）引起的输卵管积水，下腹有包块，瘀血月经不通、痛经、经闭；颈淋巴结核（瘰疬）；甲状腺肿大（瘿瘤）等。

【应用与配伍】用于顽痰结聚，稠黏难咳者，常用本品配伍贝母、瓜蒌、海浮石、硇砂等。与海藻、昆布等同用，又治瘿瘤痰核。用治妇女血块积聚，可单用本品火煅醋淬，研末为丸服。若以之配伍香附、桃仁、丹皮、川芎、大黄、红花、当归，可治临经阵痛血滞不行，按之少腹硬满者。

【处方举例】1.含化丸：海藻、昆布、海蛤、海带、瓦楞子、文蛤、诃子、五灵脂，用于痰火凝结、瘿瘤痰核。

　　　　　　2.瓦楞子丸：瓦楞子、醋，用于一切气血癥瘕。

【用量与用法】6~12克，制酸止痛宜煅后研末服。

【特别提醒】**与制酸药相类似的其他药物还有：珍珠、牡蛎、乌贼骨、石决明。**

第五节　具有泻下作用的药物（通大便药）

一、润滑性泻下的药物（润下药）

郁李仁

【古歌诀】郁李仁酸　破血润燥
　　　　　消肿利便　关格通导

【药草成分】本品含苦杏仁甙、脂肪油、挥发性有机酸、粗蛋白、皂甙等。

【作用与用途】本品为润滑性泻药。郁李味辛、苦、酸，性平。入脾、小肠经。具有润燥滑肠、利水消肿、止痛、下气消食的功效。现代认为有润滑性缓泻、降压、镇静、镇痛、利尿作用等。

　　　　用治慢性肾脏炎、神经性水肿、脚气（水湿浸渍）等疾病引起的小便不利、水肿胀满、浮肿、舌苔白腻；习惯性便秘等。

【应用与配伍】用治大肠气滞、肠燥便秘，多与火麻仁、柏子仁同用。而治水肿小便不利、腹满喘促及脚气浮肿，可与薏米仁、茯苓、冬瓜皮、黄芪等配伍。

【处方举例】1.五仁丸：见柏子仁条。用于肠燥便秘。

2.郁李仁汤：郁李仁、桑白皮、赤小豆、白茅根、陈皮、紫苏，用于水肿胸满气急。

【注意点】孕妇忌用，泄泻忌用。

【用量与用法】3~12克。

胖大海

【古歌诀】胖大海淡　清热开肺

咳嗽咽痛　音哑便秘

【药草成分】本品含胖大海素、西黄芪胶黏素、戊聚糖、阿拉伯糖等。

【作用与用途】本品为润滑泻下药。胖大海味甘淡，性微寒。入肺、大肠经。具有清肺热、利咽开音、润肠通便的功效。现代认为有收缩血管平滑肌，改善黏膜炎症，减轻痉挛性疼痛；能增加肠内容积，对肠产生刺激性。此外，有镇痛、降压、利尿及抗流感病毒等作用。

用治流行性感冒、急性气管炎、肺炎、急性扁桃体炎、急性咽炎（有表里双向作用的咳嗽兼便秘）等引起的上呼吸道感染、发热头痛、咳嗽、咽喉肿痛、声音嘶哑、便秘等。

【应用与配伍】用于邪热闭肺的咳嗽，常与桑叶、菊花、牛蒡子、杏仁、桔梗、甘草同用。治疗肺热闭郁、音哑、咽痛，可单用泡服，也常与蝉蜕同用为散服。阴虚有热，音哑咽痛者，又可与玄参、生地、麦冬、桔梗、甘草同用，泡汤代茶饮。用于肠燥便秘、头痛目赤、牙龈肿痛，多配伍栀子、连翘、大黄、芒硝等。

【处方举例】治疗咽喉炎所致的声音嘶哑：胖大海12克，冰糖6克水煎含服。

【注意点】脾胃虚寒，大便溏泻者忌用。

【用量与用法】内服，每次1~4枚，每日2~3次，外用适量，用时打碎。

麻　油

【古歌诀】麻油性冷　善解诸毒

百病能治　功难悉述

【作用与用途】麻油味甘，性微寒。解毒润滑性泻药。用治习惯性便秘（燥结大便干结）及梅花秃癣等。

【应用与配伍】用治肿毒初起，以麻油煎葱黑色，热涂；若痈疽发背初起，可用麻油煎油和醇、醋服。治梅花秃癣，清油一碗，以小竹子烧火，入内煎沸，沥独胆汁一个，外擦。用于小儿初生大便不通，以麻油30毫升，皮硝少许同煎，冷定，慢灌口中。

【注意点】脾虚便溏者忌服。

【用量与用法】内服，生用或熬熟；外用适量涂擦。

【特别提醒】与润滑性泻下药物相类似的其他药物还有：柏子仁、肉苁蓉、瓜蒌仁、当归。

二、刺激性泻下作用的药物（攻下药）

番泻叶

【古歌诀】番泻叶寒　食积可攻
　　　　　肿胀皆逐　便秘能通

【药草成分】本品含蒽醌衍生物。

【作用与用途】刺激性泻下药，性大寒。入大肠经。具有泻热导滞、通便的功效。现代认为对金黄色葡萄球菌、表皮葡萄球菌、溶血性链球菌、卡他球菌、痢疾杆菌、皮肤真菌等均有不同程度的抑制作用；所含蒽醌衍生物，属刺激性泻药，其泻下作用及刺激性较含蒽醌类之其他泻药更强，因而泻下时伴有腹痛。用于急性便秘者较适宜；口服可增加血小板和纤维蛋白原的含量，缩短出凝血时间等作用。

用治热结便秘、积滞腹胀、腹部手术后肠功能恢复；伤食肠炎（肠胃蕴热型停食）引起的食积停滞、消化不良、大便秘结、水肿腹胀等。

【应用与配伍】热结便秘，可单用本品少量泡服，也可配枳实、厚朴同用。用治消化不良、食积内停、便秘腹胀，又当配大黄、橘皮、槟榔等药。若治水肿胀满，二便不通之实证，可单用沸水泡汤服，也可配伍牵牛子、大肤皮同用。

【不良反应】大剂量服用，有恶心呕吐腹痛的副作用，应注意用量。

【注意点】体虚、月经期、哺乳期、孕妇均忌用。

【用量与用法】3~6克，入煎剂后下，研末0.6~0.9克多入丸散。

芒　硝（附玄明粉）

【古歌诀】芒硝咸寒　软坚润燥
　　　　　消肿止痛　诸热可疗

【药草成分】芒硝又叫朴硝、皮硝等。本品含硫酸钠。

【作用与用途】本品为刺激性泻下药。芒硝味苦辛咸，性大寒。入胃、大肠经。具有清热润燥通便、消肿止痛的功效。现代认为硫酸钠潴溜肠管内不易被肠壁吸收，在肠内溶解于水后形成高渗的盐溶液，使肠道保持大量的水分，肠管膨胀，引起机械性刺激黏膜，增强肠蠕动而导泻；少量多次口服芒硝可刺激小肠壶腹部，反射引起胆囊收缩，胆囊括约肌松弛，利于胆液排出。

用治急性胆囊炎、胆结石（伤寒）、口腔炎（口舌生疮）、扁桃体炎、咽炎（咽喉肿痛）、眼结膜炎（目赤肿痛）、中风（痰热）引起的偏瘫、神昏、便秘及痢疾的里急后重等。

【应用与配伍】用治阳明腑实、潮热谵语、腹满胀痛、大便燥结之症，常同泻热通便、破气除满的大黄、枳实、厚朴同用。若属水热结聚、心下至少腹硬满而痛者，常配伍泻热逐水的甘遂、大黄。用治痰热中风、偏瘫、神昏、便秘腹实之症，可与瓜蒌。胆南星、天竺黄、大黄等配伍。治疗咽喉肿痛、口舌生疮，常配伍冰片、硼砂等药研粉，外吹患处。用于痈肿疮毒，可单用化水外涂。用治痔疮肿痛，可煎汤外洗。治乳痈肿痛，可用纱布包装外敷患处。本品与大黄、大蒜捣烂外敷，可治肠痈腹痛。以置之豆腐上蒸化，取汁点眼，又治目赤肿痛。

【附】玄明粉与芒硝作用相同，不必赘述。

【处方举例】治疗热证便秘：芒硝12克，大黄9克，水煎服。

【注意点】用天然含硫化钠的矿物，经初次煎炼，结在盆底的粗硝为"朴硝"，结在上面有芒如锋的为"芒硝"。将芒硝同萝卜煮后的结晶为玄明粉（又名元明粉）。朴硝质不纯，只作外用；芒硝味咸、性寒，功效与玄明粉相同，但作用比玄明粉猛烈；无实热者、老年人、病后体虚所引起的便秘，不宜用芒硝、玄明粉，如属慢性病、身体虚弱而便秘需要使用时，也在滋补方剂中配伍润下药物，如火麻仁、瓜蒌仁、杏仁，酌情加入。服用多饮水，忌与三棱同用。孕妇忌用；应放阴凉干燥、避光处保管。

【用量与用法】6~15克，冲服。玄明粉小剂量2.4~4.5克，大剂量可用至9~12克。

【特别提醒】与刺激性泻下药物相类似的其他药物还有：大黄。

第六节　具有收敛性止泻作用的药物(收敛药)

肉豆蔻

【古歌诀】肉蔻辛温　脾胃虚冷
　　　　　冷痢不休　功不立等

【药草成分】本品含挥发油、肉豆蔻醚、丁香酚、异丁香酚及多种萜烯类化合物等。

【作用与用途】收敛性止泻药。肉豆蔻味辛，性温。入脾、胃、大肠经。具有温中行气、固肠止泻的功效。现代认为有麻醉、抗肿瘤、抗菌；健胃驱风、促进消化，并有轻微的制酵作用；制止肠内容物之异常发酵，排出肠内气体，减轻腹胀，还对肠黏膜溃疡有保护作用等。

用治慢性胃炎、慢性结肠炎、肠结核、冷痢（脾胃虚寒型泄泻）等消化系统疾病引起的胃肠功能下降之脘腹冷痛、食欲不振、消化不良、久泻不止、经久不愈、五更肾泻等。

【应用与配伍】用于虚寒性久泻不止、脱肛等症，常与益气温阳、固涩药同用。用治脾胃虚寒、久泻不止，可与党参、白术、肉桂、诃子、白芍等同用。脾肾阳虚、五更泄泻，可与补骨脂、吴茱萸、五味子配伍。用治脾胃虚寒、气滞所致脘腹胀痛、食欲不振、呕吐反食等，常与温中行气开胃药配伍。用治胃寒少食、呕吐及气滞胸满作痛之证，可与木香、姜半夏同用。

【处方举例】1.真人养脏汤：肉豆蔻、党参、白术、诃子、肉桂、白芍、当归、木香、炙甘草、罂粟壳，用于脾胃虚寒、久泻不止。

2.四神丸：见吴茱萸条。用于脾肾阳虚、五更泄泻。

【不良反应】肉豆蔻所含挥发油可致中毒，临床上表现为幻觉、谵语、昏迷、瞳孔散大、呼吸变慢而衰竭，甚则死亡。应炮制去油，可减轻毒性，注意用量。生用能滑肠致泻，煨用去油可减轻副作用而止泻。急性胃肠炎（湿热型暴泻）引起的发热剧泻及胃肠出血者禁用。

【用量与用法】煎剂 3~6 克；散剂 1.5~3 克。煨熟去油可增强温中止泻作用。

伏龙肝

【古歌诀】伏龙肝温　治疫安胎

　　　　　吐血咳逆　心烦妙载

【药草成分】本品主要含硅酸、氧化铅、氧化铁等。

【作用与用途】收敛性止泻药。伏龙肝味辛，性温。入脾胃经。具有温中和胃、安胎止血、止呕的功效。现代认为收敛止泻、保护胃肠黏膜，镇静、镇吐、能缩短凝血时间等。

用治妊娠恶阻引起的呕吐，各种寒性呕吐等。各种虚寒性吐血、鼻出血、便血、子宫出血；霍乱（寒湿）引起的暴泻、呕吐、烦躁不安、脱水、转筋；慢性胃炎（脾虚有湿型虚寒泄泻）引起的脘腹冷痛、消化不良、呕吐、腹泻等。

【应用与配伍】用治虚寒性胃肠道出血，如吐血、便血，常配生地、阿胶、附子同用，以温中止血。治脾胃虚寒呕吐，可单用煎服。或与半夏、生姜同用。治妊娠恶阻、呕吐不食，可与苏梗、陈皮、砂仁同用。对于脾虚久泻不止，常配伍附子、干姜、白术、煨肉豆蔻等益气温中止泻药。

【处方举例】治疗慢性肠胃炎（脾胃虚寒）引起的脘腹冷痛、消化不良、腹泻不止：伏龙肝 150 克，生姜 6 克，水煎澄清服。

【注意点】热证出血、热证性呕吐忌用。如无伏龙肝，可赤石脂代。伏龙肝以火烧的黄土为佳，如土块表面有黑土，应除去，以免中毒。伏龙肝以多年烧饭的灶心土最佳。

【用量与用法】30~60 克，最大剂量可用至 90~150 克，除去外表面黑色土，用黄褐色土，水煎澄清服。

禹余粮

【古歌诀】禹余粮平　止泻止血

　　　　　固涩下焦　泻痢最要

【药草成分】禹余粮又叫禹粮石等。本品含氧化铁及磷酸盐、镁、钾、钠等。

【作用与用途】收敛性止泻药。禹粮石味甘涩，性平。入胃、大肠经。具有涩肠止泻，能减少异物对肠黏膜的刺激，保护肠黏膜，使炎症得以缓解而止泻；缩短出、凝血时间等。

用治慢性胃肠炎、慢性痢疾（脾胃虚寒型泄泻）等疾病引起的胃肠功能下降、久泻不止、胃脘冷痛、便脓血、脱肛；子宫出血（虚寒型崩漏）及脾胃寒湿所致的阴道分泌物增多、无臭味等。

【应用与配伍】用治脾胃虚寒泄泻、经久不愈、便血等。取其有暖胃止血止泻作用，常与赤石脂同用。

【处方举例】赤石脂禹余粮汤：赤石脂15克，禹余粮15克，水煎服。

【注意点】胃肠有湿热性泄泻者忌用。

【用量与用法】9~15克，生用或煅用，用时打碎，先煎。

诃　子 （附藏青果）

【古歌诀】诃子味苦　涩肠止痢
　　　　　痰咳喘急　降火敛肺

【药草成分】诃子又叫诃黎勒等。本品含大量的鞣质，其中主要成分为诃子酸及原诃子酸等。

【作用与用途】收敛止泻药。诃子味苦酸，性平。入肺、大肠经。具有敛肺气、涩大肠、止泻痢的功效。现代认为对痢疾和肠炎引起的肠黏膜溃疡有保护作用，收敛作用需要到肠的下部方能见效；诃子素具有类似罂粟壳碱，对肠平滑肌痉挛有作用；对痢疾杆菌、伤寒杆菌、绿脓杆菌、葡萄球菌、流感病毒均有抑制作用。

用治慢性痢疾、慢性结肠炎（脾胃虚寒型血痢）等疾病引起的大便溏薄、食物不化、脱肛、久泻不止；气管炎、肺结核（肺气虚）等病引起的咳嗽痰多或痰中带血；慢性咽炎（肺燥津伤型失音）引起的声带发炎、声音嘶哑、咽干痛；膀胱括约肌功能减退（肾虚）引起的小便频数、遗尿、小儿尿床等。

【应用与配伍】用于久泻久痢，可根据证候的寒热不同适当配伍。如治疗痢疾腹痛偏热者，可与黄连、木香、甘草同用。而治虚寒久泻或脱肛之证，或与干姜、罂粟壳、橘皮等同用。治疗失音不能言语者，可与桔梗、甘草同用。用治久咳语言不出，可与杏仁、通草、煨姜同用。此外，还用于崩漏带下、遗精、尿频之证，也取其固涩之性。

【处方举例】1.诃子汤：诃子、桔梗、甘草，用于失声不能言语。

　　　　　2.诃子散：诃子、黄连、木香、甘草，用于痢疾腹痛偏热者。

　　　　　3.诃子皮散：诃子、干姜、罂粟壳、陈皮，用于虚寒久泻。

【附】藏青果，是诃子树结的未成熟果实。作用与诃子基本相似，但习惯多用于清热生津止渴，适用于咽炎、痢疾、气管炎、咳嗽等。

【注意点】生用止咳作用较好；涩肠止泻煨用较佳；对胃肠有刺激作用。这就是治咳嗽生用的理由，止泻煨用的原理；有降低消化功能的副作用，故脾胃虚弱引起的消化不良者慎用；急性炎症、感冒所致的咳嗽表邪未清、急性湿热型肠炎和痢疾早期体实者不宜用，以免留邪。

【用量与用法】1.5~4.5克，大剂可用至6~9克。当去核。敛肺降火开音宜生用；涩肠止泻宜煨用。

莲 子 (附莲子芯、荷叶、荷花、荷梗、莲须)

【古歌诀】 莲子味甘　健脾理胃

　　　　　止泻涩精　清心养气

【药草成分】 莲子又叫藕实等。本品含淀粉、蛋白质、脂肪、碳水化合物、生物碱、黄酮类、维生素 C、钾、铜、锰、钛、钙、铁等。

【作用与用途】 收敛性止泻药。莲子味甘，性平。入心、脾、肾经。具有补脾胃、止泄泻、益肾涩精、补养心气、清心火的功效。现代认为有镇静、强壮、塞精的作用等。

　　　　　用治神经衰弱（心火盛型心肾不交）引起的心烦少寐、梦遗滑精、头晕目眩、体倦神疲、小便短黄、或有热感、心悸失眠、烦热口渴、舌质红；过敏性结肠炎、休息痢、慢性肠炎（脾虚型泄泻）等疾病引起的胃肠功能紊乱、肠吸收不良、腹泻、食欲不振；肾脏炎、肾结核（肾阴不足型浊气）引起的乳糜尿等。

【应用与配伍】 用治脾虚久泻，常与党参、白术、茯苓等同用。用治小便白浊、梦遗滑精，常与益智仁、龙骨等为散服。本品与人参、麦冬、茯苓等合用，又治心火上炎、肾阴不足、烦躁不眠、淋浊崩带、遗精滑精之症。

【处方举例】 1.参苓白术散：茯苓条。用于脾虚久泻。

　　　　　　　2.金锁固精丸：见牡蛎条。用于小便白浊、梦遗滑精。

【附】 莲子芯为莲子胚芽，味苦，性寒。有清心除热和镇静功效。用于流行性脑脊髓膜炎（温病）引起的热入心包，发热，昏迷或烦躁不安，说胡话等。

【附】 荷叶为荷花干燥叶片入药。具有清脾胃湿热。用于痢疾（暑湿）引起的大便脓血。可治子宫出血。

【附】 荷梗（叶柄）具有清暑热，通气宽胸，用于夏天感受暑湿、胸闷不舒、泄泻等。用量 10~15 克。

【附】 荷花为半开花蕾入药。具有化瘀消肿镇痛的作用，用于跌打损伤引起的瘀血肿痛及天疱疮等。

【附】 莲须为荷花的花蕊，性味甘平。涩精固肾，适用于肾虚滑精、尿频、遗尿。

【注意点】 本品为收敛性强壮剂，一般作辅助药用。有实热积滞及便秘者忌用。

【用量与用法】 莲子 6~12 克，荷花 6~9 克，莲子芯0.6~3 克，荷叶 6~9 克，荷花 6~9 克，连须 6~9 克。

陈仓米

【古歌诀】 陈仓谷米　调和脾胃

　　　　　解渴除烦　能止泻痢

【作用与用途】 陈仓米甘、性平。补养脾胃性止泻药。

　　　　　用治脾胃虚弱所致的消化不良、食后胀满、烦渴、泄泻、休息痢疾等。

【应用与配伍】用治泻痢后大渴，饮水不止，可单用陈仓米煎服。治暑月吐泻，可与麦芽、黄连同蒸熟，焙研为末，和水为丸服。若噤口痢疾，可与黄连同用。用治病后脾胃虚弱、食后胀满，常与白术、山药、莱菔子、麦芽、砂仁等同用。

【注意点】陈仓米即陈久的粳米。

【用量与用法】15~30克。

饴 糖

【古歌诀】饴糖味甘　和脾润肺
　　　　　止咳消痰　中满休食

【药草成分】本品含大量的麦芽糖，少量的蛋白质、脂肪、维生素 B 等。

【作用与用途】收敛性止泻药。饴糖味甘，性温。具有补脾益气、缓急止痛、润肺止咳的作用等。

　　　　　　用治慢性胃炎（脾胃虚寒）引起的肠胃功能下降、脾胃虚寒、脘腹冷痛、消化不良；慢性气管炎（肺虚）引起的咳嗽或干咳无痰、声音低微、气短喘粗等。

【应用与配伍】用治劳倦伤脾、中气不足、食少纳呆、腹中冷痛等症，常与桂枝、白芍配伍。若气虚甚者，可加用黄芪、党参；若中焦寒甚者，可加干姜、川椒；若气血双亏者，可加当归、黄芪；若胸腹大寒作痛者，本品常配伍川椒、干姜、人参同用。若肺虚咳嗽、干咳无痰、声音低微、气短喘粗者，常与百部、蜂蜜等配用。若肺寒久咳、可配伍温肺散寒、化痰止咳药如细辛、干姜、半夏等同用。

【处方举例】1.小建中汤：饴糖、桂枝、白芍、生姜、大枣、甘草，用于脾胃虚寒、腹中冷痛。

　　　　　　2.大建中汤：川椒、干姜、饴糖、人参，用于胸腹大寒作痛者。

【注意点】凡湿阻中满，湿热内蕴及痰湿甚者均忌用。

【用量与用法】30~60克。入汤剂须烊化冲服。

罂粟壳

【古歌诀】粟壳性涩　泄痢嗽怯
　　　　　去病如神　杀人如剑

【药草成分】罂粟壳又叫粟壳等。本品含吗啡、可待因、那可汀、罂粟碱等。

【作用与用途】收敛性止泻止咳药。有涩肠止泻、止痛的功效。现代认为能减少呼吸频率和咳嗽反射的兴奋性，有镇咳作用；有弛缓气管平滑肌痉挛作用；可缓解支气管喘息；能抑制中枢神经系统对于疼痛的感觉性，有镇痛作用；有松弛胃肠平滑肌，使肠蠕动减少，有止泻作用；还可抑制消化液的分泌；对胆管、输尿管、膀胱具有兴奋作用等。

用治胃肠功能下降的胃痛、腹痛、久泻不止、脱肛；肺功能下降的咳嗽喘息、肺虚久咳不止；筋骨肌肉疼痛、顽固性腹泻、腹痛等。

【应用与配伍】用于肺虚久咳不止，以之配伍乌梅，治虚劳喘咳不已、自汗。对于水泻不止，以本品配乌梅、大枣煎服。若治久痢不止而邪热未尽者，则与木香、黄连、生姜等并用。此外，罂粟壳还有止痛功效，治胃痛、腹痛及筋骨肌肉疼痛，可单用或配入复方中用。

【处方举例】1.小百劳散：粟壳、乌梅，用于虚劳喘咳自汗。
2.固肠丸：见乌梅条。用于久痢不止，邪热未尽。

【不良反应】过量服用可引起头痛头晕、恶心呕吐、便秘、尿急或排尿困难、胆绞痛，严重出现昏睡、瞳孔缩小、呼吸抑制、心动过缓、体温下降，最终呼吸和心脏衰竭而死亡；慢性中毒主要为成瘾。中毒预防：①控制用量；②避免久服；③新生儿、孕妇、哺乳期妇女及患有肺水肿、支气管哮喘、脑外伤、甲状腺功能不足者均禁用本品。

【注意点】呼吸系急性感染、痢疾初起、寒热未尽、误服本品，会使外邪滞留不解，危害极大，甚至不治。歌诀所说"杀人如剑"，应注意应用。

【用量与用法】3~6克。蜜炙或醋炒用。

【特别提醒】与具有收敛性止泻药物相类似的其他药物还有：白术、柿子、黑枣、沙枣、滑石、赤石脂。

第七节　有镇吐作用的药物（止吐药）

芦　根

【古歌诀】芦根甘寒　清热生津
烦渴呕吐　肺痈尿频

【药草成分】本品含薏苡素、天门冬酰胺等。

【作用与用途】镇吐药。芦根味甘、性寒。入肺胃经。具有清热除烦、养胃生津、止呕利尿的功效。现代认为有解热镇痛、镇静、降血压、降血糖、抗氧化，有雌激素样作用；对溶血性链球菌有抑制作用；透疹解毒、镇吐、利胆化石等作用。

用治急性气管炎、肺脓肿（肺热型肺痈）等上呼吸道感染、发热胸痛、咳吐脓血或吐黄稠痰、口干渴；麻疹（痧子初期）引起的疹出不透；膈肌痉挛（胃热型伤津）引起的口干渴、呕吐、呃逆；胆结石（胁痛）及鱼虾中毒等。

【应用与配伍】用于热病津伤烦渴，常与天花粉、知母、麦冬等同用。用治胃热呕逆，单用或配竹茹、姜汁、粳米等药。若用于肺痈吐脓，多与鱼腥草、银花、桔梗同用。本品配胡荽、柽柳煎汤内服并浴洗，还可用麻疹初起、疹发不畅。

【处方举例】苇茎汤：见薏苡条。用于肺痈吐脓。

【注意点】脾胃虚寒便溏者忌用。

【用量与用法】鲜品15~60，干品15~30克。

代赭石

【古歌诀】 代赭石寒　下胎崩带

　　　　　儿疳泻痢　惊痫呕噫

【药草成分】 本品含三氧化二铁，并含杂质镁、铝、硅等。

【作用与用途】 镇吐药。代赭石味苦，性寒。入肝、心经。具有止呕降逆、平肝潜阳的功效。现代认为能促进红细胞及血红蛋白新生；对中枢神经有镇静作用；兴奋肠道、保护肠黏膜、降血压、镇吐平喘等。

　　　　　用治血热所致的吐血、鼻出血、子宫出血、月经过多等。高血压（肝阳上亢头晕）引起的头痛眩晕、脑涨、手足震颤、烦躁、不欲卧床；胃神经官能症（肝气犯胃型胃脘痛）引起的食道贲门下痉挛、恶心呕吐、嗳气、呃逆、胸胁胀满、咽食觉梗阻；肺肾不足引起的纳气无权、喘息气粗；难产、胎衣不下及小儿惊痫等。

【应用与配伍】 用于肝阳上亢、头痛眩晕，多与龙骨、牡蛎、白芍等配伍。用治嗳气、呃逆、呕吐，常与旋覆花、半夏、生姜合用。若治肺肾两虚、气逆喘息者，可与党参、山茱萸、五味子等补肺肾之品配伍。对于血热吐血、衄血，有凉血止血作用，配伍小蓟、白茅根、竹茹等。若用于崩漏日久、头晕眼花者，可与禹余粮、赤石脂、五灵脂配伍。

【处方举例】 1.镇肝熄风汤：生赭石、生龙骨、生杭芍、怀牛膝、生龟甲、玄参、天冬、川楝子、生麦芽、茵陈、甘草，用于肝阳上亢、头目眩晕。

　　　　　2.旋覆代赭汤：见金沸草条。用于嗳气、呃逆、呕吐等证。

　　　　　3.参赭镇气汤：党参、代赭石、山茱萸、五味子、生芡实、苏子、山药、龙骨、牡蛎、白芍，用于肺肾两虚、气逆喘息。

　　　　　4.寒降汤：代赭石、小蓟、白茅根、竹茹、生杭芍、牛蒡子、清半夏、瓜蒌仁、粉甘草，用于血热吐血、衄血。

　　　　　5.震灵丹：代赭石、禹余粮、赤石脂、五灵脂、紫石英、朱砂、乳香、没药，用于崩漏日久，头晕眼花。

【注意点】 1.平肝降逆宜生用；收敛止血宜煅用。对虚寒症及孕妇慎用。

　　　　　2.代赭石与磁石均能平肝潜阳、降逆平喘。然代赭石主入肝经、偏重于平肝潜阳、凉血止血、降肺胃逆气；磁石主入肾经，偏重于益肾阴而镇浮阳、纳气平喘、镇惊安神、聪耳明目。

【用量与用法】 10~30克，入汤剂宜打碎先煎。

旋覆花 （附金沸草）

【古歌诀】 旋覆花温　消痰止咳

　　　　　内服包煎　降气止呕

【药草成分】 本品含黄酮甙、旋覆花甾醇 A、B、C 及葡萄糖、槲皮素等。

【作用与用途】镇吐药。旋覆花苦辛咸，性微温。入肺、肝、脾、胃、大肠经。具有降气止呕、消痰行水的功效。现代认为有镇咳祛痰作用，但较氨茶碱的作用慢而弱；有显著的镇咳作用，但祛痰效果不明显；有利尿作用，比木通、茯苓利尿作用弱；有镇吐作用；对金黄色葡萄球菌、表皮葡萄球菌、卡他球菌、炭疽杆菌、福氏痢疾杆菌、白喉杆菌、结核杆菌等均有抑制作用。

用治急、慢性支气管炎（肺寒型咳喘）等引起的咳嗽痰多、气喘；神经性呕吐、嗳气、呃逆；胃神经官能症（痰饮型气喘）引起的膈肌痉挛、嗳气、呃逆、呕吐、胃脘痛等。

【应用与配伍】用治痰壅气逆、咳喘痰多等症，常与桔梗等同用。用治痰湿为阻、噫气、呕吐等证，常与代赭石、人参等同用。用治风湿痰饮上攻，头涨目眩，眼内分泌物增多，常与天麻、甘菊等同用。

【附】金沸草，为茎叶，功能基本相同，不必赘述。

【处方举例】1.金沸草散：金沸草、生姜、半夏、细辛、前胡、荆芥、赤芍、甘草、大枣，用于寒痰咳喘兼表寒者。

2.旋覆代赭汤：旋覆花、代赭石、半夏、生姜、人参、大枣、甘草，用于痰湿内阻、噫气呕吐。

【注意点】阴虚燥咳、大便溏泻者忌用。

【用量与用法】3~9克，布包煎。

白豆蔻

【古歌诀】白蔻辛温　能祛瘴翳
温中行气　止呕和胃

【药草成分】本品含挥发油，其中主要为右旋龙脑、右旋樟脑等。

【作用与用途】镇吐药。白豆蔻味辛，性温。入肺、脾、胃经。具有下气止呕、温中暖胃、健脾燥湿、止泻开胃的功效。现代认为能促进消化液分泌，增进胃肠蠕动，排除胃肠积气，有健胃作用。并能镇吐，对志贺氏痢疾杆菌有抑制作用。

用治慢性痢疾、慢性结肠炎（寒湿中阻）等疾病引起的脘腹胀痛、呕吐嗳气、消化不良、胃肠积气、腹部膨胀、久泻不止、口吐涎沫、呃逆、唇舌淡白；角膜炎及乙醇中毒等。

【应用与配伍】用治脾胃寒湿气滞、脘腹胀痛、呃逆呕吐，常与木香、厚朴、陈皮、枳壳等散寒燥湿、理气消胀、除呃止呕药同用。用治湿温初起、头痛恶寒、身重疼痛、午后身热者，多与杏仁、薏米仁、厚朴、滑石、半夏、竹叶等同用。此外，与砂仁、厚朴、葛花、泽泻等同用，可解酒毒；与陈皮、白术、白蒺藜、谷精草、木贼同用，又可治肺寒引起的目生翳障。

【处方举例】1.白豆蔻汤：白豆蔻、藿香、半夏、陈皮、生姜，用于脾胃寒湿、呃逆呕吐。

2.三仁汤：杏仁、薏米仁、白豆蔻仁、厚朴、木通、滑石、半夏、竹叶，用于湿温初起、胸闷身重。

【注意点】阴虚血燥而无寒湿；有湿热实热腹痛及气虚者不宜用；因含挥发油、不宜久煎，入煎剂应后下。

【用量与用法】3~6克，多入丸、散。

【特别提醒】与镇吐药相类似的其他药物还有：丁香、干姜、吴茱萸、半夏、生姜。

第八节　具有催吐作用的药物（涌吐药）

白　矾

【古歌诀】白矾味酸　化痰解毒
　　　　　治症多能　难以尽述

【药草成分】本品含硫酸钾等。

【作用与用途】催吐药。白矾味酸、性寒。入肝、脾经。具有祛痰除风、涩肠止泻、收敛止血、燥湿杀虫、解毒止痛的功效。现代认为有收敛消炎作用；能收缩血管、凝固血液而有止血作用；能刺激胃黏膜，发生反射性呕吐，促进痰液排出；对金黄色葡萄球菌、表皮葡萄球菌、溶血性链球菌、卡他球菌、伤寒杆菌、白喉杆菌、痢疾杆菌、绿脓杆菌、皮肤真菌、结核杆菌、甲型副伤寒杆菌、大肠杆菌、沙门氏菌、炭疽杆菌、耻垢杆菌等均有一定的抑制作用。对阴道滴虫有杀灭作用；此外，有镇静、镇痉、防腐燥湿止痒等作用。

用治癫痫（羊羔风）引起的痰涎壅盛、口吐涎沫、四肢抽搐；急、慢性中耳炎（耳脓）、口腔炎（口舌生疮）、黄疸性肝炎（湿热型黄疸病）、慢性肠胃炎（湿热型泄泻）、胃、十二指肠溃疡（胃脘痛）；外治湿疮疥癣、鼻出血（鼻衄）、霉菌、细菌、滴虫性阴道炎（湿热型白带）引起的阴道外阴发痒、分泌物增多、有臭味；脓疱疮、湿疹（奶癣和黄水疮）等皮肤病引起的皮肤溃疡、流黄脓水、皮肤发痒等。

【应用与配伍】治疗风痰壅盛、喉中痰声如曳锯，可与牙皂、半夏、甘草、姜汁同用。治癫痫抽搐、喉中痰盛者，应配伍郁金同用。若治湿热黄疸时，多配伍清热利湿、退黄解毒的茵陈、郁金、栀子、黄柏等药，或与硝石等分为末，以粥和服。用治湿疮湿疹、疥癣瘙痒者，常与硫磺、冰片同用。治耳内疼痛、流脓淌水，可配黄丹研末吹患处。治小儿口疮、涎多气臭，常配伍清热燥湿、解毒辟秽的黄柏、青黛、冰片等研末外搽。用于痈肿疮毒，可与雄黄研末，浓茶调敷。用治便血和崩漏出血时，常配伍收敛止血的五倍子、血余炭等药同用。若治久泻不止，应配伍涩肠止泻的五倍子、诃子、五味子等药同用。此外，本品配苦参、黄柏、地肤子等清热燥湿止痒，同煎外洗，可治阴部湿痒，确有良效。

【处方举例】1.白金丸：白矾、郁金，用于痰阻心窍、精神错乱。
　　　　　　2.二仙散：白矾、黄丹，用于疔疮恶肿。

【注意点】生用或煅用。煅用，多用于外科皮肤科疮疡、眼科疾病、口腔科疾病。慢性病、身体虚弱者慎用。不能高浓度外用，会引起肌肉溃烂，应注意。

【不良反应】内服过量，可引起口腔、喉头烧灼、呕吐、腹泻，甚则虚脱的副作用，应注意用量。

【用量与用法】1.5~3 克，外用适量。

瓜 蒂

【古歌诀】瓜蒂苦寒　善能吐痰
　　　　　消身肿胀　并治黄疸

【药草成分】本品主含苦味成分喷瓜素（葫芦素 E）、葫芦素 B、α–菠菜甾醇。

【作用与用途】催吐药。瓜蒂味苦，性寒。入脾、胃经。具有催吐作用；有抑制呼吸中枢的作用；有降低转氨酶和保护肝脏、增强细胞免疫功能、抗肿瘤的作用；葫芦素内服可刺激胃黏膜感觉神经末梢，反射性兴奋引起的呕吐。

用治误食毒物（初期催吐）等引起的中毒；伤食停留胃腹（食滞）引起的胃脘胀痛；风热痰涎引起的癫痫病；急、慢性黄疸肝炎等。

【应用与配伍】用治风痰、诸痫涎涌者，单用瓜蒂炒黄为末，以水调服催吐。用治宿食、痰涎停在上脘者，与赤小豆为末、香豆豉煮汁，温服以吐之。

【处方举例】瓜蒂散：瓜蒂、赤小豆、香豉，用于宿食、痰涎停滞胃脘或误食毒物。

【不良反应】用量过大或药不对症可致中毒，严重者可致脱水、电解质紊乱、循环衰竭呼吸麻痹而死亡。救治的方法：用高锰酸钾溶液洗胃、口服活性炭、大量补液、皮下注射阿托品；并对症、支持治疗。

【注意点】本品为甜瓜的瓜蒂，又名"苦丁香"。

【用量与用法】1.5~3 克，散剂 0.6~1.2 克。

第九节　促进胆汁分泌和溶石排石作用的药物（利胆药）

栀 子

【古歌诀】栀子性寒　解郁除烦
　　　　　吐衄胃痛　火降小便

【药草成分】栀子又叫山栀子，本品含栀子素、栀子甙、去羟栀子甙、熊果酸等。

【作用与用途】促进胆汁分泌排石药物。栀子味苦，性寒。入心肝肺胃经。具有清热利湿、凉血除烦、清气分之火，又解血分之热的功效。现代认为解热镇痛，能使胆囊收缩，胆汁分泌量增加；对金黄色葡萄球菌、溶血性链球菌、脑膜炎双球菌、卡他球菌、伤寒杆菌、大肠杆菌、绿脓杆菌、结核杆菌、白喉杆菌、炭疽杆菌、霍乱弧菌、皮肤真菌、出疹性病毒、钩端螺旋体及血吸虫等有抑制作用；能降低血压，用于降压剂量时，有明显的镇静作用。此外，利胆、保肝、止血等。

用治血热妄行的吐血、衄血、咳血、便血、尿血等。黄疸性肝炎、胆囊炎（湿热型黄疸病）等肝胆疾病引起的胁痛、口苦、口干、心中烦躁、皮肤结膜发黄、腹水；急性胃炎（胃部热痛）引起的胃部有灼热感、胃脘疼痛；急性眼结膜炎、角膜炎（肝热型翳障）引起的目赤肿痛；泌尿系感染（包括肾盂肾炎、膀胱炎、尿道炎等）引起的小便不利、尿血尿痛等。跌打损伤引起的局部瘀血肿痛等。

【应用与配伍】用治外感热病、邪热内郁胸中、心烦不眠、坐卧不安、莫名所苦者，常与宣郁达表的豆豉同用；若治高热神昏谵语的实火证，常与黄连、黄柏、黄芩配伍共泻三焦火邪。用治湿热黄疸，多与茵陈、大黄、黄柏同用；若与瞿麦、萹蓄、海金砂同用，又可治热淋尿血。用治实火热毒所致的吐血、衄血、目赤肿痛、疮痈肿毒等证，与大黄、黄连、黄柏同用，或与白茅根、侧柏叶、大小蓟同用；也可单用研末鸡蛋清调、外敷治火毒疮肿。

【处方举例】1.栀子皮汤：栀子、豆豉，用于邪热攻心、心烦郁闷等。

2.茵陈蒿汤：茵陈、大黄、栀子，用于湿热黄疸。

3.八正散：大黄、栀子、车前子、滑石、甘草、萹蓄、木通、瞿麦，用于热淋涩痛。

4.十灰散：大蓟、木蓟、白茅根、侧柏叶、荷叶、黑栀子、葛根、大黄、棕榈炭、丹皮，用于血热、吐衄。

【注意点】脾虚便溏、无湿热者忌用。

【用量与用法】3~12克；或入丸、散。外用研末调敷。生用走气分泻火；炒黑入血分凉血止血；姜炒止呕除烦。表热便溏用皮；内热用仁。

姜　黄

【古歌诀】姜黄味辛　消痈破血
　　　　　心腹结痛　下气最捷

【药草成分】姜黄又叫黄姜等。本品含姜黄素和挥发油，挥发油中含姜黄酮、姜黄烯等。

【作用与用途】本品为促进胆汁分泌的药物。姜黄味苦辛，性温。入肝、脾经。具有破气行血、通经止痛、利胆退黄的功效。现代认为能促进胆汁分泌和排泄，但作用弱而持久；内服后产生阵发性子宫收缩，兴奋作用可维持5~7小时；对肝炎病毒有抑制作用，有改善肝脏实质病损的作用；有降血脂和抗动脉粥样硬化的作用；姜黄素口服，能增加心肌营养性血流量，有实验性心肌缺血、心绞痛的作用；有抑制血小板聚集和增强纤溶活性的作用；对妊娠有终止作用。此外，还有抗风湿、降压、保护胃黏膜、保肝及镇痛等作用。

用治外伤引起的瘀血肿、子宫瘀血引起的下腹痛、肝胆疾病引起的肝区痛、风湿引起的关节肌肉痛；肩关节周围炎、颈椎综合征、肩丛神经痛（寒凝血滞型肩痛）等疾病引起的肩臂疼痛，手发冷而麻木；输卵管、卵巢炎（气滞血瘀型癥瘕）引起的卵巢积水、下腹有包块、经闭、痛经或月经不调等。冠状动脉硬化性心脏病（气滞血瘀型胸痹）引起的心肌梗死、心绞痛及胆囊炎等。

【应用与配伍】用治血瘀气滞所致的胸胁刺痛，常与柴胡、白芍、香附、延胡索、郁金、川楝子等同用。用治寒凝气滞血瘀、心腹疼痛难忍者，常与当归、乌药、木香、吴茱萸同用。用治血滞经闭、月经不调、脐腹疼痛，常与莪术、川芎、当归等合用。用治跌打损伤，常与桃仁、苏木、乳香等配伍使用。治疗风湿肩臂疼痛，以寒凝血滞经络不通为宜，常与羌活、防风、当归等同用。用治风疹瘙痒，可与僵蚕、蝉蜕、大黄同用，也取本品有活血散风之效。

【处方举例】舒筋汤：羌活、姜黄、当归、白芍、白术、甘草、海桐皮，用于风湿肩臂疼痛。

【注意点】孕妇慎用。

【用量与用法】3~9 克。

郁 金

【古歌诀】郁金味苦 破血行气
　　　　　血淋尿血 郁结能舒

【药草成分】郁金又叫广郁金、川郁金。本品含挥发油、姜黄素、脂肪油等。

【作用与用途】促进胆汁分泌溶石药。郁金味辛苦，性寒。入心、肺、肝经。具有活血止痛、疏肝解郁、凉血清心、利胆退黄的功效。现代认为降低全血黏度，抑制血小板聚集，减轻高血脂症，明显防止动脉内膜斑块的形成。促进胆汁分泌和排泄；对肝损伤有保护作用；镇痛、抗感染、抗早孕，对泥沙状结石有较好的溶化作用；对皮肤真菌有抑制作用。此外，还有利尿、健胃、止血等作用。

用治肝郁化火、血热有瘀的吐血、鼻出血、尿血、潜性月经；急性肝炎、肝硬化、胆囊炎、胆结石（血凝气滞型胸胁痛）等肝胆疾病引起的胁肋刺痛、痛处不移、入夜更甚、黄疸；妇女输卵管、卵巢炎（血凝气滞型癥瘕）引起的下腹有包块、行经腹痛、月经不调、痛经；冠心病、心绞痛（气滞血瘀型胸痹）；流行乙型脑炎、流行性脑脊髓膜炎（浊邪蒙蔽清窍型湿温和温病）等传染疾病引起的胸脘痞闷、神志不清、说胡话、皮肤有瘀血点等。

【应用与配伍】用治气血瘀滞、胸胁疼痛，常与桂心、枳壳、陈皮等同用。用治肝郁不解、气血郁滞所致的经行腹痛、乳房胀痛，常与柴胡、白芍、当归、丹皮等同用；气血郁滞的胸胁胀痛、瘀血痹阻心脉的胸痹疼痛，可与木香同用，近年来用于冠心病的治疗，常与瓜蒌、薤白、红花、丹参等同用。若用治瘀血所致的胁下积块、胀满疼痛，可与丹参、鳖甲、莪术、牡蛎等配伍，对肝脾肿大也有疗效。用治湿温病、浊邪蒙蔽清窍、胸脘痞闷、神志不清，常与菖蒲、竹沥、姜汁等同用。若治温热病、高热神昏谵语，又常与牛黄、黄连、栀子等同用。用治痰热内闭、烦躁郁闷、癫痫发狂，可与白矾相配伍，如加入熄风止痉的蜈蚣，对止癫痫抽搐的发作更为有效。用治肝郁化火、血热有瘀的吐血、衄血、尿血及妇女倒经（代替性月经），常与生地、牛膝、丹皮等同用。用治肝胆湿热蕴蒸、黄疸尿赤，常与茵陈、栀子、黄柏、金钱草等同用。目前用治肝炎、胆结石症均有一定效果。

【处方举例】1.宣郁通经汤：柴胡、白芍、当归、丹皮、黄芩、郁金、栀子、白芥子、香附、生甘草，用于肝郁不解、经痛乳胀。

2.菖蒲郁金汤：见菖蒲条。用于湿温浊邪蒙蔽清窍、神昏脘痞。

3.白金丸：白矾、郁金，痰热内闭，烦躁癫狂。

【注意点】川郁金行气解郁作用较好；广郁金活血祛瘀作用较强。在临床遇到气血瘀滞的肝胆疾病时，根据病情选用。畏丁香。血虚无瘀滞者忌用，孕妇慎用。

【用量与用法】3~10克煎服。

玉米须

【古歌诀】玉米须甘　利尿何难

肾炎水肿　肝炎黄疸

【药草成分】成分不详。

【作用与用途】利胆溶石药。玉米须味甘，入肝肾经。具有清湿热、利水消肿、退黄疸的功效。现代认为利尿作用显著，但用量要大，少则利尿作用不强；能扩张胆管，促进胆汁分泌，能将泥沙状结石从胆管和尿结石溶化，随尿排出体外。

用治急慢性肾小球肾炎、肾盂肾炎、膀胱炎、尿道炎、尿路结石（湿热型石淋、热淋或水肿）等疾病引起的尿急、尿频、尿痛或小便不利、浮肿；病毒性肝炎（湿热型黄疸）；急性胆囊炎、胆结石（湿热型胁痛和伤寒病）；高血压（肝阳上亢）、糖尿病（消渴）、慢性鼻炎（鼻渊）及自汗、盗汗等。

【应用与配伍】用治黄疸性肝炎（湿热型）引起的皮肤、眼结膜发黄，取其有退黄作用，常与清湿热的茵陈同用；用治胆结石，取其有溶石排石作用，常与金钱草同用。

【处方举例】治高血压、糖尿病、鼻炎：玉米须30~150克，水煎服，长服有效。

【用量与用法】常用量30~150克。

金钱草

【古歌诀】金钱草咸　利尿软坚

通淋消肿　结石可痊

【药草成分】金钱草，又叫对坐草（江苏）、路边黄（湖南）、神仙对坐草（浙江）、大金钱草（四川）及金钱草（杭州）等。本品含酚性成分和甾醇、黄酮类、鞣质、挥发油、胆碱、钾盐等。

【作用与用途】利胆排石的药物。金钱草味微咸，性平。入肝、肾、膀胱、胆经。具有利尿通淋消肿、活血通络、祛风止痛、软坚的功效。现代认为有显著的利尿作用，并能促进胆汁从胆管排出，还有排石作用；对金黄色葡萄球菌有抑制作用；对体液免疫、细胞免疫均有抑制作用。

用治肾结石、输尿管结石、膀胱结石、泌尿系感染（湿热型石淋、热淋）等泌尿系感染引起的尿急、尿涩疼痛、尿结石疼痛；急性黄疸性肝炎（湿热型），胆囊炎、胆结石（湿热型胁痛）、带状疱疹（缠腰火丹）、化脓性腮腺炎（痄腮）、疟疾

（打摆子）、血吸虫腹水（虫积疳疾）、风湿痹痛、湿疮、癣疮、脓肿等。

【应用与配伍】用于热淋、石淋、尿涩作痛，常单用本品，每日 250 克，煎汤代茶饮，或配滑石、瞿麦、海金砂等同用。近年用治肾、膀胱结石，本品常配鱼首石、海金砂、冬葵子、滑石、石韦、瞿麦、鸡内金、杜仲等药。用治肝胆结石，多与柴胡、赤芍、枳实、茵陈、丹参、黄芩、川郁金等同用。此外，本品与茵陈、栀子、黄柏同用，还可治湿热黄疸。又以鲜品捣汁内服，或配鲜车前草、白酒绞汁搽敷患处，可治疮疡肿毒。

【处方举例】三金汤：金钱草、海金砂、生鸡内金、石韦、瞿麦、冬葵子，用于泌尿系结石。

【注意点】凡阴疽诸疮，脾虚泄泻者忌服。

【不良反应】长期大量服用，会引起头晕、心悸等证。可能与利尿排钾有关，应适当补充钾，中药可配芡实、金樱子或配利尿不损钾的夏枯草，补肾补钾的核桃仁。孕妇慎用。

【用量与用法】15~30 克，排石用 60 克，最大剂量可用至 120~150 克。鲜品 150~500 克。

胡桃仁

【古歌诀】胡桃肉甘　补肾黑发
　　　　　多食生痰　动气之物

【药草成分】本品含脂肪油，主要成分为亚油酸、甘油酯，又含蛋白质、碳水化合物、钙、磷、锌、钾及多种维生素。

【作用与用途】利胆排石药。胡桃肉味甘，性温。入肺、肾经。具有补肾乌须发、敛肺定喘、强腰膝的功效。现代认为滋补强壮、润肠通便。

　　　　　用治肾肺双虚所致的腰痛脚软、须发早白、咳嗽气喘、血虚津枯、肠燥便秘及胆结石等。

【应用与配伍】用治肾虚腰痛、脚软、两足萎弱、小便频数，常配伍补骨脂、杜仲。本品与补骨脂研末蜜调服，可治肾虚不纳气的虚寒喘咳。若肺气不足、久咳气喘，可与人参、杏仁制蜜丸服。用于血虚津枯、肠燥便秘，可单用本品，或与火麻仁、当归、肉苁蓉等配伍。此外，本品炒焦研末糊状，外敷治皮炎湿疹。

【处方举例】1.青娥丸：补骨脂、杜仲、胡桃肉，用于肾虚腰痛、足萎。
　　　　　2.人参胡桃汤：见人参条。用于肺气不足、久咳气喘。

【注意点】1.本品多食生痰，并能使气行不畅而引起胀满。
　　　　　2.肾虚不纳气或肺气不足所致的虚寒久咳、气喘均可应用，但痰热咳嗽、阴虚火旺或阴虚干咳者均忌用。

【用量与用法】10~30 克定喘止咳，与分心木同用。润肠通便，宜去皮用仁。

海金沙

【古歌诀】海金沙寒　淋病宜用
　　　　　湿热可除　又善止痛

【药草成分】本品含脂肪油等。

【作用与用途】利胆溶石药。海金沙味甘淡，性寒。入膀胱、小肠经。具有利水通淋、清热解毒的功效。现代认为治淋病，口服后尿量显著增加；有利尿作用，可将碎石随尿排出体外；对金黄色葡萄球菌、卡他球菌、白喉杆菌、炭疽杆菌、伤寒杆菌、绿脓杆菌等均有不同程度的抑制作用；消除尿中红细胞和白细胞，有利尿排石作用；单用治疗尿结石。

用治泌尿系感染所致的血淋、石淋、膏淋、热淋等淋证引起的小便不利、浮肿、尿痛、尿频、小便混浊、尿石；急性扁桃体炎（单双蛾）、湿疹（奶癣）带状疱疹（缠腰火丹）、菌痢；胆结石、尿路结石等。

【应用与配伍】用于热淋、石淋、膏淋等多种淋病、小便淋沥涩痛，常与泽泻、滑石、石韦、茯苓等同用。

【处方举例】海金沙散：海金沙、石韦、滑石、泽泻、赤茯苓、肉桂、白芍、白术、甘草，用于诸淋症。

【注意点】肾水真阴不足及真阳不足者忌用。

【用量与用法】10~15 克，宜于布包煎；或研末服。外用研末外敷。

【特别提醒】与促进胆汁分泌和溶石排石药物相类似的其他药物还有：玄明粉、芦根

第十节　增加胰腺分泌的药物（胰液分泌不足药）

巴　豆

【古歌诀】巴豆性热　除胃寒积
　　　　　破癥消痰　大能通利

【药草成分】巴豆又叫江子、刚子等。本品含巴豆油、巴豆毒素、巴豆甙、生物碱等。

【作用与用途】增加胰腺分泌的药物。巴豆味辛，性热。入胃、大肠经。具有泻下去积、逐水消肿、寒积祛痰的功效。现代认为少量服用能刺激肠壁，促进肠蠕动而致腹泻，有峻泻作用；对皮肤真菌有抑制作用；能增加胰腺分泌作用；有导致血小板凝聚作用；有杀癌细胞作用；水浸液为杀灭钉螺的特效药，但作用以仁最强。

用治胃肠功能减退（寒积型便干）引起的心腹冷痛、痛如锥刺、寒积便秘；晚期血吸虫病、肝硬化、肾脏炎（寒积型鼓症和水肿）等疾病引起的小便不利、腹水、浮肿；顽固性便秘；皮肤癌、白血病、肠梗阻、神经性皮炎、恶疮疥癣等。

【应用与配伍】用治寒滞食积、心腹冷痛、痛如锥刺、气急口噤暴厥者，常与干姜、大黄同用。治小儿乳食停滞、痰涎壅盛，与胆星、六神曲等配伍。用于腹水鼓胀二便不通者，以巴豆、杏仁炙黄，为小丸服，以利为度。近年来本品配绛矾，治疗晚期血吸虫病的腹水症有一定疗效。

【处方举例】1.三物备急丸：巴豆、干姜、大黄用于寒滞食积、心腹冷痛。

2.万应保赤散：巴豆、胆南星、六神曲，用于小儿乳食停滞、痰涎壅盛。

3.巴绛矾丸：巴豆、绛矾，用于血吸虫病、腹水肿胀。

【药物的相互作用】巴豆、番泻叶、大黄均有泻下通便作用。巴豆偏于热下，大黄偏于寒下，番泻叶，居两者之间。番泻叶泻下通便作用最强，但抗菌消炎消痞作用不及大黄。巴豆的不良反应服后能致腹痛、恶心、呕吐等。为减轻副作用，可配香附、藿香、甘草解之。身体虚弱、经期、孕妇、哺乳期妇女禁用。还对胃有刺激性，所以，胃溃疡、溃疡性结肠炎、痔疮者忌用。

【不良反应】用量过大可致中毒，临床表现为咽喉肿痛、呕吐腹泻、肠绞痛，甚则出现霍乱米汤样大便、头痛头晕、荨麻疹、脱水、呼吸或循环衰竭而死亡。应注意用量。因有毒用量少，去油，名"巴豆霜"，不作煎剂，多入丸、散。过敏体质者慎用。

【用量与用法】0.15~0.3克，多入丸、散。畏牵牛。

【特别提醒】与增加胰腺分泌药物相类似的其他药物还有：大黄、白芥子。

第十一节 促进肝细胞再生的药物(保肝药)

枸杞

【古歌诀】枸杞甘平　添精补髓
　　　　　明目祛风　阴兴阳起

【药草成分】枸杞又叫狗奶子、血枸子等。本品含甜菜碱、多糖、粗脂肪、粗蛋白、核黄素、胡萝卜素、抗坏血酸及钙、磷、铁、锌等。

【作用与用途】为保护肝脏促进肝细胞再生的药物。枸杞味甘，性平。入肝肾经。具有滋肾补髓、养肝明目、阴兴阳起的功效。现代认为对造血功能有促进作用，可使白细胞和淋巴细胞数增多；对中枢神经及副交感神经有兴奋作用；促进肝细胞新生的作用；兴奋肠道，使肠管收缩，加强胃肠功能作用；有增强非特异性免疫作用；对机体的免疫功能有多方面的调节作用；抗衰老、抗突变、抗肿瘤、降血糖、降血脂、降压；对各种慢性病引起的内热源性消耗热有解热作用，但对实热无效；能促进卵巢分泌出孕激素和雌激素，并能促进生殖腺分泌精液；恢复视力，调节血糖，降低血压，兴奋大脑神经，兴奋呼吸；有补血作用等。

用治肾神经衰弱（肝肾阴虚型遗精）引起的头晕目眩、头痛、午后潮热、遗精；维生素 A 缺乏症(肝肾阴虚型雀盲眼)引起的夜盲眼、视物模糊；营养不良、老化症、贫血、肾功能下降(肝肾虚型血虚) 等身体虚弱引起的头晕眼花、面色萎黄或苍白、精神萎靡、腰膝酸软、四肢无力、消瘦失眠；各种慢性病引起的消耗热、骨蒸劳热、午后低热；糖尿病(消渴证)；高脂血症（血液内脂肪过高证）等。

【应用与配伍】用治肝肾阴虚之头晕目眩、视物不清者，常配伍滋补肝肾、养阴明目的菊花、熟地、山药、山茱萸、丹皮、泽泻、茯苓。若肝肾阴虚、腰膝酸软、盗汗遗精，可与天冬、干地黄等药同用。治疗肾气虚弱、生肌不旺、未老先衰、常配伍牛膝、补骨脂、菟丝子、当归、茯苓。若妇女冲任虚损、月经量少，甚至经闭、不孕，可配伍鹿角胶、紫河车、巴戟天、当归、党参、益母草、山楂、红花等。此外，单用本品，每次10克，蒸熟服食，可治消渴，或配伍生地、麦冬、山药、黄芪同用，则生津止渴之力更强。本品治阴虚劳嗽，配伍麦冬、知母、贝母、五味子。

【处方举例】1.杞菊地黄丸：菊花、枸杞、丹皮、泽泻、云苓、熟地、山药、山茱萸，用于肝肾阴虚、头晕目眩、视物不清。

2.杞菊丸：枸杞、天冬、熟地用于劳伤虚损。

【注意点】1.习惯认为宁夏枸杞质量最好，产在河北、天津的质量稍次，产在甘肃、青海的质量最次，应选用。

2.枸杞既能补精壮阳，又能滋阴养肝，所以，有"阴兴阳起"的作用，为补肝肾的常用药物，不寒不热，阴虚阳虚皆用，但较多用于阴虚证。是治疗男人阳痿，妇女不孕的特效药物，但单用力量较弱，可配合其他兴阳补肾药物同用，起到更好的治疗效果。

3.长服多服无副作用，但患肝病而内火炽盛者，服后有时热象加重，为避免此弊，用时酌情加清凉药。

4.补肾强于沙菀子，虽属平补，但有内实热者仍慎用。

5.脾胃虚寒便溏、胃酸过多、性欲亢进者忌用。

6.枸杞叶可治慢性咽炎，也可做蔬菜食用。

【用量与用法】6~12克；或入丸，散。

【特别提醒】与保护肝脏促进肝细胞再生药物相类似的其他药物还有：枸杞叶、泽泻、黄芪、白术、蒲公英、连翘、败酱草、龙胆草、黄芩、大黄、栀子、五味子、茵陈、柴胡、茯苓、白术、生地、甘草、姜黄。

第十二节　软缩肝脾肿大作用的药物（软化病理组织药）

鸡内金

【古歌诀】鸡内金寒　溺遗精泄
　　　　　禁痢崩漏　更除烦热

【药草成分】鸡内金又叫鸡肫皮等。本品含胃激素、角蛋白、多种氨基酸等。

【作用与用途】本品为软缩肝脾肿大作用的药物。鸡内金味甘、性寒。入脾胃经。具有消食化积、止遗涩精、化石通淋的功效。现代认为能增加胃蛋白酶、胰脂肪酶活性，有软缩肝脾肿大作用；有利尿化石的作用。

用治慢性痢疾、慢性胃炎、伤食肠炎(脾胃虚弱型停食)等消化道疾病引起的消化酶不足、胃纳不佳、脘腹饱闷、嗳气或腹胀泄泻、消化不良、反胃呕吐；膀胱括约肌功能减退（肾虚型小便失禁）引起的小便频数、小儿遗尿；小儿疳疾及子宫出血等。

【应用与配伍】用治饮食停滞、消化不良所致的吞酸纳减，可单用本品研末冲服。若小儿疳疾、腹大消瘦、面色萎黄、低热，可单用本品配合白面做饼服。治疗脾胃虚弱、食少纳呆、消瘦乏力等证，常配伍茯苓、白术、干姜、大枣等。本品连肠洗净为末服，可治小儿遗尿。配伍芡实、莲子肉、菟丝子、桑螵蛸等益肾固精药，可治肾气不足，精关不固的遗精、滑精。此外，近年来本品配车前草、海金砂、川牛膝、滑石等，可治泌尿系结石。若治胆结石，则常与金钱草、郁金等同用。

【处方举例】治疗小儿单纯性消化不良（肠内停乳或停食）引起的食积不化、肚子胀满、泻绿黄色大便、有恶臭味：鸡内金 50 克，酵母片 100 片，共为末，每服 3~6 克，每天 2 次，开水冲服。

【注意点】本品含胃激素，遇高温宜破坏，会使疗效降低，故生用，所以，研末冲服最佳。

【用量与用法】3~9 克，研末吞服。

【特别提醒】与软缩肝脾肺大药推相类似的其他药物还有：丹参、王不留行、三棱、莪术、鳖肉、泽兰。

第十三节 治疗牙科疾病的药物（保护牙齿药）

一、具有解热镇痛作用的药物（祛风药）

细 辛

【古歌诀】细辛性温 少阴头痛
利窍通关 风湿皆用

【药草成分】细辛又叫烟斗锅花、万病草等。本品含挥发油，主要成分为甲基丁香油酚、黄樟醚等。

【作用与用途】解热镇痛药。细辛味辛，性温。入肺、肾经。具有祛风散寒、温肺化痰、止痛、开窍的功能。入肺经散在表之风寒，入肾经，有除在里之痼冷的功效。现代认为有解热镇痛、镇静、抗惊厥、抗感染、强心、扩张血管、松弛平滑肌、增强脂代谢、升高血糖、有局部麻醉，镇咳祛痰作用；对革兰氏阳性菌、伤寒杆菌、痢疾杆菌等均有抑制作用。

用治伤风感冒、气管炎、支气管扩张(风寒型咳嗽) 等呼吸系统疾病引起的恶寒发热、头痛、无汗、周身酸痛、咳嗽痰多；三叉神经痛（骨槽风）、神经性头痛(头痛)、牙痛、疝气痛；类风湿性关节炎（风寒湿型痛痹）引起的关节疼痛；中风引起的神志昏迷不醒、牙关紧闭、两手握固、惊厥抽搐。

【应用与配伍】用治风寒感冒、恶寒发热、头疼身痛、鼻塞者，常与防风、羌活同用。若为阳虚外感、寒犯少阴、发热、脉沉，又常与麻黄、附子合用共奏助阳散寒发表之功。用于头痛，常与川芎、白芷、羌活、蔓荆子同用。治风寒湿痹疼痛，常配伍羌活、独活、川乌、草乌等。用治牙痛，若热或食辛辣即痛，证属热者，多与石膏、黄连、知母、生地等同用；若吸冷气即痛，证属寒，多与白芷、川芎、露蜂房配伍。用治外有风寒表证，内有痰饮或但见痰饮清稀阻肺的喘咳，常与麻黄、干姜、半夏、五味子等共奏温肺化饮、解表散寒、止咳平喘之功。用于鼻流腥浊脓涕的鼻渊证，常与苍耳子、辛夷、白芷等同用；若浊涕色黄、口干、舌尖红而苔黄者，又可在上述配伍的基础上加金银花、连翘、黄芩等清热解毒燥湿药。此外，与皂荚同用，研细吹鼻，又可治神志昏迷不醒，症见牙关紧闭、两手握固、脉象有力者。

【处方举例】1.麻黄附子细辛汤：麻黄、附子、细辛，用于阳虚外感。

2.通关散：细辛、皂荚，用于中风痰厥、神志昏迷，但脑出血者忌用。

【药物的相互作用】热药的细辛与寒药的石膏同用，治疗胃热的牙痛，这样一热一凉，效果颇佳，配黄连，治疗口腔炎有较高的疗效。

【不良反应】细辛直接吞服散剂，用量过大或煎煮时间过短，可致中毒；中毒神经系统先兴奋后抑制，心律失常，呼吸减慢，反射消失，最后因呼吸麻痹而死亡。中毒早期当催吐，洗胃，并对症处理，积极抢救。

【注意点】1.本品有毒，药性比较猛烈，且古有"单用不过半钱（0.3~0.4克），多即气闷塞不通者死"的记载，故用量宜慎；反藜芦，忌用；本品能耗散正气，故气虚多汗、阴虚火旺、血虚内热及干咳无痰者均忌用。

2.细辛的地上部分含马兜铃酸、有剧毒，目前只用根茎及根，以确保安全。另含黄樟醚，过量可抑制呼吸中枢，引起呼吸麻痹，甚至死亡。应高度注意用量和药用部分。

【用量与用法】1.5~3克，蜜炙。反藜芦。

【特别提醒】与解热镇痛药物相类似的其他药物还有：白芷、薄荷、桑叶、升麻、石膏、竹叶。

二、有抗菌作用的药物（清热解毒药）

马鞭草

【古歌诀】马鞭草苦　破血通经

癥瘕痞块　服之最灵

【药草成分】马鞭草又叫狗牙草等。本品含马鞭草甙、鞣质和挥发油等。

【作用与用途】具有抗菌作用的药物。马鞭草味苦，性微寒。入肝脾经。具有清热解毒、破瘀血、通月经、活血散瘀、杀虫、止痒、利水消肿的功效。现代认为对金黄色葡萄球菌、福氏痢疾杆菌、疟原虫有抑制作用；有利尿作用等。

用治牙周炎、牙髓炎、肾炎水肿、黄疸型肝炎、咽喉炎；妇女输卵管和卵巢炎（瘀血型癥瘕）引起的下腹有包块、月经不通、痛经等。血吸虫病引起的腹水、肝脾肿大；痈疽疮毒及疟疾寒热等。

【应用与配伍】用治妇女瘀血阻滞、经闭痛经，可配合益母草、香附等。用于癥瘕积聚，可配伍三棱、莪术等。若治关节酸痛、跌打损伤、瘀血肿痛，常与红花、乳香等并用。对于痈肿火毒，宜配蒲公英、连翘、赤芍等药。此外，单用本品20克，在疟疾发作前二三小时煎服，有一定的截疟作用。

【处方举例】治疗晚期血吸虫病引起的腹水、肝脾肿大、牙周炎：马鞭草10克，甘草6克，水煎服。

【用量与用法】3~10克

【特别提醒】与抗菌药物相类似的其他药物还有：牛黄、金银花、连翘、黄连、黄芩、栀子、丹皮。

三、养阴药（滋补药）

知 母

【古歌诀】 *知母味苦　热渴能除*

骨蒸有汗　痰咳能舒

【药草成分】知母又叫肥知母等。本品含多种甾体皂甙，并含多量的黏液质等。

【作用与用途】具有养阴作用的药物。知母味苦，性寒。入肺、肾、胃经。具有滋阴润燥、清热降火、止渴除烦、泻肺滋肾、滑肠的功效。现代认为对伤寒杆菌、金黄色葡萄球菌、表皮葡萄球菌、甲型和乙型溶血性链球菌、绿色链球菌、肺炎双球菌、卡他球菌、结核杆菌、百日咳杆菌、白喉杆菌、绿脓杆菌、大肠杆菌、宋内氏痢疾菌、变形杆菌、霍乱弧菌、皮肤真菌等均有不同程度的抑制作用；能退实热，虚证久热，有一定的解热作用；能降低神经系统的兴奋性，如配黄柏能降低性神经兴奋（泻肾火）；配枣仁可降低大脑皮层过度兴奋，治虚烦失眠等。

用治小儿夏季热、慢性消耗性疾病、肺结核、产妇、慢性肾脏炎、性神经衰弱（阴虚型低潮热）等慢性疾病引起的午后发低热、骨蒸劳热、潮热盗汗、口干口渴、失眠、遗精；慢性气管炎（燥邪咳嗽）引起的发热、咳嗽、吐黄色稠痰；牙周炎（阴虚型牙痛）、急性眼膜炎（火眼）、糖尿病（消渴症）等。

【应用与配伍】用治温热病高热烦渴，多与石膏、粳米、甘草同用。若内热消渴，又常与生地、麦冬、天花粉等同用。用于肺热燥咳，属肺热咳痰黄稠者，常配伍黄芩、瓜蒌、浙贝母等清热化痰药；属阴伤燥咳痰黏或无痰者，又常与川贝母、沙参、麦冬等同用。用治骨蒸劳热，常与黄柏、熟地、龟甲等同用。若治阴虚劳咳，常与沙参、百部、白芨等配伍。若肠燥便秘，属温病后期津伤者，多与生地、玄参、麦冬同用；属老年人或久病体虚、津枯肠燥者，又多与生首乌、火麻仁、当归、肉苁蓉等合用。此外，以知母15克，黄柏10克，肉桂3克，可治老年人癃闭兼阴伤者；与酸枣仁、茯苓、川芎等同用，可治虚烦不眠。

【处方举例】 1.白虎汤：见石膏条，用于温病高热烦渴。

2.二母散：知母、贝母，用于肺热咳嗽或阴虚燥咳。

3.知柏地黄丸：见黄柏条。用于骨蒸劳热。

4.玉液汤：见黄芪条。用于内热消渴。

【药物的相互作用】 知母与石膏均能清热泻火，用治温热病、气分热盛及肺热咳嗽等证。石膏大寒，清热力甚，泻火之中长于清解，善清肺胃实火，治肺热咳喘，胃火头痛、牙痛；煅用收湿敛疮生肌，可治疮疡不敛、水火烫伤。知母甘寒质润，能生津润燥，泻火之中长于清润，善治热盛，伤及阴津的肺热燥咳、热病津伤、内热消渴、肠燥便秘；善滋肾阴，泻相火，治阴虚火旺、骨蒸潮热。

【注意点】 知母有滑肠作用，脾胃虚寒便溏不宜用。服用时忌茶。孕妇慎用。

【用量与用法】 6~18克，生知母泻火强，宜用于肺胃实热；盐炒知母味咸入肾，长于滋阴，宜用于肾阴不足及骨蒸劳热等证。

石　膏

【古歌诀】 石膏大寒　能泻胃火

发渴头痛　解肌立妥

【药草成分】 石膏又叫石羔等。本品含水硫酸钙；煅石膏含无水硫酸钙。

【作用与用途】 本品具有泻胃火的作用。石膏味辛甘，性大寒。入肺胃经。具有清热泻火、解渴除烦、收敛生肌、能泻胃火的功效。现代认为对内毒素所致的发热有明显解热作用；对神经骨骼肌有抑制作用；能增加血清内钙离子浓度和降低血管渗透性，故有抗过敏作用。此外，有缩短血凝时间，利尿，增加胆汁排泄的作用；煅石膏外用有消炎作用。

用治流脑、乙脑、败血症、菌血症、菌血症、猩红热（温病、暑温、疔疮走黄、疫喉痧）等疾病引起的高热烦渴、神昏谵语、发斑发疹、抽风、疮疡不敛；大叶性肺炎（邪热郁肺型喘咳）引起的咳嗽、咳血、吐铁锈痰、呼吸困难、口渴气喘；急慢性牙髓炎（胃火型牙痛）引起的头痛、牙龈肿痛；脱水热（失水症）引起的口干、口渴、烦躁不安等。

【应用与配伍】 用于热病邪在气分、高热不退、烦渴引饮、脉洪大者，宜重用生石膏，并与知母、粳米、甘草等同用；若为气血两燔、神昏谵语、发斑发疹者，又当与知母、大青叶等清热凉血药同用。用治邪热郁肺、气急喘促咳嗽、口渴欲饮者，常与麻黄、杏仁、甘草同用。用治胃火炽盛、头痛、牙痛、口疮，多与黄连、升麻、丹皮、生地等同用；或兼阴虚者，又当与知母、麦冬、生地、牛膝等同用。此外，本品煅后研粉，与青黛、黄柏粉等配伍，可治湿疹浸淫或疮疡不敛。

【处方举例】 1.白虎汤：石膏、知母、粳米、甘草，用于气分壮热、烦渴引饮。

2.化斑汤：生石膏、粳米、甘草、知母、犀角（水牛角代）、玄参，用于热入气分、发斑发疹。

3.麻杏石甘汤：见甘草条，用于邪热肺喘咳嗽。

4.清胃散：石膏、黄连、升麻、丹皮、生地、当归，用于胃火炽盛，牙痛口疮。

5.竹叶石膏汤：竹叶、石膏、麦冬、人参、粳米、甘草、半夏，用于热病后余热未清兼阴虚者。

6.九一丹：石膏、升丹，用于疮疡不敛。

【注意点】石膏只用实证发高热时用。身体虚弱、产妇、慢性病、消耗性疾病及无热患者均不能用。但实际上只要辨证准确，配伍得当，非使用不可时，也可适量选用或配人参调补。对有机酸、鞣质、维生素、生物碱类在水中同煎时，可使溶解度增加；对碱性物质、淀粉、黏液质、胶质、蛋白质等同煎时，可使溶解度降低。而挥发油、树脂、糖类、甙类、叶绿素等对石膏溶解度影响不大；脾胃虚寒便溏者忌用。

【用量与用法】成人 60~120 克，小儿用 30 克左右，一般清热量较小。外用适量。内服解热，宜生用；外用收敛生肌，宜煅用。

四、外用药（固齿药）

猪　骨

【古歌诀】猪羊骨含钙磷钾　　腊月盐腌煅碾粉
　　　　　骨能补骨盐补肾　　坚固牙齿防脱落

【药草成分】猪羊骨含钙磷钾钠等矿物质。

【作用与用途】年老肾竭齿不固，坚固牙齿，洁白牙齿，补骨强筋骨。
　　　　　　　用治年老脱齿、牙齿老化、牙齿过敏所致的冷、酸、甜、热及牙齿脱落等。

【应用与配伍】终身牙膏的配方：抗菌的金银花、补钙健骨的猪骨粉、补牙龈的含维生素 C 的巴戟天、消炎解毒的绿豆粉，共混合制作牙膏，刷牙能使牙齿坚固，永久不脱落等。

【特别提醒】与固齿药相类似的其他药物还有：金银花、巴戟天。

（李　岩）

第十章 对泌尿系统有作用的药物

第一节 有利尿作用的药物（利水渗湿药）

滑 石

【古歌诀】滑石沉寒　滑能利窍
　　　　　解渴除烦　湿热可疗

【药草成分】本品主要含硅酸镁、氧化铝、氧化镍。

【作用与用途】本品为利尿渗湿药。滑石味甘、性寒。入胃、膀胱经。具有利水通淋、渗湿利窍、清热解暑的功效。现代认为有止泻作用。外敷能保护创面，吸收渗出物，促进结痂；对金黄色葡萄球菌、脑膜炎双球菌、伤寒杆菌均有抑制作用。

用治泌尿系感染（湿热型热淋）引起的小便淋漓不畅、尿道热痛；急性胃肠炎（暑湿型泄泻）引起的腹泻、口干渴；皮肤湿疹、足丫破烂、黄水疮、痱子（湿热型疮疖）引起的皮肤脓水淋漓、伤口久不愈合等。

【应用与配伍】用治湿热蕴结膀胱、小便赤色热痛，多与木通、栀子、瞿麦等清热利尿药同用；若治暑热烦渴，小便赤色或水泻者，常与生甘草同用。同枯矾、黄柏、青黛等燥湿解毒敛疮药同用，又可治湿疮、湿疹。

【处方举例】1.八正散：木通、车前子、萹蓄、大黄、滑石、甘草、栀子、瞿麦，用于湿热淋症。

2.六一散：滑石、甘草，用于暑热烦渴，小便短赤。

【注意点】脾虚溏泻、热盛津伤及孕妇忌用。

【用量与用法】10~15克，布包入煎。外用适量。

琥 珀

【古歌诀】琥珀味甘　安魂定魄
　　　　　破瘀消癥　利尿通涩

【药草成分】琥珀又叫白珀、煤珀等。本品含树脂、挥发油、琥珀松香高酸、琥珀银松酸、琥珀酯醇、琥珀松香醇等。

【作用与用途】本品为利尿药物。琥珀味甘，性平。入心、肝、膀胱经。具有镇惊安神、活血祛瘀、利水通淋、收敛止血的功效。现代认为有镇静、抗惊厥、降体温作用。琥珀酸及挥发油服后经肾脏排出，能刺激肾脏而使代谢加速，从而使尿量增加。临床应用可消除尿中红细胞，治疗尿血。

　　　　　　用治小儿流脑（体虚型惊风）引起的抽搐；神经衰弱、癔病（脏燥症）引起的惊悸失眠、烦躁不安；泌尿系感染、前列腺炎（热淋或隆闭）等疾病引起的小便不通，或小便短赤涩痛、癃闭；输卵管和卵巢发炎（瘀血型癥瘕）引起的下腹有包块、经闭、痛经等。产后子宫收缩不良引起的瘀血腹痛。

【应用与配伍】 用治小儿痰热内盛、惊风抽搐，常配伍清热化痰、熄风定惊的朱砂、胆南星、天竺黄等药。用治癫痫惊狂，可配伍朱砂、天南星等同用，制丸服。用于肝阳上亢、心悸失眠、神虚不寐，常与羚羊角、茯神、远志、人参、甘草等同用。若治妇女瘀血内停、经闭、癥瘕及产后瘀阻腹痛等证，常配伍三棱、没药、鳖甲、延胡索等。此外，本品配蒲黄、海金沙、没药、通草，可治血淋涩痛、小便不利。

【处方举例】 1.琥珀抱龙丸：琥珀、朱砂、胆南星、天竺黄、檀香、人参、茯苓、枳实、山药、甘草，用治小儿痰热内盛、惊风抽搐。

　　　　　　2.琥珀散：琥珀、三棱、莪术、乌药，用于瘀血内停，经闭腹痛。

【注意点】 1.货源短缺，可用松香代，但用量要大。松香镇静力小，收敛防腐力大。不入煎剂，多入丸、散。生用冲服。眼病外用，孕妇忌用。

　　　　　　2.阴虚内热小便不利及内无瘀滞者忌用。

【用量与用法】 1~3克，多入丸散，入汤剂研末冲服。

榆白皮 （附榆钱）

【古歌诀】 榆白皮甘　通水除淋
　　　　　　能利关节　敷肿痛定

【作用与用途】 利尿药物。性平。具有通利小便、通利关节的作用等。

　　　　　　用治泌尿系感染，包括肾盂肾炎、膀胱炎、尿道炎（湿热型淋病）引起的小便短少、尿痛的淋病；肾小球肾炎（水肿病）引起的小便不利、浮肿；关节肿痛。外用可治疽肿痛等。

【应用与配伍】 用治小便出血、尿道涩痛，以榆白皮为主药配伍滑石、冬葵子、石韦、瞿麦、生地黄水煎服。本品与冬葵子并用可治妊娠小便不利。以榆白皮研粉，和米作粥，治水肿胀满。用于痈疽发背，可单用鲜榆白皮捣烂如泥，和香油敷之，将愈，则以鲜桑叶捣烂贴之，可促进伤口愈合。

【附】 榆钱味甘、性平。具有滋补强壮作用。含糖类、维生素类及矿物质等。可生食。

【用量与用法】 6~12克。外用适量。

灯心草

【古歌诀】 灯草味甘　运利小便
　　　　　　癃闭成淋　湿肿为最

【药草成分】灯心草又叫灯心等。本品含纤维、脂肪油、蛋白质、多聚糖（包括阿拉伯聚糖和木聚糖）等。

【作用与用途】利尿药。灯心草味甘淡，性微寒。入心、小肠经。具有清心火、除烦热、利尿止血、镇静安神的作用等。

用治肾盂肾炎、膀胱炎、尿道炎（湿热型淋病）等泌尿系感染引起的小便不通，或小便短赤涩痛；神经官能症（心火阴虚型心悸）引起的心悸失眠、心烦口渴；口腔炎（心经有热）引起的口舌生疮及小儿夜啼等。

【应用与配伍】用于热淋涩痛、小便不利之症，常配伍通草、滑石、栀子、甘草梢等清热利尿药同用。用治心经有热、心烦不眠、小便短赤、口舌生疮，可配淡竹叶、木通、生甘草等清热利尿药合用。

【处方举例】治疗神经官能症（心火失眠症）引起的心悸不眠、烦躁不安等。灯心草 6 克、淡竹叶 6 克、麦冬 9 克，水煎服。

【注意点】本品为清心火、利小便药。但药力较单薄，只适用于病轻者或辅助其他药清热利尿，方可加强疗效；剥皮的称"灯心"，未剥皮的称"灯心草"。前者用量小，后者用量大。

【用量与用法】1.5~6 克，最大量为 6~9 克。

冬瓜子（附冬瓜皮）

【古歌诀】冬瓜子寒　利湿清热
　　　　排脓消肿　化痰赤良

【药草成分】冬瓜子又叫冬瓜仁等。本品含胡芦巴碱、腺嘌呤、脂肪油、蛋白质、糖类、维生素 B_2、维生素 C、烟酸等。

【作用与用途】冬瓜仁为呼吸、泌尿系统药。冬瓜仁味甘、性寒。入脾、肺、小肠经。具有清上焦肺部蕴热，又能除下焦大肠的热积，并可排脓消肿。此外，兼能化痰、清除下焦湿热的作用等。

用治肺脓肿（肺痈）引起的咳吐脓血、痰多咳嗽；阑尾炎（肠痈）引起的右下腹肿痛；阴道炎（湿热型白带）引起的阴道分泌物增多，色黄，臭味及气管炎（痰热）引起的咳吐黄痰、胸痛等。

【应用与配伍】用治肺痈吐脓，常与薏米仁、桃仁、芦根同用。用于肠痈，又与大黄、丹皮、芒硝配伍。用治痰热咳嗽，与瓜蒌、黄芩、大贝母同用。本品配伍黄柏、车前子、草薢、土茯苓等，还可治白带、白浊等。

【处方举例】1.苇茎汤：见薏米仁条，用于肺痈吐脓胸痛。
　　　　　2.大黄牡丹皮汤：见大黄条。用于肠痈腹痛。

【附】冬瓜皮：性味功能相同、功效偏于利水退肿。常用于水肿胀满、小便不利等症。用量 15~30 克。

【注意点】类风湿性关节炎、痛风患者慎用。

【用量与用法】冬瓜仁 9~15 克；冬瓜皮 60~90 克。

泽　泻

【古歌诀】泽泻甘寒　消肿止渴
　　　　　除湿通淋　阴汗自遏

【药草成分】泽泻又叫泽芍等。含三萜类化合物、挥发油、生物碱、天门冬素、树脂等。

【作用与用途】本品为利尿药物。味甘性寒。入肾、膀胱经。具有利水除湿、泻肾火、消水肿、下乳、除痰饮的功效。现代认为能增加尿量、尿素及氯化物的排泄，其作用显著；对血中的胆固醇有抑制作用，因而减轻动脉粥样硬化的发展；保肝；降血糖、降血压，对结核杆菌有抑制作用等。

　　　　　用治急慢性肾小球肾淡、泌尿系感染（湿热型热淋和水肿病）等疾病引起的尿血、尿痛、蛋白尿或小便不利，浮肿；慢性肠炎（湿热型泄泻）引起的腹泻、小便少、口干渴、消化不良、腹胀痛；动脉硬化及糖尿病等。

【应用与配伍】用治小便不利的水肿，多与茯苓、猪苓、白术同用，共奏利水消肿之功。用治脾虚湿盛引起的水泻，多与车前子、白扁豆、白术同用；若治湿热下注膀胱的热淋涩痛，多与木通、车前子、萹蓄等利尿通淋药同用；若治湿热蕴蒸的口渴，多与滑石、黄芩、厚朴等同用；治湿热下注的阴汗，多与龙胆草、黄柏同用。此外，与白术、半夏、茯苓等同用，又可治痰饮眩晕。治阴虚火旺，须与熟地、山茱萸、山药等同用。

【处方举例】1.四苓散：茯苓、猪苓、白术、泽泻，用于小便不利的水肿。
　　　　　　2.泽泻汤：泽泻、白术，用于痰饮眩晕。

【注意点】阴汗：即前阴下部有汗，为湿热下注的一种病；本品能治肾经虚火，还可用于肾阴不足、虚火亢盛；阳虚精滑及阴虚无湿热者忌用。

【用量与用法】3~10克，生用。

白　薇

【古歌诀】白薇大寒　疗风治疟
　　　　　人事不知　昏厥堪却

【药草成分】白薇又叫白尾等。本品含挥发油、强心甙等。

【作用与用途】利尿药。白薇味苦咸，性寒。入肺、胃经。具有清热凉血、利尿通淋、除烦益阴、利咽的功效、现代认为对金黄色葡萄球菌、白喉杆菌等均有抑制作用。加强心肌收缩有强心作用。有解热利尿作用等。

　　　　　用治慢性肾小球肾炎（阴虚型疮毒过敏所致的水肿病）热毒候淫引起的痛疮肿毒、咽喉肿痛、小便不利、浮肿；尿路感染（阴虚型血淋、热淋）引起的小便频数、小便涩痛、尿血；慢性病、流脑病后期（阴虚型火旺）等引起的消耗热、早凉夜热、午后潮热、舌质红无苔；妇女产后出血（阴虚型血热血厥证）引起的失血性休克、不省人事；妇女外阴炎（阴虚型）引起的外阴肿痛；小儿疟疾及高热引起的抽搐；痈肿疮疡引起的红肿热痛等。

【应用与配伍】用治流脑（温病）邪入营分、舌红口干、午后潮热、经久不退，宜与生地、赤芍、青蒿等配伍；若阴虚发热、骨蒸盗汗，多与地骨皮、牡丹皮等并用；治妇女产后虚烦呕逆者，可与石膏、竹茹、甘草等同用。此外，用治胎前产后的热淋、血淋，常与白茅根、竹叶、生地、滑石煎服。

【处方举例】1.白薇汤：白薇、人参、当归、甘草，用于产后血虚发热、昏厥。

2.治疗慢性原因不明的发热盗汗：白薇 12 克、地骨皮 12 克，水煎，午后服。

【注意点】脾胃虚寒便溏，不宜服用。

【用量与用法】3~10 克。

萹 蓄

【古歌诀】萹蓄味苦 疗瘙疽痔

小儿蛔虫 女人阴蚀

【药草成分】萹蓄又叫猪牙草等。本品含萹蓄甙、蒽醌类、鞣质、钾盐等。

【作用与用途】利尿药。萹蓄味苦、性寒。入膀胱经。具有利膀胱湿热、杀虫止痒、清热利水、通淋的功效。现代认为对金黄色葡萄球菌、绿脓杆菌、大肠杆菌、痢疾杆菌、皮肤真菌、表皮葡萄球菌、卡他球菌、白喉杆菌、炭疽杆菌等均有不同程度的抑制作用；能增强呼吸运动的幅度及肺换气量；有降压作用；有利胆作用；可使胆盐排出增加，有显著的利尿作用；有缓下作用；有驱虫作用；萹蓄水及醇提取物能加速血液凝固，使子宫张力增高；有轻度的收敛作用，可作创伤用药。

用治急性肾盂肾炎、膀胱炎、肾脏炎、血吸虫病（湿热型淋病）等疾病引起的乳糜尿、尿血、尿急、尿频；子宫颈糜烂（湿热型阴痒）引起的糜烂发痒疼痛、流臭水；蛔虫、蛲虫、钩虫、阴道滴虫；疥癣瘙痒的皮肤病及痈疽和痔疮肿痛等。

【应用与配伍】用治湿热下注、小便短赤、淋漓涩痛，常与石韦、生地、木通、竹叶、甘草等清热利尿通淋药同用。若配伍小蓟、石韦、白茅根、栀子等凉血止血、利尿通淋药，可治血淋涩痛。用治皮肤湿疹、阴道滴虫、阴部湿痒等证，可以鲜品单味煎汤外洗。此外，本品与榧子、槟榔等杀虫药合用，可治蛔虫、蛲虫、钩虫等病。

【处方举例】治疗血吸虫乳糜尿：萹蓄 30 克、荠菜 30 克，水煎服。

【药物的相互作用】萹蓄、瞿麦、萆薢等三味药均有清热利湿而利小便作用。是治疗泌尿系感染的要药。但三者适应证各有特长，热重于湿，小便尿道有灼热感和疼痛者用瞿麦；如湿重于热，小便如米汤样则用萆薢；如湿热俱在，小便涩滞不畅者用萹蓄。如有兼证者，三药相互配伍同用，能起到协同作用，可提高疗效；连续服用不会产生耐药性、无毒副作用，安全范围较大；用量要大，过小则无利尿作用；无湿热或脾虚便溏者忌服。

【用量与用法】9~30 克，单用 40~50 克，外用适量。

【特别提醒】与利尿药物相类似的其他药物还有：黄芪。

第二节 峻下逐水药（泻水药）

甘 遂

【古歌诀】甘遂苦寒　破癥消痰
　　　　　面浮蛊胀　利水能安

【药草成分】本品含三萜类、柠檬酸、树脂等。

【作用与用途】本品为泻水药。甘遂、味苦，性寒。入肺、脾、肾经。具有泻水逐饮、通利二便、利水消肿的功效。现代认为有强烈刺激肠黏膜，引起炎症性充血和蠕动增加，造成峻泻。

用治渗出性胸膜炎（痰水停留的痰饮病）引起的胸腔积液、胸满气喘、胁肋疼痛；肝硬化（瘀血型水鼓）引起的腹水；急、慢性小球肾炎（实证水肿病）引起的小便不利、面目浮肿等。

【应用与配伍】用治水湿壅滞、水肿胀满、口渴气粗、便秘脉实的阳实水肿证，常与槟榔、大黄、牵牛子等配伍。单用本品研末，炼蜜为丸服，还可治热结便秘，二便不通。用治痰饮积聚、胸满气喘、胁肋疼痛等证，常与大戟、芫花同用。若水饮与热邪结聚所致的水饮结胸，症见气逆喘促，可与大黄、芒硝同用。如治痰迷癫痫发狂，可与朱砂研末吞服。此外，本品研末水调外敷，尚能治痈肿疮毒，有消肿散结之功。

【处方举例】1.舟车丸：牵牛子、甘遂、大戟、芫花、轻粉、大黄、木香、槟榔、青皮、陈皮，用于阳实水肿证。

2.十枣汤：甘遂、大戟、芫花、大枣 10 枚，大枣煎汤送服。用于痰饮积聚、胁满喘逆。

【注意点】凡气虚、阴伤、脾胃虚弱及孕妇均忌服；本品有毒，切片醋拌或豆腐共煮晒干用，这样加工的甘遂毒性大减，还避免恶心呕吐腹痛、头晕心悸、血压下降、呼吸困难、腰痛、尿血等不良反应。反甘草，甘遂有效成分难溶于水，水煎服效果不太理想，所以，多入丸、散，外用适量研末调敷。内服醋制，以减低毒性。

【用量与用法】粉剂 0.5~1 克，入丸、散。

大 戟

【古歌诀】大戟甘寒　消水利便
　　　　　腹胀癥坚　其功瞑眩

【药草成分】大戟又叫红芽大戟、京大戟等。本品含三萜成分、生物碱、树脂、树胶等。

【作用与用途】本品为泻水药。本品味苦、性寒。入脾、肺、肾经。具有通二便、消水肿、解疮毒的功效。现代认为能刺激肠黏膜，促进肠蠕动而通便，少量服用能刺激肾脏，促进肾区血液循环有利尿作用；能扩张毛细血管，对抗肾上腺素的升压作用；对金黄色葡萄球菌、绿脓杆菌均有抑制作用；红芽大戟对痢疾杆菌、肺炎双球菌、溶血性链球菌等均有抑制作用。此外，还有镇痛、软化病理组织等。

用治渗出性胸膜炎（湿热型痰饮）引起的咳嗽痰多、胸膈胀满、胁肋隐痛；急性肾小球肾炎（疮毒浸淫）引起的小便不利、眼睑浮肿、身发疖疮、脓肿、咽喉肿痛；淋巴腺炎（瘰疬）；肝硬化（瘀血型积聚）引起的腹水、腹大如鼓及痈肿疮毒；便秘。

【应用与配伍】用治水肿胀满、二便不通、水肿实证，常与甘遂、芫花、牵牛子等同用；也可用本品3克，与牵牛子、木香共为末，以猪腰子一对，劈开掺药末入内，湿纸包裹煨熟，空腹食之，治水肿、腹大如鼓。用治痰饮积聚胸膈胀满，胁肋隐痛，常与甘遂、甘芥子同用。用治热毒壅滞所致的痈肿疮毒，以及痰火凝聚的瘰疬痰核，常与山慈姑、雄黄、麝香等配伍。

【处方举例】1.舟车丸：见甘遂条。用于阳实水肿证。

2.控涎丹：见白芥子条。用于痰饮积聚、胸胁胀满、隐痛。

【药物的相互作用】红芽大戟和京大戟作用各有特长。红芽大戟微辛，京大戟苦涩，两味药物在成分上和性味上有显著不同。红芽大戟长于治疮毒，京大戟长于利尿，两味药物分别使用，不能混淆，应按各药品主治使用，方能见效，否则无作用。反甘草，不能同用；大戟和芫花轻微；大戟性猛有毒，为减轻副作用和毒性，宜醋制；治疗渗出性胸膜炎虽好，但要注意用量，过量会引起头晕，可能与利尿缺钾有关，急救方法是补钾为好；身体虚弱、胃溃疡、肾功能减退、孕妇、阴寒水肿、大便溏泻者禁用。

【用量与用法】多入丸、散，少入煎剂。1.5~3克，反甘草。

芫　花

【古歌诀】芫花寒苦　能消胀蛊
　　　　　利水泻湿　止咳痰吐

【药草成分】芫花又叫头痛花、毒鱼草等。本品含芫花素、芹菜素等。

【作用与用途】泻水药。芫花味苦，性寒。入肺、脾、大肠经。具有通便、逐痰水、祛痰止咳、杀虫疗疮的功效。现代认为有明显的利尿作用，但大剂反而有抗利尿作用，除花蕾外，根皮也有利尿作用；增强肠蠕动能引起剧烈水泻；对皮肤真菌、流感杆菌均有抑制作用。此外，还有兴奋子宫收缩、镇静、镇咳祛痰等作用。

用治于渗出性胸膜炎（湿痰型咳嗽）引起的咳嗽痰多、气喘便秘、胸腔积液、胸胁疼痛等。肾脏炎（湿在肾脏）引起的小便不利、浮肿；外治头癣及去头屑。

【应用与配伍】用治水肿胀满、二便不通的阳实水肿证，常与甘遂、大戟、牵牛子同用。用治痰喘咳、痛引胸胁、证状俱实者，常与大戟、甘遂、大枣同用。治虫积腹痛，常用醋炒芫花合雄黄研末服。又用芫花研末，猪油拌和，外涂治头癣，还可与甘草外洗治冻疮。

【处方举例】1.舟车风：见甘遂条。用于阳实水肿症。

2.十枣汤：见甘遂条。用于胸胁支饮咳嗽，胸胁痛。

【注意点】脾胃虚弱、便溏者忌服。老年人、小孩、肾功能下降忌服。

【用量与用法】0.6~0.9克，煎汤内服。或入丸、散。外用适量。研末调敷或煎汤熏洗。

续随子

【古歌诀】续随子辛　恶疮蛊毒

通经消积　不可过服

【药草成分】续随子又叫千金子。本品脂肪油中分离出千金子甾醇等含萜酯类化合物等。

【作用与用途】泻水药。续随子味辛，性温。具有通利二便、消散瘀血的作用；现代认为能刺激肾脏，使肾区血流量增快而有利尿作用；能刺激肠黏膜而促进肠蠕动，排除积水、瘀血及炎症分泌物，有治疗腹水作用；外用对疣细胞有腐蚀性破坏作用；对皮肤真菌有抑制作用等。

用治晚期血吸虫病（致腹大如鼓）引起的小便不利、腹水；慢性卵巢囊肿、输卵管积水（瘀血型癥瘕）引起的月经停闭、下腹有包块、少腹疼痛；寻常疣（猴子）、疥癣恶疮等。

【应用与配伍】用治水肿胀满、二便不利者，可单用本品压去油，取霜服用；或配大黄末，以水酒为丸服；也可与槟榔、防己、葶苈子等并用。若治妇女瘀血经闭或积聚痞块，可与川芎、红花、莪术、三棱等破血化瘀之品同用。用于恶疮肿毒，常与大戟、麝香、山慈姑等配伍，内服外敷均可。

【处方举例】续随子丸：续随子、轻粉、青黛，以糯米饭黏合成丸，用于周身肿胀，喘促气闷。

【注意点】本品有毒。去壳，榨去油装入胶囊。服药期间忌食盐和不宜消化的食物。不宜大量长期服用，过量会引起中毒，如服后出现唾液分泌增多、恶心呕吐、剧烈腹泻、头晕、狂躁、体温增高、出汗等症状，立即服用绿豆甘草汤解之。身体虚弱、脾虚便溏和孕妇禁用。老年人、小儿及肾功能不全的患者忌服。

【用量与用法】1~3克，一般取壳取油用霜，即千金子霜。

商　陆

【古歌诀】商陆苦寒　赤白各异

赤者消风　白利水气

【药草成分】商陆又叫花商陆等。本品含商陆碱、三萜皂甙、加利果酸、甾族化合物、生物碱和大量硝酸钾等。

【作用与用途】泻水药。商陆味苦，入肾经。有红白两种，红的专供外敷，能消除风湿疮疡；白可内服，能泻水利尿，可退水肿胀满。现代认为能刺激肾区运动中枢，使肾区血流量增加，故有利尿作用，但大剂量则尿量减少及刺激肠壁加强肠蠕动，有泻下作用、镇咳祛痰。

用治肾小球肾炎（水湿型水肿病）引起的小便不利、水肿或浮肿；气管炎（湿痰型咳痰）引起的咳嗽痰多；外用可治痈疽疮毒及便秘等。

【应用与配伍】用治水肿胀满、大便不通、小便不利等水肿实证，常配槟榔、泽泻、茯苓等同用。对于水肿，可与糯米煮粥，与鲤鱼同煎，有攻补兼施的含义。用治一切痈疽疮毒，可与商陆根和盐少许捣敷，每日或隔日一次。

【处方举例】疏凿饮子：见槟榔条。用于水肿实证，二便不通。

【注意点】商陆有红白两种。红能消除风湿疮疡，专供外敷；白能泻水利尿，可用于肾炎水肿等；本品有毒。中毒轻者有发热、呼吸频数、血压升高、头痛头晕、腹泻、中枢神经麻痹、呼吸运动障碍、语言不清、烦躁抽风，严重时引起心力衰竭而死亡等。因商陆毒性较大，临床应用时应取慎重态度，如已中毒用猪瘦肉60~70克煎汤内服，可解其毒性。孕妇、肾功能下降所致的腰痛、肾衰者均忌用。

【用量与用法】1.5~3.5克，多入丸、散。

第三节　抗利尿的药物（缩尿药）

益智仁

【古歌诀】益智辛温　安神益气
　　　　　遗溺遗精　呕逆皆治

【药草成分】益智仁又叫益智等。含挥发油，油中有桉油精、姜烯、姜醇、α-松油醇、绿叶烯及α-香附酮等。

【作用与用途】抗利尿药。味辛、性温。入心、脾、肾经。具有安心神、补肾气、固精缩尿、温脾止泻的功效。现代认为具有健脾止泻、健脑、抗利尿、减少唾液分泌、抑制肠收缩作用。

用治慢性结肠炎、慢性肠胃炎（脾虚寒型泄泻）等疾病引起的腹泻、恶心呕吐、涎多；膀胱括约肌功能减退（肾气虚寒型小便失禁）引起的小便频数、遗尿；神经衰弱（肝肾虚型遗精）引起的滑精、健忘等。

【应用与配伍】用治膀胱括约肌功能减退症（肾气虚寒型小便失禁）引起的小便频数、遗尿，多与乌药、桑螵蛸等同用；用治肾神经衰弱（肾气虚寒型遗精）引起的遗精、健忘，又多与金樱子、山茱萸、锁阳等补肾固精药同用；用治慢性结肠炎（脾胃虚寒型泄泻）引起的腹泻、恶心、呕吐、口吐唾液等，常与党参、白术、干姜等同用；若涎多者，可配苍术、厚朴、茯苓、半夏、陈皮等药同用，以健脾运湿摄唾。

【处方举例】1.缩泉丸：乌药、益智仁，用于肾虚遗尿或小便频数。

2.三仙丸：益智仁、乌药、山药、朱砂，用于肾虚遗精。

3.益智散：益智仁、川乌、干姜、青皮，用于脾胃虚寒、腹痛吐泻。

【药物的相互作用】益智仁、佩兰均能治涎液增多，口中黏腻不爽。但益智仁治寒证，佩兰治湿热证。服益智仁防其动火时，可与怀山药配伍同用。用作健脾胃的益智仁，可代砂仁用。

【注意点】阴虚火旺、热性疾病、崩漏均忌用。

【用量与用法】3~9克。

菟丝子

【古歌诀】菟丝甘平　梦遗滑精

　　　　　腰痛膝冷　添精壮筋

【药草成分】菟丝子又叫菟儿丝、无根草等。含树脂甙、糖类、黄酮类化合物、维生素 A 等。

【作用与用途】抗利尿药。甘温。入肝、肾、脾经。具有补肝肾、益精髓、壮筋骨、固精安胎、温脾胃的功效。现代认为能促进心脏的收缩力；止虚泻，明目；能刺激卵巢分泌雌激素而产生节律性收缩，张力不增加。此外，还有降压、恢复肾功能、抗利尿及延缓大鼠半乳糖性白内障的发展，能增强非特异性抵抗力等。

　　　　用治由肾阳虚所致的膀胱括约肌功能减退症，男、女生殖机能减退症（肝肾两虚性阳痿及小便失禁症）等疾病引起的小便不能控制、遗尿、小儿尿炕、阳痿、遗精、阴茎不举、妇女阴道分泌物增多、清稀、月经不调、流产、腰膝冷痛、软弱无力；维生素 A 缺乏症（夜盲眼）引起的视力模糊、球结膜和角膜光泽消失而软化，严重时失明等。

【应用与配伍】用治肾虚腰痛，可配杜仲、山药制丸服；治疗男、女生殖机能下降（肾阳不足型阳痿）引起的遗精、滑精、阳痿早泄、精冷不育之症，常与枸杞、五味子、覆盆子、车前同用；治疗膀胱括约肌功能减退（下焦虚寒性小便失禁）引起的小便频数、遗尿者，多配伍温肾散寒抗利尿的附子、桑螵蛸、五味子、鸡内金、肉苁蓉等药同用；治疗肾脏炎引起的小便白浊、尿有余沥，可与白茯苓、石莲子合用；用治维生素 A 缺乏症（夜盲眼）引起的视力模糊、球结膜和角膜光泽消失、目暗不明，常与熟地、车前子并用；治疗慢性胃肠功能减退（脾肾两虚型泄泻）引起的久泻便溏者，可与茯苓、山药、莲子配伍。此外，治疗功能性子宫出血（冲任不固的胎漏下血）引起的阴道出血不止、胎动不安，可配以桑寄生、续断、阿胶等保胎药。单用本品制丸还可治疗糖尿病。

【处方举例】1.五子衍宗丸：见覆盆子条。用于阳痿遗精、精冷不育。

2.菟丝子丸：鹿茸、牡蛎、菟丝子、五味子、鸡内金、肉苁蓉、桑螵蛸，用于下焦虚寒、尿频遗尿。

3.茯苓丸：白茯苓、菟丝子、石莲子，用于肾虚遗精，小便白浊。

4.驻景丸：见车前条。用于肝肾阴亏、目暗不明。

5.寿胎丸：见桑寄生条。用于冲任不固，胎漏下血。

【注意点】本品虽为平补之药，但仍偏于补阳，所以，阴虚火旺、大便秘结、小便短赤者忌用。

【用量与用法】10~15克。生用或盐水炒用。

刺猬皮

【古歌诀】刺猬皮苦　主医五痔
　　　　　阴肿疝痛　能开胃气

【药草成分】刺猬皮又叫仙人衣、刺猬皮等。本品含角蛋白、胶原和脂肪等。

【作用与用途】抗利尿药。刺猬皮味苦，性平。入胃、大肠经。具有行气、散瘀血、收敛、固涩下焦的功效。现代认为有收敛止血、抗利尿作用等。

用治狐疝（疝气）引起的小腹痛；膀胱括约肌功能减退（肾阳虚型小便失禁）引起的小便不能控制、滴沥不禁、遗尿、小儿尿床、头晕腰酸、畏寒肢冷、遗精；痔疮肿痛及便血等。

【应用与配伍】用治痔疮肿痛、便血，常与槐花、地榆同用，能散瘀止血。而治胃肠疼痛，可单用刺猬皮焙干，研末服；亦可配香附、香橼、白术、木香等药以增强行气止痛功效。

【处方举例】猬皮丸：　刺猬皮、当归、槐角、黄连、地骨皮、核桃、乳香、甘草，用于痔疮肿痛及便血。

【用量与用法】3~10克，研末吞服，每次1~2克。

乌　药

【古歌诀】乌药性温　心腹胀痛
　　　　　小便滑数　顺气通用

【药草成分】乌药又叫台乌药。本品含生物碱及挥发油，其中主要含大乌药烷、乌药烯、乌药醇、乌药烃、乌药酸等。

【作用与用途】抗利尿药。乌药味辛，性温。入脾、胃、肾、膀胱经。具有顺气宽胸、温肾缩尿、舒神止痛、温中散寒、活血消食的功效。现代认为对胃肠平滑肌有兴奋与抑制的双向调节功能，使肠管收缩力加强，蠕动加快，能减少胃肠气胀，有助于排气消胀，促进分泌、助消化的作用；兴奋大脑皮质，促进呼吸，兴奋心肌，加速血液循环的作用；抗利尿作用等。

用治胃神经官能症（脾肾阳虚型肝气犯胃）等疾病引起的脘腹冷痛、气逆喘急、消化不良、腹部膨胀；妇女更年期综合征（寒气滞型月经不调）引起的经寒少腹胀痛、痛经；膀胱括约肌功能减退症（膀胱冷气型小便失禁）引起的小便不能控制、遗尿、多尿、小儿尿炕；小肠疝气（寒滞肝脉）引起的睾丸冰冷、少腹冷痛等。

【应用与配伍】用治胸腹寒气胀痛，多与香附、木香、延胡索、高良姜等同用；若属妇女经寒少腹胀痛者，可在上述配伍基础上加入当归、川芎、炒川楝子同用，以加散寒行气活血止痛之力。用治寒滞肝脉、疝气腹痛，多与木香、槟榔、小茴香、延胡索、橘核等同用。用治膀胱冷气、小便频数，又常与益智仁、山药、桑螵蛸等温肾缩尿药同用。

【处方举例】1.四磨汤：人参、沉香、乌药、槟榔，用于胸脘寒气胀痛。

2.乌药汤：乌药、香附、当归、木香、甘草，用于妇女经寒腹痛。

3.天台乌药散：乌药、小茴香、木香、青皮、高良姜、槟榔、巴豆、川楝子，用于寒疝腹痛。

【药物的相互作用】乌药、香附、木香等均能理气，都能治胃脘疼痛。香附疏肝理气，适用于肝胆气滞，多治胸胁作痛、月经不调；乌药温中止痛，适用于肝肾气滞，多治少腹冷痛、小便频数；木香理气宽中，适用于肠胃气滞，多治腹部作痛。在临床上三味药互相配伍同用，有协同作用。

【注意点】孕妇慎用。气虚气亏而有热者忌用。

【用量与用法】3~12克。煎服。

【特别提醒】与抗利尿药物相类似的其他药物还有：鸡内金、五加皮、仙茅、海马。

第四节 恢复肾功能和消除蛋白尿的药物（补肾药）

桑螵蛸

【古歌诀】桑螵蛸咸 淋浊精泄

除疝腰痛 虚损莫缺

【药草成分】桑螵蛸又叫螳螂巢等。本品含蛋白质、脂肪、铁、钙、胡萝卜素、类色素等。

【作用与用途】恢复肾脏功能，消除蛋白尿的药物。桑螵蛸味甘咸，性平。入肝肾经。具有补肾助阳、固精缩尿的功效。现代认为有抗利尿，消除蛋白尿，恢复肾功能，促肾上腺机能及敛汗作用等。

用治由肾阳虚所致的男、女肾功能衰竭、肾上腺功能减退症、生殖机能减退症、膀胱括约肌功能减退症（命门火衰）等疾病引起的小便不能控制、遗尿、滴沥不禁、小儿尿床、妇女阴道分泌物增多、清稀无味、白带经久不止、不孕、无性欲、男子阳痿、阴茎不举、小便频数、尿浊、遗精、腰痛、腰膝酸软，腰以下常有冷感、乳糜尿等。

【应用与配伍】用于肾虚阳痿、遗精遗尿、尿频及带下等。可单用或配入复方中使用。如单用桑螵蛸捣为散，用米汤送服治妊娠小便，频数不禁。用本品配伍龙骨为末，盐汤送服，治尿白浊、盗汗虚劳。以本品为主，配伍远志、菖蒲、龙骨、人参、茯神等，可治肾虚遗精白浊、小便频数、遗精滑泄、心神恍惚等证。

【处方举例】1.桑螵蛸丸：桑螵蛸、五味子、龙骨、附子，用于肾虚阳痿、遗精尿频。

2.桑螵蛸散：桑螵蛸、远志、菖蒲、龙骨、人参、茯神、龟板、当归，用于心肾两虚、尿频遗尿。

【不良反应】本品宜炙用，不宜生用，因生用药品被大肠杆菌、痢疾杆菌、沙门氏菌污染引起腹泻的不良反应；小便短赤有湿热、湿热痢疾、阴虚火旺均忌用。

【用量与用法】3~9克。蜜炙后放消毒锅蒸后使用，防腹泻的副作用发生。

【特别提醒】与恢复肾功能和消除蛋白尿药物相类似的其他药物还有：白果、土茯苓、海金砂、篇蓄、白茅根、生地、瞿麦、白花蛇舌草、茯苓、玄参、杜仲、牛膝、党参、黄芪、山药。

第五节　消除乳糜尿作用的药物(除湿热尿浊气)

萆薢

【古歌诀】萆薢甘苦　风寒湿痹
　　　　　腰背冷痛　添精益气

【药草成分】萆薢又叫粉萆薢等。本品含薯蓣皂甙等多种甾体皂甙，总皂甙水解后生成薯蓣皂甙元等。

【作用与用途】消除乳糜尿药。萆薢味甘苦，性平。入肝胃经。具有理气止痛、杀虫、除湿热、利水的功效。现代认为有抗真菌作用；有消除乳糜尿的作用等。

用治泌尿系感染（湿热型膏淋）引起的小便混浊如米泔水、尿道刺痛、乳糜尿淋浊；风湿性关节炎（风寒湿痹）引起的关节和腰背冷痛；阴道炎（湿热型白带）引起的阴道分物增多、色白或黄、有臭味；刺激性外阴炎（湿热型）引起的外阴湿疮湿疹发痒及高血脂症。

【应用与配伍】用治风湿痹痛、关节不利、腰膝疼痛，属寒湿者，常配附子、羌活、威灵仙等药；属湿热痹痛，常配伍清热利湿热疗痹止痛的苍术、黄柏、牛膝、薏米仁、秦艽、桑枝等。治疗湿浊下注、小便淋浊涩痛、女子白带，常与茯苓、乌药、石菖蒲、益智仁等同用。此外，用治下焦湿热疮毒，可配合黄柏、土茯苓同用。

【处方举例】萆薢分清饮：　萆薢、茯苓、乌药、石菖蒲、益智仁、甘草，用于湿浊下注，小便淋浊涩痛。

【注意点】有个别地区萆薢和土茯苓常混合使用。土茯苓味淡而不苦，含黏性，水浸后黏滑；萆薢微苦，少黏滑，水浸后不产生黏滑性，应鉴别使用；肾亏阴虚者忌服。

【用量与用法】10~15克。

荠 菜

【古歌诀】 荠菜味甘　清热解毒
　　　　　利尿止血　除乳糜尿

【药草成分】 荠菜又叫荠荠菜等。本品含蛋白质、胡萝卜素、钙、黄酮甙、胆碱、乙酰胆碱等。

【作用与用途】 消除乳糜尿药。荠菜味甘，性微寒。入脾、胃经。具有清热解毒、止血利水、明目、健脾胃、止泻的功效。现代认为有兴奋神经、降压、利尿、缩短体内凝血时间的作用；有消除蛋白尿和乳糜尿的作用。

用治吐血、便血、尿血、咳血、视网膜出血、妇女更年期子宫出血；急、慢性泌尿感染、肾路结石、肾脏炎、出血性肾炎、丝虫病（湿热型淋证）等疾病引起的尿急、尿频、尿血、尿痛、乳糜尿；急性眼结膜炎、虹膜睫状体炎及高血压等。

【应用与配伍】 用于小儿单纯性消化不良（食积）引起的肚子胀、消化不良、腹泻、绿黄色大便，取其健脾胃作用，常与陈皮、山楂、神曲同用。

【处方举例】 治疗子宫出血、肾结核、丝虫病等疾病引起的蛋白尿、乳糜尿、阴道出血：荠荠菜 60~90 克，水煎服。

【注意点】 脾胃虚寒、便溏者忌用。

【用量与用法】 干品，9~30 克；鲜品 90~120 克。

【特别提醒】 与消除乳糜尿药物相类似的其他药物还有：白果仁。

第六节　对白细胞减少有升高作用的药物
（治白血球下降药）

石 韦

【古歌诀】 石韦味苦　通利膀胱
　　　　　遗尿或淋　发背疮毒

【药草成分】 石韦又叫石尾、血疾草等。本品含皂甙、蒽酚类、黄酮类、鞣质等。

【作用与用途】 对白细胞减少有升高药。石韦味甘苦，微寒。入肺、膀胱经。具有利水通淋、清肺化痰、凉血止血的功效。现代认为利尿作用不及萹蓄、草薢好，但利尿止血清热方面仍有其特长；对金黄色葡萄球菌、溶血性链球菌、卡他球菌、伤寒杆菌、白喉杆菌、炭疽杆菌、大肠杆菌、痢疾杆菌、变形杆菌、甲型流感病毒 57-4 株、钩端螺旋体均有抑制作用。石韦提取物在试管内对流感杆菌也有抑制作用；口服后治疗上呼吸道感染效果较好，主要能增强机体的抵抗力；能使痰液变稀，容易咳出，改善病人呼吸功能，增加复愈能力；有利尿排石作用；对因放射线疗法及化学疗法所引起的白细胞减少有使其升高的作用，对白血病白细胞增多有降低作用。

用治泌尿系感染、尿路结石（湿热型血淋、石淋）等疾病引起的尿血、尿痛、尿石、小便短赤、乳糜尿、尿混浊；慢性气管炎(肺热型咳嗽)引起的咳嗽痰多、痰中带血；白血病（血癌）引起的白细胞增多；脓肿湿疮；肾脏炎水肿；前列腺炎(癃闭) 等。

【应用与配伍】用治小便短赤、淋漓涩痛，常配伍清热利尿通淋的车前子、白茅根、竹叶、通草等。本品配伍蒲黄、当归、白芍，可治血淋。用于血热妄行的崩中漏下，吐血衄血，可单味水煎服，或配伍蒲黄、茜草、生地、大蓟、小蓟等凉血止血药。此外，单用本品煎服还可治肺热咳喘。

【处方举例】石韦散：石韦、槟榔、瞿麦、车前子、木通、冬葵子、赤茯苓、桑白皮、滑石、甘草，用于癃闭淋漓、前列腺炎。

【禁忌证】阴虚及无湿热者忌服。

【用量与用法】内服、煎汤，6~10克，蛋白尿可用至30~60克，或入丸、散。

第七节　能兴奋膀胱括约肌的药物（恢复膀胱括约肌功能药）

麻　黄（附麻黄根）

【古歌诀】麻黄味辛　解表出汗
　　　　　身痛头痛　风寒发散

【药草成分】本品含麻黄碱、伪麻黄碱及麻黄次碱等生物碱及挥发油等。

【作用与用途】能兴奋膀胱括约肌的药物。麻黄味辛微苦、性温。入肺、膀胱经。具有发汗解表、开宣肺气而平喘、通调水道的功效。现代认为能促进汗腺分泌汗液，汗液能带走热量，有降温热作用；对中脑和延脑、呼吸与循环中枢均有兴奋作用，还能兴奋交感神经；能收缩血管，兴奋心脏，使心跳加快，血压升高，与肾上腺素作用相似，缓而持久，可维持血压数小时；还能促进消化液分泌，唾液分泌，有健胃助消化作用；抑制胃肠蠕动，解除胃肠痉挛，并能使子宫运动亢进；散大瞳孔、抗过敏、抗炎等作用；有利尿作用。

用治伤风感冒、肺炎、气管炎、支气管哮喘、鼻窦炎、肾脏炎、过敏性风疹（风寒型）等疾病引起的恶寒发热、头痛无汗、鼻塞流涕、骨节酸痛、咳嗽气喘、喉头发痒、小便不利、风水浮肿、风疹瘙痒；急性眼结膜炎（火眼）引起的翳障；类风湿性关节炎（痛痹）、神经炎（痿证）引起的皮肤不仁、肌肉无力；解吗啡、巴比妥类药物中毒及过敏所致的荨麻疹、皮肤瘙痒、气喘等。

【应用与配伍】用治风寒感冒恶寒、发热、无汗、头身痛、脉浮紧的表实证，多与桂枝、杏仁、甘草同用。用治肺气壅遏的咳喘症，属风寒袭肺者，可与杏仁、甘草同用；属风寒表证兼用内饮，见痰饮清稀阻肺者，可与细辛、干姜、半夏、五味子等同用；属肺有郁热者，又常与本品小量配伍大量生石膏及杏仁、甘草同用。用治水肿而兼有表证之风水证者，可借其发汗及利水之力，以解表除水肿，属热证者可配伍生石膏，属寒证者可配附子。此外，本品配伍桂枝、白术、甘草等药，还可治风寒痹症、肢节疼痛；用治阴疽、痰核，又常与熟地、肉桂、鹿角胶等同用，以达温阳益精、散寒破结之功。

【处方举例】1.麻黄汤：麻黄、杏仁、桂枝、甘草，用于风寒表实证。

2.三拗汤：见甘草条。用于风寒袭肺的咳喘。

3.小青龙汤：麻黄、桂枝、白芍、细辛、干姜、半夏、甘草，用于风寒束表、内有宿饮。

4.麻杏石甘汤：见甘草条。用于外感风寒、肺有郁热。

5.越婢汤：麻黄、石膏、生姜、大枣、炙甘草，用于风火水肿证。

6.麻黄加术汤：麻黄、桂枝、杏仁、甘草、白术，用于风寒痹证、肢节疼痛。

7.阳和汤：麻黄、熟地、肉桂、白芥子、鹿角胶、炮姜炭、甘草，用于阴疽证。

【附】麻黄根：味甘、性平。入肺经。作用与麻黄相反，有良好的止汗作用，多用于体虚多汗证，如自汗、盗汗，有表证者禁用。

【注意点】1.麻黄8~9月份采收的质量最好。经霜冻或日光曝晒过久，色变黄疗效大减，应注意采收时间。

2.四季外感风寒均可使用，但夏季、体虚有汗、失眠、高血压病人均忌用。但合并感冒有表邪，需要解表时，可用香薷代，治疗风湿关节痛，可用鹿含草代。

3.麻黄发汗、麻黄根收汗、忌根茎枝混合使用。

4.麻黄虽有平喘作用，但不能长期及短期内反复用药，功效大减，治疗哮喘病人应间歇或停药数小时后，即可恢复。

5.止咳平喘多蜜炙用；发汗解表宜生用。

6.体虚多汗之证及肺肾不纳气的虚喘，均当慎用。

【用量与用法】常用量1.5~9克。用4.5~6克较为普遍，身体虚弱，用2.4~4.5克便可。体质好，用发汗平喘时，有时要用至9~12克；用于风湿关节痛时，用量稍大；麻黄根：9~12克。

（孟　敏）

第十一章 对心脑肾血管系统有作用的药物

第一节 有强心作用的药物

五加皮

【古歌诀】五加皮温　祛痛风痹
　　　　　健步坚筋　益精止沥

【药草成分】五加皮又叫香加皮、杠柳皮。有南五皮和北五加之分。南五加皮含挥发油、鞣质、棕榈酸、亚麻仁油酸及维生素 A、B 族；北五加皮含杠柳毒甙、强心甙等。

【作用与用途】心脑肾血管疾病药。五加皮味辛、性温。入肝肾经。具有祛风湿、补肝肾、强筋骨的功效。现代认为能促进血液循环，但功效偏于下半身，以祛风湿为主，对风湿引起的腰膝酸痛，手足冷痛有缓解作用；促进肾区血液循环而利尿，有补肾功效，有抗利尿作用；强心作用；滋补强壮、抗疲劳、抗肿瘤、抗应激、镇痛、镇静、镇咳、祛痰、降血糖、调整血压、抗炎；对放射性损伤有保护作用；五加皮具有较人参更好的"适应原"样作用；增强机体的免疫功能及抗癌转移、扩散作用；抗感染、杀虫等。

　　　　　　　用治慢性风湿性关节炎、风湿肌炎、风湿性脊柱炎（肝肾虚型痹证）引起的肌肉风湿、腰脊酸痛、筋骨拘挛、麻木冷痛等。膀胱括约肌功能减退（肾虚型小便失禁）引起的小便频数、遗尿、小儿尿床；脚气浮肿、瘙痒流水；肝肾虚弱所致的腰膝酸软、步履乏力，或小儿行迟、齿迟的软骨病等。

【应用与配伍】用治风寒湿痹、腰膝疼痛，多与木瓜、独活、威灵仙、秦艽等祛风湿通经络药同用；若治肝肾虚弱所致的腰膝酸软、步履乏力，或小儿行迟、齿迟等证，又与桑寄生、杜仲、川续断等补肝肾强筋骨之品配伍。治肾虚不能约束小便淋漓不断，多与益智仁、桑螵蛸、覆盆子等固肾缩尿药同用。此外，与茯苓皮、桑白皮、生姜皮、冬瓜皮同用，可治皮肤水肿；与槟榔、车前子、白鲜皮等同用，又治癣脚气、脚丫破烂、瘙痒流水。

【处方举例】1.五加皮散：五加皮、川牛膝、木瓜，用于风寒湿痹。
　　　　　　2.五加饮：见桑白皮条。

【注意点】1.为强壮镇痛剂。五加皮为抗风湿强筋骨要药。北五加皮有强心作用，对心脏衰竭作用与毒毛旋花子甙相似，但有毒性，过量饮酿制的药酒，会引起血压上升、蓄积中毒，严重时导致死亡。应慎用。阴虚火旺、血热、口苦者禁止使用。

2.梦遗滑精、月经过多、气虚下陷、孕妇均忌用。

【用量与用法】9~15克，酒浸、熬膏或入丸、散。

冰 片

【古歌诀】 冰片味辛　目痛窍闭

外伤肿痛　口疮咽疾

【药草成分】冰片又叫龙脑、梅片等。含右旋龙脑、左旋龙脑等。

【作用与用途】心血管系统药。龙脑味辛苦，入心、肝经。具有开窍醒脑、清热明目、消肿止痛的功效。现代认为能兴奋呼吸中枢和血管运动中枢，故有强心升压、复苏急救作用；对卡他球菌有较强的抗菌作用。对金黄色葡萄球菌、白喉杆菌、大肠杆菌、对羊毛样小孢子菌、红色毛癣菌、猪霍乱杆菌，均有抑制作用。

用治流脑、乙脑（温病和暑湿）等传染病引起的高烧、头痛、昏迷、说胡话，严重时心衰、血压偏低、四肢厥冷；惊痫癫狂；外用可治急性眼结膜炎（火眼）、急性扁桃体炎（单双蛾）、急性咽炎（失音）、口腔炎、牙疳（口舌生疮）及痈疽疮疡等。

【应用与配伍】用于中风痰厥、高热神昏等证，常与麝香、牛黄、黄连、栀子等豁痰开窍、清热解毒、熄风定惊药同用。治疮疡肿痛、溃后不敛，常配伍乳香、没药、血竭、珍珠、象皮、白蜡等外用。治疗目赤肿痛、目生云翳，常配伍炉甘石、硼砂、琥珀、朱砂、熊胆、麝香等药研细点眼用。若治肺胃火盛引起的口舌生疮、咽喉肿痛等证，常与玄明粉、朱砂、硼砂研细末，外用吹喉。

【处方举例】1.安宫牛黄丸：麝香、牛黄、犀角（水牛角代）、冰片、黄连、黄芩、栀子、郁金、雄黄、朱砂、珍珠、金箔，用于中风痰厥、高热神昏。

2.生肌散：冰片、乳香、没药、血竭、珍珠、象皮、铅粉、轻粉、儿茶、白蜡，用于疮疡肿痛、溃后不敛。

3.八宝眼药：冰片、炉甘石、硼砂、琥珀、朱砂、熊胆、麝香、煅珊瑚、珍珠，用于目赤肿痛或生云翳。

【注意点】本品易燃，不能与易燃物品同放在一起，密封保存（因容易挥发），孕妇慎用。忌见火，味辛性散，耗气动液，凡阴血虚而肝阳上亢所致之昏厥和小儿慢惊风以及肝肾虚损之目疾和气虚者，均忌内服。

【用量与用法】0.03~0.1克，多入丸散，不入煎剂，外用少量，研细外用。

铃 兰

【古歌诀】 铃兰苦温　入心肾经

强心利尿　内服宜慎

【药草成分】铃兰又叫君影草。含铃兰毒苷等强心苷及甾体皂苷、糖类等。

【作用与用途】本品为心血管系统药。铃兰味苦，性温。入心肾经。具有强心利尿作用。

用治各种心脏（胸痹）病引起的心力衰竭、心跳次数增加、小便不利、四肢厥冷、气短、面色青白等。

【处方举例】治疗慢性心功能不全（胸痹）引起的心力衰竭，心悸气短，小便少，浮肿：铃兰 0.5 克，五加皮 9 克，水煎服。

犀　角 （附黄牛角、水牛角）

【古歌诀】犀角酸寒　化毒辟邪
　　　　　解热止血　消肿毒蛇

【药草成分】犀角又叫犀牛角等。犀牛角含碳酸钙、磷酸钙等。有效成分为犀氨酸；尚有多肽化合物等。

【作用与用途】本品为心血管系统药。犀角味苦酸，性寒。具有清热解毒、凉血止血、定惊的功效。现代认为对感染发热、出血性心力衰竭最适宜；对烦躁的神经有显著的镇静作用；对手足抽搐症有缓解作用；此外，有降低白细胞的作用。

用治流行性脑脊髓膜炎、流行性乙型脑炎、猩红热、恶性肝炎、败血症（温病、暑热、疫喉痧、疔疮走黄）等疾病引起的发热、邪入营分血分、昏迷谵语、抽风、烦躁不安、斑疹、吐血、鼻出血、毒蛇咬伤、毒邪内陷、神志昏迷等。

【应用与配伍】用治外感热病、热入营血、高热神昏、心烦不寐、舌绛口干、常与黄连、生地、丹参等同用。若热盛火炽、内灼心肝、神昏谵语、惊厥抽搐，又常与羚羊角、磁石、石膏、麝香等同用。用治热入营血、血热伤络、迫血妄行所致的斑疹发黄、吐衄下血，可与生地、丹皮、赤芍同用。若气血两燔、高热神昏、斑疹吐衄，又可与石膏、知母、元参或大青叶、栀子等配伍使用。此外，在临床上严重感染所引起的中毒性肺炎并发中毒性肝炎，由于火毒亢盛、烈焰内积、耗营动血、灼肝扰神而致的高热、大渴、舌绛、斑疹、黄疸、吐血、衄血、烦躁神昏、动风抽搐、舌卷、肢厥者，常在抢救休克的同时，配合以犀角为重要成分的安宫牛黄丸、紫雪丹、至宝丹等，均取其凉血解毒、清心定惊之功。

【处方举例】1.清营汤：见连翘条。用于热入营分、高热神昏、舌绛口干。
　　　　　　2.清热地黄汤：犀角（水牛角代）、生地、丹皮、赤芍，用于血分热毒、斑疹吐衄。

【附】水牛角为牛科动物水牛的双角。性味咸寒，清热、凉血、解毒。用于热病壮热神昏、斑疹吐衄等。功效与犀角相似，而药力较弱，犀角为保护动物，故现以本品为犀角代用品。入煎剂 10~30 克，研细粉服，每次 2.5~3 克。

【附】黄牛角与水牛角作用基本相似，不必赘述。用量要大。

【注意点】犀角已成为世界上稀有动物，因而货源奇缺，再加上制中成药用量越来越大，所以，货短价高，可用水牛角或黄牛角代；犀角畏川乌、草乌、附子、天雄等药物，不能同用；孕妇慎用。

【用量与用法】1.5~9 克；水牛角用量为 30~120 克。宜锉末和药液冲服，或研汁冲服。

牛 黄 （附人工牛黄）

【古歌诀】牛黄味苦　大治风痰

定魂安魄　惊癫灵丹

【药草成分】牛黄又叫丑宝等。牛黄含胆酸、脱氧胆酸、胆固醇、胆红素、维生素D、微量元素及多种氨基酸等。

【作用与用途】本品为心血管系统药。牛黄味苦、性凉。入心、肝经。具有清心豁痰开窍、凉肝熄风定惊、清热解毒的功效。现代认为有镇静作用；能兴奋机体，增强心脏功能，强心作用类似洋地黄，还可兴奋血管运动中枢，故有强心升压复苏急救作用；能增加红细胞数和血红蛋白，有新生血液作用；能消除手足抽搐。此外，有祛痰、降压、利胆、松弛胆道口括约肌、保肝、抗感染、止血、降血脂等作用。

用治流脑、乙脑、流感、肺炎、麻疹、脓毒血症、恶性肝炎（温病、暑温、时疫、痧子、疔疮走黄）等疾病引起的高热、神志不清、说胡话、抽风、发斑、烦躁不安、严重时心力衰竭、痰多、休克、痈疽疮毒；急性扁桃体炎（单双蛾）引起的咽喉肿痛；口腔炎（口舌生疮）引起的口疮腐烂、溃疡不愈等。

【应用与配伍】用治外感热病、热陷心包、高热燥扰、神昏谵语及中风窍闭等证，本品常配伍清热解毒、凉血熄风、开窍醒神药同用，如麝香、黄连、栀子、冰片等。若热极动风、惊厥抽搐，常配伍凉肝熄风药同用，如羚羊角、朱砂等，若痰热内闭、神昏谵语、痰盛气粗及中暑、中恶、中风等证，常配伍麝香、玳瑁、朱砂、安息香等清热解毒、豁痰开窍药。本品配伍朱砂、天竺黄、钩藤、僵蚕等清热熄风药，可治小儿热病惊风、痉挛抽搐。若婴儿口噤，可单用本品为末，淡竹沥水化服。本品用治热毒郁结的咽喉肿痛、腐烂成脓，常配伍珍珠粉、冰片、雄黄、麝香、蟾酥，制丸服。用治热毒疮疡、口舌生疮、内有实热、大便秘结者，常配伍黄连、栀子、大黄等。此外，本品配伍乳香、没药、麝香，还可治疗瘰疬痰核、肺痈、肠痈、乳腺癌等。

【处方举例】1.安宫牛黄丸：见冰片条。用于痰热内闭、神昏谵语。

2.牛黄散：牛黄、朱砂、天竺黄、钩藤、蝎尾、麝香，用于小儿热病惊风、痉挛抽搐。

3.牛黄解毒丸：牛黄、冰片、雄黄、黄芩、大黄、生石膏、桔梗、甘草，用于热毒上攻所致的咽喉肿痛、腐烂成脓。

4.牛黄清心丸：牛黄、黄连、栀子、大黄、黄芩、郁金、朱砂，用于口舌生疮、实热便秘。

5.犀黄丸：见麝香条。用于瘰疬痰核、肺痈、肠痈。

【药物性味功能与相同点和不同点】本品兴奋中枢神经作用不及麝香，清热作用胜过麝香。治疗各种传染病引起的发热昏迷与麝香同用，有协助作用。无天然牛黄，可用人工牛黄代替。孕妇慎用。

【不良反应】过敏体质、超量长期服用牛黄制剂可出现血小板减少、消化道出血，药物过敏引起的荨麻疹、哮喘、休克等。应立即停止服药，并给予抗过敏、抗休克及对症治疗。如若休克哮喘、应皮下注射肾上腺素及安茶碱等药抢救。

【用量与用法】0.15~0.3克，入丸散。外用适量。

附 子

【古歌诀】附子辛热　性走不守
　　　　　四肢厥冷　回阳功有

【药草成分】附子又叫川附子、天雄等。本品含乌头碱、次乌头碱、塔拉胺、川乌碱甲、川乌碱乙及消旋去甲基乌药碱等。

【作用与用途】本品为心血管神经系统药。附子味辛、大热。入胃肠经。具有上助心阳、中温脾阳、下补肾阳、回阳救逆、散寒止痛、祛风湿、止泻的功效。现代认为对心力衰竭、休克的病人，有强心急救作用；促进肾上腺皮质功能亢进，对关节炎有抑制消炎作用；能降低肾上腺内抗坏血酸的含量，减少末梢血液嗜酸性粒细胞数；对感觉神经及运动神经有麻痹作用；还能促进组织吸收水分，促进脑血液循环；抗心肌缺血缺氧。此外，还有腺上腺皮质激素样作用。

用治慢性胃炎、胃溃疡、慢性结肠炎（脾肾阳虚型泄泻）等疾病引起的胃肠功能下降、脘腹冷痛、腹泻；肾上腺皮质功能减退（命门火衰）引起的下半身常有冷感、腰膝酸软、阴茎不举的阳痿证、夜多小便；慢性疼痛、寒疝腹痛、坐骨神经痛、风湿关节痛；风湿性关节炎、类风湿性关节炎（寒痹和痛痹）引起的关节肌肉风湿痛，遇寒即发、得热缓解、畏寒肢冷；冠心病（心阳虚型胸痹症）引起的心绞痛；心功能不全（心阳虚）引起的大汗亡阳、四肢厥冷、气喘、休克、血压低、脉微欲绝等虚脱的危证等。

【应用与配伍】用治阳气衰微、阴寒内盛，或因大汗、大吐、大泻，以及其他原因而致四肢厥冷、脉微欲绝的亡阳虚脱证，常与干姜、甘草同用，以增强回阳救逆之功效。若治阳虚肌表不固、汗出不止，可与黄芪配伍以温阳固表。如治因大出血所致亡阳者，可与人参同用，以利回阳救逆、益气固脱。用治肾阳不足所致的腰膝酸痛、畏寒足冷、阳痿遗精、小便频数，常与肉桂、熟地、枸杞、山茱萸等同用。用治脾肾阳虚、脘腹冷痛、大便溏泄之证，可与党参、白术、干姜配伍。对于阳虚水肿、小便不利之症，又与白术、茯苓等同用。若治风寒湿痹，尤适合周身关节疼痛属于寒湿偏胜者，常与桂枝、白术、甘草等同用。用治素体阳虚、感受风寒而恶寒发热、脉反沉者，常与麻黄、细辛同用。

【处方举例】1.四逆汤：见干姜条。用于阳气衰微，四肢厥冷。

2.肾气丸：肉桂、附子、熟地、山药、丹皮、泽泻、茯苓、山茱萸，用于肾阳不足的腰膝冷痛、阳痿遗精。

3.附子理中丸：附子、干姜、人参、白术、甘草，用于脾肾阳虚的脘腹冷痛、大便溏泻。

4.真武汤：附子、白术、茯苓、白芍、生姜，用于阳虚水肿、小便不

四百味药性歌括解

利。

5.麻黄附子细辛汤：麻黄、附子、细辛，用于素体阳虚、兼外感风寒。

6.桂枝附子汤：附子、桂枝、生姜、大枣、甘草，用于风寒湿痹，周身关节疼痛。

【药物的性味功能与相同点和不同点】附子与干姜均能回阳救逆、温中散寒、治亡阳欲脱及中焦虚寒证。但附子有毒力强，为回阳救逆的第一要药，又善补火助阳；干姜无毒力缓，治疗亡阳须配附子方有效力，又善固守中焦，为治脾胃寒证之要药，还能温肺化饮。

【注意点】1.本品有毒，多经炮制后用。入煎剂，能降低毒性（最少时间1小时），不影响疗效，强心作用仍保存。与干姜、甘草、黑黄豆共煮，可使附子毒性降低。因此，在古人有附子的方剂中常配干姜、甘草，不仅加强了温里作用，还减轻了附子毒性。

2.中毒会引起四肢麻木、眩晕和衰弱感，汗出流涎，恶心呕吐，心悸，心律不齐，血压下降，抽风，昏迷，甚至死亡。急救方法：立即停服药物，洗胃、保温、皮下注射阿托品。中药用生姜12克，甘草15克，水煎服。或用绿豆120克，甘草15克，水煎服。须严格炮制，按规定用量使用，保证用药安全。

3.阴虚内热和热证禁用，包括高烧，大便秘结，脉洪大而数，如果用错了会引起鼻出血、抽风等不良反应。

4.心肌梗死、肝功能障碍、高血压、孕妇慎用。

5.反半夏、瓜蒌、白蔹、白芨、贝母等。

【用量与用法】3~9克，内服多炮制后服用。久煎，至口尝无麻辣感为度。生用作用峻烈，宜于回阳救逆；熟用作用缓和，宜于补火助阳。

【特别提醒】与强心药物相类似的其他药物还有：葶苈子、五味子、葱白、蟾酥、白头翁、生姜、玉竹、仙鹤草、麻黄、玄参、陈皮、人参、樟脑、干姜。

第二节　抗心律不齐的药物

冬虫夏草

【古歌诀】冬虫夏草　味甘性温
　　　　　虚劳咳血　阳痿遗精

【药草成分】冬虫夏草又叫虫草、冬虫草。含粗蛋白、虫草酸、D-甘露醇、甘露醇、半乳甘露聚糖及多种微量元素、维生素 B_{12} 等。

【作用与用途】本品为抗心律不齐的药物。冬虫夏草味甘，性温。具有补肺益肾、止血化痰、止嗽定喘的功效。现代认为有镇静、扩张支气管、祛痰平喘、抗惊厥、抗放射、抗感染、抗癌、抗病毒作用；对葡萄球菌、链球菌、炭疽杆菌、结核杆菌等均有不同程度的抑制作用。降血压、抗肿瘤、降低胆固醇、甘油三酯等成分，抑制血栓形成，增强肾上腺素，提高免疫力，可明显改善肾衰患者的肾功能状态，抗心律失常，心肌缺血缺氧，抑制肠管、子宫平滑肌等作用。

用治大病后，老年人体虚、肺结核、老年人慢性气管炎、支气管哮喘（肺肾不足型久咳虚喘）等呼吸系统疾病引起的肺功能减退、久咳虚喘、虚劳咳血；神经衰弱，男、女生殖机能老化症（命门火衰）引起的阳痿、阴茎不举、遗精、腰膝酸软、自汗畏寒、妇女不孕、头晕、贫血及近视眼、散光眼等。

【应用与配伍】 用于久咳虚喘及劳嗽咳血，前者常与黄芪、人参、胡桃肉、蛤蚧同用；后者多配伍阿胶、麦冬、五味子、百部、三七等。用治肾虚阳痿、遗精，又当与菟丝子、肉苁蓉、巴戟天同用。此外，本品与鸭子炖服，即冬虫鸭子汤，为治体虚自汗畏寒的滋补强壮剂。

【处方举例】 1.治疗生殖机能减退（肾虚）引起的阴茎不举，举而不坚、阳痿：冬虫夏草12克，淫羊藿9克，肉苁蓉9克，水煎服。

2.治疗肺结核咳血：冬虫夏草6克、杏仁6克、川贝母6克、百部6克、白芨6克、阿胶6克、麦冬6克，水煎服。

【注意点】 "虫草"和"草木王"两味药物形状像冬虫夏草，但作用不同。

【用量与用法】 6~10克，单用炖服可用至15~30克。本品价贵，多入丸、散。

【特别提醒】 与抗心律不齐药物相类似的其他药物还有：酸枣仁、延胡索、檀香、钩藤、三七、当归、山楂。

第三节　有扩张血管作用的药物

一、扩张冠状动脉的药物

肉　桂

【古歌诀】 肉桂辛热　善通血脉
　　　　　腹痛虚寒　温补可得

【药草成分】 肉桂又叫玉桂、油桂、官桂等。肉桂含挥发油，称桂皮油或肉桂油，主要成分为桂皮醛、乙酸桂皮酯等。

【作用与用途】 本品为扩张冠状动脉药。肉桂味辛甘，性大热。入肝、肾、脾经。具有补火助阳、散寒止痛、温通血脉的功效。现代认为能扩张血管，促进血液循环，对外感风寒的发热有透热作用，对内虚寒腹痛有缓解作用；能刺激胃肠，能增强消化机能，排除消化道内积气，减轻腹胀，缓解胃肠痉挛疼痛，还能抑制肠内异常发酵，对肠细菌有抑制作用，改善胃肠功能，抑制溃疡形成；能扩张肾区血管，促进肾区血液循环有利尿作用；能扩张中枢性和末梢性血管，促进血液循环；扩张心冠脉，增加冠脉及脑血流量，降低血管阻力，抗血小板凝集，抗凝血酶；镇静、镇痛、解热、降温、抗惊厥、止咳；对金黄色葡萄球菌、表皮葡萄球菌、卡他球菌、真菌及抗血吸虫有抑制作用等。

　　　　用治慢性胃炎、慢性肠炎、胃、十二指肠溃疡、休息痢疾（脾胃虚寒型泄泻）等消化道疾病引起的胃肠功能减退、脘腹冷痛、肚子膨胀、消化不良、久泻不止；慢性肾小球肾炎（脾肾阳衰型水肿病）引起的小便不利、浮肿、便溏、神疲肢冷；风湿关节炎、类风湿性关节炎（风寒湿型关节痛）引起的四肢关节冷痛；妇女血寒的痛经或经闭、宫冷、小肚子冷痛及寒性脓肿等。

　　【应用与配伍】用治肾阳不足、命门火衰所致的畏寒肢冷、腰膝酸软、阳痿、尿频等证，常与附子、熟地、山茱萸等同用。用治脾肾阳虚的脘腹冷痛、食少、便溏泄泻等证，常与附子、干姜、白术等同用。治心腹冷痛，可单用，研末冲服，也可与附子、干姜、吴茱萸等配伍。对于妇女虚寒痛经，常与熟地、当归、干姜等同治。用治寒痹腰痛，常与独活、桑寄生、杜仲等同用。用治阴疽、漫肿不溃，又与熟地、白芥子、鹿角胶同用。多与川芎、当归、红花、桃仁等配伍，治疗经寒血滞经闭癥瘕等证。此外，对于气血衰弱之证，常与少量肉桂配伍补气、补血药，以温化阳气，有鼓舞气血生长之功效。

　　【处方举例】1.肾气丸：见附子条。用于肾虚火衰腰痛肢冷，阳痿、尿频等证。

　　　　　　2.温经汤：当归、白芍、肉桂、吴茱萸、川芎、生姜、半夏、丹皮、麦冬、人参、甘草、阿胶，用于妇女经寒痛经。

　　　　　　3.独活寄生丸：见独活条。用于肝肾不足、寒痹腰痛。

　　　　　　4.阳和汤：见麻黄条。用于阴疽漫肿不溃。

　　【药物的性味功能与相同点和不同点】肉桂和桂枝原为同一种植物。肉桂为桂树干燥树皮；桂枝为桂树干燥嫩枝。肉桂长于温肾祛寒，促进血液循环，故能入利尿剂可加强利尿作用，入疮疡剂可加强对阴疽（寒性脓肿）有消散作用。治疗身体虚弱的方剂中也常加入本品，有振兴生长气血的作用；肉桂和附子比较：肉桂和附子均能温中散寒，同治下焦沉寒固冷，二味药物常须配伍同用，但肉桂强心和兴奋身体机能作用不及附子，肉桂有发散发汗作用而附子无发汗作用，故救治虚脱休克时，用附子不用肉桂。这是两味药物的不同点。

　　【注意点】1.凡阳盛阴虚，一切血证及孕妇忌用；畏石脂，不能同用。

　　　　　　2.油质重为肉桂；油质少而皮薄，色黄为官桂。

　　【用量与用法】1.5~4.5克，研末冲服或吞服，1次用量1~1.5克。官桂用量加倍。入煎剂不宜久煎，须后下，以免降低药效。

补骨脂

　　【古歌诀】破故纸温　　腰膝酸痛

　　　　　　兴阳固精　　盐酒炒用

　　【药草成分】补骨脂又叫破故纸等。本品含脂肪油、挥发油、树脂及补骨脂素，异补骨脂素、补骨脂甲、乙素等。

　　【作用与用途】本品为扩张心冠脉药。补骨脂味辛苦，性大温。入脾、肾经。具有补肾壮阳、固精缩尿、温脾止泻、纳气平喘的功效。现代认为具有明显的扩张冠脉作用，并能兴奋心脏，使冠状动脉血流量、心血输出量增加，但对心肌氧气、消耗量无明显影响，能对垂体后叶素引起的收缩起作用；有提高淋巴细胞转化率的作用；对于因化学疗法和放射疗法引起的白细胞下降，有使其升高作用；有缩短出血时间、减少出血量的作用；有抗着床、抗早孕和雌性激素样作用；有舒张支气管平滑肌作用；有致光敏作用，用药后使皮肤对紫外光照射敏感，易出现色素沉着；补骨脂挥发油有抗癌作用及有抗利尿作用等。

用治由肾阳衰弱所致的男、女生殖机能减退症，老年人膀胱括约肌功能老化症（命门火衰型阳痿和小便失禁）等疾病引起的阴茎不举、举而不坚、阳痿、腰膝酸软、腰痛、流产、头晕、四肢无力、小便不能控制的遗尿、小便频数、小儿尿炕；肠结核、慢性结肠炎、局限性肠炎、过敏性结肠炎（脾肾阳虚型五更泻）等疾病引起的胃肠功能减退、久泻便溏、肾虚黎明腹泻、腹痛；支气管哮喘（肾气不足引起的肾不纳气）引起的气喘、气短；白癜风（外用）等。

【应用与配伍】用治肾阳不足、阳痿早泄，可配伍沉香、胡桃仁、菟丝子等温肾助阳药同用。若阳虚肢冷、腰膝冷痛、软弱无力，可配杜仲、胡桃仁同用。对于阳虚滑精，以本品与青盐同炒为末，每服 6 克。若下元虚冷、尿频、遗尿者，可与茴香等份为末丸服。用治脾肾阳虚、久泻便溏、五更泄泻者，常配伍温脾肾、涩肠止泻的肉豆蔻、吴茱萸、五味子。若久泻难止，也可以罂粟壳配用，补涩并施，亦有良效。此外，用于肾气不足、肾不纳气、虚寒气喘者，可与胡桃、沉香同用。近年用本品研末制取醇浸液外搽，用于皮癣、脚气、斑秃、白癜风等多种皮肤病有较好疗效。

【处方举例】1.补骨脂丸：补骨脂、沉香、胡桃、乳香、没药，用于肾阳不足、手足沉重、阳痿早泄等。

2.破故纸丸：补骨脂、茴香，用于下元虚冷、尿频遗尿。

3.四神丸：见吴茱萸条。用于脾肾阳虚，五更泄泻。

【注意点】治疗脾肾阳虚的常用药物。治肾阳虚的阳痿，又治疗脾肾阳虚的肠结核（五更泻）最适宜。但药性较热，肾阴虚、胃阴虚、肝阴虚型体质患者不宜用，用后易致动火，出现口舌干燥、咽痛等副作用。有刺激性，胃、十二指肠溃疡患者慎用。但胃溃疡属虚寒患者仍可服用，但放在饭后服。

【用量与用法】3~10 克，生用或盐水炒用。

川 芎

【古歌诀】川芎辛温　活血通经
　　　　　除寒行气　散风止痛

【药草成分】川芎又叫芎藭等。本品含挥发油、生物碱、酚性物质、阿魏酸、川芎嗪等。

【作用与用途】本品为扩张冠状动脉药。川芎味辛、性温。入肝、胆经。具有活血行气、祛风止痛、通经止痉的功效。现代认为少量能刺激子宫收缩、大剂量则收缩停止；小剂量有兴奋延髓呼吸中枢，血管运动中枢及脊髓反射中枢，使血压增高，大剂量则抑制大脑活动，有镇静作用；能扩张冠状动脉，增加冠脉血流量；抑制血小板聚集，抗血栓形成；对宋内氏痢疾杆菌、大肠杆菌、伤寒杆菌、霍乱弧菌、绿脓杆菌、变形杆菌、皮肤真菌均有不同程度的抑制作用；有抗维生素 E 缺乏的作用；能刺激造血功能，对再生障碍性贫血、白细胞或血小板减少有治疗作用；有降压作用；有改善血液流变学作用，可显著减少静脉壁白细胞黏附，可使微血管血流速度加快，血液黏度下降，提高红细胞和血小板的电泳率，减轻微循环内红细胞和血小板的聚集性，抑制血栓形成；减轻动脉壁脂质含量的作用等。

　　　　用治感冒、风湿、中风、脑震荡、高血压、植物神经失调（肝阳上亢和脑外伤型头痛）等疾病引起的头痛；冠心病(瘀血型胸痹)引起的心肌梗阻、心绞痛；风湿、类风湿性关节炎（气滞血瘀型痛痹）引起的风湿关节痛；盆腔炎（气滞血瘀癥瘕）引起的输卵管积水、下腹有包块、月经不调、经闭腹痛；产后子宫收缩不良（儿枕痛）引起的胎衣不下或难产等。

【应用与配伍】用于月经不调、经闭腹痛、产后瘀阻腹痛、难产、胎衣不下等证，常与当归、白芍、熟地等同用。本品配柴胡、白芍、香附、枳壳、陈皮等，用治肝郁气滞胁痛。治疗胸痹作痛，又当配赤芍、红花、降香、丹参。若治疗风寒头痛，多配伍细辛、白芷、荆芥、防风等祛风散寒药；治风湿痹痛，可与防风、独活、桂心、细辛、秦艽、杜仲、续断等同用。本品配黄芪、当归、穿山甲、皂角刺，可治痈疽脓成肿痛者。

【处方举例】1.四物汤：见当归条。用于月经不调，瘀阻腹痛。

　　　　2.柴胡疏肝散：见枳壳条。用于肝郁气滞胁痛。

　　　　3.冠心Ⅱ号方：见降香条。用于胸痹作痛。

　　　　4.川芎茶调散：见茶叶条，用于风寒头痛。

【药物鉴别】川芎主产四川灌县，重庆的坝县川芎为正品。有个别地区误将藁本作川芎栽培，二者植物形状，根相似。小叶为川芎，大叶者为藁本的错误说法，应纠正。

【注意点】1.川芎既能活血，又能行气，称"血中之气药"，用于活血方剂中，可增强通瘀血作用。用于补血方剂中，有补而不滞的特长；川芎治头痛。前人经验认为，"治头痛必用川芎"，但实际上，川芎性味辛散，长于治风，故主要用于治疗风寒感冒及风湿所致的头痛，并不是所有的头痛均能治疗，如血虚所致的头痛，则不宜用，因用后往往会发生眩晕或头痛加重，在非用不可的情况下少用或配当归、白芍、黄芪同用。

　　　　2.川芎使用不当，会使血分过耗引起溶血性贫血，所以，身体虚弱、月经过多、出血性疾病，如坏血病、贫血、血友病、血小板减少性紫癜，阴虚火旺、多汗、热盛及无瘀之出血证和孕妇均慎用。

【用量与用法】常用量宜少，量大会引起呕吐眩晕。常用量 0.9~6 克左右，以 3~4.5 克较为普遍。治疗月经不调时可用至 6~9 克；用治荨麻疹、湿疹作为引经药。只用 1~3 克便可。

薤 白

【古歌诀】 薤白苦温　辛滑通阳

下气散结　胸痹宜尝

【药草成分】 薤白又叫小蒜、夕白等。本品含大蒜氨酸、甲基大氨酸、大蒜糖及挥发油等。

【作用与用途】 本品为扩张冠状动脉、增强冠状动脉血流量的药物。薤白味辛，性温。入肺、胃、心、大肠经。具有行气宽胸、通阳散结、止痛化痰的功效。现代认为能缓解肺部炎症刺激的症状，对心脏平滑肌的反应，先是短暂兴奋，继而抑制，所以具有镇痛作用；促进纤维蛋白溶解，降低动脉脂质斑块、血脂、血清过氧化脂质，抑制血小板聚集和释放反应，抑制动脉平滑肌细胞增生等作用。对心肌缺血、缺氧及缺血再灌注损伤有保护作用；有健脾止泻作用等。

用治干性和渗出性胸膜炎、肺源性心脏病（寒邪痰浊结于胸中的痰饮肺心病）等疾病引起的胸闷不舒、胸背两肋牵引疼痛、痰多咳喘；冠心病（气滞痰血瘀型胸痹）引起的心肌梗死、心绞痛；慢性痢疾（虚寒型泄泻）引起的胃肠痉挛冷痛、消化不良、久泻不止等。

【应用与配伍】 用于胸阳不振、痰浊痹阻、胸痹疼痛，常配伍瓜蒌、半夏及桂枝、枳实等。本品配柴胡、白芍、枳实、甘草同用，可治下痢后重。若与黄柏煮汁服，又治痢疾、大便脓血。

【处方举例】 1.瓜蒌薤白白酒汤：见酒条。用于胸阳不振、胸痹疼痛。

2.枳实薤白桂枝汤：见枳实条。用于痰浊痹阻、胸痹疼痛。

【注意点】 本品为春季时尚野生、生食蔬菜，也是很好的调味蔬菜。但生食对胃有刺激性、胃、十二指肠溃疡者慎用。但做熟食用无此反应，大胆食用，切忌生食。

【用量与用法】 9~15克。

降 香

【古歌诀】 降香性温　止血行瘀

辟恶降气　胀痛皆除

【药草成分】 降香又叫降真香、紫降香。本品含黄檀素、去甲黄檀素、异黄檀素等。

【作用与用途】 本品为扩张冠状动脉、增强冠状动脉血流量药。降香味辛，性温。入肝、心经。具有温通行滞的特点。色紫入血，故能止血，并可行瘀；气芳香，善辟秽恶；质重又能降气，理气宽胸；扩张心冠脉，可使冠状动脉血流量增加，减慢心率，镇痛，抗惊厥等。

用治冠心病（气滞血瘀型胸痹）引起的心肌梗死、心绞痛；跌打损伤引起的身体内脏及外表出血、瘀血肿痛。

【应用与配伍】 用于秽浊内阻、呕吐腹痛，常与藿香、木香、肉桂等同用。用治气滞血瘀的胸胁疼痛，可与郁金、桃仁、丝瓜络同用。本品配丹参、红花、川芎等药，又可用治胸痹作痛。若与乳香、没药、血竭同用，还可治跌打伤痛。本品研末外敷，又治外伤出血。

【处方举例】 冠心Ⅱ号方：川芎、赤芍、红花、丹参、降香，用于胸痹心痛。

【注意点】 阴虚火旺、血热妄行者均忌服。

【用量与用法】 研末冲服，2.4~3克，入煎剂3~6克。

赤 芍

【古歌诀】 赤芍酸寒　能泻能散
　　　　　　破血通经　产后勿犯

【药草成分】 赤芍又叫赤芍药。本品含芍药甙、牡丹酚、芍药花甙、苯甲酸、鞣质、挥发油等。

【作用与用途】 本品为扩张心冠脉、增加冠脉血流量药。赤芍味酸苦，性微寒。入肺、心、肾经。具有清热凉血、活血祛瘀、消肿止痛的功效。现代认为能刺激副交感神经，抑制肠管蠕动，缓解腹肌、排肠肌痉挛的作用；扩张心冠脉，增加冠脉血流量；抗血栓形成；抗炎解热；对应激性溃疡有预防作用，此外，还有镇静、镇痛、降压、抗感染作用，对金黄色葡萄球菌、表皮葡萄球菌、卡他球菌、大肠杆菌、绿脓杆菌有较强的抗菌作用；对溶血性链球菌、绿色链球菌、肺炎双球菌、肠炎杆菌、痢疾杆菌、伤寒杆菌、霍乱弧菌均有不同程度的抑制作用。

用治脑动脉硬化、脑血栓、脑震荡后遗症（瘀血型脑中风和脑部受伤）等疾病引起的脑血管痉挛；冠心病（瘀血型胸痹）引起的心肌梗死、心绞痛；妇女卵巢、输卵管炎（瘀血型癥瘕）引起的经闭不通、输卵管积水、下腹有包块、疼痛；细菌性痢疾（湿热型血痢）引起的腹痛、大便脓血；流脑（温病）热入血分所致的身热、舌绛、斑疹、血热妄行的吐血、衄血；血栓闭塞性脉管炎；急性眼结膜炎（肝火上攻）引起的目赤肿痛及痈疽疮毒等。

【应用与配伍】 用治热邪入营血、高热、舌绛、身发斑疹或血热吐衄等证，常与生地、丹皮、大青叶等清热凉血药同用。用治血热血瘀的痛经、经闭，常与丹参、泽兰、益母草等药同用；若为血瘀而无热者，又常与当归、川芎、桃仁、红花同用。用治跌打损伤、瘀血作痛，多与乳香、没药、血竭等同用。用治痈疽疮毒、症见红肿热痛者，常与金银花、连翘、蒲公英、栀子同用。用治肝火上攻、目赤肿痛，常与菊花、夏枯草、决明子同用。若治肝郁气滞血瘀而致胸胁痛者，又常与柴胡、香附、枳壳等疏肝理气、化瘀止痛药同用。

【处方举例】 1.清热地黄汤：犀角（水牛角代）、生地、丹皮、赤芍，用于热入营血、斑疹紫黯或血热吐衄。

2.泽兰汤：泽兰、赤芍、当归、益母草、熟地、牛膝、柏子仁，用于月经不调、痛经闭经。

3.通经丸：苏木、赤芍、归尾、川芎、香附、牛膝、桃仁、红花、生

四百味药性歌括解

地、琥珀、五灵脂，用于血滞经闭腹痛。

　　4.少腹逐瘀汤：小茴香、干姜、延胡索、没药、川芎、官桂、赤芍、五灵脂、蒲黄、当归，用于瘀血作痛。

　　5.仙方活命饮：见甘草条。用于痈疽疮疡肿痛。

　　6.柴胡疏肝散：柴胡、赤芍、陈皮、香附、枳壳、川芎、甘草，用于肝气郁结、胁肋疼痛。

　　【药物的性味功能与相同点和不同点】赤芍和白芍比较。白芍、赤芍，一类二种，功用有别，前人谓"白芍补、赤芍泻，白收赤散"。白芍补血养阴作用较好，赤芍活血行滞清血热而消痈肿，赤芍适用于热毒痈肿、妇女瘀血经闭、皮肤疔疮、血热出血等证，亦可加入清热解毒方剂中用之，能提高治疗疮毒的效果。但气血虚弱的病人不宜服用赤芍。总之赤芍和白芍皆为肝经血分药。不过，赤芍偏散、偏泻，能活血化滞；而白芍偏补、偏收、能养血敛阴。故平肝和脾用白芍，而活血行滞则用赤芍。

　　赤芍和白芍自古到今说法不一，乱用。有人说：开白花为白芍，开红花为赤芍，又有人说：栽培品为白芍，野生品为赤芍，还有人说：去皮蒸熟为白芍，不去皮晒干为赤芍。两味药物虽同科同属，但不同种，不能混为一谈。开红花为赤芍，开白花为白芍的说法较为正确。

　　【注意点】肝功能不好的病人、月经过多、血虚无瘀及孕妇均忌用。反藜芦。

　　【用量与用法】6~15克，煎服或入丸、散。

毛冬青

　　【古歌诀】毛冬青苦　清热解毒
　　　　　　　通脉镇痛　祛痰宜用

　　【药草成分】毛冬青又叫毛披树、六月雪等。毛冬青含多种黄酮类、酚性成分、甾醇、氨基酸、糖类、鞣质、三萜等。

　　【作用与用途】本品为血管系统药。毛冬青苦、性凉。入心、肺经。具有清热解毒、通脉止痛、镇咳祛痰、扩张血管、降低胆固醇等作用。

　　　　　　用治血栓闭栓塞性脉管炎(脱疽)、冠心病（瘀血型胸痹）、高血压（肝阳上亢）、脑血管意外（瘀血型中风）、高血酯症、烫伤、烧伤及湿疹等。

　　【处方举例】治疗血栓闭塞性脉管炎：毛冬青20克，猪瘦肉15克，水煎炖服。

　　【注意点】本品不宜长服久服，长服会引起出血证，如月经过多、大便下血及多种无瘀血出血症。孕妇禁用。

　　【用量与用法】9~20克，最大用量为60克。

丹　参

　　【古歌诀】丹参味苦　破积调经
　　　　　　　生新祛恶　祛除带崩

【药草成分】丹参又叫紫丹参、大红炮等。本品含丹参酮甲、丹参酮乙、丹参酮丙、隐丹参酮，并含维生素 E 等。

【作用与用途】扩张心冠状动脉和抗血小板聚集药。丹参味苦、性微寒。入心、肝经。具有生新血、去恶血、活血通络、清心除烦、凉血止痛的功效。现代认为有扩张心冠状动脉，增加冠脉血流量，改善心功能和微循环，抗血小板聚集，抑制血栓形成，降血脂，促进肝细胞再生，提高机体的耐缺氧能力，促进组织修复，抑制中枢神经，保护胃黏膜，改善肾功能，降血糖、镇静、镇痛、抑菌，对结核杆菌有较强的抑制作用；对金黄色葡萄球菌、大肠杆菌、伤寒杆菌、痢疾杆菌、变形杆菌、霍乱弧菌、皮肤真菌等菌均有抑制作用；扩充血溶量；有软缩肝脾、有抑制肿瘤生长，能显著延长艾氏腹水癌小鼠存活时间；有抗炎作用；能降低胆固醇；有扩张外周血管，降压作用；有改善微血管内红细胞的流速及流态、红细胞压积、全血黏度、血浆黏度，红细胞电脉速度的作用；静脉推注大剂量丹参后，可引起出血及凝血时间延长；丹参煎剂对血凝过程的三个阶段均有抑制作用；能抑制家兔实验性冠状动脉大分支粥样斑块的形成等作用。

用治冠状动脉硬化性心脏病（瘀血型胸痹）引起的心肌梗死、心绞痛等。慢性输卵管炎、卵巢炎（瘀血型癥瘕）引起的月经不调、痛经、经闭、下腹包块、瘀血腹痛；子宫收缩不良（产后儿枕痛）引起的产后瘀血腹痛、恶露不下等。瘀血和细菌性脑血栓病；神经衰弱引起的惊悸不眠；血栓闭塞性脉管炎（脱疽）、红斑性狼疮（瘀血型毒疮）引起的结节性红斑；肺炎（喘咳）；流行性出血热（传染型）；肺心病等。

【应用与配伍】用治血热瘀滞所致的月经不调、痛经经闭、或产后瘀滞所致的月经不调、痛经经闭、或产后瘀滞腹痛，常与当归、益母草、桃仁、红花等活血化瘀通经止痛药同用。用治痈疽疮毒，多与金银花、连翘、蒲公英等清热解毒消肿药同用。若治风湿热痹、关节红肿热痛，又多与忍冬藤、木通、赤芍、秦艽等清热通络、凉血消肿之品同用。治疗心烦不眠或心悸等证，属温病热入营血所引起者，当与生地、玄参、黄连等配伍；属阴血不足引起者，当与酸枣仁、柏子仁、何首乌等配伍。

【处方举例】1.丹参散：丹参研末单用，用于血热瘀阻的月经不调或产后腹痛。

2.消乳汤：知母、穿山甲、瓜蒌、丹参、乳香、没药、银花、连翘，用于乳痈肿痛。

3.清营汤：见生地条。用于温病热入营血，心烦不眠。

4.补心丹：见麦门冬条。用于阴血不足的心悸失眠。

【注意点】1.古人认为丹参能祛瘀血，生新血，既能行血，又能补血，"一味丹参，功同四物"。实际上，从活血祛瘀来说：丹参与四物基本相似，但四物汤在活血的同时，又有补血作用，而丹参有活血而无补血作用。

2.丹参抗凝血作用（活血），有个别患者服后会引起出血时间和凝血酶原时间延长，故对各种出血性疾病患者忌用。孕妇禁用。本品反藜芦，不能同用。

【用量与用法】祛瘀一般用 6~15 克，大剂用至 15~30 克。活血化瘀酒炙用。

【特别提醒】与扩张冠状动脉药物相类似的其他药物还有：菊叶三七、景天三七、瓜蒌、前胡、杏仁、银杏仁、苏合香、山楂、葛根、红花、附子、当归、延胡索。

二、扩张脑血管的药物

葛　根 （附葛花）

【古歌诀】 葛根味甘　祛风发散

温疟往来，止渴解酒

【药草成分】 葛根又叫甘葛、粉葛根。本品含黄酮类物质如大豆素、大豆甙等。

【作用与用途】 本品为扩张脑血管药。葛根味辛甘、性平。入肺、胃经。具有发散风邪、解热生津、透发痘疹、升阳止泻、清胃热、解酒毒的功效。现代认为能扩张血管，缓解血管肌肉痉挛的作用；能扩张冠脉血管和脑血管，增加冠脉脑血流量，有明显的降压、降低心肌耗氧量、抑制血小板聚集、解痉及明显的解热作用和轻微的降血糖作用；葛根素有降低交感神经功能的作用；镇痛与大豆甙有关；对卡他球菌有较强的抗菌作用；对金黄色葡萄球菌、表皮葡萄球菌、痢疾杆菌有一定的抑制作用；通过解热，减少体内水分消耗，防止脱水而止渴；改善心脏功能和心肌代谢，可预防和治疗心律失常及有避孕作用等。

用治胃肠型感冒（风热）引起的恶寒发热、头痛无汗、周身酸痛、发热口渴、项背强直；急、慢性肠胃炎（脾虚型泄泻）引起的腹泻；菌痢（湿热型血痢）引起的大便脓血；麻疹（初期）引起的麻疹初起不易透发；流脑（温病）引起的发热、头痛项强、抽搐、烦躁不安、口干渴、斑疹；冠心病（胸痹）引起的心肌梗死、心绞痛；脑血管意外、高血压脑病、缺血性脑血管疾病（中风）引起的脑血栓形成、头晕头痛、血压高、脑血管痉挛、肢体麻木、半身不遂；早期突发性耳聋（神经性）；视神经萎缩、中心性视网膜炎、防治脱水及乙醇中毒；颈动脉供血不足，偏头痛等。

【应用与配伍】 用治外感表证、头项强痛、证属风寒客表、恶寒发热、无汗、脉紧者，当与麻黄、桂枝、羌活等同用；属风热客表、发热微恶风、微汗、脉浮紧者，又当与柴胡、黄芩、石膏、荆芥等同用。用治麻疹初期、透发不畅，常与升麻、荆芥、牛蒡子等同用，以加强发表透疹之力。用治热病口渴，常与芦根、天花粉、生石膏等清热生津药同用；若治内热消渴，又常与生地、天花粉、麦冬等养阴生津药同用。治脾虚泄泻，多以煨葛根与党参、白术、木香等同用，以健脾止泻；若为湿热泻痢兼有表证发热者，又常与生葛根、黄芩、黄连同用，以清热燥湿止痢。

【处方举例】 1.葛根汤：葛根、麻黄、桂枝、白芍、生姜、大枣，用于风寒客表，头痛项强。

2.柴葛解肌汤：柴胡、葛根、黄芩、石膏、白芍、羌活、白芷、桔梗、生姜、大枣、甘草，用于风热客表、头痛鼻干。

3.升麻葛根汤：见升麻条。用于麻疹初期、透发不畅。

4.玉泉丸：麦冬、天花粉、葛根、人参、茯苓、乌梅、甘草、生黄芪，用于消渴症及热病伤津口渴等。

5.葛根黄芩汤：见黄连条，用于湿热痢疾兼有表证者。

6.七味白术散：人参、茯苓、白术、木香、葛根、藿香、甘草，用于脾虚胃弱、纳减腹泻。

【附】葛花：解酒醒脾，多与青皮、砂仁、神曲、泽泻等药同用；若为酒毒蕴热者，又常与黄连、滑石等清热利湿药同用。用量 6~10 克。

【药物的性味功能与相同点和不同点】 1.葛根同麻黄发汗药同用，解热发汗不燥；同抗菌药黄连同用，抗菌解热不烈。葛根虽为解热发汗，但与麻黄、桂枝发汗药不同。麻黄治表实，发汗解皮毛之邪而退热；桂枝治表虚、发汗解肌、调合营卫解肌腠之邪以退热；葛根入阳明胃经，有发汗退热生津止泻作用，用于有表邪的肠炎、痢疾最适宜；粉葛根质量最好；北葛根（柴葛根）质量最次。

2.柴胡、升麻、葛根三者均能发表，升阳均可用于风热感冒、发热头痛，以及清阳不升等证。其中柴胡、升麻二者均能升阳举陷，脏腑脱垂；升麻葛根均能透发麻疹，常用治麻疹初期、透发不畅。但柴胡善散半表半里之邪，为治少阳证要药，又能疏肝解郁，治肝郁气滞诸证。升麻主升脾胃清阳之气，为升阳举陷之要药，又善清热解毒，常用于各种热毒病症。葛根善升发脾胃清阳之气而达到生津止渴、止泻之功，常用于热病烦渴、阴虚消渴、热泻热痢、脾虚泄泻。同时，葛根解肌退热，用于外感表证、发热恶寒、项背强痛、无论风寒、风热均可配伍使用。

【用量与用法】 10~15 克，退热生津宜生用；止泻宜煨用，用治缺血性脑血管病，但葛根用量宜大，须 15~30 克。

地 龙

【古歌诀】 蚯蚓气寒　伤寒温病
　　　　　　大热狂言　投之立应

【药草成分】 地龙又叫蚯蚓、曲蟮等。本品合蚯蚓解热碱、蚯蚓素、蚯蚓毒素、胆碱、氨基酸、维生素 B_1 等。

【作用与用途】 本品为扩张脑血管药。蚯蚓味咸，性凉。入肝、肺、肾经。具有清热镇痉、解毒熄风、通经络、利小便、平喘的功效。现代认为解热作用较强，可能与含蚯蚓碱有关；平喘、镇静、抗惊厥，对多数动物有缓慢、持久的降压作用；扩张脑血管，有溶解脑血栓作用；此外还有兴奋子宫的作用等。

用治流脑、乙脑、化脓性脑膜炎（温病、暑温、细菌）等疾病引起的高热、头痛项强、四肢抽搐、昏迷说胡话、大小便闭结；风湿热、风湿性关节炎（热痹）引起的关节红肿热痛、屈伸不利、游走不定；急性化脓性乳腺炎（乳痈初起）引起的乳房肿痛；脓肿；精神分裂症（热毒盛）引起的高热、抽搐、惊狂乱语；高血压（肝阳上亢）；膀胱炎（热结小便不通）引起的小便短赤、小便不通；急性支气管哮喘（肺热）等。

【应用与配伍】 用于高热惊痫、抽搐等证，可单用。治热狂癫痫，即以本品同食盐拌和化为水，饮服之。近年来鲜地龙洗净，加白糖化为水服，治疗实热型精神分裂证。临床用治壮热惊痫抽搐之证多与钩藤、僵蚕、七叶一枝花、牛黄等清热熄风药配伍使用。用治热痹、关节红肿热痛、屈伸不利者，每与忍冬藤、桑枝、赤芍、首乌藤并用；而治寒湿痹痛，则常与川乌、草乌、南星等同用。对气虚血滞的半身不遂，常配伍黄芪、当归、红花等。对于热结膀胱、小便不利，有清热利尿作用，可单用或配伍利尿清热药。如治小便不通，以本品捣烂、浸水、滤取浓汁，饮服，也可与木通、车前子、淡竹叶、白茅根并用。此外，本品有清肺平喘功效，用治肺热多痰、喘息不已、不能平卧者，可研末单用，或配伍麻黄、杏仁、石膏、黄芩同用。以鲜地龙捣泥，涂敷急性腮腺炎、慢性下肢溃疡、烫伤均有一定疗效。

【处方举例】 1.小活络丹：见川乌条。用于寒湿痹痛。

2.补阳还五汤：见黄芪条。用于气虚血滞的半身不遂。

【不良反应】 口服地龙用量过大可致中毒。临床表现为头痛头昏，血压先升后降，腹痛，胃肠道有时有出血，心悸，呼吸困难。应掌握用量，注意炮制；过敏体质及低血压患者禁用。中毒救治：属于过敏按变态反应处理；中医疗法：中毒后立即服盐水1杯；葱3根，甘草15克，水煎服。孕妇慎用。

【用量与用法】 3~10克，鲜品15~20克。研末吞服，每次1~2克。外用适量。

三、增加脑血流量，促进脑血液循环的药物

桃　仁

【古歌诀】 桃仁甘平　能润大肠
通经破瘀　血瘕堪尝

【药草成分】 桃仁又叫毛桃仁、水桃仁等。本品含苦杏仁甙、苦杏仁酶、脂肪油、维生素 B_1 等。

【作用与用途】 本品能增加脑血流量，促进脑血液循环药。桃仁味苦甘、性平。入心、肺、肝、大肠经。具有活血通经、破血行瘀、润肠通便的功效。现代认为能促进血液循环，增加脑血流量，延长出血、凝血时间；抗血栓形成和改善微循环的作用；对呼吸中枢有抑制作用，可镇咳，使呼吸加深、咳嗽减轻、黏痰易于咳出；有明显的抗炎作用；有抗过敏作用；所以脂肪油有润肠通便作用；苦杏仁甙对改善肿瘤病人的贫血及缓解肿瘤的疼痛有作用；有溶血作用；对结核杆菌有抑制作用等。

用治精神分裂症（狂症）引起的蓄血发狂、少腹硬满、昏迷说胡话、狂躁不安、便秘；脑血栓（瘀血型中风）引起的半身不遂、偏瘫；妇女卵巢发炎（瘀血型癥瘕）引起的月经停闭、下腹有包块、腹痛；阑尾炎、肺脓肿（肠痈、肺痈）及跌打损伤引起的瘀血肿痛；粘连性肠梗阻等。

【应用与配伍】 用治经闭痛经瘀血腹痛，常与红花、当归、赤芍等同用。用治产后瘀阻，可与当归、川芎、炮姜等同用。用治蓄血发狂、少腹硬满，常与水蛭、虻虫、大黄同用。用治跌打损伤、瘀血肿痛，常与红花、当归、穿山甲等同用。治火毒壅盛、气滞血凝的肺痈、肠痈，可与苇茎、薏米仁、大黄、丹皮等同用。用治阴虚血燥、津亏便秘，常与杏仁、郁李仁等同用。此外，还用治气逆喘咳、胸膈痞满，可单用本品合粳米

煮粥食。临床上常与杏仁配伍以增强疗效。亦可根据寒热虚实之不同，适当配伍其他止咳平喘药。

【处方举例】1.桃红四物汤：桃仁、红花、当归、川芎、白芍、熟地，用于瘀血腹痛，经闭痛经。

2.生化汤：见当归条。用于产后瘀阻。

3.下瘀血汤：大黄、桃仁、土鳖虫，用于蓄血发狂。

4.复元活血汤：见当归条。用于跌打损伤、瘀血肿痛。

5.苇茎汤：见薏米仁条。用于肺痈胸痛。

6.大黄牡丹皮汤：见大黄条。用于肠痈腹痛。

7.五仁丸：见柏子仁条。用于津亏便秘。

【药物的性味功能与相同点和不同点】桃仁和杏仁均能治便秘。但前人认为杏仁行气，便秘见气郁者较适宜；桃仁行血（促进血液循环）便秘见血滞者较适宜。在一般情况下治便秘，桃仁与杏仁同用或互相代用。

【注意点】1.本品走而不守，泻多补少，过用或用之不当，能使血流不止，损伤真阴，故无瘀血之证及便溏者不宜用，孕妇忌服，妊娠便秘，可用火麻仁加厚朴代。

2.一般疾病中用量不宜过大，但精神分裂证，用量不能少于24克，少则无效。桃仁和杏仁均含苦杏仁甙，水解后产生氢氰酸，大剂量服用能麻痹延髓呼吸中枢，中毒而死亡。应注意用量。如有中毒表现者，可立即停服药物。可用杏树皮、甘草煎汤解。

【用量与用法】6~10克，用时打碎。

虻　虫

【古歌诀】虻虫微寒　逐瘀散结
　　　　　　癥瘕蓄血　药性猛烈

【药草成分】本品含蛋白质、脂肪油、碳水化合物、有机酸类、氨基酸等。

【作用与用途】本品为活化纤溶系统药。虻虫味苦，性微寒。具有破血逐瘀、散结消癥瘕的功效。现代认为有提高小白鼠耐缺氧能力的作用；能活化纤溶系统，延长出血时间，抑制血小板聚集，降低全血及血浆黏度，扩张兔耳血管而增加血流量；有加强离体蛙心收缩力的作用；对脑下垂体后叶素所致的急性心肌缺血有一定的改善作用。

用治卵巢囊肿（癥瘕）引起的输卵管积水、经闭不通、痛经、下腹有包块；精神分裂证（蓄血型）引起的蓄血发狂；脑血栓形成、血液黏稠；跌打损伤所致的局部瘀血肿痛等。

【应用与配伍】用于瘀血凝结、经闭、癥瘕、蓄血发狂等证，常与水蛭、土鳖虫、桃仁、大黄同用。治疗跌打损伤、瘀血肿痛，可与丹皮为末，酒送服有效。

【注意点】体虚无瘀血及孕妇忌用；本品药性峻猛，不宜多用久服。

【用量与用法】1~1.5克，多入丸散、研末0.3克。

【特别提醒】与增加脑血流量，促进脑血液循环药物相类似的其他药物还有：白前、牛膝、灵芝、山楂、天麻。

四、扩张肾动脉的药物

山 楂

【古歌诀】山楂味甘　磨消肉食
　　　　　疗疝催疮　消膨健胃

【药草成分】山楂又叫红果、山里红、酸梅子等。本品含蛋白质、脂肪、碳水化合物、钙、磷、铁、维生素C、维生素B_2、维生素B_1、胡萝卜素、烟酸、山楂酸、柠檬酸、黄酮类、甙类、解脂酶等。

【作用与用途】扩张肾动脉药。山楂味酸甘，性微温。入脾、胃、肝经。具有散瘀止痛的功效。现代认为有增加胃中消化酶的分泌，促进消化的作用；扩张冠状动脉、增加冠脉血流量、保护心肌缺血缺氧、强心降压、抗心律失常、降血脂、抗动脉粥样硬化、抗血小板聚集、抗氧化、收缩子宫的作用；对老年人的心脏衰弱、左心扩大、轻度和中度的心脏病变，用洋地黄往往无效，用山楂常有较好疗效；能吸附肠道腐败物质和细菌产生的毒素，减轻肠蠕动而止泻；抗绿脓杆菌、痢疾杆菌均有抑制作用。此外，还有对脑肾的血流量增加，末梢血管阻力减小，肌肉血流量增大；扩张血管，消除瘀血；有收缩子宫作用，能排除宫腔内部血块，有助于产后子宫复归；有镇痛、镇静作用，扩张肾动脉，增加肾血流量等。

　　　　　　用治慢性痢疾、慢性结肠炎、伤食肠炎（肉食积滞及休息痢）等消化道疾病引起的泻痢腹痛、消化不良、停食或肉食积滞、腹胀腹痛、腹泻；冠心病（瘀血型胸痹证）引起的心肌梗死、心绞痛；高血压、高血酯症（肝阳上亢和血中脂肪过多）；产后子宫收缩不良（产后瘀血）；胃酸缺乏引起的消化不良；疝气睾丸肿痛、绦虫病及肥胖病等。

【应用与配伍】用治肉食积滞、小儿乳积，可用一味山楂水煎服，亦可配复方，多与木香、青皮同用。用治产后瘀阻腹痛、恶露不尽及血瘀经痛，多与当归、川芎、益母草同用。治疝气偏坠胀痛，常与橘核、小茴香等配伍。近年来单用本品或与其他活血化瘀止痛药同用，治疗冠心病、心绞痛有效。此外，用治泻痢也有一定疗效，可单味煎服。

【处方举例】保和丸：半夏、陈皮、山楂、神曲、莱菔子、连翘、茯苓，用于食积气滞腹胀。

【注意点】1.消肉食积滞，用焦山楂；治瘀血不行用生山楂。
　　　　　2.脾胃虚弱、孕妇、高血糖、胃酸过多等慎用。

【用量与用法】内服6~12克；或入丸散。外用适量。

【特别提醒】与扩张肾动脉药物相类似的其他药物还有：肉桂、金钱草、黄芪、生地。

第四节 对血压有作用的药物

一、有降低血压作用的药物

钩 藤

【古歌诀】钩藤微寒 疗儿惊癫
　　　　　手中瘛疭 抽搐口眼

【药草成分】钩藤又叫勾藤、勾勾等。本品含钩藤碱、异钩藤碱，均属吲哚类生物碱等。

【作用与用途】本品为降低血压药。钩藤味甘，微寒。入肝、心包经。具有清热平肝、熄风止痉的功效。现代认为有中枢性降压作用，抑制血管运动中枢，扩张周围血管，能使血压下降；对癫痫发作的抽搐有抑制作用；对卡他球菌、金黄色葡萄球菌、表皮葡萄球菌、白喉杆菌、肠炎杆菌、炭疽杆菌有一定的抑制作用；具有抗组织胺，使平滑肌解痉的作用；有缩小瞳孔的作用；对腺病毒、亚洲甲型流感病毒和仙台病毒有较强的抑制作用。此外，有抗心律失常、抗血栓、降血脂、兴奋子宫等作用。

用治流脑、乙脑、癫痫、多种热性传染病（温病、暑温）等传染病引起的高热、角弓反张、头痛项强、四肢抽搐；高血压（肝阳上亢）引起的颅内高压性头痛眩晕；血栓闭塞性脉管炎（脱疽）、肢端动脉痉挛（雷诺氏病）及近视眼、散光眼等。

【应用与配伍】用于肝风内动、手足抽搐，常与羚羊角、菊花、生地、白芍、桑叶等平肝熄风药同用。本品配天麻、全蝎等药，可治流脑、乙脑（小儿惊风）。若治肝火上炎、头目眩晕者，多配伍黄芩、菊花、石决明、草决明等。

【处方举例】1.羚角钩藤汤：见菊花条。用于肝热风动、手足抽搐。

2.钩藤饮：钩藤、羚羊角、天麻、全蝎、犀角（水牛角代）、人参、炙甘草，用于小儿急惊风。

3.天麻钩藤饮：见天麻条。用于肝火上升、头目眩晕。

【注意点】1.本品为常用的抗惊厥的药物。但作用较弱，对严重抽风者，常配羚羊角或犀角、天麻、全蝎等加强抗惊厥作用。孕妇慎用。

2.有个别患者服用治疗量的钩藤总碱，可出现心动过缓、头晕、皮疹，月经量减少等过敏症状，停服药后自行消除。过敏体质者慎用。

【用量与用法】10~15克，入汤剂。生用。大剂可用至24~30克。

四百味药性歌括解

豨莶草

【古歌诀】豨莶草苦　追风除湿
　　　　　聪耳明目　乌须黑发

【药草成分】豨莶草又叫黏不扎、黏糊菜等。本品含生物碱、酚性成分、甙类、氨基酸、糖类、苦味质等。

【作用与用途】本品为降压抗风湿药。豨莶草味苦、性寒。入肝肾经。具有祛风湿、通经络、利关节、燥湿清热的功效。现代认为有抗感染、镇痛、抑制细胞、体液及非特异性免疫、降压、扩张血管、抑制疟原虫的作用；对金黄色葡萄球菌、溶血性链球菌、白喉杆菌、炭疽杆菌、表皮葡萄球菌、卡他球菌等均有抑制作用；有镇静和催眠作用、抗炎作用；有增加尿酸盐排泄作用等。

用治风湿热所致的风湿性关节炎（风湿热型热痹）引起的四肢麻痹、筋骨疼痛、腰膝无力；高血压、疟疾、须发早白、风疹、湿疮瘙痒等。

【应用与配伍】用于四肢麻痹、筋骨疼痛、腰膝无力、中风瘫痪等证，要单用本品拌酒蒸熟，或制蜜丸服。以本品250克，配臭梧桐500克，研末制蜜丸；或配秦艽、威灵仙等药，也用于上述诸症。传统认为本品酒蒸后药性转温，用祛风湿中，有补肝肾、强筋骨之功。若阴虚血燥者，又可与生地、甘草熬膏服。对于皮肤风疹及湿疮作痒，多与白蒺藜、地肤子、苍术、白鲜皮等药同用。

【处方举例】豨莶草、臭梧桐，用于风湿痹痛，筋骨无力。

【注意点】1.本品用于轻症的风湿病，严重风湿性关节炎用之收效不大，为了加强和提高疗效与其他抗风湿药配伍同用。

2.古人认为，能益气明目，实际上本药品是燥血祛湿之药，并没有补性。

3.阴虚火旺、血虚者忌用。

【用量与用法】10~15克，鲜品30~60克，生用或泡酒服。

猪　苓

【古歌诀】猪苓味淡　利水通淋
　　　　　消肿除湿　多服损肾

【药草成分】猪苓又叫野猪苓、朱苓等。本品含麦角甾醇、粗蛋白、可溶性糖分、多糖等。

【作用与用途】本品为降压药。猪苓味淡、性平。入肾、膀胱经。具有渗湿利水的功效。现代认为有抑制肾小管重吸收机能，能加强利尿，并能促进钠、钾、氯等电解质的排泄；利尿和降压作用相似；猪苓醇提取液对金黄色葡萄球菌、大肠杆菌有抑制作用；可提高网状内皮系统吞噬细胞功能；猪苓的多聚糖有抗癌作用。

用治急、慢性肾小球肾炎、泌尿系感染（水湿型热淋和水肿病）等泌尿系疾病引起的小便不利、浮肿或小便短赤、尿痛、尿血、乳糜尿；急性肠炎（湿热型泄泻）引起的腹泻；继发性高血压及肝炎和肝硬化腹水；水湿引起的阴道分泌物增多等。

【应用与配伍】用治水肿小便不利，常与茯苓、白术、泽泻等利水渗湿药同用，以加强利水消肿之功；若治阴虚有热的小便不利，多与阿胶、泽泻、滑石同用；若湿热下注的小便短少、尿道涩痛，又当与木通、滑石、瞿麦等清热利湿通淋药同用。用治水湿泄泻，多与滑石、生甘草、白扁豆同用。白带过多，则又多与白术、黄柏、苍术、芡实同用。

【处方举例】1.五苓散：　见茯苓条。用于水肿、小便不利。
　　　　　　　2.猪苓汤：　猪苓、茯苓、泽泻、阿胶、滑石，用于阴虚有热的小便不利。

【药物的性味功能与相同点和不同点】1.猪苓、茯苓都能利水渗湿。功效基本相同，如配伍同用，效果更佳。茯苓能利补、健脾宁心；猪苓专能利水，比茯苓强，但无补性，服用过量引起尿量过甚，引起电解质钾、钠缺乏而脱水，损伤肾阴与心脏，消耗津液而口干口渴、心烦躁等。应纠正。方法是静脉补充钾、钠。
　　　　　　　　　　2.平时多尿而无湿热者不宜用，又凡须利尿，但不宜过于疏泄者，用茯苓不用猪苓。

【注意点】无湿热患者忌用。不能过量服用，恐消耗津液、损伤肾阴。

【用量与用法】6~10克。

防　己

【古歌诀】防己气寒　风湿脚痛
　　　　　热积膀胱　消痈散结

【药草成分】防己又叫汉防己、木防己等。汉防己含防己甲素、乙素、丙素，还含黄酮甙、挥发油等；木防己含马兜铃酸、木兰碱及尿囊素等。

【作用与用途】本品为降低血压和神经系统药。防己味辛，性寒。入肝、大肠经。具有利水消肿、除湿止痛的功效。现代认为有解热镇痛消炎作用，对骨骼肌、神经联点有特殊的麻醉作用，对末梢神经及手足痉挛有缓解作用；对心肌有抑制作用，使心搏减慢，并舒张血管、下降血压，又能亢进局部血液及淋巴液循环；防己甲素有扩张冠脉，并对抗垂体后叶素引起的冠脉痉挛作用；小剂量能使子宫兴奋，大剂量有抑制作用；防己对副交感神经有兴奋作用。此外，还有抗过敏、降血糖、抗肿瘤作用；对金黄色葡萄球菌、表皮葡萄球菌、卡他球菌、炭疽杆菌、溶血性链球菌、皮肤真菌有抑制作用。

　　　　　　用治由葡萄球菌、溶血性链球菌过敏所致的风湿热、风湿性关节炎、风湿性心脏病、急性肾小球肾炎（湿热型痹症和水肿病）等疾病引起的发热、关节红肿热痛、游走不定、脚膝肿痛、屈伸不利、口渴、心烦心悸、短气、气喘、小便不利、浮肿、痈肿、高血压、舞蹈病、手足痉挛、苔黄腻、脉滑数；坐骨神经痛、胁间神经痛、肩丛神经痛、结核病胸痛、痛经、肾绞痛；膀胱炎（湿热型淋病）引起的小便后小肚子痛、尿急；冠心病、脚气病、阿米巴痢疾及复合麻醉等。

【应用与配伍】用治风湿性关节肿痛，属风寒湿痹者，可与独活、羌活、威灵仙同用，以加强祛风湿通经络之功；属热痹者，又常与忍冬藤、丹参、秦艽等清热凉血通络除痹药同用；若治湿热下注的足膝肿痛，又常与黄柏、苍术、牛膝、生薏苡仁同用。用治膀胱有热的小便不利，多与木通、萹蓄、瞿麦等同用；治湿疮，湿疹，多与苦参、白鲜皮、金银花、土茯苓等同用。用治浮肿、汗出恶风，常与黄芪、白术等同用；若治痰饮水走肠间，常与椒目、葶苈子、大黄同用；治皮肤水肿者，又当与黄芪、桂枝、茯苓等同用。

【处方举例】1.防己汤：防己、乌头、肉桂、生姜、白术、茯苓、人参，用于风寒湿痹。

2.宣痹汤：防己、杏仁、滑石、连翘、栀子、薏米仁、半夏、蚕砂、赤小豆皮，用于风湿热痹。

3.己椒苈黄丸：防己、椒目、葶苈子、大黄，用于痰饮实证，水走肠间。

4.防己黄芪汤：见黄芪条。用于阳虚、浮肿。

【药物的性味功能与相同点和不同点】汉防己和木防己作用相同均能治风湿，但习惯认为木防己祛风湿清热作用较强；汉防己利尿消肿镇痛作用较好。治风湿用木防己，治肾炎利尿用汉防己等。

【注意点】用量不宜过大，过大则镇痛作用减弱。阴虚盗汗、口苦咽干、胃纳不佳者均不宜用。孕妇慎用。

【用量与用法】汉防己用量 6~15 克；木防己用量 4.5~9 克。除风止痛用木防己，利水退肿宜用汉防己。

大、小蓟

【古歌诀】大小蓟苦　消肿破血
　　　　　吐衄咯唾　崩漏可啜

【药草成分】小蓟又叫刺儿菜；大蓟又叫马大蓟等。大蓟全草含生物碱、挥发油、苦味质等；小蓟含生物碱、皂甙、刺槐素、7-鼠李葡萄糖、云香甙、原儿茶酸、咖啡酸及氯化钾等。

【作用与用途】本品为降压和止血药。大小蓟味甘苦，性凉。入心、肝、脾经。具有凉血止血、散瘀消肿的功效。现代认为能收缩血管，加速凝血和凝血酶原时间；对金黄色葡萄球菌、溶血性链球菌、肺炎双球菌、白喉杆菌有较强的抑制作用；对卡他球菌、绿脓杆菌、变形杆菌、痢疾杆菌、大肠杆菌、伤寒及副伤寒杆菌、结核杆菌等均有抑制作用。

用治各种血热所致的吐血、鼻出血、尿血、血淋、子宫出血；肾盂肾炎、膀胱炎、尿道炎（热淋、血淋）等疾病引起的尿血、血淋、尿痛；痈肿疮毒及高血压等。

【应用与配伍】用治血热夹瘀的吐血、咳血、鼻出血、尿血以及崩漏下血，可单用大小蓟鲜品捣汁服；也可加入复方使用，如用鲜小蓟、鲜生地共捣汁，与白术煎液合并服用之，治崩中下血。用大蓟、小蓟配伍侧柏叶、牡丹皮、白茅根、茜草根等治疗血热妄行引起的各种出血证。大小蓟捣烂外敷，可治外伤出血。用治痈疽疮毒，可用大小蓟捣汁内服，并以药渣外敷有良效。

【处方举例】1.十灰散：见栀子条。用于血热妄行引起的出血症。

2.小蓟饮子：小蓟、蒲黄、藕节、生地、木通、滑石、淡竹叶、当归、栀子、炙甘草，用于膀胱有热，血淋尿血。

【药物的性味功能与相同点和不同点】大小蓟均属菊科植物。大小蓟功效大同小异。均能凉血止血、散瘀解毒消痈，但小蓟力缓兼能利尿，治血淋、血尿、降血压作用显著而持久，大蓟能破血、消痈肿，也有降压作用，但不及小蓟。在有些地区一般用大蓟较多，或大小蓟混合使用。生用比炒用止血好。入煎剂不宜先煎。

【用量与用法】7~15克，鲜品 30~60 克。

芹 菜

【古歌诀】芹菜性凉　清热解毒

能降血压　利水通淋

【药草成分】芹菜又叫香芹，含蛋白质、脂肪、碳水化合物、维生素 B_1、维生素 B_2、烟酸、维生素 C、铁、钙等。

【作用与用途】具有止带、止血、解毒、利尿、降血压作用；能使血管平滑肌舒张；芹菜含铁多，也含维生素 C，是治疗缺铁性贫血的最佳药物。

用治高血压、贫血（肝阳上亢和血虚）等疾病引起的头晕头痛；泌尿系感染（血热淋）引起的尿血、尿痛；阴道炎等。

【处方举例】治疗高血压：芹菜 150 克水煮食之。

【注意点】脾胃虚寒便溏者忌食。芹菜忌与黄豆、牡蛎、甲鱼同用，因为影响铁、锌的吸收。

【用量与用法】食用量按自己食菜的多少而定。

升 麻

【古歌诀】升麻性寒　清热解毒

升提下陷　牙痛可逐

【药草成分】升麻又叫窟窿牙根、周麻等。本品含升麻碱、水杨酸、咖啡酸及降体温的升麻木糖甙等。

【作用与用途】升麻甘辛、微寒。入肝脾胃经。具有解表发汗、清胃火、解热毒、升阳举陷、行瘀血透疹的功效。现代认为有解热发汗、抗菌抗感染；升提中气；此外，还能抗惊厥、减慢心率；能对抗肠管痉挛作用；对结核杆菌、黄癣菌等均有抑制作用。

用治麻疹（痧子初起）引起的疹出不透；咽喉炎（失音）引起的咽

喉肿痛、声音嘶哑；口腔炎（胃火型口舌生疮）引起的齿龈糜烂而肿痛；脱肛、子宫脱垂、解莨菪碱中毒等。

【应用与配伍】用治麻疹透发不畅，常与葛根、白芍、甘草同用。用治气虚下陷所致的脱肛、子宫脱垂等证，常与补气的黄芪、党参及升阳柴胡同用，共奏补气升阳举陷之功。用治火毒疮肿，属齿龈肿烂、口舌生疮者，多与黄连、生石膏、生地同用；属咽喉肿痛者，多与桔梗、牛蒡子、玄参同用；属热病发斑或疮疡肿毒者，又多与金银花、连翘、大青叶、赤芍等清热凉血解毒消肿药同用。

【处方举例】1.升麻葛根汤：升麻、葛根、赤芍、甘草，用于麻疹初期、透发不畅。

2.补中益气汤：见黄芪条。用于气虚下陷的脱肛、子宫下垂等证。

3.清胃散：见石膏条。用于胃火炽盛、口疮疡肿。

4.普济消毒饮：见黄芩条。用于火毒上攻、咽喉肿痛。

5.升麻鳖甲汤：升麻、炙鳖甲、当归、川椒、雄黄、甘草，用于阳毒发斑。

【不良反应】本品有刺激性，用量不宜过大，量大容易引起呕吐、头晕、目眩的副作用。

【注意点】本品升散力强，凡阴虚火旺、麻疹已透、肝阳上亢以及气逆不降等证，均当忌用。

【用量与用法】3~6克，发表透疹、清热解毒宜生用，升举中气宜炙用。

【特别提醒】与降低血压药物相类似的其他药物还有：丹参、山楂、槐花、毛冬青、淫羊藿、川芎、何首乌、玄参。

二、有升血压作用的药物

枳 实

【古歌诀】枳实味苦　清食除痞
破积化痰　冲倒墙壁

【药草成分】枳实又叫子石等。本品含挥发油、黄酮类、维生素 C、N-甲基酪胺、对羟福林等。

【作用与用途】为升高血压药。枳实味苦，性微寒。入脾胃经。具有消食化痰、行气破积、理气健脾宽中的功效。现代认为能兴奋胃肠功能，促进消化液分泌，增强肠蠕动，排除炎症产物，消炎制酵，改善胃张力，减轻腹胀作用；对子宫有显著的兴奋作用，使其紧张度增高，甚至产生强直收缩；具有明显和持久的升压作用，其有效成分为对羟福林和 N-甲基酪胺。

用治慢性胃炎、伤食胃肠炎（脾胃虚弱型食积）等消化道疾病引起的脾功能下降、胃扩张腹胀、胃下垂、消化不良、食积停水、里急后重、脱肛；心力衰竭（寒厥）引起的四肢厥冷、低血压、休克、面色苍白或青紫、汗出、心悸、脉细微；冠心病（痰浊痹阻型胸痹疼痛）引起的心肌梗死、心绞痛；子宫收缩不良、子宫脱垂、胎衣不下等。

【应用与配伍】用治食积气滞，脘腹胀痛，常与陈皮、厚朴、木香、神曲等同用；兼脾虚加白术、党参补脾益气药；兼热的加黄芩、连翘；属热结便秘的当与大黄、芒硝、厚朴同用；属湿热积滞，泻痢后重的又当与大黄、神曲、黄芩、黄连、白术、泽泻等同用。用治痰湿阻脉、胸膈胀满、咳嗽痰多，常与陈皮、半夏、杏仁、茯苓等同用；若治胸阳不振、痰浊痹阻的胸痹疼痛，又常与桂枝、薤白、半夏、瓜蒌、川芎、红花等药同用。

【处方举例】1.枳实消痞丸：枳实、厚朴、半夏曲、白术、生姜、甘草、麦芽、茯苓、人参、黄连，用于食积腹胀。

2.香砂枳术丸：木香、砂仁、枳实、白术，用于脾胃虚弱、饮食积滞。

3.大承气汤：见大黄条。用于热结大便不通。

4.枳实导滞丸：枳实、大黄、黄芩、黄连、神曲、白术、茯苓、泽泻，用于湿热积滞、泻痢后重。

5.导痰汤：半夏、陈皮、枳实、南星、茯苓、生姜、甘草，用于痰湿阻肺，胸满咳嗽。

6.枳实薤白桂枝汤：枳实、薤白、桂枝、瓜蒌、厚朴，用于痰浊痹阻，胸痹疼痛。

【药物的性味功能与相同点和不同点】枳实和枳壳比较：两味药物作用基本相同。枳壳消炎通便力弱，健胃力大，但力量较和缓，能行气宽中、治脾胃气滞诸症；枳实破气作用较强，但主要用于胃扩张、胃下垂、脱肛、子宫脱垂等，但能伤正气，身体虚弱，邪不实者不宜用。

【注意点】枳实在河南作香橼药用；在四川作青皮药用；虚证、孕妇禁用。

【用量与用法】3~9克，大剂可用至30克，麸皮炒至黄色后药性比生用和缓。

玉 竹

【古歌诀】玉竹微寒　养阴生津
　　　　　燥热咳嗽　烦渴皆平

【药草成分】玉竹又叫葳蕤、尾参等。本品含铃兰苦甙、铃兰甙、山柰酚甙、槲皮醇甙、维生素A、黏液质、烟酸等。

【作用与用途】本品具有升压作用。玉竹味甘淡，性微寒。入肺、脾经。具有养阴润燥、生津止渴的功效。现代认为小剂量使心搏动迅速增强，大剂量则使心跳减弱，但用量要小；有降血糖的作用；有降低甘油三酯的作用；对肾上腺素引起的高血糖有显著的抑制作用；促进干扰素合成，抗氧化、抗衰老；还有类似肾上腺皮质激素样作用等。

用治肺源性心脏病、冠心病（气阴两虚型心悸证）等疾病引起的心力衰竭、低血压、心律不齐、心绞痛、干咳无痰、心悸怔忡、口干渴；萎缩性胃炎（胃阴不足型胃痛）引起的胃热烦渴、消谷易饥、自汗、盗汗；慢性气管炎（肺阴型燥咳）引起的干咳无痰、咽干口渴、午后潮热；糖尿病及高血酯症。

【应用与配伍】用治肺热燥咳，常与沙参、麦冬、桑叶、扁豆、天花粉同用。治疗胃热烦渴、津伤口渴，多与生地、麦冬、冰糖配伍。此外，本品配薄荷、白薇、豆豉、桔梗、甘草、红枣等，用治阴虚型感冒。

【处方举例】 1.沙参麦冬汤：见麦冬条。用于肺热燥咳。

2.益胃汤：见麦冬条。用于胃热燥渴、津伤口渴。

3.加减葳蕤汤：生葳蕤、生葱白、桔梗、白薇、淡豆豉、薄荷、炙甘草、红枣，用于阴虚外感。

【注意点】玉竹滋补作用与黄精相近似（都在润肺的同时带有滋补作用）；润燥上与麦冬相似，对于过重的气血亏损病人是无济于事的。身体虚弱者，可作一般滋补剂使用。但药力较弱而缓，属于清补；高血压病人慎用。

【用量与用法】因玉竹气力平弱，需重用，一般9~15克，用于强心或作炖品，可用至30~60克。

麝 香

【古歌诀】 麝香性温　善通关窍

辟秽安惊　解毒甚妙

【药草成分】麝香又叫射香、寸香、元香等。本品含麝香酮、胆固醇、甾体素等。

【作用与用途】本品为升高血压药。麝香味辛、性温。入十二指肠经。具有开窍醒神、活血消肿、催产下胎、止痛解毒的功效。现代认为对中枢神经系统有兴奋和镇静的双重作用，小剂量兴奋，大剂量抑制；麝香酊有兴奋呼吸、加速心率、升高血压的作用；天然麝香有强心作用，可使心跳振幅加大，收缩力加强及心输出量增加；能增加冠脉血流量，心肌营养性流量，降低心肌耗氧量，对心肌坏死有一定的保护作用，故有抗心绞痛作用；对炎症早期及后期病理变化，均有一定的抑制作用；对子宫有明显的兴奋作用，对在位和离体均有敏感作用，妊娠者又较非妊娠敏感；有雄激素样作用；有抗垂体促性激素及绒毛膜性激素作用；有增加白细胞作用；有抗肿瘤作用；通经络、镇痛、抗惊厥、复苏作用；对金黄色葡萄球菌、大肠杆菌均有抑制作用等。

用治流脑、乙脑、脑血管意外、肺炎（温病、暑温、中风）等疾病引起的发热昏迷、痰多、说胡话，严重时突然昏倒、不省人事、心力衰竭、血压下降、四肢厥冷、抽搐；冠心病（瘀血型胸痹）引起的心肌梗死、心绞痛；妇女附件发炎（瘀血型癥瘕）引起的下腹部有包块腹痛、经闭；难产死胎、胎盘留滞；面神经炎所致的面部麻痹、口眼歪斜；高血压病；跌打损伤引起的局部瘀血肿痛、痈疽疮疡等。

【应用与配伍】用于外感热病、热毒内盛、高热神昏、惊风抽搐、痰热窍闭等证，常配伍牛黄、雄黄、羚羊角、珍珠、黄芩、黄连等清热解毒、熄风豁痰、开窍醒神药。若寒湿痰浊上蒙清窍、中风神昏而属寒闭者，常与苏合香、安息香、沉香、丁香、木香、香附等辛温走窜，开窍醒神药同用。用治咽喉肿痛、热毒疮疡，常配伍雄黄、牛黄、珍珠、冰片、蟾酥、乳香、没药等，有良好的解毒消肿、生肌止痛之功。本品配伍牛黄、乳香、没药等，用治乳痈、肺痈也有良效。治疗跌打损伤、瘀血肿痛者，常配伍乳香、没药、血竭、儿茶、珍珠等，有消肿散瘀、疗伤止痛之功。用于妇女瘀血阻滞引起的月经不调、癥瘕包块，可配伍桃仁、川芎、赤芍、红花等活血散瘀药。单用本品制片含服治心绞痛，疗效显著。此外，与马钱子同用，研细外敷，可用治面神经麻痹所致的口眼歪斜。

【处方举例】 1.安宫牛黄丸：见冰片条，用于高热神昏、惊风抽搐、痰热窍闭。

2.苏合香丸：见安息香条。用于寒湿痰浊上蒙清窍的寒闭证。

3.六神丸：麝香、牛黄、乳香、没药，用于咽喉肿痛。

4.犀黄丸：麝香、牛黄、珍珠、冰片、蟾酥、雄黄，用于热毒疮疡。

【注意点】 本品易挥发，应装瓷罐内密封，放阴凉处保存。忌火烘和日光曝晒。贫血、高血压、孕妇均忌用。

【用量与用法】 0.03~0.1克，多入丸、散。外用适量，研末入膏药中敷贴。

【特别提醒】 与升血压药物相类似的其他药物还有：陈皮、麻黄、人参、干姜、附子、樟脑、鹿茸、蟾酥、葶苈子。

（孟　敏）

第十二章　对血液系统有作用的药物

第一节　刺激造血系统，增加红细胞及血红蛋白的药物

鸡血藤 （附鸡血藤膏）

【古歌诀】鸡血藤温　血虚宜用

月经不调　麻木酸痛

【药草成分】鸡血藤又叫血藤。鸡血藤含鸡血藤醇、菜油留醇、豆留醇及铁质等。

【作用与用途】有增加红细胞和血红蛋白的药物。鸡血藤味苦微甘，性温。入心、肝、脾经。具有补血活血、舒筋通络的功效。现代认为对金黄色葡萄球菌、溶血性链球菌、白喉杆菌、福氏痢疾杆菌、炭疽杆菌、绿脓杆菌、伤寒杆菌、大肠杆菌等均有不同程度的抑制作用；能刺激造血系统，增加红细胞、血红蛋白、网织细胞及白细胞。对化疗、放疗所致的白细胞、血小板下降有治疗作用，还能抑制血小板聚集、降低胆固醇；对在位子宫有兴奋作用，能增强子宫节律性收缩；此外，还有降压作用等。

用治缺铁性贫血、再生障碍性贫血、白细胞减少症（放射线破坏造血功能脊髓）等疾病引起的面黄肌瘦、月经不调、头晕、经闭腹痛、四肢无力；风湿性关节炎（痹证）引起的腰膝酸痛、筋骨麻木、风湿痹痛等。

【应用与配伍】用于血虚萎黄，单用本品60~120克浓煎液冲鸡蛋内服，或配当归、白芍、熟地、枸杞、鹿角胶、何首乌同用。对血虚、血滞、月经不调、经闭腹痛，又当与当归、川芎、白芍、地黄、丹参、香附、延胡索等同用。用治血虚血滞，兼感风湿所致的腰膝酸痛、筋骨麻木、风湿痹痛等症，常与当归、黄芪、白芍、川芎、桂枝、首乌藤等同用。本品配炮山甲、桃仁、归尾、大黄、乳香等，还可治跌打损伤。

【处方举例】治疗缺铁性贫血、再生障碍性贫血：鸡血藤60克、鸡蛋2个、水煮蛋熟，喝汤吃蛋，每天1剂，长期服用有效。

【附】鸡血藤膏，是由新鲜的鸡血藤加工制成，主治与鸡血藤相同，但补血作用强。用量10~15克，以酒烊化服。

【药物的性味功能与相同点和不同点】本品药性平和无副作用，可连续服用，有虚火者也可服；昆明鸡血藤与其他鸡血藤稍有不同，有镇静作用，可治精神分裂症。

【注意点】阴血不足者忌用；孕妇慎用。

【用量与用法】10~15克，大剂可用至30~60克。

鹿角胶 （附鹿角、鹿角霜）

【古歌诀】鹿角胶温　吐衄虚羸
　　　　　跌扑伤损　崩带安胎

【药草成分】本品是鹿角煎熬凝结而成。鹿角胶含维生素 B_{12} 等。

【作用与用途】鹿角胶味甘、性温。甘而润补、温而散寒，有温补精血的作用，并能止血安胎等。

　　　　　　用治维生素 B_{12} 缺乏，可使叶酸代谢发生障碍，细胞核成熟迟缓，核分裂停滞，从而产生红细胞残缺而致的巨幼红细胞性贫血；虚寒吐血、咳血、子宫出血；跌打损伤及虚寒性疮疡等。

【应用与配伍】用治精血不足，真髓亏所致的腰酸腿软、耳聋目花、自汗、盗汗、阴虚发热、虚劳羸瘦等证，常配伍龟甲胶、牛膝、菟丝子、熟地、山药、枸杞、山茱萸等药同用。治疗冲仁虚损、崩漏失，宫冷不孕之证，可配伍紫河车、龟甲胶、枸杞、五味子等。用于阴疽、流注、正气亏虚者，常配补血温阳、散寒通滞的肉桂、熟地、白芥子、姜炭、生甘草同用。

【附】鹿角：具有活血化瘀、强筋健骨，用于软骨病、结核性冷脓肿。

【附】鹿角霜：补力低于鹿角，温补而不腻滞。用于肾功能减退症（肾阳虚型白带）引起的阴道分泌物增多、无色无味等。

【注意点】鹿茸、鹿角胶、鹿角霜等均为梅花鹿或马鹿的角骨。鹿茸为未骨化幼角，适用于肾阳不足的阳痿、遗精、女子崩漏带下、腰膝寒冷、下肢软弱无力、遗尿等；鹿角胶是鹿角煎熬凝固而成。熟用补肾助阳，强筋健骨，作用同鹿茸，但效力薄弱。鹿角霜是熬鹿胶的剩余骨渣，有益肾助阳的作用，但功效薄弱，可治肾阳不足、脾胃虚寒引起的呕吐，食少，便溏，白带等证，外用止血敛疮，治创伤出血及疮疡久溃不敛等。为峻补元阳之要药，妇女宜用补阴作用较强的青毛茸；男子宜用补阳作用较好的黄毛鹿茸；阴虚阳亢、发热、外感未清、身体健康、高血压等病均忌用；鹿茸价贵，多用鹿角胶或鹿角代替，如代替不见效，必要时再用鹿茸；服用本品宜从小量开始，慢慢增量，不宜用大量，以免升阳动风、头晕目赤，或阴伤动血、吐血下血；本品偏于补阳，凡阴虚有热，痰热胃火内盛忌服。外感发热禁用。

【用量与用法】鹿角用量 4.5~9 克；鹿角胶用量 5~10 克；鹿角霜用量 6~9 克。

磁　石

【药草成分】磁石又叫活磁石等。含四氧化二铁与氧化铁之混合物，主要含三氧化二铁及醋酸铁等。

【作用与用途】本品含造血的原料。味咸辛，性寒。入肝、肾经。具有镇静、抗惊厥、健脑、补血、平喘、强壮听神经作用等。

　　　　　　用治缺铁性贫血、高血压、听神经衰弱、美尼尔氏症候群（肝肾阴虚型眩晕）等疾病引起的心神不安、惊悸失眠、头晕目眩、耳鸣耳聋、眼花头痛；老年性白内障、视神经炎、青光眼（肝肾阴虚型翳障）等眼病引起的视力减退、视物不清、头晕头痛；肾不纳气的气喘病等。

【应用与配伍】 用治高血压（肝阳上亢）引起的烦躁不安、心悸、失眠、头晕、头痛，常与朱砂配伍；亦可与石决明、白芍、生地等补阴平肝药同用；治肝肾阴虚的耳鸣耳聋，可与熟地、山萸英、五味子合用；对于肾虚摄纳无权、气逆作喘之症，能纳气平喘，宜与代赭石、五味子、胡桃仁等配伍同用。

【处方举例】 1.磁朱丸： 磁石、朱砂、神曲，用于肝阳上亢、烦躁不安、心悸失眠。

2.耳聋左慈丸： 磁石、熟地、山萸英、山药、丹皮、泽泻、茯苓、柴胡，用于肝肾阴虚、耳鸣耳聋。

【注意点】 能杀铁毒，可用真磁石来吸出误吞的金属针，但这种方法实际上是办不到的。真的误吞铁针、快送医院手术取出，方保安全；本品不宜长期存放，日久会氧化，磁性便会减退，如已失去磁性，与活磁石放在一起，磁性可逐渐恢复，方可再用。无毒副作用。

【用量与用法】 10~30 克 先煎。入丸散，每次 1~3 克。

黄 芪

【古歌诀】 黄芪性温 收汗固表
托疮生肌 气虚莫少

【药草成分】 黄芪又叫膜荚黄芪等。本品含生物碱、叶酸、结晶中性物质，胆碱、氨基酸、多糖、钾、钠、钙、镁等。

【作用与用途】 本品为造血的原材料之一。黄芪味甘，性温。入脾、肺经。具有补气固表、利水消肿、托疮生肌的功效。现代认为补气，利尿降压，止汗，保护肝脏；能扩张皮肤血管，改善皮肤血液循环及营养病理组织，使坏死的细胞恢复活力，使组织再生；能促进机体代谢，对核酸和蛋白质代谢的作用较为显著；能使血糖明显下降；对子宫有兴奋收缩作用；有消除蛋白尿和恢复肾功能的作用；对血清性肾炎的发病有阻抑作用，能延迟尿蛋白与高胆固醇血症的发生。此外有保肝，增强抵抗力和免疫力的作用；抗衰老、抗缺氧、保护心血管系统，能增强心肌收缩力，加速遭受放射线损伤机体的修复作用；能增强性激素，可使动物性期延长；降低血液黏度，减少血栓形成；对金黄色葡萄球菌、溶血性链球菌、肺炎双球菌、志贺氏痢疾杆菌等均有抑制作用。

用治气虚所致的脱肛、胃下垂、肾下垂、子宫脱垂；多发性神经炎、肌营养不良（气虚型萎证）引起的周围神经麻痹、肌肉萎缩、瘫痪；脑血栓（气虚不能推动血液流动而产生的瘀血型中风）引起的半身不遂、瘫痪；慢性风湿性关节炎、类风湿性关节炎、肩关节周围炎（气虚型痛痹）引起的关节疼痛、麻木不仁、肩关节疼痛；慢性肾脏炎（气虚型劳淋）引起的蛋白尿、小便混浊如米泔水或重体力劳动时加重、神疲乏力；植物神经功能紊乱（气虚型多汗证）引起的自汗、盗汗；慢性皮肤溃疡，痈疽伤口久不愈合；糖尿病（气虚型口干消渴症）所致的血糖过高、口干口渴；叶酸缺乏性贫血（气虚型萎黄症）引起的面黄肌瘦、四肢无力、自汗等。

【应用与配伍】用治脾肺气虚或中气下陷诸证。属病后气虚体弱，可与人参同用；属中气虚弱、食少便溏或泄泻，可与白术、茯苓、甘草同用；属气虚血亏，可与当归、熟地同用；属气阳衰、畏寒多汗，可与附子等温里药同用；属中气下陷、久泻脱肛、子宫下垂，常与党参、白术、炙甘草、升麻、柴胡等同用；属气虚不能摄血的便血、崩漏，常与党参、白术、当归、龙眼肉、酸枣仁等同用。用治表虚自汗，多与浮小麦、牡蛎、麻黄根等同用；阴虚盗汗，多与生地、熟地、黄柏等同用。用治气血不足的痈疽溃未或溃之不敛，多与当归、川芎、穿山甲、皂刺或熟地、当归、党参、白术、肉桂等同用，以透脓托疮、生肌收口。用治气虚失用，浮肿尿少，多与防己、白术、茯苓等同用，以加强健脾益气、利尿消肿之功。此外，治气虚血滞、半身不遂，常与地龙、川芎、当归、桃仁、红花等同用。治气虚津亏的消渴证，又与生地、山药、五味子、天花粉等益阴生津药同用。

【处方举例】1.参芪膏：人参、黄芪，用于病后体虚、脾气亏虚、气短乏力。

2.芪术膏：黄芪、白术，用于中气虚弱、食少便溏或泄泻。

3.当归补血汤：黄芪、当归，用于气虚血亏证。

4.芪附汤：黄芪、附子，用于气虚阳衰。

5.补中益气汤：黄芪、白术、陈皮、党参、甘草、当归、升麻、柴胡、用于中气下陷、脏器脱垂。

6.归脾汤：见人参条。用于劳伤心脾、气血双亏所致的心悸失眠或气不摄血的便血、崩漏证。

7.牡蛎散：黄芪、煅牡蛎、麻黄根、浮小麦，用于表虚自汗。

8.当归六黄汤：当归、黄芪、生地黄、熟地黄、黄芩、黄连、黄柏，用于阴虚盗汗。

9.透脓散：黄芪、当归、川芎、穿山甲、皂角刺，用于气血不足、痈疽不溃。

10.十全大补汤：党参、白术、茯苓、甘草、熟地、当归、川芎、白芍、黄芪、肉桂、生姜、大枣，用于气血亏虚、疮疡久溃不敛。

11.防己黄芪汤：防己、黄芪、白术、甘草，用于脾虚失运、浮肿尿少。

12.补阳还五汤：黄芪、当归、川芎、赤芍、地龙、桃仁、红花，用于气虚血滞、半身不遂。

13.玉液汤：生黄芪、天花粉、葛根、知母、生山药、生鸡内金、五味子，用于消渴证。

【药物的性味功能与相同点和不同点】黄芪、党参均能补气。党参味甘性平，补气兼益阴；黄芪味甘、性温，补气兼能扶阳，故气虚兼有阴液不足者，多用党参，气虚兼有阳虚寒多，多用黄芪，气虚较重者，两药合用，补益力更全面。

【注意点】1.黄芪为治疮要药。但实际上用于身体虚弱、抵抗力减退、痈疽溃后久不愈合的"败疮"，黄芪治疮疡，是取其有托毒排脓生肌抗菌等作用，治疗各种疮疡；

主要作用是增强身体抵抗力，达到溃破和愈合。但要注意，脓肿初起，体实，炎症显著，毒势严重引起的红肿热痛明显者不宜用黄芪，否则会益热，火上添油，使病情加剧。

2.黄芪有升压强心作用，但很少用于低血压和心力衰竭引起的气喘患者，因有兴奋中枢神经刺激平滑肌，服后往往气喘加剧而病情加重。

3.黄芪性质温升，可以助火，又能补气固表，故外有表邪、内有积滞、气实胸满、阳盛阴虚、上热下寒、肝旺多怒，以及疮疡初期或溃后热毒尚盛、头面感染、头痛、面红牙痛者均不宜用。

【用量与用法】 一般 10~20 克，大剂量 30~60 克。黄芪生用偏走表，固表止汗，托疮生肌、利尿消肿生用；黄芪炙用偏走里，补中益气升阳蜜炙用。

阿　胶

【古歌诀】 阿胶甘平　止咳脓血
　　　　　吐衄胎崩　虚羸可啜

【药草成分】 阿胶叫驴皮阿胶等。本品含胶原蛋白及部分水解产生的赖氨酸、精氨酸、组氨酸等多种氨基酸，并含钙、硫等。

【作用与用途】 增加红细胞、血红蛋白药物。阿胶味甘、性平。入肺、肾、肝经。具有补血止血、滋阴润肺、安胎、养肝的功效。现代认为能改善体内钙质平衡，促进钙质吸收，使血清钙质略有增高，促进血液凝固而止血；促进钙质吸收，增加血钙浓度，降低神经肌肉过高兴奋而止抽搐；能促进血液中红细胞、血红蛋白的生成作用，因而对失血性贫血有较好的疗效；可使皮肤弹性增强，防止产生皱纹，有防治进行性肌营养障碍症的作用；刺激造血系统，可加速血液中红细胞和血红蛋白的生长；增强抵抗力和免疫力。

用治各种出血证，如吐血、便血、尿血、鼻出血、咳血、子宫出血、血小板减少性紫癜、受伤大出血；进行性肌营养不良、重症肌无力、肌肉强直综合征、手足抽搐症（缺钙和氨基酸）等疾病引起的肌变性症状，跛行、瘫痪、抽搐；原发性直立性低血压引起的休克；再生障碍性贫血、白细胞减少症及先兆性流产；慢性气管炎（虚劳型咳嗽）引起的咳血或干咳咽痛口干。

【应用与配伍】 用治阴虚肺燥、干咳少痰、咽痛口干之证，常与牛蒡子、甘草、杏仁、马兜铃同用。若燥热伤肺、咳嗽气喘、干咳少痰、心烦口渴、鼻燥咽干，则配伍清肺润燥、止咳平喘的石膏、桑叶、麦冬、杏仁、甘草、胡麻仁等。用于血热动血、吐血不止，可配凉血止血的生地及蒲黄同用。若脾阳不足、脾不统血、血不循经所致的吐血、便血、衄血等，则常配伍温阳益气摄血的附子、白术、甘草、灶心土等药。治疗妇女冲任虚损、月经过多、崩漏下血、妊娠出血、产后下血不止，常配伍地黄、当归、白芍、川芎、甘草、艾叶等同用。用热病后期、真阴受灼、虚风内动的手足瘈疭者，则配伍育阴潜阳、滋液熄风的生地、白芍、麦冬、龟鱼、鳖甲、牡蛎等药。治疗血虚萎黄、眩晕、心悸，常与补血益气的当归、白芍、熟地、黄芪、党参同用。对热邪伤阴虚火上炎的心烦不眠之证，应配伍滋阴降火、清心除烦的黄连、白芍同用。

【处方举例】1.补肺阿胶汤：见鼠黏子条。用于阴虚肺燥、干咳带血。

2.清燥救肺汤：见麦门冬条。用燥热伤肺、咳喘少痰。

3.黄土汤：见灶心土条。用于脾不统血、吐衄便血。

4.胶艾汤：阿胶、艾叶、地黄、当归、白芍、川芎、甘草，用于冲任虚损、经多崩漏。

5.黄连阿胶汤：见黄连条。用于虚火上炎、心烦不眠。

6.大定风珠：贝白芍条。用于真阴受灼、虚风内动。

【注意点】1.阿胶生用或炒用均有止血作用。但生用滋阴功效好，用蛤粉炒后黏性减少，止血功效更好。

2.阿胶质黏腻滞，有碍消化，脾胃虚弱，消化不良，便溏，腹部痞满及舌苔厚腻恶心，呕吐者不宜用。

3.入煎剂影响其他药物有效成分的浸出，所以，研细末，或入汤药，药液中合服最好。

4.入方药中应将阿胶打碎炒炙成珠，称为"阿胶珠"。如用海蛤壳研粉同炒，功效偏于清肺化痰、润燥止咳，若用蒲黄粉同炒，则功效长于止血。

【用量与用法】6~10克。用开水或黄酒化服。入煎剂应烊化冲服。

龙 眼 肉

【古歌诀】龙眼味甘　归脾益智

健忘怔忡　聪明广记

【药草成分】龙眼又叫桂圆肉等。本品含葡萄糖、蔗糖、酒石酸、腺嘌呤、胆碱、蛋白质、脂肪、维生素 A、维生素 B$_1$、维生素 B$_2$、维生素 C、钾、钠、钙、镁等。

【作用与用途】增加红细胞和血红蛋白的药物。龙眼肉味甘，性平。入心脾经。具有补心脾、益气血、养血止血、益智安神的功效。现代认为有促进红细胞和血红蛋白活性、升高血小板、改善毛细血管脆性、降低血脂、增加冠状动脉血流量；对心血管疾病有防治作用。此外，还有镇静、健脑、健脾作用等。

用治心脾双虚引起的贫血、心脏神经衰弱、心悸不安、面色萎黄、失眠健忘、记忆力减退、消化不良；血小板减少性紫癜、咳血、便血、胃出血、子宫出血等。

【应用与配伍】用治心脾两虚、气血不足所致的失眠健忘、心悸怔忡等证，常与党参、黄芪、当归、远志、酸枣仁等补益心脾、养神安神药同用。此外，单用本品持续服用，可用于病后体虚、产后调补或脑力衰退等证。

【处方举例】归脾丸见人参条。用于劳伤心脾、气血双虚所致的心悸失眠或气不摄血的便血、崩漏等证。

【用量与用法】15~30克。

【特别提醒】与刺激造血系统，增加红细胞及血红蛋白药物相类似的其他药物还有：

代赭石、牛黄、党参、人参、大枣、当归。

第二节　有止血作用的药物

白茅根 （附白茅根花）

【古歌诀】茅根味甘　通关逐瘀
　　　　　止吐衄血　客热可祛

【药草成分】白茅根又叫倒梢根等。本品含白茅素、芦竹素、5-羟色胺、钾、钙等。

【作用与用途】本品为止血药物之一。茅根味甘，性寒。入肺、胃、膀胱经。具有通关窍、利小便、清血热、消瘀止血的功效。现代认为有利尿、促凝血作用；对宋内氏痢疾杆菌、弗氏痢疾杆菌均有抑制作用；有消除尿中红细胞、白细胞和蛋白尿的作用；有降低血管通透性，缩短出血和凝血时间；有止血、解热作用。

　　　用治血热所致的吐血、鼻出血、尿血、便血、咳血；泌尿系感染包括肾盂肾炎、膀胱炎、尿道炎引起的小便不利、尿痛、尿血等。

【应用与配伍】用治血热吐衄等症。如治吐血、鼻衄、尿血，单用本品有效。临床多配入复方使用，如配伍小蓟、蒲黄、旱莲草治尿血；以鲜白茅根配鲜小蓟、鲜藕节治咳血；也常与侧柏叶、栀子、丹皮同用，用于治疗多种热证出血证。以本品配伍西瓜皮、玉米须、瞿麦、竹叶等，可治热淋小便不利，有利尿通淋功效。

【处方举例】十灰散：见栀子条，用于血热吐衄。

【附】白茅根花，止血作用与白茅根相同，亦用于吐血、鼻出血。用量3~6克。

【用量与用法】6~12克　鲜品　5~30克。

百　草　霜

【古歌诀】百草霜温　止血功良
　　　　　化积止泻　外用疗疮

【作用与用途】百草霜为止血药。百草霜味辛，性温。有止血止泻作用。

　　　用治吐血、鼻出血、便血、子宫出血；慢性痢疾、伤食肠炎（湿热血痢）等疾病引起的大便脓血不止、停食、消化不良、腹泻；外用可治扁桃体炎、咽炎、口腔炎（咽喉肿痛和口舌生疮）等疾病引起的扁桃体肿大疼痛、口腔糜烂等。

【应用与配伍】用治吐血，本品与槐花共为末，白茅根煎汤服。用治衄血不止，以本品为末吹之。若配阿胶、藕节、侧柏叶、当归、白茅根同用，蜜丸服，可治大便下血、崩漏出血。本品配巴豆霜，治疗小儿食积。与黄连、木香配伍，又治血痢不止。本品与硼砂为散吹喉，可治咽喉、口舌生疮。

【用量与用法】入丸散，1~4.5克，外用适量。

血 余 炭

【古歌诀】人之头发　补阴甚捷

　　　　　吐衄血晕　风惊痫热

【药草成分】血余炭又叫人发等。本品含一种优质蛋白、有机质中主要含胱氨酸及头发黑色素。

【作用与用途】血余炭为止血物。人发味苦，性微温。入肝、胃经。具有止血、补阴利尿的功效。现代认为能缩短出血、凝血时间，并有抑菌作用等。

　　　　　用治吐血、鼻出血、血出过多引起的休克（血晕）、出血性肾脏炎（阴虚型血淋）引起的小便不利、淋病尿血等。

【应用与配伍】用治吐血、衄血、崩漏出血者，常与三七、花蕊石配伍应用。配伍陈棕炭、莲蓬炭等份为末，木香汤下，可治诸窍出血。治疗牙龈出血及外伤出血，可单用研细末撒敷患处。近年来用治溃疡病所致上消化道出血，以本品侧柏叶或鲜藕汁用。用治疮疡溃后、久不收口，可与蛇蜕、露蜂房同用，烧炭存性制散剂，酒调服。此外，用治小便不利，常与滑石并用。

【处方举例】1.化血丹：见花蕊石条。用于吐血、衄血、崩漏出血。

　　　　　2.滑石白鱼散：滑石、血余炭、白鱼，用于小便不利或有血尿者。

【注意点】本品又名"血余"。临床炒炭用，名血余炭。

【用量与用法】6~10克　研末冲服1.5~3克。

樗 根 白 皮

【古歌诀】樗根味苦　泻痢带崩

　　　　　肠风痔漏　燥湿涩精

【作用与用途】樗根皮味苦涩，性寒。清热燥湿，收敛止血，涩肠止泻等。

　　　　　用治慢性肠炎、休息血痢（湿热型泻痢）等疾病引起的腹泻、大便脓血、久泻不愈；子宫出血、月经过多、大便下血；阴道炎（湿热型白带）引起的阴道分泌物增多、有臭味、日久不愈等。

【应用与配伍】对于久泻久痢及湿热泻痢均可应用，如用本品配伍诃子、母丁香，治休息痢；与滑石并用，可治湿热下痢、大便下血、白带等证。用于湿热带下或赤白带下，可与黄柏配伍。用于月经过多、崩漏不止，常与黄柏、黄芩、白芍、龟板、香附同用。治痔漏下血，单用本品研末、醋糊为丸服。

【处方举例】樗树根丸：樗根白皮、黄柏、白芍、高良姜，用于湿热带下或赤白带下。

【注意点】本品与"椿根白皮"功效相近。

【用量与用法】3~6克。

棕 榈

【古歌诀】 棕榈子苦　　禁泄涩痢
　　　　　　崩下崩中　　肠风堪治

【药草成分】 本品含大量纤维素及鞣质等。

【作用与用途】 本品为止血药。棕榈味苦涩，性平。入肝、脾经。具有止血、涩肠止泻的功效。现代认为有兴奋子宫的作用。

　　　　　　用治各种出血，如咯血、鼻出血、便血、尿血、子宫出血；慢性溃疡性结肠炎、休息痢疾等引起的久泻久痢、大便下血及子宫出血不止等。

【应用与配伍】 用治鼻衄不止，用棕榈炭、刺蓟、桦皮、龙骨等份，为细末，每服6克，米汤调下。用治血崩不止，以棕皮炭、煅牡蛎粉，入麝香少许，米汤调下。治久泻久痢，可用棕榈炭配伍诃子、炮附子、炮姜等。

【处方举例】 1.黑散子：棕榈炭、莲蓬、血余炭，用于诸窍出血。

　　　　　　2.固冲汤：黄芪、白术、海螵蛸、茜草、棕榈炭、龙骨、牡蛎、山茱萸、白芍、五倍子，用于冲任不固，崩漏经多。

【注意点】 1.各地用药习惯不同，中南、西南多用棕皮；华北、东北、西北多用棕骨；华东地区则用旧棕床、棕垫等。存放时间越长，质量最优，棕皮质量较好，棕骨质量最次。应用时选用。

　　　　　　2.棕榈子临床应用较少，一般多用棕榈皮，煅炭入药称"棕榈炭"。有收敛止血作用，治多种出血证。

　　　　　　3.出血兼有瘀滞、湿热下痢初起者慎用。

【用量与用法】 6~10克。

【特别提醒】 与止血药物相类似的其他药物还有：落花生、大枣、艾叶、大小蓟、阿胶、侧柏叶、地榆、槐花、莲藕。

第三节　保护血小板的药物

黄 柏

【古歌诀】 黄柏苦寒　　降火滋阴
　　　　　　骨蒸湿热　　下血堪任

【药草成分】 黄柏又叫川柏、柏皮等。本品含小檗碱、黄柏酮、黄柏内酯、黄柏碱等。

【作用与用途】 保护血小板的药物。黄柏味苦，性寒。入膀胱、肾经。具有清热燥湿，泻火解毒、清相火、退虚热、保阴液的功效。现代认为对脑膜炎双球菌、粪产碱杆菌、福氏、宋内氏、志贺氏、施氏痢疾杆菌、金黄色葡萄球菌、白色葡萄球菌、柠檬色葡萄球菌、溶血性链球菌、绿色链球菌、肺炎双球菌、卡他球菌、伤寒副伤寒杆菌、大肠杆菌、流感杆菌、百日咳杆菌、白喉杆菌、结核杆菌、绿脓杆菌、变形杆菌、枯草杆菌、霍乱弧菌、多种皮肤真菌、肠道病毒、钩端螺旋体、阴道滴虫等均有不同程度的抑制和杀灭作用；有降压、扩张冠状动脉的作用；降血糖，保护血小板，促进皮下益血吸收；外用减轻局部充血，消炎杀菌，保护炎症面不受感染。此外，还有利胆、健胃、利尿、解热镇静、抗溃疡等。

用治神经性衰弱（阴虚火旺）引起的骨蒸劳热、午后发热、遗精、盗汗、烦躁不安；化脓性中耳炎（阴虚型耳脓）引起的耳内肿痛、寒热往来，5~7日后溃出黄色或红色稠脓；上颚窦炎（发颐）引起的上颚角处肿痛、张口困难；口腔炎（口舌生疮）引起的口腔糜烂、口臭、疼痛；细菌性、霉菌性、滴虫性阴道炎（湿热型赤白带）等引起的盆腔、前庭大腺、宫颈糜烂、阴道分泌物增多、色黄绿色、恶臭味、外阴瘙痒；泌尿系统感染（湿热型热淋）引起的尿频、尿急、尿痛、尿血；细菌性痢疾（湿热型）引起的大便脓血；湿疹、烧伤、疮疡肿痛等。

【应用与配伍】用治湿热诸症，属热泻痢者，多与白头翁、黄连、秦皮同用；属湿热黄疸者，多与栀子、茵陈、大黄同用；湿热带下色黄者，多与芡实、车前子、白果同用；属湿热下注，足膝肿痛者，多与苍术、牛膝、生薏米仁同用；用治阴虚发热、骨蒸劳热、盗汗遗精，多与知母、生地、丹皮、秦艽同用；用治痈疽疮毒，可服可敷，配黄芩、黄连、栀子煎汤内服，或单用本品为末，配鸡蛋清调敷，均有佳效；与苦参、白鲜皮、蛇床子等同用，又可治湿疮瘙痒。

【处方举例】1.白头翁汤：见黄连条。用于热毒血痢。

2.易黄汤：黄柏、芡实、山药、车前子、白果，用于湿热带下色黄者。

3.四妙丸：苍术、黄柏、牛膝、薏米仁，用治足膝肿痛、下部湿疮。

4.知柏地黄丸：知母、黄柏、熟地、山药、丹皮、泽泻、茯苓，用于阴虚火旺、盗汗遗精。

5.大补阴丸：熟地、龟板、知母、黄柏、猪脊髓、蜂蜜，用于阴虚火旺、痿症。

6.黄连解毒汤：见黄连条，用于高热烦扰或痈肿疔疮。

【注意点】1.黄芩、黄连、黄柏均是清热燥湿，泻火解毒的苦寒药。黄连偏于清心火，主除中焦湿热，黄芩偏于清肺火，主除上焦湿热；黄柏偏于清肾火，主除下焦湿热。歌括中说的"降火滋阴"，是指阴虚火旺时用黄柏降火清热，使阴不受虚火消灼，并不是黄柏有直接的滋阴作用。

2.脾胃虚寒者忌服。

【用量与用法】6~10克，生用或盐水炒用。清热燥湿，泻火解毒多生用；泻相火，退虚热多与盐水炒用。外用生者适量，研末敷患处。

落 花 生

【古歌诀】落花生甘　收敛止血

降压用壳　镇静用叶

【药草成分】落花生又叫花生、花生米等，本品含蛋白质、脂肪、维生素 B_1、维生素 B_2、糖类、生物素、烟酸、泛酸、亚油酸及矿物质等。

【作用与用途】促进骨髓制造血小板的药物。花生味甘甜，性平。入心、肝经。具有收敛性止血、镇咳祛痰的功效。现代认为有凝血止血，促进骨髓制造血小板，并改善功能，加强毛细血管的收缩机能，改善凝血因子缺陷等作用，并含少量纤维素，具有良好的止血作用等。

用治内外各种出血证，如血小板减少性紫癜、再生障碍性贫血、血友病、类血友病、先天性遗传性毛细血管扩张出血、血小板凝集无力，血小板减少性子宫出血等。

【处方举例】1.治疗血小板减少性紫癜，过敏性紫癜：落花生 15 克、大枣 9 克水煎服。

2.治疗高血压、动脉硬化：落花生壳 50~100 克，水煎服。

【注意点】花生仁是果实；花生壳是外衣；花生衬衣为红色内衣；落花生叶。各有各的作用，选择使用，才能有良好效果。

【用量与用法】60~90 克。

大　枣

【古歌诀】大枣味甘　调和百药
　　　　　益气养脾　中满休嚼

【药草成分】大枣又叫红枣等。本品含蛋白质、糖类、有机酸、黏液质、维生素 C、P、微量钙、磷、铁和多种氨基酸等。

【作用与用途】本品为造血原料。大枣味甘、性温。入脾、胃经。具有益气补脾、养血安神、调和诸药的功效。现代认为有保护肝脏、增强肌力和增加体重，增加胃黏液，纠正胃肠病损、镇静、催眠等作用。

用治慢性肠炎（脾胃虚弱型泄泻）引起的胃肠功能下降、脾胃虚弱、消化不良、大便溏泻；癔病（血虚型脏躁症）引起的精神失常、烦躁不安、失眠；过敏性紫癜、营养不良症、贫血等。

【应用与配伍】用治脾胃虚弱、食少便溏，常与党参、茯苓、白术等同用。若用于血虚萎黄，多与熟地、当归、白芍等配伍；用治血虚脏躁、精神不安，常与甘草、浮小麦同用。大枣配葶苈子同用，能泻肺平喘利尿而不伤肺气；与甘遂、大戟、芫花同用，能泻水逐痰而不伤脾，取其调和药性之功。

【处方举例】1.甘麦大枣汤：甘草、大枣、浮小麦，用于血虚脏燥。

2.葶苈大枣泻肺汤：葶苈子、大枣、用于泻肺平喘利尿而不伤肺气。

3.十枣汤：见甘遂条。用于泻水肿胀满而不伤脾。

【注意点】本品为营养补益药，容易助湿生痰，因此由痰湿引起的胸中胀满不宜服。

【用量与用法】15~30 克，大剂量可用至 60 克。

【特别提醒】与保护血小板药物相类似的其他药物还有：大黄、肉桂、川芎、龙眼肉。

第四节　有抗凝血作用的药物

丝 瓜 络

【古歌诀】丝瓜络甘　通畅行经
　　　　　解毒凉血　疮肿可平

【药草成分】丝瓜络又叫丝瓜筋等。含木聚糖、半乳聚糖、甘露聚糖、蛋白质、维生素 C、铁、纤维素等。

【作用与用途】本品为抗凝血药。丝瓜络味甘，性寒。入肝、肺、胃经。具有清热解毒、凉血活血、通经络止痛的功效。现代认为镇痛、镇静、抗感染、通乳汁等。
　　　　　用治风湿性关节炎（瘀血型痹证）引起的关节酸痛、瘀血肿痛；胁间神经痛（气血阻滞型胁痛）引起的胸胁疼痛、夜间疼甚、舌质紫暗；痈肿疮毒（感染性脓肿）引起的红肿热痛；急性乳腺炎（乳痈）引起的乳房肿痛及乳汁不通等。

【应用与配伍】用治胸胁疼痛，可配枳壳、郁金、瓜蒌皮同用。用于关节酸痛，可与桑枝、松节、秦艽同用。若治乳痈肿痛，又当配蒲公英、金银花、白芷、赤芍等药。

【处方举例】治疗腰部扭伤、风湿性关节炎（瘀血型）引起的腰痛、关节酸痛，丝瓜络 20 克，黄酒水各半煎汤服。

【用量与用法】9~15 克。

五 灵 脂

【古歌诀】五灵味甘　血滞腹痛
　　　　　止血用炒　行血用生

【药草成分】五灵脂又叫溏灵脂、灵脂等。本品含尿素、尿酸、维生素 A 类物质及多种树脂等。

【作用与用途】本品为抗凝血药。五灵脂味甘、性温。入肝、脾经。具有行血散瘀、止血止痛的功效。现代认为对卡他球菌、伤寒杆菌、结核杆菌、霍乱弧菌有较强的抗菌作用；对金黄色葡萄球菌、皮肤真菌也有抑制作用；有抑制血小板聚集，降低全血黏度，降低心肌细胞耗氧量，提高耐缺氧，耐寒能力，增加机体免疫功能，抗血栓形成作用；扩张血管、增加血管通透性作用、有缓解平滑肌痉挛作用，镇痛作用等。
　　　　　用治瘀血不行、经闭痛经、产后子宫收缩不良、少腹疼痛；胃溃疡引起的胃出血、胃部瘀血停滞、胃区痛；冠心病（瘀血型胸痹）引起的心肌梗死、心绞痛等。

【应用与配伍】用治气滞血瘀、胃脘胁肋刺痛，常与延胡索、香附、没药同用。如要治瘀血阻滞经闭、痛经、产后瘀阻、血晕腹痛，常与蒲黄同用。近年来，用治冠心病心绞痛，多与瓜蒌、薤白、半夏或桃仁、红花、蒲黄等配伍。用治妇女崩漏、经多、紫黑多块、少腹刺痛，可单用本品研末，当归煎汤送服，也可配生熟地、阿胶等凉血止崩药同用。此外，外用本品研末涂之，可治蜈蚣、蛇、蝎等毒虫咬伤。

【处方举例】1.失笑散：五灵脂15克、蒲黄9克，水煎服。用于子宫收缩不良引起的恶露不下、少腹痛。

2.五灵脂15克、干姜6克，水煎服，用于冠心病引起的心绞痛。

【注意点】1.由于来源复杂，品质成分不一致，作用差异较大，应注意选用。

2.五灵脂是活血镇痛药物，治一切气血瘀滞之痛，均有较好的疗效，其镇痛作用堪强，与乳香、没药相提并论。除镇痛外，还有滋补消痞积作用。

3.本品易伤胃，脾胃虚弱、孕妇忌用。

4.临床经验认为一般不必禁忌。

【用量与用法】6~10克包煎。行血宜生用，止血宜炒用。

茜 草

【古歌诀】茜草味苦　便衄吐血
经滞崩漏　损伤虚热

【药草成分】茜草又叫血见愁、拉狗蛋等。本品含蒽醌类物质。如茜素、茜草素、黑茜草素。

【作用与用途】本品为抗凝血药。茜草味苦、性寒。入心、肝经。具有凉血止血、活血化瘀、通经活络的功效。现代认为有缩短出凝血时间作用；镇咳祛痰；能使肾和膀胱结石排出体外；兴奋子宫；对金黄色葡萄球菌、白喉杆菌、炭疽杆菌有较强的抗菌效力；对溶血链球菌、肺炎双球菌、卡他球菌、流感杆菌、皮肤真菌等均有抑制作用；对白色葡萄球菌、痢疾杆菌、伤寒杆菌、绿脓杆菌也有抑制作用。

用治血热妄行的各种出血证，如吐血、鼻出血、便血、尿血、子宫出血、内脏出血、外伤出血；细菌感染性阴道炎（湿热型赤白带）引起的阴道分泌物增多，色黄赤、恶臭难闻；慢性气管炎（咳嗽）、循环障碍（血滞）引起的瘀滞经闭、痛经、月经不调；跌打损伤所致的瘀血肿痛；尿路结石。

【应用与配伍】本品炒炭，用于各种热性出血及外伤出血，尤以血热崩漏较多用，如与大蓟、小蓟、丹皮等凉血止血药配伍，可用于各种热性出血证。虚损所致的出血，则与补益、收涩药合用。用本品同山茱萸、黄芪、乌贼骨等配伍，治冲任虚损崩漏。对于外伤出血，可研末外敷。用治瘀血经闭，多与赤芍、丹皮、当归、红花等并用。

【处方举例】1.石灰散：见栀子条。用于各种热性出血证。

2.固冲汤：见棕榈子条。用于冲任虚损、崩漏经多。

【注意点】1.止血多炒用；活血通经清热多生用。但实际上止血的作用，生用比炒用好；治疗血热经闭，可单用或水酒各半煎服，有一定效果；坏血病引起的出血，孕妇、脾胃虚寒便溏者均忌用。

2.如无茜草，可用猪殃殃或四叶律代。

3.忌铁器，无瘀滞者均忌用。服用茜草后，所含的色素可使尿变为淡红色。有轻度恶心感和血压升高的不良反应，但停药后恢复正常。

【用量与用法】9~15克，或入丸散，外用适量。

卷　柏

【古歌诀】卷柏味辛　癥瘕血闭
　　　　　风眩痿症　更驱鬼怪

【作用与用途】为抗凝血药。性平。具有破血消癥瘕的作用。

用治输卵管积血水（癥瘕）引起的经闭不通，下腹有包块，下腹疼痛；多发性神经炎引起的两足萎软、不能行走等。

【应用与配伍】用治妇女血闭成瘕、寒热往来、子嗣不育者，用卷柏配伍当归、白术、丹皮、白芍煎服，或炼蜜为丸服之。以鲜卷柏30克水煎服，可治跌打损伤瘀血肿痛。又卷柏、侧柏叶、棕榈等份，烧存性为末，每服10克，酒送下可治大便下血。

【用量与用法】6~10克。

水　蛭

【古歌诀】水蛭味咸　除积瘀坚
　　　　　通经堕产　折伤可痊

【药草成分】水蛭又叫水麻贴、肉钻子等。本品新鲜水蛭唾液腺中含水蛭素、为头部的腺体内分泌物是一种多肽。但在干燥的生药中水蛭素已破坏。其中分泌物另含一种组胺样物质。还会有肝素和抗血栓素等。此外，还含有蛋白质等。

【作用与用途】本品为抗凝血药。水蛭味咸苦、性平。入肝、膀胱经，具有破血逐瘀、通经闭的功效。现代认为有抑制血小板黏附和凝集，虽然煮沸，水蛭素仍保持抗凝血作用；分泌物内的组织胺样物质有扩张血管，改善血液循环和脑血流量增加的作用；对细菌内毒素引起的大鼠血栓形成有预防作用；对跌打损伤引起的瘀血肿块及其他疾病引起的蓄血肿块，能使瘀血消散而吸入血液循环中或从大便泻出而解；抗血栓。此外，还有降血脂，促进血肿吸收，降低血清尿素和肌酐，抑制肿瘤细胞和终止妊娠的作用。

用治血滞所致的经闭、癥瘕结块、坠扑瘀滞、冠心病、心绞痛、脑血栓形成、高血酯症、肾病综合征、淋巴结核、周围血管病、精神分裂症、跌打损伤所致瘀血肿痛及难产、胎盘滞留等。

【应用与配伍】用治瘀血经闭、癥瘕积聚及外伤瘀血肿痛等，常与桃仁、当归、三棱、莪术等配伍。若体质虚弱者，则当加入黄芪、党参、制首乌等补气血之品以扶助正气。

【处方举例】1.抵挡汤：水蛭、虻虫、桃仁、大黄，用于蓄血发狂，少腹硬满。
　　　　　2.夺命散：大黄、水蛭、黑丑，用于跌打损伤、瘀血肿痛、二便不利。

【注意点】 1.药性较猛而有毒，只适用于邪实之证。凡有下列情况者不宜使用，如身体虚弱、孕妇、各种出血如贫血、坏血病、血友病、血小板减少性紫癜，因本品服后以上疾病往往会加重病情。必要用时，一般配气血药为助，以防对身体的伤害。

2.煎剂有腥味难闻，最好装入胶囊冲服。

3.孕妇，月经期及月经过多者均忌用。

【用量与用法】 入煎剂一般 1.8~4.5 克，抗癌最多用 6~9 克。入丸散 0.3~0.6 克，用滑石粉炒后，喷黄酒用。

【特别提醒】 与抗凝血药物相类似的其他药物还有：地鳖虫、红花、藏红花、白干酒、荆三棱、莪术、海藻、大黄、郁金、牛膝、桃仁。

第五节　对血液黏稠度有作用的药物

地　鳖　虫

【古歌诀】 地鳖虫咸　行瘀通经

破癥消痕　接骨续筋

【药草成分】 地鳖虫又叫土元、土别虫等。本品含生物碱、氨基酸、蛋白质、有机酸、酚类、甾体、油脂、香豆素、萜内酯、肝素、抗血栓素、丝氨酸蛋白酶。

【作用与用途】 对血液黏稠度有作用的药物。地鳖虫味咸、性寒。入肝经。具有破血散瘀、活血通经、接骨续筋的功效。现代认为有抗血栓形成和溶解血栓作用，并能调酯，延缓动脉粥样硬化的形成，能活化纤溶系统，延长出血时间，抑制血小板聚集，降低全血及血浆黏度，扩张兔耳血管而增加血流量；对垂体后叶素所致的急性心肌缺血有一定改善作用。

用治子宫肌瘤、子宫外孕、附件炎（癥瘕）等盆腔疾病引起的血滞经闭、瘀血积聚、下胞有包块、少腹疼痛；肝硬化（瘀血型鼓症）引起的肝脾肿大、肝区痛；跌打损伤引起的局部瘀血肿痛及脑血栓形成等。

【应用与配伍】 用于瘀血阻滞、经闭癥瘕，常配虻虫、大黄、水蛭、桃仁同用。用治筋骨折伤，可配乳香、没药、龙骨、自然铜同用。配伍穿山甲、桃仁、当归、延胡索、没药、牡蛎、海藻等，治疗子宫外孕有较好疗效。

【处方举例】 下瘀血汤：虻虫、大黄、桃仁，用于产后瘀阻。

【药物的性味功能与相同点和不同点】 地鳖虫和水蛭比较：地鳖虫和水蛭均能破血。但地鳖虫兼行血活血作用，药性不算峻烈，虚证也可以用；水蛭破血作用较强，虚证一般不宜用；孕妇禁用。

【用量与用法】 一般用量 6~10 克，入丸散，每次 1~1.5 克，抗癌用至 9~15 克。

红　花　（附藏红花）

【古歌诀】　红花辛温　最消瘀热
　　　　　　　多则通经　少则养血

【药草成分】　红花又叫草红花等。本品含红花黄素、红花甙、红花素、红花醌甙、新红花甙及红花油等。

【作用与用途】　有调节血的黏稠度的作用。红花味甘、性温。入心肝经。具有活血行瘀及养血的功效。现代认为能使子宫肌肉迅速发生持久的紧张性或节律收缩，对有孕子宫最明显；增加冠脉血流量，改善心肌缺血，减慢心率，对抗乌头碱所致的心律失常；抑制血小板聚集和增加纤溶作用；降低血酯、镇痛、镇静、抗惊厥、降血压、抗感染；对金黄色葡萄球菌、卡他球菌、表皮葡萄球菌、结核杆菌等均有抑制作用；红花油尚能兴奋小肠、支气管等器官的平滑肌；有收缩肾血管的作用；有抑制唾液腺分泌作用；降低谷丙转氨酶的作用等。

用治血滞经闭、癥瘕、难产、死胎、胎衣不下、产后恶露不行、痈肿、跌打损伤、瘀血作痛、冠心病、高血压、中风、血栓闭塞性脉管炎、传染性肝炎、手术后肠粘连等。

【应用与配伍】　用治妇女腹中血气刺痛，可单用加酒煎服。用治血滞经闭腹痛，常与当归、苏木、莪术、肉桂等药同用。用治产后瘀血阻逆之血晕，常与当归、丹皮、蒲黄、荷叶同用。治疗癥瘕痞块，又可与三棱、莪术、桃仁、没药、乳香等同用。用治难产死胎，又常与川芎、当归、肉桂、牛膝、车前子同用。对于跌打损伤、瘀血肿痛，常配伍苏木、血竭、麝香等。用治痈疽肿毒，可与蒲公英、连翘、赤芍等清热解毒，消肿止痛之品同用。若治麻疹夹斑、透发不畅、色不红者，也可配紫草、牛蒡子、葛根及大青叶、连翘、黄连等。

【处方举例】　1.通经丸：见苏木条。用于血滞经闭腹痛。

　　　　　　　　2.脱花煎：红花、川芎、当归、肉桂、牛膝、车前子，用于难产死胎。

　　　　　　　　3.红花汤：红花、当归、丹皮、蒲黄、荷叶，用于产后血晕。

　　　　　　　　4.八厘散：见苏木条，用于跌打损伤、瘀血肿痛。

　　　　　　　　5.当归红花饮：当归、红花、牛蒡子、葛根、连翘、甘草，用于麻疹夹斑，透发不畅。

【附】　藏红花，味甘、性平。功效与红花相近，但力量较强，又兼凉血解毒，尤于热郁血热、斑疹紫黯及温热病入营血之证。一般用量 1.5~3 克。

【药物的性味功能与相同点和不同点】　1.藏红花和草红花比较：两味红花均有活血祛瘀。量大则破血力大，量小则能养血。但草红花用于祛瘀兼寒者，活血祛瘀力量较弱，藏红花清热解毒比草红花强，用于麻疹引起的疹出不透、热盛血瘀合并肺炎久而不愈，精神分裂症，癔病等。

　　　　　　　　2.桃仁与红花比较：桃仁和红花均有祛瘀作用。但桃仁在血中应用比红花广泛，对热症血瘀，桃仁较常用；红花对心腹瘀痛、跌打损伤效果比较强。治疗冠心病（瘀血型胸痹）引起的心绞痛，有效率高，但显效仍不满意，必须配合其他扩张冠脉的药物，才能提高疗效。

【注意点】月经过多，各种出血证，孕妇均忌用。

【用量与用法】一般 3~9 克，稍大量 12~15 克，养血时 0.9~1.5 克；藏红花 1.5~3 克。

【特别提醒】与血液黏稠度药物相类似的其他药物还有：牛膝、土牛膝、郁金、五灵脂、酒、川芎、荆三棱、莪术、虻虫、海藻、蜈蚣。

第六节　有溶血作用的药物

酒

【古歌诀】酒通血脉　消愁遣兴
　　　　　少饮壮神　过多损命

【药草成分】酒有烧酒、黄酒等。本品含乙醇；黄酒含氨基酸、糖类、糊精、醇类、酯类等。

【作用与用途】溶血药。酒辛甘、性热。具有通利血脉、振奋精神的功效。现代认为外用消毒杀菌，长期少量饮酒的人，可预防血栓形成；适量饮酒有兴奋作用，使大脑抑制功能减弱，血管扩张，血液循环加强，有消除疲劳，兴奋神经的作用；增加食欲，促进消化吸收，在某些处方药中酌情加少量酒，可加速药效的作用；有暖胃作用等。

　　　　　用治神经衰弱引起的头晕、脑涨、精神不振、健忘、疲乏无力；慢性胃炎（脾胃虚寒型胃脘痛）引起的胃肠功能减退、胃脘冷痛、消化不良；跌打损伤引起局部瘀血肿痛；慢性风湿性关节炎、类风湿性关节炎（寒痛痹）引起的关节冷痛；血栓闭塞性脉管炎、肢端动脉痉挛病及脑血栓、冠心病等。

【应用与配伍】用治胸痹绞痛可配瓜蒌、薤白同用。浸泡山楂作药酒，用于风湿痹痛，可浸泡木瓜及五加皮等，作药酒饮用。作为炮制辅料，如酒炒黄连，可引药上行，善治肝热目赤、口舌生疮；酒炒当归，又取其助药力，增加当归活血作用。

【处方举例】瓜蒌薤白白酒汤：瓜蒌、薤白、白酒，用于胸痹绞痛。

【注意点】动脉硬化、高血压、肝脏病、肺结核、胃溃疡、胰腺炎等均禁用。

【用量与用法】随量饮用，温饮和药同煎或浸酒服用。外用消毒用 75% 的酒精为佳。

荆　三　棱

【古歌诀】三棱味苦　利血消癖
　　　　　气滞作痛　虚者当忌

【药草成分】荆三棱又叫京三棱、三棱等。本品含挥发油等。

【作用与用途】有溶血和吸收瘀血作用。荆三棱味苦辛，性平。入肝、脾经。具有破血行气、活血祛瘀、通经止痛、软坚散结的功效。现代认为能消除盆腔的瘀血肿块，吸收作用较好；兴奋子宫；可抑制血小板聚集、降低血黏度、抑制内外凝血功能、促进纤溶活性；抗血栓形成，溶解和吸收血栓；能扩张血管、抗肿瘤及软缩肝脾等。

用治宫外孕、卵巢囊肿、卵巢炎(气滞血瘀型癥瘕)引起的输卵管、卵巢积血、下腹有包块、经闭不通、痛经；肝硬化（瘀血型鼓证）引起的肝脾肿大、脘胁疼痛；脑血栓形成（中风）的血液浓度高等。

【应用与配伍】用治血瘀气结、癥瘕积聚、经闭腹痛，常与莪术、牛膝、延胡索、地龙等同用。现临床治子宫外孕，常与莪术、丹参、乳香、没药等配伍。用治肝脾肿大，可与郁金、鳖甲、莪术、丹参等同用，均取其破血消癥之功。而治食积停留、脘腹胀痛，又与青皮、麦芽、莪术等同用。

【处方举例】1.三棱丸：三棱、莪术、牛膝、延胡索、地龙、川芎、蒲黄、丹皮、芫花、白芷、当归、干姜、大黄，用于血瘀气结、经闭腹痛。

2.三棱煎：三棱、莪术、青皮、麦芽、神曲、半夏，用于食积胀痛。

【注意点】本品能伤人的正气，所以体质虚弱、贫血、孕妇及出血症、月经过多均忌用。

【用量与用法】3~9克，醋制可加强祛瘀止痛作用。

莪 术

【古歌诀】莪术温苦　善破痃癖
　　　　　止痛消瘀　通经最宜

【药草成分】莪术又叫文术等。本品含挥发油，其中主要为莪术酮、莪术烯、姜黄素等。

【作用与用途】有溶血和吸收瘀血作用。莪术味苦，性温。入肝脾经。具有行气破血、消积止痛、软坚散结的功效。现代认为对多种疾病引起的瘀血肿块和血栓有较强的溶解和吸收作用；抑制血小板聚集、抗血栓形成的作用；抗溃疡、抗癌、兴奋胃肠平滑肌、抗早孕、抗感染、抑菌、增强机体的特异性免疫功能等。

用治输卵管炎、卵巢囊肿、子宫外孕（气滞血瘀型癥瘕）引起的经闭不通、月经少而不畅、痛经、少腹有包块而作痛。肝硬化（瘀血型积聚）引起的肝脾肿大、胁肋胀痛；脑血栓（瘀血型中风）；伤食性胃肠炎（停食）引起的食积不消，消化不良、腹痛等。

【应用与配伍】用治气滞血瘀所致的癥瘕积聚、血滞经闭、产后瘀血阻滞，常与三棱同用。用治子宫外孕、肝脾肿大，也常与三棱共为破血削坚之主药。用治食积气滞、胸腹胀痛，较三棱作用为好。常与青皮、槟榔等同用。

【处方举例】1.三棱丸：见荆三棱条。用于血滞经闭、癥瘕积聚。

2.莪术丸：莪术、三棱、香附、谷芽、丁香、荜澄茄，用于食积气滞、胸腹胀满。

【药物的性味功能与相同点和不同点】莪术药性虽不甚峻烈，但仍属破消之品，配三棱治疗肿瘤时，为了不致损伤元气，须配黄芪、人参或党参同用。

【注意点】孕妇和月经过多者忌用。

【用量与用法】3~9克，外用适量。醋制可加强祛瘀止痛作用。

海 藻

【古歌诀】海藻咸寒　消瘿散疬
　　　　　除胀破癥　利水通闭

【药草成分】海藻又叫羊栖菜等。本品含海胶酸、甘露醇、钾、碘等。

【作用与用途】有溶血促进病理产物的吸收药。海藻味苦咸，性寒。入肝、肾、胃经。具有化痰软坚、清热利水、消瘿瘤的功效。现代认为促吸收；对缺碘引起的地方性甲状腺肿大有治疗作用；对甲状腺功能亢进、基础代谢率增高有暂时抑制作用；能降低血清胆固醇，减轻动脉粥样硬化，抗高血脂；还能抗凝、抗血栓、改善微循环、降压、抑菌，对人型结核杆菌、流感病毒均有抑制作用；软化病理组织，对甲状腺缺碘有补充作用，使肿大的甲状腺有缩小作用。

　　　　　用治颈淋巴结核（瘰疬）、地方性甲状腺肿大（瘿瘤）、睾丸炎（疝气）、高血压（肝阳上亢）、脑血栓形成（中风）、慢性肾脏炎、心脏病、肝硬化、脚气病（湿热型水肿病）等疾病引起的小便不利、浮肿、烦热、小便短赤；冠状动脉硬化性心脏病（胸痹）引起的心肌梗死、心绞痛及高血脂症等。

【应用与配伍】用治瘰疬结核，可与僵蚕共为末，白梅煎汤为丸，如治瘰疬结肿，可与昆布、海蛤等药同用，或与夏枯草、连翘、玄参等配伍。用治脚气浮肿及水肿，可与泽泻等利水药相伍使用。

【处方举例】海藻软坚丸：海藻、昆布、龙胆草、小麦，用于瘰疬瘿瘤结肿。

【注意点】本品长服久服多服无毒副作用，但脾胃虚寒、肾阳虚弱者慎用。高血压病人属虚寒者也不能用。反甘草，不能同用。

【用量与用法】15~30克，一般配方用9~15克。

【特别提醒】与溶血药物相类似的其他药物还有：桃仁、地鳖虫、地龙、桔梗、三七。

第七节　具有降血脂作用的药物

槐 花（附槐树叶）

【古歌诀】槐花味苦　痔漏肠风
　　　　　大肠热痢　更杀蛔虫

【药草成分】槐花又叫槐米、槐树花等。本品含芸香甙、槐花甲素、乙素、丙素、鞣质、维生素 A 及维生素 P 等。

【作用与用途】低血酯保护血管药。槐花味苦，性微寒。入肝、大肠经。具有凉血止血、清肝明目、清热的功效。现代认为保护血管壁；防治动脉硬化作用；扩张心冠脉血管，改善心肌循环，减少心耗氧量，保护心功能，降压；对金黄色葡萄球菌、表皮葡萄球菌、溶血性链球菌、卡他球菌、伤寒杆菌、大肠杆菌、痢疾杆菌、炭疽杆菌、白喉杆菌、绿脓杆菌等均有不同程度的抑制作用等；有抗炎作用。

用治各种热证出血，如吐血、便血、尿血、鼻出血、子宫出血、脑出血；冠心病（瘀血型胸痹）引起的心肌梗死、心绞痛；高血压、高血压脑病、脑溢血（肝阳上亢型中风）等脑血管疾病引起的眩晕、血压高、半身不遂、眼底血管硬化、出血；痔疮（有湿热）引起的大便下血；急性眼结膜炎（肝火型目赤）引起的头痛、眼睛发红、有眼屎等。

【应用与配伍】适用于大肠火盛、湿热郁结引起的便血、痔疮；偏于火盛者，可与栀子同用或与黄连同用；偏于风盛者，可与荆芥同用；偏于气滞者，可与枳壳配伍。临床常与侧柏叶、荆芥、枳壳合方使用。此外，还广泛用于多种血热出血证，如治吐血，可配百草霜为末服；治衄血，可与蒲黄同用；用治赤白痢，又可与白芍、枳壳、甘草配伍，故为止血佳品；如用于肝热目赤、烦热胸闷，以及高血压病、头痛目赤、偏肝火旺者，可单用水煎代茶饮或与黄芩、菊花、夏枯草同用。

【处方举例】槐角丸：槐角、地榆、当归、防风、黄芩、枳壳，用治痔瘘肿痛、大便下血。

治疗脑出血：槐花 15 克，连翘 15 克，水煎服。

【药物的性味功能与相同点和不同点】槐花、槐米、槐角作用基本相同。惟用药习惯不一，有的地区用槐花，有的地区用槐米，也有的地区用槐角，还有的地区通用。槐花炭比槐花止血力大，清热力小，槐花和槐米止血作用强。槐花、槐米有兴奋子宫作用，孕妇忌用。

【附】槐树叶含矿物质和多种维生素及糖类成分等。可作为野菜食用。

【用量与用法】9~15 克。

连　翘　（附连翘心）

【古歌诀】连翘苦寒　能消痈毒
　　　　　气聚血凝　温热堪逐

【药草成分】连翘又叫连翘壳等。本品含三萜皂甙、连翘酚、甾醇、生物碱、齐墩果酸、维生素 P 及少量挥发油等。

【作用与用途】降血脂保护血管壁药。连翘味苦，性微寒。入心、肺、肝、胆经。具有清热解毒、消肿散结的功效。现代认为有能抑制延髓中枢的催吐化学感受器而镇吐；保护血管壁；能降低毛细血管通透性，减少炎性渗出，并增强小鼠性渗出细胞的吞噬作用，以增强机体的防御机能；抗肝损伤；有强心抗休克作用。解热、降压、利尿；对金黄色葡萄球菌、表皮葡萄球菌、溶血性链球菌、卡他球菌、绿脓杆菌、白喉杆菌、炭疽杆菌、绿色链球菌、肺炎双球菌、脑膜炎球菌、肠炎杆菌、大肠杆菌、伤寒杆菌、副伤寒杆菌、痢疾杆菌、鼠疫杆菌、结核杆菌、霍乱弧菌、变形杆菌、甲型流感病毒 57-4 株、鼻病毒-17 型钩端螺旋体等均有不同程度的抑制作用；连翘心具有兴奋中枢神经作用。

用治过敏性紫癜病、血小板减少性紫癜、血管硬化、脑溢血（中风和紫癜病）等疾病引起的毛细血管破裂、皮下出血、有出血点；流脑（温病）所致热邪陷入营血、烦热昏迷、发热头痛、烦躁不安、说胡话、皮有出血点；流行性感冒（时疫）、肺炎（肺热喘咳）、急性扁桃体炎(单双蛾)、急性咽炎（失音）、泌尿系感染(湿热型热淋)、急性盆腔炎（子宫内膜感染）、肺脓肿(肺痈)、颈淋巴腺炎（瘰疬）、肺结核(肺痨)、传染性肝炎（黄疸）、视网膜出血；蜂窝组织炎（有头疽）等。

【应用与配伍】 用治温病初起或感冒风热、症见发热、微恶风寒、汗出口干者、常与银花、牛蒡子、芦根或桑叶、菊花、薄荷等配伍；若为热病邪陷心包、烦热神昏者、又当用连翘心配伍玄参、麦冬、竹叶卷心等。用治痈疽疮毒，多与黄芩、栀子、赤芍、玄参等同用。若治瘰疬结核，又当与玄参、夏枯草、贝母、猫爪草同用。此外，配车前子、竹叶、木通，又可治热结膀胱、尿赤涩痛。

【处方举例】 1.银翘散：金银花、连翘、荆芥、薄荷、竹叶、牛蒡子、豆豉、甘草、桔梗、芦根，用于温病初起或风热感冒。

2.清营汤：见麦门冬条。用于热病邪陷心包。

3.内消瘰疬丸：夏枯草、连翘、玄参、青盐、海粉、海藻、川贝母、薄荷叶、天花粉、白蔹、熟大黄、生甘草、生地、桔梗、枳壳、当归、硝石，用于瘰疬结核。

【附】 连翘心：专清心热，用治温热病、高烧烦躁、神昏谵语等。

【注意点】 本品无毒副作用，但虚寒脓肿、脾胃虚寒、便溏者均忌用。

【用量与用法】 3~15克，煎服。大剂可用至30克。

金 樱 子

【古歌诀】 金樱子涩　梦遗精滑

禁止遗尿　寸白虫杀

【药草成分】 金樱子又叫金英子等。含柠檬酸、苹果酸、鞣质、维生素、皂甙等。

【作用与用途】 降低血脂保护血管壁。味酸涩，性平。入肾、膀胱、大肠经。具有涩精止泻、缩尿的功效。现代认为对血清中胆固醇增高有抑制作用，并能减少对肠道胆固醇的吸收；抗利尿、收敛强壮、制止异常分泌而有止泻作用；降血脂；对葡萄球菌、变形杆菌、伤寒杆菌、福氏痢疾杆菌、流感病毒等均有抑制作用。

用治脾肾两虚所致的慢性肠炎、神经衰弱、膀胱括约肌功能减症、植物神经功能紊乱、肾功能减退（脾肾两虚）等疾病引起的消化不良、大便溏泻、日久不愈、膀胱括约肌功能下降所致小便不能控制、遗尿、小儿尿炕、小便频数、遗精、头晕腰酸、自汗盗汗、阴道分泌物增多、子宫脱垂、高血酯症等。

【应用与配伍】 用治肾气不固而致的遗精、遗尿、小便频数可与芡实同用，也可熬膏持续服用；临床配伍枸杞、熟地、菟丝子同用，补肝肾。如治久痢不止，可与罂粟壳同用。治疗脾肾两虚型白带症，多与芡实、银杏、乌贼骨合用。

【处方举例】 1.水陆二仙丹：金樱子、芡实，用于肾虚遗精、遗尿、尿频。

2.秘元煎：金樱子、山药、炒远志、炒芡实、炒酸枣仁、炒白术、茯苓、人参、五味子、甘草，用于遗精代浊或久泻久痢。

【注意点】金樱花酸涩，性平。有杀寸白虫和止痢作用。

【用量与用法】10~15克，生用。

大　蒜

【古歌诀】大蒜辛温　化肉消谷
　　　　　　解毒散痈　多用伤目

【药草成分】大蒜又叫胡蒜等。含大蒜素、蛋白质、脂肪、维生素 B_1、维生素 B_2、维生素 C 及多种矿物质等。

【作用与用途】具有降血酯作用。味辛，性温。入脾胃经。具有消炎杀虫、消痈肿、止泻祛痰的功效。现代认为能刺激胃肠黏膜，使肠蠕动增加，胃液分泌增多，促进消化；能刺激气管黏膜稀化痰涎，便于排出痰液的作用；能减慢心率，增加心肌收缩力，扩张末梢血管，促进血液循环，特别肾区的血液循环，有利尿作用；对葡萄球菌、溶血性链球菌、脑膜炎双球菌、白喉杆菌、结核杆菌、霍乱弧菌、炭疽杆菌、伤寒杆菌、痢疾杆菌、大肠杆菌、立克次体、真菌、白色念珠菌等均有抑制作用。此外，还有杀灭阿米巴原虫、阴道滴虫、降血脂、增强免疫力、降血压、保肝、抑制血小板聚集、抗肿瘤、抗突变、促进分娩的作用。

用治细菌、阿米巴痢疾（湿热型）、气管炎（湿痰型咳嗽）、小儿单纯性消化不良、中毒性消化不良(谷食肉食停滞型泄泻)；滴虫、细菌、真菌等阴道炎；高血酯症、动脉硬化等痈疽疮毒；蛲虫病、百日咳、鼻出血（外用贴涌泉穴上）等。

【应用与配伍】用治痢疾，可单用本品捣烂加白糖冲服。若治百日咳，可配红糖、生姜煎服。治蛲虫病，用大蒜汁灌肠。或配香油，贴患处治痈疽疮毒。

【处方举例】治疗鼻出血，大蒜适量，捣烂贴涌泉穴上即止。

【注意点】大蒜素以紫皮蒜和独头蒜含量最高，是一种挥发性精油，受热（有效成分加热 60℃时，容易破坏）、遇碱也能破坏大蒜素，并失去抗菌力。因此口服或外用均用生大蒜。治疗疾病的同时忌饮茶和食用大枣；无毒性，但有刺激性，所以，胃炎、胃溃疡、眼科病、孕妇、阴虚火旺者均忌食用。

【用量与用法】内服 9~15 克，生食适量，外用捣敷。

【特别提醒】与降血脂药物相类似的其他药物还有：姜黄、熟地、苦瓜、南瓜、山楂、没药。

第八节　对血糖代谢有作用的药物

一、降低血糖的药物

地骨皮

【古歌诀】地骨皮寒　解肌退热

有汗骨蒸　强阴凉血

【药草成分】地骨皮又叫枸杞子根皮等。含甜菜碱、β-谷甾醇及亚油酸、桂皮酸、多种酚类物质等。

【作用与用途】降低血糖药。甘、寒。入肺、肾经。具有凉血止血、补阴止咳的功效。现代认为可治自骨髓透发而出的热证，症见阴虚潮热的表现；对金黄色葡萄球菌、伤寒杆菌、副伤寒杆菌、福氏痢疾杆菌等均有抑制作用。降压、降血糖、降血清胆固醇、调节免疫、兴奋子宫等。

用治气管炎(肺阴咳嗽)引起的咳嗽咳血、气喘；慢性病、热性病后期（阴虚型骨蒸劳热）引起的午后低热、口干口渴、心烦、盗汗；糖尿病、高血酯症等。

【应用与配伍】用治骨节烦热有汗而阴虚者，多与银柴胡、青蒿、知母、鳖甲等同用，共奏滋阴退虚热除骨蒸之功。若治阴虚劳咳、咳血盗汗者，又常与贝母、知母、百部、阿胶、百合等同用；治肺热喘咳，则多与桑白皮、粳米、黄芩等同用；此外，与白茅根、大蓟、小蓟同用，可治血热的吐血、鼻出血、尿血；与玉米须、山药、生地、天花粉同用，可治阴虚内热消渴，与生地、茜草、地榆等清热凉血药同用，又可治妇女血热月经先期。

【处方举例】1.地骨皮汤：地骨皮、知母、鳖甲、柴胡、秦艽、贝母、当归，用于阴虚有汗、骨节烦热。

2.泻白散：桑白皮、地骨皮、粳米、甘草，用于肺热喘咳。

【注意点】外感风寒、脾虚便溏者忌用。

【用量与用法】6~10克，生用。

续　断

【古歌诀】续断味辛　接骨续筋

跌扑折损　且固遗精

【药草成分】续断又叫川断等。根含胡萝卜甙、β-谷甾醇、三萜皂甙、蔗糖、挥发油、维生素E及有色物质等。

【作用与用途】本品为降低血糖药。苦辛，微温。入肝肾经。具有补肝肾、强筋骨、活血消肿、调血脉、利关节、安胎气、止崩漏、祛风湿、疗伤续筋的功效。现代认为能使受伤的肌肉组织再生，有加速愈合的作用；能促进精液分泌，间接的兴奋性机能，有发情作用；有长寿作用；有子宫生长发育作用；对疮疡有排脓止血、镇痛作用。

用治肝肾不足引起的肾亏腰痛、脚软、关节不利、行动困难、遗精、四肢无力、先兆流产、子宫出血、阴道分泌物增多、不孕、阴茎不举；慢性风湿性关节炎（肝肾虚型兼风痹证）引起的肌肉风湿、关节酸痛、拘挛、足膝无力；维生素 E 缺乏症；跌打损伤、骨折等。

【应用与配伍】用治肝肾不足所致的腰膝酸痛、肢软无力及风湿痹证、关节疼痛者，常配伍杜仲、牛膝、狗脊、桑寄生、木瓜等，共奏补肝肾、强筋骨、祛风湿之效。治疗肝肾亏损冲任不固的崩漏出血、妊娠下血、胎动不安等，可与杜仲、菟丝子、阿胶、艾叶、熟地、桑寄生等补肝肾、固冲任、止血安胎药同用。治跌打损伤、骨折、金疮，常与自然铜、骨碎补、血竭、土鳖虫等接骨续筋疗伤止痛药同用。此外，本品与蒲公英同用研末，可治乳腺炎。

【处方举例】1.续断丸：续断、杜仲、牛膝、木瓜、萆薢、破故纸，用于肝肾不足、腰膝酸痛、肢软无力。

2.寿胎丸：见桑寄生条。用于冲任不固、胎动胎漏。

【用量与用法】10~20克，崩漏下血宜炒用。外用研末敷患处。

天花粉

【古歌诀】天花粉寒　止渴祛烦

排脓消毒　善除热痰

【药草成分】天花粉又叫瓜蒌根。本品含蛋白皂甙、淀粉等。

【作用与用途】有降血糖、抗艾滋病病毒、兴奋子宫等作用。

用治难产、恶性葡萄胎、绒毛膜上皮癌及糖尿病等。

【处方举例】玉液汤：见葛根条。用于内热消渴（糖尿病）。

【注意点】孕妇禁用。

【用量与用法】9~10克。

【特别提醒】与降血糖药物相类似的其他药物还有：人参、葛根。

二、升高血糖的药物

三 七 （附菊叶三七、景天三七）

【古歌诀】三七性温　止血行瘀

消肿定痛　内服外敷

【药草成分】三七又叫田三七、金不换、旱三七等。本品含三七皂甙、黄酮甙、槲皮素、槲皮甙、β-谷甾醇等。

【作用与用途】具有升高血糖作用。三七味甘苦、性温。入肝、胃经。具有止血行瘀、消肿定痛的功效。现代认为有扩张冠脉，增加冠脉流量，降低冠脉阻力的作用；有扩张外周血管，降低心脏后负荷，增加心脏供血供氧，降低心肌耗氧量的作用；有抗心律失常，减慢心率，抑制心室收缩力的作用；有降低血管通透性的作用；有保肝利胆作用；有镇痛作用；有止血作用；有抗炎作用；有免疫调节作用；增强肾上腺皮质功能；升高血糖作用；抗衰老、抗肿瘤作用等。

用治身体内外的各种出血症，如吐血、鼻出血、血痢、便血、崩漏下血、外伤出血、尿血、脑出血、眼底出血、胃、十二指肠穿孔出血；冠心病（气滞血瘀型的胸痹）引起的心肌梗死、心绞痛；脑溢血(中风)、脑震荡（头外伤）引起的头部瘀血肿痛；血小板减少性紫癜及低血糖引起的饥饿时四肢无力等。

【应用与配伍】用于吐血、衄血、血痢、便血、崩漏下血、外伤出血等症，单用即可；也可配花蕊石、血余炭同用为散服，治吐血、衄血、二便下血；配生地、丹皮、栀子，可治血热吐血；若配阿胶、白芨，还可治劳嗽咳血；对于跌打损伤、瘀血肿痛，则配土鳖虫、海风藤、砂糖同用。用于失血、贫血、久病耗伤气血两亏患者，可单服，亦可与人参、鹿茸补益药配伍，增强补力。

【处方举例】1.化血丹：见花蕊石条。用于吐血便血、兼有瘀滞者。

2.参茸三七补血片：人参、鹿茸、三七，用于气血亏虚诸证。

【附】菊叶三七：与正文所属的三七系同名异物。性平。味淡、微涩。其作用为祛瘀止血镇痛。用于跌打损伤及各种出血证。

【附】景天三七：是景天科植物景天三七带根全草。具有祛瘀止血作用。用于各种出血症等。

【药物的性味功能与相同点和不同点】三七为伤科要药。是止血祛瘀消肿镇痛之良药。并有止血不留瘀血，活血不伤新血的优点，所以，治疗各种出血症和跌打损伤所致的瘀血肿痛，内服和外敷均可。一般认为参三七止血效力比竹叶三七稍强，但竹叶三七祛瘀消肿之力则较强，用于跌打损伤更好。三七价贵，多用菊叶三七和景天三七代替，三七副作用较少，但贫血、坏血病等患者慎用。孕妇禁用。

【用量与用法】粉剂 1.5~3 克，最多 4.5~6 克，病重者可服 6 克以上。入煎剂 3~9 克。但三七粉吞服为好；菊叶三七，用量 15~20 克；景天三七，用量为 9~15 克。

【特别提醒】与升高血糖药物相类似的其他药物还有：秦艽、细辛、黄芩、五味子、淡竹叶、麻黄、麦冬、全蝎、党参、石斛。

（郑修丽）

第十三章　具有抗肿瘤作用的药物

山　慈　姑

【古歌诀】慈姑辛苦　疗肿痈疽
　　　　　恶疮隐疹　蛇虺并施

【药草成分】山慈姑又叫光慈菇、毛慈菇等。本品含秋水仙碱等多种生物碱、淀粉等。

【作用与用途】本品有抗癌作用。山慈姑味辛苦，微寒。入肝、胃经。具有清热解毒、消肿散结的功效。现代认为秋水仙碱等多种生物碱是抗癌的有效物质；有软化病理组织作用及镇静催眠作用。

　　　用治乳腺癌（乳岩）、食道癌（噎食病）、甲状腺癌（瘿瘤）、皮肤癌（表皮瘤）、鼻咽癌（鼻息瘤）、宫颈癌（子宫颈瘤）、恶性淋巴瘤；肺结核（肺痨）、慢性肝炎（无黄疸型胁痛）、肝硬化（腹水型鼓症）、急性扁桃体炎（单双蛾）、口腔炎（口舌生疮）、乳腺增生（乳癖）及宫颈糜烂；脓肿等。

【应用与配伍】用治痈疽发背、疗肿恶疮，宜配伍雄黄、红芽大戟、千金子、麝香等。近年来广泛用于多种肿瘤疾病，如配土鳖虫、穿山甲、蝼蛄制成复方山慈姑片，用治肝硬化；配蚤休、丹参、焦栀子、浙贝母、柴胡、夏枯草制成复方山慈姑煎剂，对甲状腺瘤有明显疗效。

【处方举例】验方：山慈姑9克，麝香0.3克，五倍子9克，研末，用凡士林作膏贴患处，用于腮腺炎、脓肿等。

【不良反应】山慈姑有毒性，过量能引起中毒，久服引起胃肠道不适，多发神经性炎、白细胞减少及中枢神经系统抑制，大剂量引起死亡。

【用量与用法】0.6~0.9克，入丸、散服。

半　边　莲

【古歌诀】半边莲辛　利水消肿
　　　　　解毒消痈　抗癌抑菌

【药草成分】半边莲又叫急解索、细米草等。本品含生物碱、黄酮甙、氨基酸，另含山梗菜碱等。

【作用与用途】本品为抗癌解蛇毒药。半边莲味辛，性平。入心、小肠经。具有清热解毒、散瘀止血、定痛的功效。现代认为能使尿量增加和水的排泄量加强，利尿作用显著而持久；解蛇毒；对金黄色葡萄球菌、表皮葡萄球菌、卡他球菌、白喉杆菌、炭疽杆菌、溶血性链球菌、伤寒杆菌、大肠杆菌、绿脓杆菌等均有不同程度的抑制作用；对急性粒细胞型白血病有抑制作用；对艾氏腹水癌、脑瘤有抑制作用；此外，还有降压、止血、利胆、催吐、轻泻等作用。

用治眼镜蛇、青竹蛇、蝰蛇等蛇的咬伤，蜂、蝎刺伤；肝硬化、肾脏炎、晚期血吸虫（水湿在里的水肿病）等疾病引起的小便不利、腹水、浮肿；扁桃体炎（单双蛾）；阑尾炎（肠痈）；食道癌、胃癌、子宫癌、肺癌、白血病等。

【应用与配伍】用于毒蛇咬伤或蜂蝎蜇伤，可单用鲜品捣汁内服、渣敷伤处。用于喉蛾肿痛，亦可用鲜品加酒捣汁含漱。用治大腹水肿，可配合金钱草、大黄、枳实同用。或与白茅根同用，白糖调服。

【处方举例】治疗肝硬化、晚期血吸虫等疾病引起的腹水：半边莲 30~60 克，水煎分 2 次服完，早晚各 1 次。

【不良反应】半边莲针剂肌肉注射，可致头晕、汗出、口流涎、大便泄泻、血压升高、脉搏先缓后快、心动过速、传导阻滞，继而肌肉颤抽、昏迷、瞳孔散大、血压下降、呼吸中枢麻痹而死亡。当及时解救，对症处理。

【用量与用法】干品 15~30 克；鲜品加倍，外用鲜品，适量捣敷。虚证水肿忌用。

白花蛇舌草

【古歌诀】白花蛇舌　消炎解毒
　　　　　利尿活血　癌肿恶瘤

【药草成分】白花蛇舌草又叫三叶律、甲猛草等。本品含七种结晶物质，即三十一烷、豆甾醇、乌苏酸、二当归酸、β-固甾醇等。

【作用与用途】本品为抗癌药。白花蛇舌草甘淡、性凉。入肝、肾经。具有清热解毒、渗湿利水、活血散瘀、凉血消肿、消炎治痈的功效。现代认为有抗癌、利尿、镇痛、镇静、催眠作用；对金黄色葡萄球菌、痢疾杆菌有抑制作用。

用治单纯性阑尾炎、坏疽性阑尾炎（肠痈）引起的右下腹部疼痛有包块，严重时化脓穿孔成弥漫性腹膜炎；肺炎、气管炎（肺热型喘咳）；急性扁桃体炎（单双蛾）、急性咽炎（失音）、泌尿系感染（热淋）、急性盆腔炎（附件炎）、直肠癌、肝癌、鼻咽癌、肺癌；毒蛇咬伤、蜂窝组织炎（有头疽）及脓肿等。

【应用与配伍】用于肾盂肾炎、膀胱炎、尿道炎（热淋）等泌尿系感染引起的尿急、尿频、尿痛、尿赤；取其有通淋作用，常与栀子、白茅根同用。用于毒蛇咬伤，取其利尿加速毒素从小便排出作用，常与鬼针草同用。

【处方举例】治疗阑尾炎、肝炎、跌打损伤：白花蛇舌草 60 克，水煎服。
　　　　　　治疗泌尿系感染：白花蛇舌草 60 克、海金砂 15 克，车前草 15 克，水煎服。
　　　　　　治疗扁桃体炎、咽炎：白花蛇舌草 60 克，蒲公英 30 克，水煎服。

【注意点】孕妇忌服。脾胃虚寒者慎用。

【用量与用法】15~60 克，治癌可用至 60~150 克。

【特别提醒】与抗肿瘤药物相类似的其他药物还有：茯苓、全蝎、天南星、紫草、鱼腥草、莪术、荆三棱、瞿麦、斑蝥、苍术、蒲公英、蚤休、薏米仁、山豆根、赤芍、石韦、甘草、蟾酥。

（郑修丽）

第十四章 对内分泌腺有作用的药物

第一节 对脑垂体—肾上腺皮质系统有作用的药物

秦 艽

【古歌诀】秦艽微寒　除湿荣筋
　　　　　肢节风痛　下血骨蒸

【药草成分】秦艽又叫西秦艽、山秦艽等。本品含三种生物碱，即秦艽碱甲、秦艽碱乙、秦艽碱丙及挥发油、糖类等。

【作用与用途】本品是脑垂体—肾上腺皮质药。秦艽味苦辛，性微寒。入肝、胃、胆、大肠经。具祛风除湿、和血舒筋、通痹止痛、清退虚热的功效。现代认为对金黄色葡萄球菌、卡他球菌、副伤寒杆菌、炭疽杆菌、痢疾杆菌、霍乱弧菌、皮肤真菌均有不同程度的抑制作用；有退热、镇静及镇痛作用；有降压和减慢心率的作用；使尿量增加，促进尿酸排泄减少代谢产物的沉积，也是消除肌肉酸痛和关节肿胀的机理；使肾上腺皮质机能亢进，皮质激素分泌增多，加快消炎消肿，抗炎作用与氢奎可的松相似，较水杨酸钠为强；具有抗组织胺和抗过敏性休克作用等。

　　　　　用治由葡萄球菌过敏所致的风湿热、风湿性关节炎（邪郁化火型风湿热痹）引起的关节红肿、痛如刀割、四肢关节拘挛、日轻夜重、壮热烦渴、舌红少苔、咽痛或发热、恶风；或由葡萄球菌过敏所致的肾小球肾炎（伤阴型水肿）引起的恶风发热、小便不利、浮肿、身发疮毒、咽喉肿痛、舌质红、苔黄；各种慢性病、营养不良症、肺结核（阴虚型潮热）等疾病引起的消耗性低热、午后潮热、盗汗、舌红少苔；药物过敏（厥证）引起的荨麻疹、皮肤瘙痒、休克等。

【应用与配伍】用治风寒湿痹，可与羌活、独活、桂枝、海风藤等同用。用治湿热痹痛，可配伍防风、防己、丹皮、赤芍、忍冬藤等祛风清热除湿、通痹止痛药。若治湿蒸热郁引起的骨蒸劳热，常与青蒿、鳖甲、地骨皮、柴胡、知母等同用。用治小儿疳积发热，可与胡黄连、使君子、槟榔、鸡内金等同用。与茵陈、栀子、金钱草等配伍使用可退黄疸。

【处方举例】1.蠲痹汤：见羌活条。用于风寒湿痹、四肢挛痛。
　　　　　　2.秦艽鳖甲汤：秦艽、鳖甲、青蒿、地骨皮、柴胡、知母、当归、乌梅，用于骨蒸劳热。

【注意点】气血亏虚身痛发热，脾胃便溏、糖尿病人均忌用。

【用量与用法】9~10克

【特别提醒】与脑垂体—肾上腺皮质系统药物相类似的其他药物还有：五味子、紫草、附子、人参、淫羊藿、防己。

第二节　有类肾上腺皮质激素样作用的药物

何首乌

【古歌诀】何首乌甘　添精种子
　　　　黑发悦颜　强身延寿

【药草成分】何首乌又叫首乌、赤首乌等，含蒽醌衍生物，主要为大黄酚、大黄素、大黄酸、大黄素甲醚和大黄酚蒽酮，另含卵磷脂等。

【作用与用途】有类似肾上腺皮质激素样的机能药物。味苦甘，性微温。入肝、肾经。具有滋阴强壮、益精血、解毒消痈肿、补肝肾、养血熄风、乌须发的功效。现代认为对血清胆固醇有抑制作用，并能减少肠胆固醇的吸收，还能阻胆固醇在肝内成积；抗动脉硬化；能促进肠蠕动而通便，但作用缓和；兴奋神经；对衰弱的心脏最明显；促进内分泌，有类似肾上腺皮质激素样作用；能增强免疫力；还有强壮神经，健脑益智作用；使动物血糖先升后降；对流感病毒、福氏痢疾杆菌等均有抑制作用；还能促进脑血液循环，有抗过敏作用。

　　　　用治贫血、病后体虚（血气虚）等病引起的头晕眼花、面色苍白、腰膝酸软、四肢无力、便秘；多发性神经炎（肝肾阴亏痿症）引起的下肢萎软、无力、腰脊酸软、不能久立、腿胫大肉渐脱、眩晕耳鸣、遗精；妇女卵巢功能下降、年轻人未老先衰症、神经衰弱（肝肾阴虚滑精）等疾病引起的遗精、月经不调、不孕、腰痛、四肢无力、精神不振；高血压、冠心病、高胆固症、荨麻疹（风疹块）引起的皮肤瘙痒；头发早白及习惯性便秘等。

【应用与配伍】用治老年体虚、肝肾两亏、头昏耳鸣、腰膝无力等证，单用即可取效，但多配伍杜仲、女贞子、覆盆子等补肾强身药同用；如属肝肾亏虚，生机不旺，未老早衰，症见须发早白、齿落眼花、健忘滞呆、筋骨无力，常配伍枸杞、牛膝、菟丝子、当归、补骨脂、茯苓有滋补肝肾，延年益寿之功。用于久疟正虚，可与人参、当归、陈皮、煨姜等用，共奏扶正祛邪之效。若久病正虚或年老津亏、肠燥便秘者，可配伍当归、肉苁蓉、胡麻仁等润肠通便药。治疗痈疽、瘰疬，常配伍消肿解毒、软坚散结的夏枯草、土贝母、川芎、当归、香附。同苦参、防风等配合，还可用于遍身疮肿痒痛。此外，近年来用本品治疗高血压、冠心病、高胆固醇症，可与丹参、灵芝、桑寄生等药配伍。

【处方举例】1.七宝美髯丹：牛膝、何首乌、枸杞、菟丝子、当归、补骨脂、茯苓，用于肝肾亏虚、须发早白。

　　　　2.何人饮：何首乌、人参、当归、陈皮、煨姜，用于久疟正虚。

【药物的相互作用】熟地、何首乌均有补血作用。首乌长于补肝血虚，熟地长于补肾血虚，首乌虽补而无熟地黄之腻滞。治疗心血管病及血虚用首乌较好，末梢循环差，气血虚弱，用熟地黄较佳。首乌为滋补药物，尤其适用血虚不受补者，因首乌补而不滞，不宜引起胃肠积滞，或激动肝火，故凡不耐受其他温补药者，可用制首乌；治疗荨麻疹、皮肤瘙痒症，用生何乌首较好，制首乌补益肝肾作用较佳；大便溏泻者慎用；忌葱、蒜、萝卜，不能同用；本品一般蒸熟晒干用，为制首乌，功能补肝肾、益精血，用于肝肾不足、精血亏虚所致诸证最适宜，首乌之新鲜者，润肠通便、解毒截疟，适用于疮痈、瘰疬、久疟正虚、肠燥便秘等证。

【用量与用法】 10~20 克。

甘　草

【古歌诀】　甘草甘温　调和诸药
　　　　　　炙则温中　生则泻火

【药草成分】 甘草又叫甜草苗、粉甘草。本品含甘草酸，是甘草次酸的二葡萄糖醛酸甙，为甘草的甜味成分；含甘草酸钙、钾盐、多种黄酮类。另含甘草黄素、葡萄糖、甘露醇、苹果酸、天门冬酰胺等。

【作用与用途】 本品具有类似肾上腺皮质激素样药物。甘草味甘，生用微寒，炙用性微温。入十二指肠经。具有清热解毒、温补脾胃、益气和中、养心气、止惊悸、润肺燥、消肿利咽、止咳嗽、缓疼急、安神、通九窍的功效。现代认为对多种药物的毒性和毒物的毒素有吸附及亢进肝脏功能作用；有类似肾上腺皮质激素样作用；缓解胃肠平滑肌痉挛作用；为保护性祛痰药，保护发炎的咽喉和气管黏膜，减少刺激性；对组胺引起的胃酸分泌过多有抑制作用。此外，还有利尿、保肝、抗癌、抗破伤风毒素及解有机磷农药中毒的作用。

　　　　　用治急、慢性气管炎（肺燥型咳嗽）引起的咳嗽、痰稠难咳出；慢性咽炎（失音）、慢性扁桃体炎（单双蛾）、白喉（疫喉）；慢性胃炎、胃十二指肠溃疡、慢性肠炎（脾胃虚型胃脘痛）等消化系统疾病引起的胃肠痉挛疼痛、胃酸过多；心律不齐（心血不足型心悸）引起的烦闷；心悸失眠；慢性肾上腺皮质功能减退（阿狄森氏病）；变态反应性痢疾、急、慢性病毒性肝炎；青春痘（痤疮）、湿疹、口腔炎（口疮）引起的口腔溃疡、糜烂；脓肿（无头疽）；脱水症；食物中毒、牛羊肉中毒、中草药中毒、有机磷农药中毒等。

【应用与配伍】 用治脾胃虚弱、中气不足、气短乏力、食少便溏，多与党参、白术、茯苓同用。用治心气不足、心动悸、脉结代者，配伍人参、桂枝、阿胶等。用治气喘咳嗽，属风寒犯肺者，多与麻黄、杏仁同用；属肺有郁热者，可在上述配伍的基础上加入大量的生石膏，以清宣郁热。用治脘腹或四肢拘挛急作痛，常与白芍同用。用治痈疽疮毒，常与金银花、蒲公英等清热解毒药同用；若治咽喉肿痛，又常与桔梗、牛蒡子同用。用治食物或药物中毒，可单用本品水煎服，或与绿豆同用，以加强解毒之力。此外，与毒副作用强烈或药性峻猛的药同用，或寒热并用的处方中，有缓和药性，调和百药的功效。

【处方举例】1.四君子汤：见人参条。用于脾胃虚弱、气短乏力。

2.炙甘草汤：炙甘草、人参、阿胶、桂枝、生地黄、麦冬、麻仁、生姜、大枣，用于心动悸、脉结代。

3.三拗汤：麻黄、杏仁、甘草，用于风寒犯肺、气喘咳嗽。

4.麻杏石甘汤：麻黄、杏仁、甘草、生石膏，用于风寒咳嗽，内有郁热。

5.芍药甘草汤：白芍、甘草，用于脘腹或四肢挛急作痛。

6.仙方活命饮：金银花、生甘草、赤芍、穿山甲、皂角刺、白芷、贝母、防风、当归尾、天花粉、乳香、没药、陈皮，用于痈疽疮毒初起。

7.桔梗汤：桔梗、甘草，用于咽喉肿痛。

8.甘豆汤：甘草、绿豆，用于解百药毒。

9.调胃承气汤：甘草、大黄、芒硝，用于燥结实证，偏轻者以防寒下伤脾胃。

【药物的相互作用】甘遂、大戟、芫花等药均能促进肠蠕动而泻下。甘草对肠平滑肌蠕动有抑制作用而止泻。所以说：甘草与大戟、芫花、甘遂有相反作用。甘草配海藻未见不良反应。甘遂配甘草，如甘草用量等于或小于甘遂用量，无相反作用，有时能解除甘遂的副作用，但如甘草用量大于甘遂量，则有相反作用，可出现胃脘膨胀、气胀的副作用；大戟和芫花配甘草时，其利尿和泻下作用明显受到抑制，并使芫花毒性增强，甘草用量越大，则相反作用越强，反之无相反作用。

【注意点】1.甘草生则通、炙则补。粉甘草，有抗利尿作用，用于小儿夜间尿床等；甘草梢，为根梢部，有利尿作用，冲洗尿路感染引起的小便短赤、茎中痛等。治疗痈肿、湿疹或感冒发热、干咳，用生甘草较好，治疗脾胃虚寒和气血亏虚、阴虚或调和诸药时，则用炙甘草较佳。

2.甘草能缓解药物的毒副作用，所以，在各种方剂中用之广泛，被称为"药中之王"，为缓和调补要药。凡需要缓和药性及兼顾中气时均可用，但不宜长服、久服、长期服用，可引起低血钾症等，如出现水肿、乏力、痉挛、麻木、头晕头痛、血压升高，老年人、心血管病、肾脏病患者易致高血压和充血性心脏病、湿盛胸腹胀满、呕吐等。在渗湿祛湿的方剂中，如用药要迅速发生效力，不能用甘草。

【用量与用法】2~10克，清火宜生用，补宜蜜炙用。甘草10~15克以上能治疗低血压、室性早搏，可使症状改善或消失。

【特别提醒】与类肾上腺皮质激素样药物相类似的其他药物还有：芦根、僵蚕、附子、白花蛇舌草。

第三节 对脊髓有刺激作用的药物

锁 阳

【古歌诀】锁阳甘温 壮阳补精

润燥通便　强骨养筋

【药草成分】锁阳又叫地毛球等。本品含花色甙、三萜皂甙、鞣质等。

【作用与用途】本品对脊髓有刺激作用。锁阳味甘，性温。入肾经。具壮阳补精、养精健骨、润燥滑肠的功效。现代认为有润肠管而通便，但不及肉苁蓉柔润。此外，还能增强性机能，能增强巨噬细胞吞噬功能；降压、促进唾液分泌。

　　　　用治肾阳虚所致的男、女生殖机能减退症（命门火衰）等疾病引起的阳痿遗精、阴茎不举、头晕腰酸、宫冷不孕、小肚子冷痛、四肢不温、无性欲感；多发性神经炎、脊髓神经根炎、脊髓灰质炎后遗症（肾阳虚型痿证）等神经系疾病引起的下肢筋骨萎软、腰脊无力、不能久立，严重时步履全废、眩晕耳鸣及便秘等。

【应用与配伍】用治生殖机能减退（命门火衰）引起的阳痿、腰膝无力，多与肉苁蓉、巴戟天、枸杞、山茱萸、五味子、杜仲、牛膝、豹骨同用。用治习惯性便秘，常与火麻仁、柏子仁、当归、肉苁蓉同用。用治周围神经炎、脊髓神经根炎、小儿麻痹后遗证（肾虚痿证）引起的瘫痪，常与龙骨、龟板、虎骨、熟地、牛膝同用。

【处方举例】治疗多发性神经炎、脊髓根炎、小儿脊髓灰质炎后遗证（肝肾亏损型痿症）引起的下肢萎软无力，腰背酸软：配龟板、黄柏、知母、锁阳、枸杞、五味子、干姜、虎骨、猪脊髓、肉苁蓉、紫河车、鹿角胶等。

【注意点】　1.用治气血双虚的肠燥便秘和促进性欲作用，与肉苁蓉同，可代替肉苁蓉，价钱便宜。其不同点是虽有润肠作用，但不及肉苁蓉柔润，虽能兴阳，治疗性欲减退症，不如肉苁蓉常用。锁阳和肉苁蓉同用，可提高疗效，有协同作用。

　　　　2.阴虚火旺、性欲亢进、脾虚便溏等均忌用。

【用量与用法】10~15克。

【特别提醒】与脊髓刺激药物相类似的其他药物还有：马钱子、薄荷、斑蝥。

第四节　对胸腺有作用的药物

肉苁蓉

【古歌诀】肉苁蓉甘　峻补精血
　　　　若骤用之　更动更滑

【药草成分】肉苁蓉又叫大云、淡大云、甜大云等。本品含微量生物碱及结晶性中性物质，另含甙类和有机物质、糖分、脂肪油等。

【作用与用途】本品对胸腺有作用。肉苁蓉味甘咸，性温。入肾、大肠经。具有补肾阳、补精血、润肠通便的功效。现代认为有增强性腺机能，有催情作用；对膀胱出血作用显著；有增加脾脏、胸腺重量及增强巨噬细胞吞噬能力，降低血压，抗动脉粥样硬化，抗衰老作用。

　　　　用治男、女肾阳虚（命门火衰）引起的阳痿早泄、遗精滑精、腰膝无力、软弱冷痛、月经量少，甚至经闭、宫冷不孕、阴道分泌物增多、四肢不温、腰酸头晕；高血压（肝阳上亢）、冠心病（胸痹）；出血性肾脏炎及习惯性便秘等。

【应用与配伍】用治肾阳不足、遗精滑精、阳痿早泄、精冷不育，常配伍温肾补阳、温补精血的鹿茸、紫河车、熟地、五味子、菟丝子等。如妇女冲任虚损、精血亏虚、月经量少甚至经闭、宫冷不孕等，多配伍温暖下元、补益精血的鹿角胶、紫河车、巴戟天、熟地、当归等。若肝肾亏虚、腰膝冷痛、筋骨无力者，当与杜仲、巴戟天、菟丝子、草薢、紫河车、鹿胎等益精血、强筋骨药同用。

【处方举例】1.肉苁蓉丸：肉苁蓉、熟地、山药、五味子、菟丝子，用于肾阳不足、阳痿早泄、遗精滑精。

　　　　　2.金刚丸：杜仲、巴戟天、菟丝子、肉苁蓉、草薢、紫河车、鹿胎，用于肝肾亏损、筋骨无力。

　　　　　3.润肠丸：肉苁蓉、沉香、麻子仁汁，用于肠燥便秘。

【注意点】1.补阳药多燥，滋阴药多润。但本品补而不燥、滋而不腻，其功效和缓，故有"苁蓉"之称，兼有表证的肾虚患者也适宜。一般用淡苁蓉，偶尔用咸苁蓉，取其有固涩作用，治小便频数和滑精有一定作用，药性平缓，入药少则无效，故用量宜大。

　　　　　2.阴虚火旺、性欲亢进、脾虚泄泻、实热型便秘等均忌用。忌用铁器煎药。

【用量与用法】10~20克，治便秘 20~25 克。

第五节　对甲状腺有作用的药物

昆　布

【古歌诀】昆布咸寒　软坚清热
　　　　　瘿瘤癥瘕　瘰疬痰核

【药草成分】昆布又叫鹅掌菜、裙带菜等。本品含碘、昆布素、藻胶酸、半乳聚糖等多种糖类、海带氨酸、谷氨酸、天门冬氨酸等多种氨基酸、维生素 B_1、B_2、C、P 及胡萝卜素、钾、钙等无机盐。

【作用与用途】本品为防治缺碘性甲状腺肿大药。昆布味咸，性寒。入胃、肝、肾经。具有软坚散结、行水消痰、消瘿瘤的功效。现代认为可软化病理组织；可预防白血病的发生；止血；有平喘镇咳作用；对血吸虫有杀灭作用；降压及降低血清胆固醇作用。

　　　　　用治地方性单纯性甲状腺肿大（瘿）、慢性淋巴腺炎、颈淋巴结核（瘰疬）、睾丸炎（热疝气）引起的睾丸肿痛；肝硬化（瘀血型鼓症）引起的胁下肿块疼痛、肝脾肿大、血吸虫病及肥胖症等。

【应用与配伍】用治肿瘤，常与海藻、海蛤壳、通草同用，共为细末，水泛为丸服。治疗瘰疬痰核，常与玄参、夏枯草、生牡蛎、白僵蚕同用，为末为丸，猫爪草煎汤送服。此外，用治胁下肿块疼痛，常配牡蛎、丹参、三棱、莪术、鳖甲、桃仁同用。治睾丸肿痛又当与荔枝核、橘核同用。

【处方举例】昆布丸：昆布、海藻、海蛤壳、通草、羊靥，用于瘿瘤。

【注意点】1.全国大部分地区习惯用的昆布为鹅掌菜、褐带菜和海带三种，常混合药用，但以昆布为正品，无副作用。广东个别地区习用的"昆布"别名，海白菜，代昆布药用，古人用于治疗疳积，与昆布疗效不同，应注意纠正。

　　2.脾胃虚寒蕴湿热者忌用。

【用量与用法】10~15克，酒浸或入丸，散。

【特别提醒】与甲状腺药物相类似的其他药物还有：海带、海藻。

第六节　促进女性生殖器官发育和通乳腺分泌乳汁作用的药物

一、对女性生殖器官发育有作用的药物

紫河车 (附脐带)

【古歌诀】紫河车甘　疗诸虚损

　　　　劳瘵骨蒸　滋培根本

【药草成分】紫河车又叫胎盘、胎衣等。本品含多种抗体、干扰素、激素、有价值的酶、红细胞生成素、磷脂及葡萄糖、右旋半乳糖、甘露糖、多种氨基酸等。

【作用与用途】本品具有女性生殖器发育的作用。紫河车味甘咸，性温。入肝肾经，具有益气养血、补肾精的功效。现代认为具有增强免疫作用；促进乳腺、子宫、阴道、卵巢、睾丸的发育，分泌激素，来刺激子宫和输卵管有节律性收缩及使乳腺中的乳管增生和生殖器官的发育。此外，有抗过敏作用。

　　　　用治子宫发育不良、卵巢功能减退、功能性子宫出血、再生障碍性贫血；男、女一切虚损劳伤病，如劳热骨蒸、盗汗、咳嗽气喘、吐血、咳血；老年体衰、产后大亏、先天不足等阴阳气血双虚。

【应用与配伍】用治肺气不足、久咳虚喘，可与人参、麦冬、五味子、杏仁等药同用。若脾虚食少、乏力便溏，可配伍益气健脾的山药、砂仁、白术、茯苓、甘草等。用于气血亏虚、赢瘦休倦、面色萎黄、头晕目暗、心悸怔忡者，多与补养气血的人参、黄芪、当归、白芍、鸡血藤等同用。对于肾气不足、精血亏虚、腰酸腿软、头晕耳鸣、失眠健忘、阳痿早泄、精冷不育者，常与温肾益精的鹿茸、人参、当归、附子、熟地等并用。若妇女下焦虚冷、冲任亏损，致月经量少，甚或经闭、宫冷不孕、少腹冷痛者，可配伍鹿角胶、巴戟天、黄芪、当归、淫羊藿、益母草、红花、山楂等。用治肝肾阴亏、骨蒸潮热、盗汗遗精、腰酸目暗者，多与知母、黄柏、龟甲、熟地、牛膝、杜仲等药同用，以滋阴退虚热。此外，本品尚可用治虚劳内伤、诸虚百损之证，如久病正虚、年老体衰、产后大亏、先天不足等阴阳气血俱虚不足者，可单用研末久服，为滋补强身佳品。

【处方举例】河车大造丸：紫河车、麦冬、人参、天冬、黄柏、龟甲、熟地、牛膝、

杜仲，用于肝肾阴亏，劳咳骨蒸。

【附】脐带，又名坎炁，为新生儿脐带。药性甘咸而温。有补肾纳气、平喘、敛汗的功效，用于肺肾两虚的喘咳、盗汗等证。

【注意点】阴虚内热者，不宜单独使用本品。

【用量与用法】2~4克，研末装入胶囊服，每日2~3次，重者加倍，也可入丸、散。

【特别提醒】与女性生殖器官发育药物相类似的其他药物还有：香附。

二、通乳腺分泌乳汁作用的药物

漏 芦

【古歌诀】漏芦性寒　祛恶疮毒
　　　　　补血排脓　生肌长肉

【药草成分】漏芦又叫郎头花、牛馒头根等。本品含挥发油、牛蒡醛、牛蒡醇、棕榈酸、漏芦甾酮等。

【作用与用途】具有通乳腺分泌乳汁的药物。漏芦味苦，性寒。入心、肺经。具有清热解毒、消肿排脓、生肌下乳的功效。现代认为有抗氧化，抗动脉粥样硬化，抗衰老，提高细胞免疫功能，抗皮肤真菌的作用等。

用治急性乳腺炎、脓肿（乳痈和无头疽）等疾病引起的局部红肿热痛；动脉硬化性心脏病（胸痹）引起的心绞痛；乳汁缺乏病等。

【应用与配伍】用治脓肿红肿热痛，多与连翘、大黄、蒲公英同用。用治急性化脓性乳腺炎（乳痈初起）引起的乳房红肿热痛，多与天花粉、浙贝母、丹皮等凉血解毒散结药配伍同用。用治乳汁缺乏（气血郁滞乳汁不下）引起的乳房胀痛、无乳汁，常与通乳的王不留行同用。

【处方举例】治疗脓肿初起、红肿热痛：漏芦12克，连翘12克，银花12克，大黄9克，蒲公英30克，水煎，凉服。

【注意点】孕妇慎用。

【用量与用法】3~12克。

通 草

【古歌诀】通草味甘　善治膀胱
　　　　　消痈散肿　能医乳房

【药草成分】通草又叫空心通草，大通草；实心通草又叫小通草等。本品含糖醛酸、脂肪、蛋白质、多糖、维生素A类物质等。

【作用与用途】具有通乳汁作用。通草味甘淡，性寒。入肺、胃经。具有清膀胱湿热、消痈散肿、通乳汁的功效。现代认为抑菌、利尿，促进乳汁分泌，调节免疫和抗氧化。

用治泌尿系统感染，包括肾盂肾炎、膀胱炎、尿道炎（湿热型淋病）

等疾病引起的小便不利、小便短赤涩痛；小儿乳汁缺乏症及脓肿；肠伤寒（湿温初起）；急性乳腺炎（湿热型乳痈）引起的乳房红肿热痛等。

【应用与配伍】 用治湿温初起、头痛恶寒、苔腻胸闷、身重痛者，常配伍宣肺利湿的杏仁、薏米仁、蔻仁、竹叶、滑石、半夏等同用。治疗湿热内停的小便不利、热淋涩痛，可配木通、赤芍、连翘、瞿麦等。若治妇女产后乳不下、气血亏虚者，常配伍当归、黄芪、川芎、党参、猪蹄等。属乳脉不通、乳胀难下的实证，则需配伍通经、下乳的木通、穿山甲、王不留行、柴胡等。

【处方举例】 治疗乳汁缺乏症：通草6克，穿山甲9克，王不留行9克，水煎服或猪蹄煎汤送服更佳。

【注意点】 本品寒凉淡渗，故气阴两伤，内无湿热及孕妇慎用。

【用量与用法】 3~6克。

王不留行

【古歌诀】 王不留行　调经催产

　　　　　　除风痹痛　乳痈当啖

【药草成分】 王不留行又叫王不留等。本品含多种皂甙，主要为王不留行皂甙，并含王不留行黄酮甙、生物碱及香豆素类化合物等。

【作用与用途】 本品具有通乳汁作用。王不留行味甘苦，性平。入肝、胃经。具有苦而泄降，主入血分，走而不守，有行血通经、催生下乳、消肿止痛的功效。现代认为有兴奋子宫，抗着床，抗早孕，促进乳汁分泌，镇痛作用，对艾氏腹水瘤、肺癌有抑制作用。

　　　　　　用治妇女瘀血不行的月经不通、难产、胎盘滞留；新生儿乳汁缺乏症；风湿性关节炎、跌打损伤、腰扭伤（瘀血型）等疾病引起的风湿痛、损伤引起的局部瘀血肿痛；乳腺阻塞（滞型乳汁不通）引起的乳汁缺乏、排乳障碍；植物日光性皮炎引起的面部、眼睛及双手水肿性皮炎等。

【应用与配伍】 用治血滞经闭或痛经，常与川芎、当归、红花同用。对产后乳脉不通、乳汁不下，常与穿山甲、通草配伍；如属气血不足者，则重用黄芪、当归、党参等补益气血之品，而王不留行，只宜作辅药使用。用治乳痈肿痛，多配伍瓜蒌根、蒲公英等解毒消肿等。此外，本品配伍金钱草、海金砂、萹蓄、车前草等治小便淋漓不尽，有利尿通淋作用。

【处方举例】 治疗乳汁缺乏症：王不留行12克，天花粉9克，酒6克，水煎酒送服。

【不良反应】 王不留行能引起面、眼睛、双手暴露的部位发生过敏性植物日光性皮炎，有过敏体质患者忌用。

【注意点】 孕妇、子宫出血、月经过多、无瘀血者均忌用。

【用量与用法】 6~10克。

【特别提醒】 与通乳腺分泌乳汁药物相类似的其他药物还有：穿山甲、续断、麦门冬、蒲公英。

三、抑制乳汁分泌的药物

麦 芽

【古歌诀】 麦芽甘温　能消宿食
　　　　　心腹膨胀　行血散瘀

【药草成分】 麦芽又叫大麦芽等。本品含消化酶及维生素 B_1、麦芽糖等。

【作用与用途】 本品为乳汁抑制药。麦芽味甘、性温。入脾胃经。具有疏肝散滞、行血断奶、健脾消食的功效。现代认为有助于消化及促进胃蛋白酶分泌作用。小剂量催乳、大剂量回乳，降血糖、抗真菌等。

　　　　用治伤食肠胃炎、小儿单纯性消化不良（食积）引起的食积不消、嗳腐泛酸、泄泻、腹脘胀满、食欲不振等，及乳汁分泌过多、无儿食用、乳房胀痛等。

【应用与配伍】 用于伤食肠炎所致食积不化、脘腹胀满，可与神曲、山楂等药同用，如脾胃虚弱、食欲不振，与白术、党参等健脾补气药同用。回乳断奶、炒麦芽120克，水煎服，每日一剂，连用有效。

【处方举例】 枳实消痞丸：干生姜、炙甘草、麦芽、白茯苓、白术、半夏曲、人参、厚朴、枳实、黄连，用于脾胃虚弱、食欲不振、心下痞满等。

【注意点】 不宜长服久服，以免"耗伤正气"。炒用或生用均有回乳作用，哺乳妇女慎用。

【用量与用法】 健脾养胃生用，行气消积回乳炒用。10~12克，或9~15克。

淡豆豉

【古歌诀】 淡豆豉寒　能除懊恼
　　　　　伤寒头痛　兼理瘴气

【药草成分】 淡豆豉又叫豆豉等。本品含脂肪、蛋白质、酶、多糖。

【作用与用途】 本品为抑制乳汁分泌药。淡豆豉味苦甘，性寒。入肺胃经。具有解表发汗、散郁除烦的功效。现代认为能促进汗腺分泌，但力量较弱，为提高解热发汗作用，常与其他解热发汗药配伍同用，解热能力更佳；热能刺激神经引起的心情烦乱，不能入睡，热退后即安，这就是镇静的缘故；此外，还能提高解毒功能及退乳作用、健胃助消化等。

　　　　用治阴虚体质兼有外感风邪所致的发冷发热、头痛、周身酸痛、烦热失眠；产后妇女乳汁分泌过多症等。

【应用与配伍】 用于外感风寒引起的发热恶寒、头痛无汗，常与葱白同用；治疗外感风热或湿病初起者，常与银花、连翘、薄荷同用。与栀子同用，还可治邪热内郁、胸中烦闷、虚烦不眠之症。

【处方举例】 治疗阴虚体质合并伤风感冒引起的发热发冷、头痛无汗、心烦：淡豆豉 30 克，葱白二根，水煎热服。

【注意点】1.豆豉有两种制法同用黑黄豆、紫苏叶、麻黄，发汗力强，适用风寒表证同制。另一种用桑叶、青蒿同制，药性偏凉，适用于风热表证、温病初起。

2.有回乳作用，哺乳妇女忌用。

【用量与用法】6~10 克。

第七节　有免疫作用的药物

黄　精

【古歌诀】黄精味甘　能安脏腑
　　　　　五劳七伤　此药大补

【药草成分】黄精又叫黄鸡等。本品含黏液质、淀粉和糖分等。

【作用与用途】有免疫作用的药物。黄精味甘，性平。入脾、胃、肾经。具有补脾润肺、益气生津、补肾益精的功效。现代认为有降血压、降血脂、降血糖作用；强心、增加冠脉血流量；增强免疫功能，抗衰老，耐缺氧，抗疲劳，增强代谢；对金黄色葡萄球菌、伤寒杆菌、痢疾杆菌、抗皮肤真菌有抑制作用等。

用治慢性气管炎、肺结核（阴虚肺燥型干咳）等肺脏疾病引起的干咳无痰或痰中带血；脾功能下降（脾气不足消化不良）引起的食少纳呆、便溏体倦、食欲不振；萎缩性胃炎（胃阴不足型胃脘痛）引起的舌红口干、饮食无味、胃部隐痛；糖尿病（肾阴不足型消渴症）引起的腰膝酸软、头晕眼花、口干舌燥、口渴、舌质红无苔；冠状动脉硬化性心脏病（心阴不足型胸痹症）引起的心肌梗死、心绞痛；真菌感染所致的风癞癣等。

【应用与配伍】用治阴虚肺燥、干咳无痰，常配伍沙参、麦冬、知母、贝母等养阴润肺止咳药。若肺结核咳嗽、痰中带血、胸痛，可配伍白芨、百部、黄芩、丹参等。用治脾气不足、食少纳呆、体倦便溏之症，常配益气健脾的党参、白术、茯苓、甘草、陈皮等。如胃阴受伤、舌红口干、饮食无味、大便干燥者，可配伍沙参、麦冬、玉竹、谷芽等养阴开胃药。用治肝肾不足、精血亏虚、腰膝酸软、头晕眼花之证，可配枸杞作蜜丸，或配当归、熟地、何首乌等滋补阴血药。治疗消渴，可与黄芪、山药、天花粉、生地、玄参等益气养阴生津止渴药同用。

【注意点】1.北方产的鸡头黄精和北方产的玉竹经常混淆药用。功效略有差异，两者应区分使用。玉竹比黄精强壮力小，滋补力大，长期服有副作用。

2.黄精性质滋腻，易助湿邪，凡脾虚湿盛、咳嗽痰多者均不宜服。

【用量与用法】内服煎汤 9~10 克，熬膏或入丸散。外用煎水洗。

【特别提醒】与免疫药物相类似的其他药物还有：党参、人参、合欢皮、五灵脂、何首乌、紫河车、旱莲草、沙菀子、酸枣仁、夜交藤、柴胡、金钱草、枸杞、五加皮、鹿茸、山药、杜仲、熟地、黄芪、淫羊藿、当归、阿胶、五味子、蜂蜜。

（郑修丽）

第十五章 对妇科疾病有作用的药物

第一节 调整子宫功能状态的药物

一、抑制子宫收缩的药物（调经药）

香 附

【古歌诀】 香附味甘   快气开郁
           止痛调经   更消虚食

【药草成分】 香附又叫香附子等。本品含挥发油、生物碱、黄酮类、三萜类及脂肪酸等。

【作用与用途】 本品为抑制子宫收缩的药物。香附子辛苦、性平。入肝、三焦经。具有辛散苦泄、疏肝理气、通调三焦气滞的作用，有"气病之总司"的称谓。气滞血瘀引起的月经不调，又被称为"妇科之主帅"。活血调经、理气解郁、缓痉止痛的功效。现代认为有镇痛作用；能直接抑制子宫平滑肌收缩和弛缓紧张作用，但作用不及当归；有轻度雌激素样作用；镇静和镇痛作用；有健胃，驱除消化道积气作用；有抗炎作用及对皮肤真菌有抑制作用；强心、降压、利胆、保肝作用等。

　　　　　用治胃神经官能症、胃、十二指肠溃疡、胆囊炎、慢性肝炎（肝气犯胃型胃脘痛）等消化道疾病引起的肝胃不和、气郁不舒、消化不良、胸膈痞闷、呕吐泛酸、胸脘腹胀痛、痛连两胁、嗳气、烦恼郁怒而痛；更年期综合征（气滞血郁型月经病）引起的烦恼郁怒、月经不调、经闭、痛经、乳房胀痛或子宫出血；单纯性消化不良（食物停留胃肠中）引起的脘腹胀痛、嗳腐吞酸、食物难消、食欲不振等。

【应用与配伍】 用治肝郁气滞、胸胁胀痛，常与柴胡、木香、枳壳、白芍、川芎等同用；有热象者，可加用山栀子、丹皮。用治脘腹胀痛、食积不消，常与陈皮、神曲同用；若为寒凝气滞，又常与高良姜同用，共奏散寒理气止痛之效。用治肝郁气滞化火、发为乳痈胀痛者，多与橘叶、蒲公英、赤芍、金银花等同用；而治寒滞肝脉、疝气腹痛，又多与小茴香、乌药、吴茱萸、川楝子、延胡索等同用。用治肝郁气滞、月经不调、经行腹痛，常与川芎、白芍、当归、地黄同用，组成调经止痛的基本方，有热加黄连、黄芩、丹皮，有寒加干姜、艾叶、肉桂，有瘀加桃仁、红花、泽兰。此外与苏梗同用，有理气安胎作用，可治气滞胎动不安，与紫苏、陈皮同用可治风寒表证兼气滞腹胀。

【处方举例】 1.柴胡疏肝散：见赤芍条。用于肝郁气滞、胸胁胀痛。

2.越鞠丸：香附、川芎、神曲、栀子、苍术，用于脘腹胀痛、食积不消。

3.良附丸：高良姜、香附，用于寒凝气滞、胃脘疼痛。

【注意点】1.古人称香附为"气病之总司，妇科之主帅"，就是说：气与血有密切关系"气行则血行，气滞则血凝"，尤其妇科病，证见肝气郁滞引起的胸腹胁痛、月经不调、月经困难、经闭、痛经，与精神因素有关，如情绪抑郁或暴躁，精神紧张者更适宜。

2.血虚内热或月经先期或气虚无滞，阴虚血热者不宜用。

3.醋制香附能引药入肝，加强镇痛作用，更好的治疗肝脏疾病。但理气生用。

【用量与用法】6~15克煎服。醋制止痛力增强。

【特别提醒】与抑制子宫收缩药物相类似的其他药物还有：贯众、紫河车、当归。

二、兴奋子宫收缩的药物（通经药）

急性子

【古歌诀】急性子温　软坚祛瘀
　　　　　解毒消肿　催产避孕

【药草成分】急性子又叫凤仙花子、海莲子等。本品含脂肪油，β-爱留米脂醇等。

【作用与用途】具有兴奋子宫的药。急性子苦温。入肝、脾经。具有软坚祛瘀、祛风活血的功效。现代认为对子宫有显著的收缩作用；能抑制排卵和使卵巢萎缩，故有避孕作用，其有效率可达90%以上。此外，还有抗癌及软化病理组织的作用等。

用治经闭、难产、胎衣不下；丝虫病引起的淋巴管炎及肠癌等。

【应用与配伍】用于消化道癌，取其有抗癌作用，常与抗癌药石见穿、半边莲同用；用于难产，取其收缩子宫作用，用急性子研末，内服0.9~1.5克，温开水冲服，对难产有一定帮助。

【处方举例】治疗经闭、难产、胎衣不下；急性子2克，益母草15克，水煎服。

【注意点】本品有毒，孕妇禁用。

【用量与用法】0.9~3克，治癌，入煎剂9~12克。

火麻仁

【古歌诀】火麻仁甘　下乳催产
　　　　　润肠通结　小水能行

【药草成分】火麻仁又叫大麻子等。本品含脂肪油、植物钙、挥发油、维生素E、卵磷脂等。

【作用与用途】本品为收缩子宫和润肠通便药。火麻仁味甘，性平。入脾、胃、大肠经。具有润燥滑肠、下乳催生的功效。现代认为有降血压作用；有润滑缓泻作用，可使动物肠蠕动增强，有通便作用；阻血脂上升。

用治老年人病后体虚、产妇和热性病后血亏津液少的肠燥便秘及难产、经闭、胎衣不下、产后恶露难下；高血压等。

【应用与配伍】用治体虚、妇女产后所致的血虚津枯、大便秘结，常与当归、熟地、杏仁等养血滋阴润燥之品同用。如用治邪热伤阴或素体火旺、大便秘结以及痔疮便秘或习惯性便秘等证，可与润肠敛阴的杏仁、白芍和泻热通便的大黄、芒硝、厚朴等配伍使用。

【处方举例】1.润肠丸：见当归条。用于血虚津枯、肠燥便秘。

2.麻子仁丸：见杏仁条。用于阴虚肠燥、大便秘结。

【不良反应】本品不易多服，多服会引起中毒，出现滑精、腹泻、呕吐，甚至昏迷及泻后出现便秘的副作用。孕妇禁用。

【用量与用法】9~15克，或入丸、散。外用捣敷或榨油涂。

干　漆

【古歌诀】干漆性温　通经破瘕
　　　　　追积杀虫　效如奔马

【作用与用途】兴奋子宫收缩的药物。干漆味辛，性温。具有散瘀血、通月经、消积杀虫的作用。

用治卵巢囊肿、卵巢积血（瘀血癥瘕）引起的瘀血月经不通、下腹有包块、疼痛；各种肠寄生虫引起的虫积腹痛；脑囊虫病等。

【应用与配伍】用于瘀血阻滞的经闭、癥瘕等症，可与牛膝共为末，生地黄汁为丸。用治妇女血瘕、经水不通、脐下坚如杯、发热羸瘦，可与地黄汁煎煮和丸酒服；也可与当归、红花、桃仁、三棱、莪术等同用，以增强活血通经、祛瘀破癥的作用。用治虫积腹痛，常与其他杀虫健脾药同用。如与槟榔、龙胆草配伍，可杀虫解热。目前临床用本品配雷丸、穿山甲、雄黄等为丸，以治脑囊虫病。

【处方举例】万病丸：干漆、牛膝共为末，生地汁合丸，用于瘀阻经闭、癥瘕。

【注意点】1.孕妇及体虚无瘀者慎用。

2.本品放锅内炒至烟尽方可用。

【用量与用法】2.5~4.5克。入丸、散。

月季花

【古歌诀】月季花温　调经宜服
　　　　　瘰疬可治　又消肿毒

【药草成分】本品含挥发油，成分与玫瑰油相似，含没食子酸等。

【作用与用途】月季花为妇科要药。对子宫有兴奋作用。月季花味甘，性温。具有活血调经、疏肝解郁、抗真菌作用等。

用治更年期综合征（肝气型月经病）肝气郁滞引起的血行阻滞的月经不调或经闭不通、痛经、乳房胁肋胀痛、烦躁易怒；外治淋巴腺炎、脓肿疮毒等。

【应用与配伍】用于肝郁不舒、月经不调，常与丹参、茺蔚子、当归、香附等同用。本品配夏枯草、大贝母、牡蛎、玄参等煎汤内服，或单用鲜品捣烂外敷，兼治瘰疬疮毒。

【注意点】无瘀滞的月经病当慎用。

【用量与用法】3~6克，外用适量捣敷。

刘寄奴

【古歌诀】刘寄奴苦　温通行瘀
　　　　消胀定痛　止血外敷

【药草成分】本品含香豆精、异泽兰黄素、西米杜鹃醇、脱肠草素、奇蒿黄酮、奇蒿内酯等。

【作用与用途】兴奋子宫收缩的药物。性温。有破瘀血、消肿胀、止痛、止血的功效。现代认为有加速血液循环，解除平滑肌痉挛，抗凝血的作用，能增加冠脉血流量，并有抗缺氧及抑菌作用。

用治瘀血阻滞的月经不通、痛经。产后子宫收缩不良引起的胎衣不下、恶露瘀阻、腹痛等。可治外伤出血及烫火伤等。

【应用与配伍】用于瘀血经闭、产后瘀阻腹痛，可与凌霄花、当归、红花、牛膝等同用。用治跌扑折伤肿痛，可配骨碎补、延胡索同用，煎汤加酒及童便服。本品研粉外敷，治创伤出血疼痛。

【注意点】孕妇、无瘀血的月经不调，均忌用。

【用量与用法】3~9克煎服，外用适量。

益母草 （附茺蔚子）

【古歌诀】益母草苦　女科为主
　　　　产后胎前　生新祛瘀

【药草成分】益母草又叫坤草、茺蔚草等。本品含益母草碱、水苏碱、益母草定碱、氯化钾、月桂酸等。

【作用与用途】本品为收缩子宫的药物。益母草味苦辛，性微寒。入心、肝、膀胱经。具有活血通经、祛瘀生新、利水消肿的功效。对子宫平滑肌有较强的兴奋作用，能使子宫肌肉收缩和紧张性显著增加，可使子宫复原而止血，作用类似子宫收缩剂，但力量较弱，有效成分在叶部，煎剂强于酊剂；扩张冠状血管，增加冠脉流量，抗心肌缺血，抗心绞痛，抗实验性心肌梗死等作用；有改善微循环，抑制血小板聚集和抗血栓形成的作用；对呼吸中枢有兴奋作用；可增加肾血流量，在临床应用中，对消除尿中红、白细胞有效；对金黄色葡萄球菌、溶血性链球菌、炭疽杆菌、皮肤真菌等均有抑制作用。此外，还有降压、强心、治心律不齐等作用。

用治难产、胎盘留滞、产后恶露不下、经闭、瘀血腹痛、子宫出血；急、慢性肾小球肾炎（水湿在里型水肿病）引起的小便不利、浮肿；冠心病（瘀血型胸痹）引起的心肌梗死、心绞痛；中心视网膜炎等。

【应用与配伍】用治妇女血热有瘀、经行不畅、痛经经闭、产后瘀阻，可单用本品加赤砂糖（10:4），熬膏冲服，或与当归、赤芍、木香同用；若难产、胎衣不下，可与麝香、当归、川芎、乳香、没药、黑荆芥同用。如用跌打损伤，可单用本品或服或敷、或和其他化瘀止痛药合用。对小便不利、浮肿，常与白茅根、车前子、桑白皮、白术、茯苓同用。目前用于肾脏炎水肿，取得一定疗效。如用治乳痈、疔肿，常单鲜品捣汁内服，渣外敷患处。

【处方举例】1.治疗盆腔炎，包括附件炎引起的下腹有包块、经闭、痛经：益母草30~60克，水煎服。

2.益母丸：益母草、当归、赤芍、木香，用于月经不调。

（附）茺蔚子，为益母草的果实。含维生素 A 等。活血调经的功效与益母草相同，兼有明目作用，能治肝热目赤、肿痛。

【药物的性味功能与相同点和不同点】益母草和茺蔚子比较：益母草和茺蔚子均有收缩子宫、利尿、降压作用。但益母草有活血通经去瘀生新利尿作用，是妇产科常用药物。主要用于子宫出血、月经不调、产后子宫复原不全、盆腔炎（瘀血型）及高血压、贫血引起的头目眩晕等证，不论胎前产后均可应用，有生新祛瘀的作用；茺蔚子与益母草作用基本相同，但降压明目作用强，主要用于眼科，治疗传染病后期体虚眼花、目暗和夜盲眼等。

【不良反应】多服会引起中毒，症见全身无力、酸麻疼痛、大汗虚脱。立即服绿豆甘草煎汤解之；全身虚弱、无瘀血者慎用。孕妇忌用。

【用量与用法】生药含有效成分比例较低，故水煎剂量要大，一般一次 15~30 克，治疗肾脏炎，水肿用量更大，干品 1 日 30~60 克，鲜品用 50~80 克，水煎，1 日分 2 次服完。治疗妇科病最好浓煎；茺蔚子 9~15 克。

蒲 黄

【古歌诀】蒲黄味甘　逐瘀止崩
　　　　　止血须炒　破血生用

【药草成分】蒲黄又叫蒲棒粉、卜黄等。本品含黄酮、棕榈酸、异鼠李素、甾醇酚类等。

【作用与用途】本品为兴奋子宫的药物。蒲黄味甘，性平。入心、肝经。具有活血止血、除热消瘀的功效。现代认为是收敛性止血药，能缩短出血时间，促进凝血作用，抑制血小板黏附和聚集，扩张血管，改善微循环，降压，并降低血清胆固醇，抗动脉粥样硬化；使产后子宫收缩力加强或紧张性增加；对结核杆菌有抑制作用。

用治瘀血所致的经闭腹痛，产后子宫收缩不良、胎衣不下、恶露不下、少腹痛、阴道流血或血块；子宫出血、吐血、鼻出血、便血、尿血；泌尿系感染（血淋）引起的尿血、尿痛、小便短赤；口腔炎（口舌生疮）引起的牙龈糜烂、舌下腺肿大或舌出血等。

【应用与配伍】用治肺热衄血，可与青黛为散服或与血余炭为散，地黄汁送服。一般血热吐衄，又常配生地、白茅根、栀子、黄芩。用治妇女崩漏下血，可配栀子、血竭、京墨等分为末，合莲蓬炭、血余炭、棕榈炭共为散剂；也可配莲房炭为散服，体虚者配党参、黄芪。若治外伤出血，可与乌贼骨等份共为细末，加压包扎。用治瘀血经闭痛经、产后瘀阻腹痛，常与蒲黄配五灵脂同用。用治产后血晕，可与干荷叶、牡丹皮、延胡索、生干地黄同用，加蜜煎服。用治跌打损伤、瘀血肿痛，可与蒲黄末空心温酒服；也可配桃仁、当归、川芎、红花，水煎服，单用研末（或加乌贼骨同研）搽敷，或配露蜂房、白鱼为散，用酒调敷，均可用治重舌、口疮、舌衄等证，也取其散瘀消肿止血之效。此外，用治血淋涩痛，常与冬葵子、生地同用。

【处方举例】1.失笑散：蒲黄、五灵脂，用于瘀血经闭痛经或产后腹痛。

2.蒲黄散：蒲黄、冬葵子、生地，用于血淋涩痛。

【注意点】炒炭止血作用强（生用也能止血）；生用行血祛瘀作用较好。治疗外部和内部各种出血症，不论虚实皆配用，如出血兼有瘀血内蓄者，生用或炒用各半同等用；孕妇忌用。

【用量与用法】6~10克，包煎，冲服每次3克。止血多炒用；化瘀利尿多生用。

枳　壳

【古歌诀】枳壳微寒　快气宽肠

胸中气结　胀满堪尝

【药草成分】枳壳又叫酸橙枳壳、香橼枳壳等。本品含挥发油（为柠檬烯）、黄酮类（为橙皮甙）等。

【作用与用途】本品为收缩子宫药。枳壳味辛苦，性微寒。入脾、胃经。具有破气消积、化痰降痞的功效。现代认为能调节胃肠功能和利胆及收缩子宫的作用。

用治子宫脱垂、胃下垂、脱肛、胃扩张、消化不良等。

【应用与配伍】用治肝郁气滞、胸胁胀痛，常与柴胡、香附、白芍、川芎、甘草同用。若治胸腹气滞、痞满胀痛，又常与木香、槟榔、陈皮等同用。

【处方举例】1.柴胡疏肝散：见赤芍条。用于肝郁气滞、胸胁胀痛。

2.枳壳散：枳壳、白术、香附，用于胸腹胀满而痛。

【药物的性味功能与相同点和不同点】枳壳和枳实，性味相同。但枳实力强，多用于破积导滞、通利大便；枳壳力缓，多用于理气宽中、消胀除满。

【注意点】1.临床上服用熟地、阿胶等补药时，为防止其过腻引起的胸膈滞闷，影响消化功能，可加入少量枳壳为好。

2.虚证和孕妇忌用。

【用量与用法】常用量 3~9 克，但用于子宫脱垂、脱肛须用至 15~30 克。生用或麦麸炒用，药性比生用缓和。

【特别提醒】与兴奋子宫收缩药物相类似的其他药物还有：升麻、贯众、牛膝、金樱子、川芎。

第二节　治疗盆腔炎和阴道炎的药物

一、具有抗菌作用的药物（清热解毒药）

野菊花

【古歌诀】野菊味苦　清热解毒
　　　　　凉血消炎　功能独特

【药草成分】野菊花又叫苦薏等。本品含野菊花黄酮甙、野菊花甙、野菊花内酯、挥发油等。

【作用与用途】本品具有凉血抗菌作用。野菊花味苦辛，性寒。入肾、肺、肝经。具有清热解毒、凉血消炎的功效。现代认为有降压、抗肾上腺素、扩张外周血管、抑制血管运动中枢作用。对金黄色葡萄球菌、白喉杆菌、表皮葡萄球菌等均有抑制作用。

用治敏感菌株所致的中度感染，包括急性气管炎、咽喉炎、扁桃体炎、中耳炎、脓肿、蜂窝组织炎、淋巴腺炎、淋巴管炎、脓毒血症、败血症、化脓性乳腺炎、盆腔炎及高血压等。

【应用与配伍】用治由金黄色葡萄球菌所致的脓肿、蜂窝组织炎引起的局部红肿热痛，取其有抗金黄色葡萄球菌、表皮葡萄球菌的作用，常与抗葡萄球菌药如蒲公英、紫花地丁、金银花等同用。用于高血压（肝阳上亢）引起的头晕目眩，取其有降压作用，常与降压药夏枯草、草决明同用。

【处方举例】1.治疗蜂窝组织炎、脓肿（初起）引起的局部红肿热痛：野菊花 15~20 克，水煎服。渣可外敷，也有效。

2.治疗高血压：野菊花 15 克、黄芩 9 克，夏枯草 15 克，水煎服。

【注意点】本品无毒副作用，脾胃虚寒便溏者忌服。无野菊花可用枝叶代。

【用量与用法】9~20 克；鲜品 30~50 克，外用适量，煎汤洗患处。

【特别提醒】与抗菌药物相类似的其他药物还有：金银花、连翘、薏米仁、黄连、苦参、黄芩、蛇床子、紫草、益母草、牡丹皮、蒲公英、败酱草。

二、止带药（抑制阴道分泌物的药物）

乌贼骨

【古歌诀】海螵蛸咸　漏下赤白

　　　　　癥瘕疝气　阴肿可得

【药草成分】乌贼骨又叫海螵蛸等。本品含碳酸钙、壳角质、黏液质、少量盐及镁等矿物质。

【作用与用途】本品为止妇女白带药。乌贼骨味咸涩，性温。入肝、肾经。具有收敛止血、固精止带、制酸止痛、止泻消翳的功效。现代认为有止血作用；中和胃酸；有敛疮生肌作用；收敛止泻作用；此外，有抗放射接骨及抑制阴道分泌物的作用。

　　　　　用治子宫出血、吐血、便血、尿血、鼻出血、咳血、外伤出血、内脏出血；胃、十二指肠溃疡（瘀血型胃脘痛）引起的胃出血、胃脘痛、吐酸水；阴道炎、前庭大腺炎、刺激性外阴炎、子宫颈糜烂（湿热型白带）等疾病引起的阴部肿痛、阴道流出赤白分泌物增多、有恶臭味；外阴湿疹、流水发痒；湿疹湿疮所致的外阴溃疡、长期不愈；眼滤疱性结膜炎等。

【应用与配伍】用于猝然吐血，单用研末，米饮调下；治阴虚火动的咳血，与茜草根加入六味地黄汤中。治血淋及大便下血，与茜草根、山药、阿胶等配伍。对于血崩，常与黄芪、白术、茜草根等同用。与白果、白芷合用，可治白带过多。与甘草、浙贝母共研细末服，又治胃痛、吐酸水。

【处方举例】1.乌贝散：见贝母条。用于肺胃出血。

　　　　　2.固冲汤：见棕榈条。用于冲任虚寒、崩漏下血。

　　　　　3.白芷散：乌贼骨、白芷、血余炭，用于白带过多。

【注意点】1.古人经验认为血枯经闭，可用乌贼骨，似乎本品有补血活血通经作用，但实际上功效以收敛止血为主，所谓通经有效，可能与补益气血的药物配伍作用有关，并非有通经作用。

　　　　　2.乌贼骨有止泻作用，但用量要大，量小无作用，还需配合其他止泻药，才能提高乌贼骨药物的止泻作用。

【用量与用法】3~10克。止泻可用至9~15克。

山药

【古歌诀】薯蓣甘温　理脾止泻

　　　　　益肾补中　诸虚可治

【药草成分】山药又叫怀山药、淮山药等。本品含薯蓣皂甙、薯蓣皂甙元、胆碱、维生素C、精氨酸、尿囊素、淀粉酶等。

【作用与用途】为治妇女白带和降血糖药。山药味甘，性温。入肺、脾、肾经。具有健脾止泻、补肺益肾、涩精止带的功效。现代认为有滋补强壮作用；镇咳祛痰、脱敏、降血糖、扩张冠状动脉、增加血流量、改善微循环、提高人体免疫功能；有恢复肾功能和消除蛋白尿的作用；助消化，止泻等。

用治慢性肠炎（脾胃虚弱型泄泻）引起的胃肠功能减退、消化不良、腹泻、肚子胀痛；脾肾两脏功能下降（脾虚有湿型白带）引起的阴道分泌物增多、清稀无味、量多、消化不良、水湿胃胀；慢性气管炎、肺气肿（脾肺两虚型咳喘）等呼吸系统疾病引起的咳嗽痰多、痰液清稀、食欲不振；糖尿病（消渴证）等。

【应用与配伍】用治肺气不足、久咳虚喘，可与党参、麦冬、五味子同用；若肺肾两虚、肾不纳气而喘者，常配伍熟地、山茱萸、五味子、茯苓、丹皮、泽泻，共奏益肾纳气、敛肺平喘之效。用于脾气虚弱、食少纳呆、倦怠便溏者，多与益气健脾止泻的党参、白术、茯苓、甘草、薏米仁、扁豆、莲子等同用。若脾虚湿盛，湿邪下注，妇女白带过多，常配伍白术、苍术、甘草、陈皮、柴胡、车前子、党参等益气健脾、利湿止带药；属湿热下注、带下色黄、质稠味大者，当与黄柏、苍术、白果等清热燥湿止带药同用。用治肾气不足，属阴虚内热、遗精盗汗、头晕耳鸣、腰膝酸软者，多与熟地、山茱萸、知母等配伍。如下焦虚冷、小便频数，可配乌药、益智仁等温肾缩尿药。此外，与生地、天花粉、麦冬、黄芪益气养阴药合用，可治消渴；配石膏、知母、麦冬还可用于热病津伤烦渴。

【处方举例】1.郁气丸：见五味子条。用于肺肾两虚、气短虚喘。

2.参苓白术散：见茯苓条。用于脾虚食少，倦怠、便溏。

3.易黄汤：见黄柏条。用于湿热下注，带下黄臭。

4.玉液汤：见黄芪条。用于消渴。

【药物的性味功能与相同点和不同点】山药和黄精均能益气养阴、补肺脾肾。山药长于健脾，且兼涩性，较宜于脾胃气阴两伤、食少便溏及带下等证；黄精偏于滋肾。

【注意点】1.本品不能与碱性药物混用或煎煮时间过长，会使淀粉酶失效。

2.急性湿热型胃肠炎引起的腹泻或大便干结者均忌用。多服后易致气滞。

3.本品养阴助湿，故湿盛中满及积滞者不宜服用。

【用量与用法】10~30克，大剂可至60~250克。补阴宜生用，补气宜炒黄用。作饮料适量。

【特别提醒】与止带药物相类似的其他药物还有：牡蛎、白果仁、芡实、槐花、龙骨、鹿角霜。

（郑修丽）

第十六章　作用于产科疾病的药物

第一节　治疗不育症的药物

阳起石

【古歌诀】阳起石甘　肾气乏绝
　　　　　阳痿不起　其效甚捷

【药草成分】阳起石又叫羊起石等。本品含硅酸镁、硅酸钙等。

【作用与用途】本品为治疗不育症的药物。阳起石味甘，性微温。入肾经。具有温肾壮阳、强起阳痿的功效。现代认为有兴奋性腺机能作用，治疗不育症有特效等。
用治肾阳虚的男子，阳痿遗精和女子宫寒不孕、性欲减退、腰膝酸冷等。

【应用与配伍】用治肾阳不足引起的腰膝酸软冷痛、遗精滑精、阳痿早泄等证，可与补骨脂、鹿茸、菟丝子、肉苁蓉、人参等同用。若妇女下焦虚寒、月经不调，可配鹿茸为丸服。

【处方举例】阳起石丸：阳起石、鹿茸，用于肾阳不足、腰膝酸软、遗精阳痿。

【药物的性味功能与相同点和不同点】阳起石和阴起石均为石棉类矿石。因变质岩的种类不同，黄白色称"阳起石"，灰绿色称"阴起石"。如北京、天津、河南等与此相反，二者作用相同，不必拘泥细分，各随地区习惯用药。

【注意点】阴虚火旺忌用，不宜久服。

【用量与用法】3~6克，入丸、散，生用或火煅用。

【特别提醒】与治疗不育症药物相类似的其他药物还有：巴戟天、锁阳、何首乌、淫羊藿、人参、紫河车、益母草、续断。

第二节　具有保胎作用的药物

杜　仲

【古歌诀】杜仲甘温　腰痛脚软
　　　　　阳痿尿频　安胎良药

【药草成分】杜仲又叫焦杜仲等。本品含杜仲胶、杜仲甙、鞣质、黄酮类化合物、维生素 C 等。

【作用与用途】杜仲为保胎药。杜仲味甘微辛、性温。入肝、肾经。具有补肝肾、强筋骨、安胎的功效。现代认为有缓和而持久的降压作用，炒用胜于生用，煎剂优于酊剂；大剂量煎剂有镇静和嗜睡作用；有扩张肾动脉，增加肾血流量，恢复肾功能，有利尿和消除蛋白尿的作用；对子宫有抑制作用；有减少肠管对胆固醇的吸收作用；有抗炎作用；有缩短出血时间作用；对副交感神经有兴奋作用；有增强肾上腺皮质功能，增强机体免疫功能；对痢疾杆菌、大肠杆菌、绿脓杆菌、肺炎双球菌、葡萄球菌等均有不同程度的抑制作用。

用治肾阳虚所致的男、女生殖机能减退症、膀胱括约肌功能减退（命门火衰）等疾病引起的阳痿遗精、耳鸣耳聋、头晕眼花、腰膝酸软、筋骨萎软、腰痛、无性欲感、小便失禁、遗尿、尿频、妇女阴道分泌物增多、量多无味、畏寒肢冷、习惯性流产、胎动不安等。

【应用与配伍】用于肾虚腰痛、筋骨无力、阳痿、尿频等证，常与熟地、山茱萸、菟丝子、五味子、牛膝、鹿茸、麦冬同用。用治肝肾虚损、冲任不固、妊娠漏血、胎动不安，常与续断、狗脊、益智仁、阿胶、艾叶、菟丝子、党参、白术同用。此外，配桑寄生、生牡蛎、菊花、枸杞等滋阴平肝之品，可治肝阳上亢、头晕目眩等证。

【处方举例】1.杜仲汤：杜仲、肉桂、乌药、生地、赤芍、当归、元胡、桃仁、续断，用于腰膝伤痛、跌打损伤。

2.补肾安胎饮：杜仲、续断、狗脊、阿胶、艾叶，用于冲任不固，妊娠漏血、胎动不安。

【药物的性味功能与相同点和不同点】以夹竹桃科植物杜仲藤及其同属红杜仲藤、毛杜仲藤的根皮作杜仲药用，称"土杜仲"或"红杜仲"。具有祛风通经络、强筋骨的作用，但无补肝肾作用。肾虚腰痛、习惯性流产、男、女性腺机能减退症不宜用。

【不良反应】有毒，过量服用可引起头晕、呕吐，应注意用量，以防中毒和副作用的出现。

【注意点】阴虚火旺，有内热者忌用。

【用量与用法】10~15 克，单用治疗继发性高血压，可用至 15~20 克，用盐炒用。

白　术

【古歌诀】白术甘温　健脾强胃
　　　　　止泻除湿　兼祛痰痞

【药草成分】白术又叫冬术等。本品含挥发油，主要成分为苍术酮、白术内酯 A、B 及糖类、维生素 A 类物质等。

【作用与用途】本品具有保胎作用。白术味甘苦，性微温。入脾、胃经。具有补脾益气、燥湿和胃、固表止汗的功效。现代认为有止泻作用、镇吐作用；防止肝糖原减少，以及轻度降血糖作用；利尿作用；有增强和提高机体抗病能力的作用。此外，还可抗菌、抗凝血等。

用治慢性消化不良、慢性非特异性结肠炎（脾胃虚弱）等疾病引起的肠壁吸收功能减退、消化不良、吸收不佳、肚子胀、腹泻、疲乏无力；营养不良性水肿、妊娠水肿、肾脏炎水肿；脾功能下降（脾虚有湿型白带）引起的阴道分泌物增多、无异味、病人饮水、白带更多；妊娠恶阻（脾虚型水湿内停）引起的恶心呕吐、消化不良、眩晕；先兆性流产（胎动不安）等慢性风湿性关节炎（寒湿型痹痛）及表虚自汗等。

　　【应用与配伍】 治脾虚、食少便溏、脘腹胀满、倦怠无力等症，常与党参、茯苓、炙甘草同用；若为脾胃虚寒、脘腹冷痛者，可加干姜、附子等温里散寒；兼积滞者，可加枳实、神曲、鸡内金等以消积导滞。用治脾不健运、痰饮水肿，多与桂枝、茯苓、猪苓、泽泻等同用。用治表虚自汗，多与黄芪、浮小麦、麻黄根同用。用治妊娠脾虚气弱、胎动不安、兼内热者，常与黄芩同用；兼有气滞胸腹胀满者，配苏梗、砂仁、陈皮、大腹皮；兼恶心呕吐者，可配半夏、生姜等；兼胎元不固，腰酸腹痛者，可配杜仲、阿胶、川断、艾叶等；兼血虚头晕心慌者，可配熟地、当归、白芍等；若为气虚重症而见少气无力者，又当与党参、炙甘草等补气药同用。

　　【处方举例】 1.四君子汤：见人参条。用于脾虚脘满，食少便溏。

　　　　　　　2.参苓白术散：人参、白术、茯苓、甘草、山药、莲子肉、白扁豆、砂仁、桔梗、大枣、薏米仁，用于脾胃气虚、湿盛泄泻。

　　　　　　　3.附子理中丸：附子、干姜、党参、白术、甘草，用于脾胃虚寒，脘腹冷痛。

　　　　　　　4.枳术丸：枳实、白术，用于脾胃虚弱、饮食停滞。

　　　　　　　5.五苓散：茯苓、猪苓、白术、泽泻、桂枝，用于痰饮水肿。

　　　　　　　6.玉屏风散：黄芪、白术、防风，用于体虚，易感冒，表虚自汗。

　　　　　　　7.当归散：白术、当归、白芍、川芎、黄芩，用于怀胎蕴热、胎动不安。

　　【注意点】 1.本品燥湿伤阴，故只适用于中虚有湿之证，如属阴虚内热或津亏液耗，燥渴便秘者均不宜服。

　　　　　　　2.白术性温而燥，故发热，阴虚火旺，脱水津液不足，口干舌燥，烦渴，小便短赤，湿热下痢，肺热咳喘等疾病均忌用。

　　　　　　　3.服药期间忌食李、桃、青鱼、猪肉、茶叶等。

　　　　　　　4.麸炒和胃；土炒健脾止泻、止呕；炒焦能温中止血等。

　　【用量与用法】 6~15克，最大剂量30~45克。

砂　仁

　　【古歌诀】 砂仁性温　养胃进食
　　　　　　　　止痛安胎　行气破滞

　　【药草成分】 本品主要含挥发油，成分有樟脑、龙脑、乙酸龙脑酯、柠檬烯等。

　　【作用与用途】 本品为保胎药。砂仁味辛，性温。入脾胃肾经。具有化湿开胃、和中止呕、理气安胎、温脾止泻的功效。现代认为健胃驱风，理气安胎。

　　　　用治寒湿中阻和脾胃气滞所致的慢性胃炎、休息痢、胃溃疡、胃神经官能症、慢性肠炎等疾病引起的消化不良、呕吐泄泻、腹痛痞胀、胃呆食滞、胸腹胀痛、寒泄冷痢及先兆性流产等。

　　【应用与配伍】用治脾胃气滞、食积不消、胸脘痞闷胀满、呕恶便泄、饮食少进等症，常与木香、枳实、白术同用。如湿浊中阻、脾胃失和、脘痞呕恶、不饥食少，则又当与厚朴、陈皮、白豆蔻等同用，以化湿开胃。如治脾胃虚寒、呕吐泄泻、消化不良、不饥食少等症，常与木香、党参、茯苓、白术等配伍。用治妊娠胃虚、呕逆不食、胎动不安之症，常单用本品，炒熟研末吞服。临床常与白术、桑寄生、川断等同用，以治胎动不安，又可与半夏、竹茹、黄芩等配伍治疗妊娠恶阻。

　　【处方举例】1.香砂枳术丸：见枳实条。用于脾胃气滞、食积不消。
　　　　　　　　2.香砂六君汤：见木香条。用于脾胃虚寒、呕吐泄泻、消化不良。

　　【药物的性味功能与相同点和不同点】砂仁和白蔻比较：砂仁和白蔻作用基本相同。均可温胃散寒、理气化湿，但白蔻温胃止呕作用较好；砂仁温胃止泻作用较强，还有保胎作用，而白豆蔻无保胎作用。

　　【注意点】1.本品处方用名，称"缩砂仁"，"阳春砂仁"。"砂仁壳"和"砂仁花"的功用与砂仁相同，但力量较弱。

　　　　　　2.本品为健脾胃要药。可行气开胃、消食，作用于中焦（脾胃），如兼有
　　　　　　　肾虚气不归原，经盐水炒后可下行，治疗小便频数，以砂仁为使，比用肉桂、附子好。

　　　　　　3.阴虚火旺血燥无寒湿者忌用。如无砂仁，可用益智仁代。

　　【用量与用法】3~6克，入煎剂当后下，或入丸散服。入煎剂时打碎。

　　【特别提醒】与保胎药物相类似的其他药物还有：续断、菟丝子、人参、黄芩、桑寄生。

第三节　具有避孕作用的药物

柿　蒂（附柿霜）

　　【古歌诀】柿蒂苦涩　呃逆能医
　　　　　　　柿霜甘凉　燥咳可治

　　【药草成分】柿蒂又叫柿子把等。本品含鞣质、羟基三萜酸、葡萄糖、果糖及中性脂肪油等。

　　【作用与用途】本品具有避孕止呃止泻作用。柿蒂味苦涩，性平。入脾、胃经。具有温中下气、缓痉镇吐、止呃止泻、避孕、抗心律不齐及镇静作用等。

　　　　用治胃神经官能症（肝气犯胃）引起的脘腹冷痛、膈肌痉挛、嗳气、呃逆、腹泻；心肾阳虚、元气暴脱、上逆作呃的奔豚气、上冲咽喉、烦乱欲死、心律失

常、惊悸不宁及避孕。

【应用与配伍】用于胃寒呃逆，常与丁香、生姜同用。而胃热呃逆，则配伍竹茹、黄连。痰浊内阻、犯胃作呃者，则应与人参、丁香合用。用于命门火衰、元气暴脱、上逆作呃者，又配伍附子、人参、丁香等品。

【处方举例】1.柿蒂汤：柿蒂、丁香、生姜，用于胃寒呃逆。

2.丁香柿蒂汤：丁香、柿蒂、人参，用于气虚呃逆。

【附】柿霜：在加工柿饼时，生在柿饼表面的白色粉霜收集后，即为"柿霜"。性凉，味甘，有清热生津，润燥止咳作用。用于咽炎、口疮、气管炎烦热咳嗽、胃热烦渴等。

【用量与用法】 3~9 克；柿霜含服。

【特别提醒】与避孕药物相类似的其他药物还有：合欢皮、贯众、紫草、水蛭、急性子。

（郑修丽）

第十七章　预防脱水、调节水、电解质和酸碱
平衡的药物

第一节　预防脱水的药物

一、通过解热使体内水分消耗量减少的药物

竹　叶　（附竹叶卷心）

【古歌诀】 竹叶味甘　退热安眠
　　　　　化痰定喘　止渴消烦

【药草成分】 竹叶又叫淡竹叶、小竹叶等。本品含芦竹碱、白茅碱等。

【作用与用途】 解热能使体内水消耗量减少和大脑神经的兴奋降低，故有镇静、预防脱水作用。竹叶味甘淡，性寒。入心胃经。具有上清心火而解热，下可通过小肠而利尿的功效。现代认为对金黄色葡萄球菌、表皮葡萄球菌、溶血性链球菌、白喉杆菌、炭疽杆菌均有抑制作用；通过解热、热退可减轻体内水分的消耗，预防脱水；由于发热引起脑部充血，使神经兴奋性增高，通过解热能降低神经系统的兴奋性，故有镇静作用；可治肺热咳嗽气喘。此外有利尿作用。

　　　　　用治急性气管炎、肺炎（肺热型咳喘）等肺部感染引起的咳嗽痰多、气喘；尿路感染、尿结石（湿热型诸淋）引起的小便赤涩、尿道疼痛、有灼热感；急性口腔炎、鹅口疮、牙龈炎（心经有热、口舌生疮）引起的心烦口渴、口腔糜烂、小便短赤、舌尖有红点；流脑（温病）热入心包、高热谵语、舌绛而干、甚则神昏、心烦口渴、睡眠不安或热病后期、气阴两伤、余热未尽、身热汗出、心烦口渴、舌红而干等。

【应用与配伍】 用治外感风热、发热、头痛、口干、咽痛、咳嗽等证，常配伍辛凉解表药，如金银花、连翘、薄荷、牛蒡子、桔梗等。用治心经有热、心烦不安、口舌生疮、小便短赤、涩痛等证，常与木通、甘草梢、灯心草等清心除烦，利尿通淋药同用。若热病后期、气阴两伤、余热不尽、身热汗出、心烦口渴、舌红而干，配伍益气养阴、清热除烦药同用，如石膏、麦冬、人参、半夏、甘草等。如外感热病、热入心包、高热谵语、舌绛而干、甚则神昏，常与玄参、连翘心、麦冬等清热凉血解毒药同用。

【处方举例】 1.银翘散：见连翘条。用于外感风热或温病初起、头痛口渴。

　　　　　2.导赤散：见木通条。用于心经有热、口舌生疮、小便短赤。

　　　　　3.竹叶石膏汤：见石膏条。用于热病后期、气阴两伤、身热汗出。

　　　　　4.清宫汤：见麦冬条。用于热入心包、神昏谵语。

【附】竹叶卷心即卷而未放的幼叶，更长于清心火，多用于温热病、热陷心包、神昏谵语之证，常与玄参、麦冬、莲子芯等同用。用量：鲜 6~12 克。

【用量与用法】3~15 克，生用。

【特别提醒】与体内水分消耗量减少药物相类似的其他药物还有：葛根、石膏。

二、止汗药（抑制汗腺分泌的药物）

山茱萸

【古歌诀】山萸性温　涩精益髓

　　　　　肾虚耳鸣　腰膝痛止

【药草成分】山茱萸又叫山芋肉、枣皮等。本品含山茱萸甙、皂甙、鞣质、没食子酸、酒石酸及维生素 A 等。

【作用与用途】止汗和补肾药。山茱萸味酸，性温。入肝、肾经。具有补肝肾、涩精止汗、固敛虚脱的功效。现代认为有显著的利尿作用；有降压作用；有升高外周白细胞的作用。此外，抗癌、降血糖、抗氧化、抗组胺、收敛止汗；对金黄色葡萄球菌、绿脓杆菌、志贺氏痢疾杆菌、皮肤真菌等均有抑制作用。

　　　　　　　用治肝肾虚所致的神经衰弱、植物神经功能紊乱，男、女生殖功能减退证引起的遗精耳鸣、小便频数、腰膝酸痛、自汗、盗汗、男子阳痿、女子子宫出血或月经过多、不孕；心功能不全（亡阴或亡阳）引起的虚脱、大汗出、四肢厥冷、气喘；高血压、脱水症等。

【应用与配伍】用治肝肾阴亏所致的腰膝酸软、头昏耳鸣、盗汗遗精等证，常配伍熟地、山药、丹皮、泽泻、茯苓。若肾阳不足、遗精、尿频、阳痿早泄、形寒肢冷，可与温补肾阳、益精固肾的鹿茸、熟地、五味子等药配伍使用。一般的肾虚腰痛，可与杜仲、枸杞、菟丝子等药同用，以增补壮腰健肾之效。用治妇女冲任虚损，月经过多，甚或崩漏下血者，常配伍益气固冲、收敛止血的黄芪、白术、龙骨、牡蛎、茜草、棕皮炭、乌贼骨、白芍等。治阴虚盗汗，又常配伍地黄、知母；若大汗虚脱、肢冷脉微，须与益气固脱、回阳救逆的人参、附子同用。

【处方举例】1.六味地黄丸：见熟地条。用于肝肾阴亏所致的诸虚损证。

　　　　　　2.草还丹：山茱萸、补骨脂、当归、麝香，用于肾阳不足、阳痿早泄。

　　　　　　3.固冲汤：见棕榈子条。用于冲任虚损、经多崩漏。

　　　　　　4.来复汤：山茱萸、龙骨、牡蛎、白芍、野山参、甘草，用于虚汗淋漓、喘逆怔忡。

【注意点】1.本品温补收敛，故命门火衰。由湿热引起的小便不利者不宜用。

　　　　　2.本品入药，须酒蒸熟后去核用，称"山萸肉"。又因炮制后形如黑枣的皮，故有些地区称"枣皮"。胃酸过多者慎用。

【用量与用法】6~15 克，可重用 30 克。

【特别提醒】与止汗药相类似的其他药物还有：黄芪、麻黄根、龙骨、牡蛎、人参、酸枣仁、五味子、党参。

第二节　调节水、电解质和酸碱平衡的药物

一、调节水、电解质平衡的药物

食　盐

【古歌诀】食盐味咸　能吐中痰

　　　　　心腹卒痛　过多损颜

【药草成分】食盐含氯化钠、氯化钙、氯化钾、氯化镁。

【作用与用途】补充钠。食盐味咸，性凉。入肺、肾经。具有催吐、消炎、制腐、调味功效。现代认为食盐是氯和钠的化合物，可使人体的渗透压、酸碱度、水盐代谢得以平衡，人体对盐分须臾不可离，必须保持在一定水平才能生存。有消炎抑菌及催吐的作用；食盐为最好的调味品之一，其他调味品再放的多，也尝不出好的味道来，如果放一味食盐，所有的调味品均显出香味来。

　　　　　用治急性胃肠炎、小儿中毒性消化不良、中毒性痢疾、呕吐症、多汗症、腹泻症等疾病引起的脱水、酸中毒、眼球下陷、皮肤干燥、口干口渴、口唇干燥而红、舌质红、无苔等。外用，口腔炎、牙周炎、眼结膜炎；食物中毒等。

【处方举例】治疗急性肠胃炎、霍乱等病引起的腹泻、脱水、酸中毒等。白砂糖 20 克，食盐 0.5 克，苏打 0.5 克，加矿泉水。

【注意点】肾脏水肿、肝硬化腹水、心脏病水肿、营养不良水肿、妊娠水肿、中风、高血压等病少用或忌用。

【用量与用法】0.5~6 克，外用适量；催吐炒黄，沸汤溶化温服。

矿泉水

【古歌诀】水无色味　无水短命

　　　　　有水生存　比粮重要

【营养成分】水有矿泉水、井水和自来水等。水是六大营养之一，是无色无味的透明液体。水对人的生命的重要性远远超过其他营养物质。在没有其他物质的情况下，只要有水，仍可维持生存数十天，而如果没有水，则最多只能活几天。这是因为人体有一定储存营养的功能，但却没有储存水分的功能。而人的呼吸，出汗，大、小便的排出均消失着水分。明白这个科学道理，就自然懂得喝水对人体健康的重要性。水为六大营养最重要的成分，如果没有水，人就不能生存。

　　喝水尽管人人都会，但并非人人都喝的合理科学。

　　正常成人每天需摄入 2500 毫升水，其中一部分从三餐主食、蔬菜、水果中获得，大约 1000~1500 毫升，其余则需通过喝水补充。因劳动、运动、出汗过多或发热、腹

泻、呕吐等损失水分时，又须相应增加进水量。

喝水应注意的方法如下：

1.不要等口干才喝水，因为当你感到口干渴时，表明体内水分已失去平衡，细胞失水已达到一定程度，因此要养成定时喝水的习惯。

2.不要一次大量快速喝水，因那样会加重胃肠和肾脏的负担，尤其患心肾疾病的人更应注意。

3.喝水以新鲜水为宜，因为这种水的表面张力、密度、导电率等生理特性都比较接近人体细胞的水分，容易很快被人体利用。

4.反复煎煮的开水不宜饮用，因为水经过反复煎煮，亚硝酸盐含量增高，对人体健康不利。

5.不喝含氟、铁、化学、细菌污染的水，因为水污染会引起中毒，会给人造成疾病，影响身体健康。

6.不饮用缺碘和含氟高的水，因缺碘会引起地方性甲状腺肿大，或多氟，使氟沉积在骨质内，会使骨质变疏松、变黑，影响健康。所以，在缺碘和多氟用水生活的地方，应改造水源。

7.喝水的适应时间，饭前空腹时，不宜大量饮水，饮水会冲洗胃液，影响消化，适应时间应在，晚上睡前，早上餐后和白天饭后 1~2 小时最适宜。

夏枯草

【古歌诀】夏枯草苦　瘰疬瘿瘤
　　　　　破癥散结　湿痹能疗

【营养成分】夏枯草又叫夏枯头、铁面草。本品全草含三萜皂甙及咖啡酸、生物碱和水溶性盐类，其中 68% 为氯化钾等。

【作用与用途】补充钾。夏枯草味苦辛，入肝、胆经。具有清肝火、散郁结、消瘿瘤的功效。现代认为降压、抗肿瘤，对金黄色葡萄球菌、表皮葡萄球菌、卡他球菌、大肠杆菌、绿脓杆菌、伤寒杆菌、痢疾杆菌、白喉杆菌、炭疽杆菌、绿色链球菌、肺炎球菌、副伤寒杆菌、变形杆菌、肠炎杆菌、结核杆菌、鼠疫杆菌、霍乱弧菌、阴道滴虫菌等均有不同程度的抑制和杀灭作用。此外，有降压利尿作用。

　　　　　用治结核性、化脓性淋巴腺炎（瘰疬）；肾型高血压（肝阳上亢）；中风(口眼歪斜)；地方性甲状腺肿大（瘿瓜瓜）；泪囊炎(肝虚型流泪症) 引起的目珠疼痛、流泪不止、羞明怕光、眼眶眉梭骨痛；急性黄疸型传染性肝炎；甲状腺肿瘤(瘿瘤)；可防止脱水缺钾等。

【应用与配伍】用治肝火上炎、头痛眩晕、目赤肿痛，可与牛膝、龙胆草、羚羊角等同用。用治肝郁血虚、目珠作痛，至夜尤甚者，宜与香附、生地、枸杞等养血疏郁药配伍。治瘰疬，不问已溃未溃，或日久成漏者，单用夏枯草熬膏内服，并以膏外涂患处，虚者则兼以十全大补汤加香附、贝母投之。用治瘿瘤，多与海藻、昆布、玄参等软坚散结之品合用。

【处方举例】治疗地方性甲状腺肿大：夏枯草 30 克，玄参 30 克，生牡蛎 6 克，水煎服。

【注意点】脾胃虚弱者慎用；久服对脾胃有伤正、刺激之弊。

【不良反应】本品空腹久服对胃有刺激性，长期服用宜酌加党参、白术或饭后服用，来减轻对胃的刺激性。有胃、十二指肠溃疡者忌用。

【用量与用法】10~15 克；熬膏或入丸散。外用，水煎洗或捣敷。

白砂糖

【古歌诀】砂糖味甘　润肺利中

多食损齿　湿热生虫

【营养成分】白砂糖又叫砂糖等。砂糖含 99% 以上，含葡萄糖和果糖、多种氨基酸、钙、铁、维生素 B_2。

【作用与用途】补充低血糖的药物。砂糖味甘、性微温。入心、肝经。具有行血化瘀、调和脾胃、润肺生津、止咳、增生体液作用。

用治慢性气管炎（燥邪型咳嗽）引起的干咳无痰；慢性萎缩性胃炎（胃阴不足型胃痛）引起的口干渴、唇赤红、胃脘隐隐疼痛、舌红少苔、或有苔、中间赤裂；腹泻、呕吐、出汗过多引起的脱水症、口干唇红、舌质红、口干渴；产后子宫收缩不良（瘀血型少腹痛）引起的瘀血少腹痛及瘀血阻滞引起痛经、低血糖等。

【应用与配伍】用治上气喘嗽烦热，食即吐逆，可用砂糖、姜汁等份煎服。若治下痢噤口，可用本品 250 克、乌梅 2 个水煎，时时饮之。本品能行血化瘀，善治瘀血阻滞引起的痛经，产后瘀阻腹痛，可配伍生姜末冲服。此外，本品瓦上煨，研末菜油调敷，可治水火烫伤。

【处方举例】治疗脱水症：白砂糖 20 克，食盐 0.5 克，氯化钾 0.3 克水煎，口服。

【不良反应】糖不宜多食，多食会影响身体对蛋白质和钙的吸收，产生肌肉松弛、虚肿、水肿、四肢无力、牙齿脱落、身体对疾病的抵抗力下降，容易感染其他疾病，如感冒、多种传染病等。还能促进肠蠕动引起腹泻腹胀等副作用；高血压、动脉硬化、冠心病、肥胖病等患者不宜多食。高血糖所致的糖尿病忌用。

【用量与用法】常用量 6~12 克，最大剂量 12~30 克。

【特别提醒】与调节水、电解质平衡药物相类似的其他药物还有：红薯。

第三节　调节酸碱平衡的药物

一、治疗酸中毒的药物

龙　骨（附龙齿）

【古歌诀】龙骨味甘　梦遗精泄

崩带肠痈　惊痫风热

【药草成分】龙骨又叫五花龙骨、青花龙骨。本品含碳酸钙、硫酸钙、铁、钾、钠等。

【作用与用途】治疗酸中毒的药物。龙骨味甘涩，性平。入心、肝、肾经。具有固肠止泻、涩精止带、平肝潜阳、生肌敛疮、镇惊敛汗的功效。现代认为有中和胃酸、凝血止血、有缓解渗出性瘙痒等作用；能抑制骨骼肌兴奋而止抽搐和镇静作用。

　　　　　　用治神经衰弱、植物神经功能紊乱（肝肾阴虚型遗精和盗汗症）等疾病引起的多梦遗精、心悸失眠、头晕目眩、烦躁不安、自汗、盗汗；慢性胃炎、胃溃疡（胃阴不足型胃痛）等疾病引起的胃酸过多、胃痛、胃出血；阴道炎（湿热型白带）引起的阴道分泌物增多、色白或带赤色、有异味；功能性子宫出血（崩漏）引起的阴道流血；癫痫、精神分裂症（肝肾型癫狂）等疾病引起的神志不安、惊悸失眠、癫狂烦躁、抽搐；骨质疏松症（软骨病）及酸中毒；慢性肠炎引起大便溏泻、久泻不止、脱肛等。

【应用与配伍】用治肾虚不固的遗精、滑精，常配伍煅牡蛎、沙苑子、芡实、莲须、莲肉制丸剂服，有固肾涩精之效。若冲任虚损、崩漏带下者，常配伍山药、茜草、海螵蛸、牡蛎等同用。用治体虚多汗，可配伍牡蛎、五味子；属于气虚自汗者，可加黄芪、白术；若阴虚盗汗，可加白芍、知母、生地、麦冬等同用。治疗泻痢不止者，可与诃子、罂粟壳、赤石脂、没食子等涩肠止泻药同用。用治肝阳上亢所致的头晕目眩、或肝风内动、口歪偏瘫之证，常与平肝熄风药如龟甲、牡蛎、生地、白芍、代赭石、牛膝等同用。用于神志不安、心悸失眠、惊狂烦躁者，多配伍牡蛎、朱砂、远志、酸枣仁、茯神等。此外，本品煅用与枯矾等份为末，涂于患处，尚可治湿疮流水及外伤出血之证。

【处方举例】1.金锁固精丸：见牡蛎条。用于肾虚不固、遗精滑精。

　　　　　　2.固冲汤：见棕榈条。用于冲任虚损、崩漏带下。

　　　　　　3.镇肝熄风汤：见代赭石条。用于肝阳上亢、头晕目眩。

　　　　　　4.桂甘龙牡汤：见牡蛎条，用于心悸失眠、惊狂烦躁。

【附】龙齿为古代动物化石。龙齿功效与龙骨相类似。但偏于镇静安神，常用于心神不安及惊痫等。用量 10~15 克，打碎先煎。

【注意点】龙骨和牡蛎均有镇惊安神，龙骨收敛固涩之功优于牡蛎；牡蛎重在平肝潜阳，又能软坚散结；龙骨与龙齿大同小异，其区别是：龙齿质地较坚硬，含钙质较纯，镇静作用较龙骨强，治疗神经衰弱引起的失眠，缺钙引起的抽搐。但止泻固精，龙齿不如龙骨；镇静催眠生用较好，收敛止血煅用较强。习惯认为青花龙骨优于五花龙骨。在临床上选质优者为佳。内有实热、实邪者忌用。

【用量与用法】10~30 克，入汤剂宜先煎；镇静安神潜阳宜生用；收敛固涩宜煅用。外用适量，研末调敷或干撒患处。

【特别提醒】与治尿酸中毒药物相类似的其他药物还有：牡蛎。

四百味药性歌括解

二、治疗碱中毒的药物

木 瓜

【古歌诀】木瓜味酸　湿肿脚气
　　　　　霍乱转筋　足膝无力

【药草成分】木瓜又叫宣木瓜等。本品含皂甙、黄酮类、维生素 C、苹果酸、枸橼酸、过氧化物酶、鞣质等。

【作用与用途】本品为治疗碱中毒的药物。木瓜味酸，性温。入胃、肝经。具有舒筋活络、除湿和中的功效。现代认为对风湿性关节炎有明显的抗炎消肿作用；似有缓和胃肠平滑肌和小腿肌肉挛急、转筋的作用；腹泻呕吐引起的氯化物，钙的分泌排出过多，造成碱多，酸少使酸碱平衡失调等。

用治急性肠炎、霍乱（暑湿型泄泻）等疾病引起的腹泻、呕吐、腓肠肌痉挛、碱中毒、低血钙、抽风、小肠肌肉痉挛的转筋症；湿脚气（寒湿）引起的足膝肿痛、麻木、足膝无力、两胫肿；慢性萎缩性胃炎（胃津不足型胃痛）引起的口干舌燥、食欲不振。

【应用与配伍】用治脚气、足膝肿痛或麻木，常与吴茱萸、大肤皮、紫苏、茯苓等同用；治湿痹筋骨酸重、四肢无力、麻木、步履艰难，多与牛膝、威灵仙、海风藤、当归等同用。用治小腿肌肉挛急转筋症，属夏伤暑湿、吐泻伤津引起者，多与藿香、厚朴、佩兰、陈仓米、吴茱萸等同用；属血虚筋失所养者，多与白芍、甘草、鸡血藤、当归同用，以养血舒筋、缓急止痛。此外，与乌梅、石斛、谷芽、鸡内金同用，还可治胃津不足、舌干口渴、食欲不振等。

【处方举例】1.鸡鸣散：见槟榔条。用于湿脚气、足膝肿痛或麻木。

2.壮骨木瓜丸：虎骨（豹骨代）、木瓜、枫树叶、龟甲、当归、自然铜、血竭、桂心、乳香、没药、骨碎补、安息香、广木香、地龙、甜瓜子，用于湿痹酸重，筋骨无力。

3.蚕矢汤：蚕砂、薏米仁、黄连、吴茱萸、黄芩、大豆黄卷、木瓜、半夏、通草、山栀，用于霍乱吐泻、腹痛转筋。

【注意点】忌铅、铁。内有郁热、小便短赤者忌用。有损齿、骨之弊，忌长期过量服用。

【用量与用法】煎汤，2~12克；或入丸、散。外用，煎水熏洗。生用。

【特别提醒】与治疗碱中毒药物相类似的其他药物还有：五味子、乌梅、食醋。

（郑修丽）

第十八章　具有滋补强壮作用的药物

第一节　补气药

太子参

【古歌诀】太子参凉　补而能清
　　　　　益气养胃　又可生津

【药草成分】太子参又叫孩儿参、童参等。本品含太子参多糖及人体必需的多种氨基酸、微量元素、多种维生素、淀粉等。

【作用与用途】为补气的药物，微寒。既能补脾气，又能养胃阴，补气生津，实为一味清补之品。此外，还有润肺止泻及对淋巴细胞有明显的刺激作用。
　　　　　　　用治慢性萎缩性胃炎（胃阴不足型胃脘痛）引起的胃脘隐隐疼痛、消化不良、食少乏力；热病后期（气阴津伤型口干渴）引起的自汗心悸、烦热口渴；气管炎（肺虚燥咳）引起的干咳无痰、气短、神疲乏力、口干渴；中暑后短气、口干渴等。

【应用与配伍】用治病后虚弱、食少无力，可与玉竹、山药、扁豆、谷芽同用。用于气阴不足、津伤口渴，常与五味子、酸枣仁、石斛、天花粉、麦冬配伍使用。本品配沙参、麦冬、贝母、桑叶等，还可治肺虚燥咳。

【处方举例】治疗神经衰弱引起的失眠心悸、自汗口干：太子参15克，五味子12克，水煎，每日或隔日1剂，常服有效。

【药物的相互作用】太子参与人参比较：二参均有补气生津作用。但人参补气作用强于太子参。强心升压或体弱偏寒者，人参较好；太子参性较柔润，用于阴虚血热的气虚较合适。补益方剂内，也可太子参代人参使用。高血压病人不宜用人参者，可用太子参代。滋补制火，太子参不及沙参、玄参；论补益元气太子参甚至不如党参，但在一般情况下，替人参、党参使用，但作用较弱，须大剂量长期服用，才能收到满意效果。反藜芦。

【用量与用法】10~30克。

【特别提醒】与补气药相类似的其他药物还有：人参、党参、黄芪、山药、白术、黄精、甘草、蜂蜜。

第二节　补阴药

石　斛

【古歌诀】石斛味甘　祛惊定志
　　　　　壮骨补虚　善驱冷痹

【药草成分】石斛又叫吊兰、金斗等。本品含石斛碱、石斛胺碱、石斛次碱等。

【作用与用途】本品为养阴的药物。石斛味甘，性微寒。入胃、肺、肾经。具有养阴清热、益胃生津、止渴的功效。现代认为石斛碱有一定的解热镇痛作用；能促进胃液分泌，可助消化；还有增强代谢、增强免疫力、抗衰老及镇静作用。

　　用治慢性萎缩性胃炎（胃阴不足型胃脘痛）引起的口干口渴、隐隐胃痛、食欲不振、舌质红绛或中央裂开、光剥无苔；多种传染病后期（津液受伤阴不足）引起的消耗性发热，阴虚午后潮热、口干舌燥、舌质红、少苔；夜盲眼（肝肾不足型雀盲）引起的目暗不明、视力模糊等。

【应用与配伍】用治热病伤津、口干烦渴、舌绛苔黑之证，可配伍鲜生地、麦冬、天花粉、连翘、桑叶等养阴清热生津药。若内热消渴者，常与石膏、沙参、麦冬、山药、天花粉、玉竹等同用。治疗胃阴不足、舌红无苔、食少干呕、胃脘疼痛，可配伍沙参、山药、生地、甘草、麦芽等益胃生津、消食开胃药。用治热病后期、余热未尽、阴液已伤、虚热不退、口干自汗者，常与养阴退热的白薇、生地、沙参、麦冬、知母等同用。此外，本品还可治疗肾阴亏虚、腰膝酸软，常配伍枸杞、牛膝、山药、山茱萸、熟地等。若治肝肾阴亏、目暗不明、视力减退者，又当配伍滋阴明目的枸杞、菟丝子、菊花、青相子、草决明、生地、熟地等。

【处方举例】1.清热保津法附方：鲜石斛、鲜生地、麦冬、天花粉、连翘、桑叶，用于热病伤津、口干烦渴。

　　　　2.祛烦养胃汤：石膏、沙参、麦冬、石斛、山药、天花粉、玉竹、茯苓、陈皮、半夏、甘蔗，用于内热消渴。

　　　　3.石斛散：石斛、淫羊藿、苍术，用于雀目。

【注意点】滋腻敛邪之品，容易助湿留邪，所以温热病不宜早用；如属湿温，湿热尚未化燥者忌用。

【用量与用法】6~12克，熬膏或入丸、散。入煎剂最好先煎。生用。

鳖　甲

【古歌诀】鳖甲咸平　劳咳骨蒸
　　　　　散瘀消肿　去痞除瘕

【药草成分】鳖甲又叫上甲、团鱼甲等。本品含动物胶、角蛋白、碘质及维生素D。

【作用与用途】本品为补阴药。鳖甲味咸，性平。入肝肾经。具有滋阴清热、平肝潜阳、软坚散结的功效。现代认为有抑制肝、脾结缔组织增生，有软缩肝脾，提高血浆蛋白水平，还能增加免疫力，抗肿瘤，促进造血、镇静、解热；抗血小板黏附和凝集及镇痛作用。

用治流脑、神经衰弱（温病后期伤阴型的虚热）引起的午后潮热、夜热早凉、口唇齿龈干燥、面色潮红、心跳心悸失眠；肝硬化、疟疾（阴虚火旺型疟母）等疾病引起的肝脾肿大、胁肋疼痛、骨蒸劳热、眩晕、烦躁、舌红而干；卵巢囊肿、卵巢炎（阴虚型癥瘕）引起的瘀血停滞、月经不通、经闭、下腹有包块；脑血栓形成（阴虚瘀血型中风）引起的阴伤虚风内动、舌干齿黑、手指蠕动，甚则痉厥；缺碘性甲状腺肿大等。

【应用与配伍】用治热病伤阴、夜热早凉、形瘦脉数、舌红少苔，可与青蒿、生地、丹皮、知母同用。治疗骨蒸劳热，可与银柴胡、秦艽、青蒿、地骨皮、胡黄连、知母等同用。用于热病后期，阴伤虚风内动、脉沉数、舌干齿黑、手指蠕动，甚则痉厥，可与牡蛎、生地、阿胶、麦冬、麻仁、白芍、炙甘草同用。用治久疟、疟母、肝脾肿大、胁肋疼痛，可与柴胡、黄芩、桃仁、大黄、土鳖虫、丹皮等配伍。治经闭、癥瘕，则与鳖甲、大黄、琥珀同用。

【处方举例】1.青蒿鳖甲汤：见青蒿条。用于热病伤阴、夜热早凉。

2.二甲复脉汤：鳖甲、牡蛎、生地、阿胶、麦冬、麻仁、白芍、炙甘草，用于阴虚火动、手足痉厥。

【药物的相互作用】鳖甲与龟甲均能滋养肝肾之阴、平肝潜阳。但鳖甲长于退虚热，兼能软坚散结；龟甲长于滋肾，并有健骨、补血、养心、固经止血等作用。

【不良反应】为除去腥臭味，减轻服后引起的恶心呕吐的副作用，必须用炙鳖甲，但滋阴潜阳宜生用；软化病理组织醋炙用；脾胃虚寒、食少便溏、孕妇、阳痿证等均忌服。

【用量与用法】4.5~9 克溶化服。

生　地

【古歌诀】生地微寒　能消温热

骨蒸烦劳　养阴凉血

【药草成分】生地又叫生地黄，本品含 β-谷甾醇、地黄素、生物碱等。

【作用与用途】本品为养阴药。生地味甘苦，性微寒。入心肝肾经。具有养阴生津、清热凉血、止血止渴的功效。现代认为强心利尿、升高血压、降低血糖、促进血凝、缩短出血时间、抗辐射、解热、利尿、止渴、止血、保肝、抑制多种真菌的生长等。

用治血热所致的鼻出血、牙龈出血、便血、尿血、子宫出血；流行性脑脊髓膜炎（温病）引起的热入营血、身热口渴、烦躁不安、鼻出血、皮下有瘀血点或斑疹。风湿热（热痹）引起的发热、鼻出血、皮下有瘀血点、关节肿痛有瘀血；各种慢性消耗性疾病引起的消耗热、午后潮热、手足心热、面赤颧红、舌质红而无苔；肾功能下降（肾阴亏虚）引起的阴虚潮热或骨蒸劳热、五心烦热、失眠、盗汗、食欲不振；脱水症、糖尿病、心衰症、低血压及光辐射。

【应用与配伍】用治外感热病、热入营血、身热、口干、舌红或绛者，常与玄参、金银花、丹参等同用。若症见斑疹紫黑，可与丹皮、赤芍同用，用治热盛伤阴，津亏便秘者，多与玄参、麦冬同用，以增液润肠通便；若为热病后期、低热不退、或阴虚骨蒸劳热者，多与青蒿、鳖甲、知母、丹皮同用，以增强退虚热之力。用治内热消渴，与天冬、枸杞、山药、天花粉同用。用治血热妄行吐衄下血等证，常与侧柏叶、茜草、大小蓟同用。

【处方举例】1.清营汤：犀角（水牛角代）、生地、丹参、玄参、黄连、麦冬、金银花、连翘、竹叶心，用于热入营血、口干舌绛。

　　　　2.清热地黄汤：见赤芍条。用于热入营血、斑疹紫黯。

　　　　3.增液汤：生地、玄参、麦冬，用于热甚伤阴、津亏便秘。

　　　　4.青蒿鳖甲汤：青蒿、鳖甲、生地、知母、丹皮，用于低热不退或阴虚骨蒸劳热。

　　　　5.益胃汤：麦冬、生地、玉竹、沙参、冰糖，用于胃阴不足型萎缩性胃炎。

　　　　6.四生丸：鲜生地、鲜荷叶、生侧柏叶，用于血热吐衄。

【药物的性味功能与相同点和不同点】生地黄、鲜生地、熟地黄等三种药均为一物，作用稍有不同。生地清热凉血止血的作用较好，但急性病未见营血症状者，不宜用之过早，以防恋邪不解；鲜生地性凉，多用于胃肺实热、生津止渴、清热作用较强；熟地黄性微温，滋阴补肝肾生精血补血的作用较佳。故虚寒者用熟地黄不用生地黄，有热者用生地黄不用熟地黄。当身体虚弱而兼有发热时，应扶正祛邪，应生熟地同用，二地即生地黄和熟地黄同用。生熟地黏腻，脾胃有湿大便溏泻者不宜用，服后会影响消化功能，引起消化不良、食欲不振、腹泻。以防止腻滞，在临床应用时应酌加枳壳、砂仁和行气健脾的木香、陈皮，可减轻腹痛、腹泻、恶心呕吐的副作用。在服用生熟地的同时，应忌食猪肉、蒜、茶叶等。脾虚有湿、痰，多便溏及阳虚者均忌用。

【用量与用法】15~30克，鲜品用量加倍。炒炭用于止血。

熟　地

【古歌诀】熟地微温　滋肾补血
　　　　　益髓填精　乌须黑发

【药草成分】本品含甘露醇、β-谷固醇、梓醇、豆固醇、地黄素、生物碱、葡萄糖、蔗糖、精氨酸、维生素 **A**、铁等。

【作用与用途】本品为养阴补血的药物。熟地味甘，性温。入心肝肾经。具有滋肾补血、补益精髓的作用。现代认为强心利尿、降血糖、升高外周白细胞、增强免疫功能等作用。

　　　　用治性神经衰弱（肾虚精亏）引起的腰膝酸软、头晕目眩、盗汗遗精；贫血（阴血亏虚）引起的面色萎黄、心悸、月经不调、须发早白等。

【应用与配伍】用治血虚萎黄、眩晕、心悸、失眠等证，可与制首乌、当归、黄芪等补血益气药同用。治妇女月经不调、崩漏等证，常配伍当归、川芎、白芍组成补血调经的基本方，随证加减。用治肾阴不足、潮热盗汗、遗精及内热消渴证等，又常与山药、山茱萸、丹皮、泽泻等同用，共奏滋阴清热之功。此外，对腰膝酸软、头晕目眩、耳鸣耳聋、须发早白等一切精亏血虚证，可与黄精、制首乌、枸杞、旱莲草、女贞子、黑芝麻等补血益精药同用。

【处方举例】1.补血汤：熟地、制首乌、当归、黄芪、鸡血藤、党参、肉桂、白芍、大枣，用于面色萎黄、眩晕心悸等血虚证。

2.四物汤：见当归条。用于妇女月经不调即为补血调经的基本方。

3.六味地黄丸：熟地、山茱萸、丹皮、泽泻、茯苓、山药，用于肾阴不足、盗汗遗精及内热消渴等证。

4.杞菊地黄丸：枸杞、菊花、熟地、山药、丹皮、泽泻、山茱萸、茯苓，用于肝肾不足、精血亏虚、眩晕耳鸣、雀盲眼。

【注意点】1.本品性腻，影响消化，故气滞痰多、脘腹胀满、食少便溏者不宜用。

2.熟地黄为生（干）地黄加黄酒反复蒸晒而成，生（干）地黄甘寒质润，长于养心肾之阴，并能凉血，故血热阴伤及阴虚发热者宜之。熟地黄甘而微温，功专养血滋阴、填精益髓，为补血之要药，滋阴之主药，凡血虚萎黄真阴不足、精髓亏虚者，皆可用之。

【用量与用法】10~30克，大剂量可用至60克，炒炭用于止血。宜与砂仁、陈皮等健脾胃药同用，以防滋腻碍胃、影响消化的副作用。

玄 参

【古歌诀】玄参苦寒　清无根火
消肿骨蒸　补肾亦可

【药草成分】玄参又叫元参、黑元参。本品含生物碱、糖类、甾醇、挥发油、亚麻油酸等。

【作用与用途】为养阴的药物。玄参味苦，性寒。入肺、肾经。具有清热降火、凉血解毒、滋阴增液、利咽散结、生津止渴的功效。现代认为强心升压和降压；对继发肾型高血压有显著作用；软化病理组织，扩张血管而消除炎症肿块；增生体液、降血糖，对金黄色葡萄球菌、卡他球菌、表皮葡萄球菌、结核杆菌、白喉杆菌、霍乱弧菌、真菌等均有抑制作用。此外，有解热、镇静、抗惊厥、强心、利尿、消除蛋白尿及解毒作用。

用治流脑（温病）引起的热入营血、烦渴、神昏谵语、鼻出血、心烦失眠、温毒发斑；各种高热病后期、慢性消耗性疾病（津伤型阴虚火旺）等疾病引起的午后潮热、骨蒸劳热、口干舌燥、舌质红、少苔；慢性咽炎、扁桃体炎（虚火上炎型咽干痛）引起的咽喉肿痛；颈淋巴结核（瘰疬）；血栓闭塞性脉管炎（脱疽）；糖尿病

（消渴）；脱水症及眼结膜炎、角膜炎（眼干燥症）等。

【应用与配伍】用治温病热入营血、口渴舌绛、心烦失眠或体发斑疹，常与生地、丹参、麦冬等同用；若治阴虚骨节烦热，多与黄柏、知母、银柴胡、地骨皮等同用，兼咳嗽者，又当加贝母、百部、沙参、百合等。用治阴虚、虚火上炎的咽喉肿痛，多与麦冬、生地、桔梗等同用，共奏滋阴降火之功。此外，与连翘、夏枯草、贝母同用，可治瘰疬；与金银花、当归、甘草同用，可治痈肿疮毒属热者，也可治阳证脱疽；与麦冬、生地等同用又可滋阴润肠，疗热伤津、肠燥便秘。

【处方举例】1.清营汤：见生地条。用于温病热入营血。
2.百合固金汤：见知母条。用于阴虚咳嗽。
3.玄麦甘桔汤：玄参、麦冬、甘草、桔梗，用于阴虚火旺的咽喉肿痛。
4.消瘰丸：见贝母条。用于瘰疬。
5.四妙勇安汤：金银花、玄参、甘草、当归，用于脱疽。
6.增液汤：见生地条。用于肠燥便秘。

【药物的性味功能与相同点和不同点】玄参与生地均能凉血清热、养阴生津，用治热入营血，热病伤阴、阴虚内热等证。但玄参解毒散结力较强、咽喉肿痛、痰火瘰疬多用；生地凉血养阴力较大，血热出血、内热消渴多用。

【注意点】本品虽有滋阴作用，但性偏于降火，且能滑肠，故阴虚火盛者最宜，阴虚火不盛者，不宜久服；脾胃虚寒、食少便溏者均忌用。反藜芦。

【用量与用法】常用量 9~15 克，虚热烦躁者可用至 18~30 克，治淋巴腺炎、血栓闭塞性脉管炎重用 30~90 克。

天门冬

【古歌诀】天冬甘寒　肺痿肺痈
消痰止嗽　喘热有功

【药草成分】本品含天门冬素、黏液质、β-甾醇及与 5-甲氧基甲基糠醛和多种氨基酸等。

【作用与用途】本品为养阴的药物，性大寒。入肺肾经。具有润肺止咳化痰、生津止渴、退虚热的功效。现代认为对白喉杆菌、绿脓杆菌、枯草杆菌、白色葡萄球菌均有不同程度的抑制作用；有镇咳祛痰作用；有升高外周白细胞，增加网状内皮系统吞噬功能；有增强体液免疫功能；有抗肿瘤作用。

用治肺脓肿（肺热型肺痈）引起的咳吐脓血；肾神经衰弱、糖尿病（阴虚火旺型遗精）等疾病引起的阴虚发热、遗精早泄、脚软无力、盗汗、口干烦渴；各型白血病（血癌）及便秘等。

【应用与配伍】用治燥咳痰黏、劳嗽咳血，常与麦冬、知母、贝母同用。若治肺痈咳吐脓血，又多与芦根、桃仁、冬瓜子、生薏米仁、鱼腥草、桔梗同用。此外，用治热病伤阴的舌干口渴，或内热津伤的消渴，可配伍生地、麦冬、沙参、天花粉等滋阴清热生津药；用治肠燥便秘可与当归、肉苁蓉等润肠通便药同用。配伍熟地、黄柏、砂仁等还可治阴虚火旺的遗精。

　　【处方举例】1.二冬膏：见麦冬条。用于燥咳痰黏、劳嗽咳血。

　　　　　　　　2.三才汤：天冬、生地、人参，用于热病气阴两伤或精亏消渴。

　　　　　　　　3.三才封髓丹：天冬、熟地、人参、黄柏、砂仁、炙甘草，用于阴虚火旺的盗汗遗精。

　　【药物的性味功能与相同点和不同点】天冬和麦冬均既能滋肺阴、润肺燥、清肺热，又能养胃阴、清胃热、生津止渴。然天门冬苦寒之性较强，清火与润燥之力强于麦门冬，且入肾滋阴，亦治肾阴不足，虚火亢盛的骨蒸潮热、盗汗遗精。麦门冬微寒，虽清火与润燥之力稍弱，但滋腻之性较小，且可清心除烦安神，治心阴不足、心火亢盛的心烦失眠、健忘多梦等证。

　　【注意点】脾胃虚寒、食少便溏者忌服。

　　【用量与用法】6~10克，煎服。

旱莲草

　　【古歌诀】旱莲草甘　生须黑发

　　　　　　　赤痢堪止　血流可截

　　【药草成分】本品含皂甙、烟碱、鞣质、维生素 A 及多种噻吩化合物等。

　　【作用与用途】本品为养阴药。旱莲草味甘酸，性寒。入肝肾经。具有益肝肾阴、凉血止血、生须黑发的功效。现代认为对金黄色葡萄球菌、白喉杆菌有较强的抗菌效力。对表皮葡萄球菌、溶血性链球菌、卡他球菌、肠炎杆菌、大肠杆菌、绿脓杆菌、炭疽杆菌等均有抑制作用；外用将旱莲草研粉敷刀伤口出血处有良好的止血作用；有升高外周白细胞及提高淋巴细胞转化率的作用。此外，增强免疫、抗突变、保肝、镇静镇痛，促进毛发生长，促使头发变黑，止血、抗癌等作用。

　　　　　　　用治肾阴不足所致的须发脱落或须发早白、头目眩晕、腰膝酸软；血热所致的吐血、鼻出血、尿血、子宫出血及外伤出血等。

　　【应用与配伍】用治肝肾阴亏、头晕目眩、腰膝酸痛、须发早白等证，常与女贞子同用；亦可配入黑芝麻、桑椹、枸杞等滋补肝肾之品。若治血热吐衄，可与生地、白茅根、大小蓟、藕节并用。以鲜旱莲草、鲜车前草捣汁服，又治尿血。若配伍生地、白芍、阿胶、蒲黄、茜草，可用于血热崩漏。用于止外伤出血，可以鲜品捣烂敷之。

　　【处方举例】二至丸：旱莲草、女贞子，用于肝肾阴虚、头晕目眩、须发早白。

　　【用量与用法】15~30克，外用适量。

　　【特别提醒】与补阴药相类似的其他药物还有：玉竹、龟甲、沙参、百合。

第三节 助阳药

沙菀子

【古歌诀】沙菀子温　补肾固精

养肝明目　并治尿频

【药草成分】沙菀子又叫潼蒺藜、沙菀蒺藜等。本品含酚类、鞣质、甾醇和三萜类、生物碱、黄酮类及人体所需要的多种微量元素、维生素 A 等。

【作用与用途】本品为助阳药物。沙菀子味甘，性温。入肝、肾经。具有补肾固精、养肝明目的功效。现代认为有抗感染作用；能改善血流动力学指标；有保肝、降压、抗利尿、镇痛、解热、耐寒、抗疲劳、镇静、降低血清胆固醇及甘油三酯等作用；能增加机体免疫力；收缩子宫。

用治神经衰弱（肝肾不足）引起的遗精早泄、腰膝酸痛、头晕眼花、目暗不明的夜盲眼；膀胱括约肌功能减退症（肾虚型小便失禁）引起的遗尿、小儿尿床等。

【应用与配伍】用于肝肾不足、腰膝酸痛、遗精早泄，常与龙骨、牡蛎、莲子肉、莲须、芡实同用。用治肾虚尿频，多配山药、乌药、益智仁、补骨脂、金樱子、桑螵蛸等。治疗肝肾两亏、头晕眼花、目暗不明，多与枸杞、菊花、山茱萸、熟地、生地、菟丝子、石决明等同用。

【处方举例】金锁固精丸：见牡蛎条。用于肾虚不固、遗精尿频。

【药物的性味功能与相同点和不同点】潼蒺藜与白蒺藜比较。作用各不相同，潼蒺藜善于补肝肾，故治老年性白内障、夜盲眼（肝肾虚）引起的视力减退，看物不清及小便失禁用之最佳；白蒺藜善于散风热，故用于治疗风热引起的头痛，眼结膜炎等证用之最好。临床上应分别应用。不能混用乱用。

【用量与用法】6~12 克，炒用，用时打碎。

巴戟天

【古歌诀】巴戟辛甘　大补虚损

精滑梦遗　强筋固本

【药草成分】巴戟天又叫巴戟肉等。本品根皮含植物固醇、蒽醌、黄酮类化合物、维生素 C、糖类等。

【作用与用途】本品为助阳药。巴戟天味辛甘，性微温。入肾经。具有补肾壮阳、强健筋骨、祛风湿的功效。现代认为有类皮质激素样作用，其水煎液能显著增加小鼠体重，延长游泳时间，抗运动疲劳的作用，升高血中白细胞及抗利尿作用等。

用治由肾阳虚所致的男、女生殖机能减退症、膀胱括约肌功能减退症、神经炎、性神经衰弱、脚气病、进行性肌营养不良、肾上腺皮质功能减退症、重症肌无力（命门火衰）等疾病引起的阳痿、梦遗滑精、腰背酸痛、足膝无力、肌肉萎缩、四肢无力、头晕目眩或女子宫冷不孕、经期小腹冷痛、小便频数、遗尿、小便失禁、小儿尿床、继发性高血压、风湿性、类风湿性关节炎（肾虚型痹痛）引起的关节冷痛等。

【应用与配伍】 用治肾虚阳痿、滑精早泄、精冷不育之证，常配伍菟丝子、五味子、熟地、覆盆子、肉苁蓉等。若肝肾亏虚，致使筋骨萎软，行步艰难，常与杜仲、肉苁蓉、萆薢、紫河车、菟丝子、鹿胎同用，共奏补肝肾、益精血、强筋骨之效。如风湿日久，累及肝肾，肢节疼痛、腰膝酸软无力者，则常配伍祛风湿、强腰膝的羌活、独活、牛膝、桑寄生、杜仲、续断等。本品与益智仁、桑螵蛸、菟丝子、乌药等温肾缩尿药同用。又可治下焦虚寒、小便频数。若配温经散寒的吴茱萸、肉桂、高良姜、当归、川芎等，可治妇女下焦虚寒、少腹冷痛、月经不调。

【处方举例】 1.赞育丸：见淫羊藿条。用于肾虚阳痿。

2.金刚丸：见肉苁蓉条。用于肝肾亏虚、筋骨萎软。

3.巴戟丸：巴戟天、吴茱萸、肉桂、高良姜、紫金藤、青盐，用于少腹冷痛、月经不调。

【药物的性味功能与相同点和不同点】 巴戟天和肉苁蓉比较：两味药物均能促进肾上腺功能，但巴戟天辛燥，故肾上腺功能减退和脾胃虚寒的脾肾两虚合并五更泻者常用之；肉苁蓉有通便作用，故肾上腺功能减退合并下元虚冷、便秘常用之。坐骨神经痛（肾阳不足）引起的腰胯痛用巴戟天；坐骨神经痛（肾阴不足）引起的腰胯痛用肉苁蓉。在必要时可合并同用，效果更佳。

【注意点】 本品温肾助阳，性质柔润，如阴虚火旺，或湿热内盛者，均当忌服。

【用量与用法】 10~15克。生用或盐水炒用。

楮 实

【古歌诀】 楮实味甘　壮筋明目

益气补虚　阳痿当服

【药草成分】 楮实又叫楮实子等。本品含皂甙、B族维生素、油脂等。

【作用与用途】 本品为助阳药。楮实味甘，性平。入肝肾经。具有补肝肾、强筋骨、明目，对毛发癣菌有抑制作用。

用治肝肾虚损的腰膝酸软、阳痿、两目昏花、视物模糊不清、夜盲眼、小便不利、水肿等。

【应用与配伍】 用于肝肾虚损的腰膝酸软、阳痿，常与杜仲、肉苁蓉、枸杞、淫羊藿同用。用治肝肾不足、头晕眼花，多合用白芍、玄参、枸杞。此外，治疗水肿、小便不利、可与赤小豆、茯苓、泽泻等药并用。

【用量与用法】 6~15克。

仙　茅

【古歌诀】仙茅味辛　腰足挛痹
　　　　　虚损劳伤　阳道兴起

【药草成分】本品主含多种环木菠萝三萜及其糖甙、甲基苯酚及氯化甲基苯酚等多糖甙类。

【作用与用途】本品为助阳药。仙茅味辛，性温。入脾、肝、肾经。具有补肾壮阳、散寒除痹的功效。现代认为能延长实验动物存活时间，提高巨噬细胞的吞噬功能，增加小鼠卵巢、子宫重量，并有镇静、抗惊厥作用及抗利尿作用等。

用治肾阳不足（命门火衰型小便失禁）引起的膀胱括约肌功能减退、小便频数、小儿尿床、阳痿、无性欲、阴茎不举、腰膝冷痛、筋骨不健、腰脚无力；脾肾阳虚引起的食少纳减、久泻不止、脘腹冷痛、五更泄泻；妇女更年期月经不调、血压不稳、情绪不安；风湿日久所致肝肾亏虚、肌肤麻木、关节不利、行动困难、筋脉拘挛等。

【应用与配伍】用治肾阳不足、命门火衰、腰肢冷痛、阳痿精冷、小便频数或遗尿等，常与淫羊藿、巴戟天、五味子、菟丝子等同用，以补火助阳、温肾固精。若脾肾阳虚、食少纳呆、久泻不止、脘腹冷痛者，可与补骨脂、肉豆蔻、吴茱萸、白术等药配伍，以增温脾暖肾、涩肠止泻之功。用于肾阳不足、筋骨不健、腰脚无力，或风湿日久、肝肾亏虚、关节疼痛、筋脉拘挛之证，常配伍杜仲、续断、桑寄生、巴戟天、牛膝等补肝肾、强筋骨药。本品尚可用治妇女更年期月经不调、血压不稳、情绪不安而属阴阳两虚者，常以之与滋阴助阳的知母、黄柏、淫羊藿、当归、巴戟天同用。

【处方举例】赞育丸：见淫羊藿条。用于肾虚阳痿诸证。

【不良反应】本品辛热有毒，燥烈之性颇强，故不宜多用久服；阴虚火旺者忌用。

【用量与用法】3~10 克。

鹿　茸

【古歌诀】鹿茸甘温　益气补阳
　　　　　泄精尿血　崩带堪尝

【药草成分】鹿茸又叫青毛茸、梅花鹿茸等。本品含激素–鹿茸精、雄性激素及少量卵泡激素，又含胶质、蛋白质、磷酸钙、碳酸钙等。

【作用与用途】本品为助阳药。鹿茸味甘咸，性温。入肝肾经。具有温肾壮阳、生精益血、补髓健骨、固冲任的功效。现代认为能促进骨髓造血功能，使细胞、血红蛋白、网织红细胞数增加；能促进生长发育；有促进性腺激素样作用；强心、抗衰老、抗疲劳、抗应激、抗氧化作用；能促进溃疡、疮口和骨折的愈合，促进组织再生、增强免疫力等。

用治由肾阳虚引起的老化症、男、女生殖机能减退症、膀胱括约肌功能下降症、肾神经衰弱、软骨病、骨质疏松症、再生障碍性贫血、白血病、寒性冷脓肿、慢性疮口久不愈合、植物神经功能失调、妇女更年期综合征、小儿发育不良。贫血（肾阳虚型诸症）等疾病引起的虚劳羸瘦、精神倦乏、眩晕、耳鸣耳聋、目暗、腰膝酸痛、阳痿、滑精、不育、子宫虚冷、崩漏、带下、筋骨痿软、步履艰难、骨折、小便频数、遗尿、自汗、小儿驼背、结核性冷脓肿、穿溃久不收口等。

【应用与配伍】用治肾阳虚衰、腰痛肢冷、遗精尿频、阳痿早泄、精冷不育等证，可以单用本品，或与枸杞、五味子、山茱萸、山药、牛膝、杜仲、熟地等温肾助阳、温补精血药同用。若肾气亏虚、精血不足、头晕耳鸣、失眠健忘、筋骨痿软，小儿五迟等证，本品常与熟地、山药、山茱萸、五加皮等补肾益精、强健筋骨药同用。用治妇女下焦虚寒冲任不固、崩漏出血，可与阿胶、蒲黄、乌贼骨、当归等配伍。另外以本品配狗脊、白蔹、白果等药可治白带过多。配黄芪、当归、肉桂等，则可用于疮疡久溃、阴疽内陷、正气大亏者，以起到补阳气、益精血、内托升陷、扶正祛邪的功效。用治严重贫血、证属精血不足、阳气衰微者，可与黄芪、当归、鸡血藤、阿胶等药同用。

【处方举例】1.鹿茸酒：鹿茸、山药、山茱萸、牛膝、菟丝子、熟地，用于肾阳虚衰、精冷不育。

2.鹿茸散：鹿茸、阿胶、鳖甲、龙骨、蒲黄、乌贼骨、当归、熟地、续断、肉苁蓉，用于下焦虚寒、崩漏出血。

【注意点】阴虚阳亢、发热、外感未清、身体健康、高血压等病忌用。

【用量与用法】1.5~3克，以1.5克较为常用，最多不超过4.5~6克，入丸、散。也可炖服（每次0.9~1.5克）和其他药同用。白血病可用6克。

腽肭脐

【古歌诀】腽肭脐热　补益元阳
　　　　　固精起痿　疝癖劳伤

【药草成分】腽肭脐又叫海狗肾。本品含雄性激素、蛋白质、脂肪等。

【作用与用途】有助阳作用。腽肭脐味咸，性大热。具有暖肾壮阳、补益精气的作用等。

用治肾阳虚衰、肾精亏损所致的阳痿、性欲减退、阴茎不举、腰膝寒冷、软弱无力、精冷不育、腹中冷痛；五劳七伤、真阳虚衰、腰膝酸软、胁下刺痛、大便溏泻等。

【应用与配伍】用治肾阳虚衰、肾精亏损所致的腰膝冷痛、畏寒肢冷、阳痿早泄、精冷不育、腹中冷痛等证，可单用研末服或酒送服，入复方，常与人参、鹿茸、制附子、阳起石、钟乳石等同用，共奏补火助阳、补精益肾之效。治五劳七伤、真阳虚衰、腰膝酸软、胁肋刺痛、大便溏泻等证，可配伍附子、阳起石、人参、鹿茸等药。

【处方举例】肭脐丸：腽肭脐、人参、鹿茸、制附子、阳起石、天雄、川乌、朱砂、沉香，用于肾阳虚衰、阳痿早泄、腹中冷痛。

【注意点】1.本品为海狗的阴茎与睾丸，壮阳作用较好，但来源不多，临床常用黄狗肾或黑狗肾代替，也有一定效果。

2.阴虚火旺及骨蒸劳嗽忌用。

【用量与用法】内服煎汤 3~10 克，或入丸、散。

【特别提醒】与助阳药相类似的其他药物还有：羊肉、狗肉、驴肉、韭菜、肉苁蓉、淫羊藿、补骨脂、胡芦把、锁阳、杜仲、续断。

（郑修丽）

第十九章　含维生素类和四大营养素的药物

第一节　含维生素的药物

一、含维生素 A 的药物

覆盆子

【古歌诀】覆盆子甘　肾损精竭

　　　　　黑须明眸　补虚续绝

【药草成分】覆盆子又叫复盆子等。本品含枸橼酸、苹果酸等有机酸及糖类和维生素 C、维生素 A、挥发油等。

【作用与用途】本品含维生素 A，覆盆子味甘酸，性微温。入肝肾经。具有补肝肾、助阳固精、明目、黑须发的功效。现代认为有类似雌激素样作用；抗利尿作用等。
　　　　　　　用治肾阳虚所致的性腺机能减退症、女子卵巢分泌减退症、膀胱括约肌机能减退症（命门火衰型小便失禁）等疾病引起的肾虚不能摄纳所致的小便频数、遗尿、小儿尿床的小便失禁、遗精滑精、性欲减退、不孕、须发早白；维生素 A 缺乏症（肝肾虚型雀盲眼）引起的夜盲眼、角膜软化、视力减退、视物不清等。

【应用与配伍】用于肾虚不能摄纳所致的小便频数、遗精滑精或遗尿等证。单用作用较弱，故多与桑螵蛸、益智仁、莲须等收敛药同用。本品配伍楮实、菟丝子、枸杞等补肾明目药，治疗肝肾亏损、久视物不清。

【处方举例】五子衍宗丸：菟丝子、枸杞、车前子、覆盆子、五味子，用于肾虚遗精。

【注意点】本品性热有抗利尿作用，只用于肾阳虚所致的小便失禁、遗尿、小儿尿炕等。但泌尿系感染的小便频数、小便短赤尿痛、阴虚不足而阳亢盛、虚火浮越者均忌用。

【用量与用法】常用量 9~12 克，大剂可用至 15 克。可入丸、散。

【特别提醒】含维生素 A 的其他药物还有：车前子、沙菀子、熟地。

二、含维生素 B₁ 的药物

薏米仁

【古歌诀】薏苡味甘　专除湿痹
　　　　　筋节拘挛　肺痈肺痿

【药草成分】薏米仁又叫苡仁等。本品含薏米仁油、薏米仁酯、脂肪油、赖氨酸、碳水化合物、维生素 B₁、亮氨酸、精氨酸、酪氨酸、三萜化合物及薏米素等。

【作用与用途】本品含维生素 B₁。薏米仁味甘淡，性微寒。入肺、胃、脾经。淡能渗利、甘而补中、微寒清热，具有健脾补肺、利水除湿、清热排脓、杀虫、祛风湿的功效。现代认为对癌细胞有抑制作用；能阻止或降低横纹肌挛缩，还对骨骼肌、运动神经末梢，低浓度呈兴奋作用，高浓度呈麻痹作用；健脾止泻、除湿；此外，有兴奋子宫、解热镇痛、镇静、抗风湿及软化病理组织等作用。

　　　　　用治肺脓肿（风热型胸痛）引起的咳嗽胸痛、咳吐脓血、腥臭味；矽肺、肺纤维化（肺痿）引起的肺叶萎弱、咳吐浊痰涎沫；慢性结肠炎（脾有湿型泄泻）引起的腹泻；肾脏炎水肿、神经性水肿、营养不良性水肿、脚气水肿（水湿停留的浮肿病）等疾病引起的小便不利、尿少、肢体水肿；风湿性关节炎（风湿型湿热痹症）引起的肌肉关节痛、关节拘挛；肠伤寒、副伤寒（湿温）引起的脘腹隐痛、身体痛重；乙脑（暑温）引起的发热、身重、疼痛、抽搐、烦躁不安；胃癌、肺癌、肠癌、宫颈癌、绒毛膜上皮癌及阑尾炎等。

【应用与配伍】用治脾虚湿困诸症。如脾虚有湿、食少泄泻、浮肿脚气等，可与党参、白术、茯苓、山药同用。用治湿痹，常与苍术、黄柏、牛膝等同用。用治肺痈，可与苇茎、桃仁、冬瓜仁同用。治肠痈则与附子、败酱草配伍。

【处方举例】1.参苓白术散：见白术条。用于脾虚湿盛、食少泄泻。

　　　　　2.四妙丸：见黄柏条。用于湿痹脚气。

　　　　　3.苇茎汤：苇茎、薏米仁、桃仁、冬瓜仁，用于肺痈吐脓。

　　　　　4.薏米附子败酱汤：薏米仁、附子、败酱草，用于肠痈腹痛，脓已成者。

【药物的性味功能与相同点和不同点】薏米仁和茯苓均能利水消肿、渗湿、健脾。然薏米仁性凉而清热，排脓消痈，又擅除痹。茯苓善健脾、宁心安神。

【注意点】对子宫有兴奋作用，孕妇忌用。

【用量与用法】6~30 克，健脾止泻炒用；清热利湿宜生用。

胡芦把

【古歌诀】胡芦把温　逐冷壮阳

　　　　　寒疝腹痛　脚气宜尝

【药草成分】胡芦把又叫苦豆子、芦巴子等。本品含龙胆宁碱、番木瓜碱、胆碱、胡芦把碱、脂肪油、蛋白质、糖类及维生素 B_1 等。

【作用与用途】本品含维生素 B_1。胡芦把味苦，性大温。有温肾壮阳、散寒止痛、健胃的功效。现代认为有降血糖、利尿、抗感染、降血压等作用。

　　　　　用治结核性睾丸炎（寒疝）引起的阴囊冰冷、结硬如石、少腹冷痛；男、女生殖机能减退症、性神经衰弱（肾阳虚型阳痿）等疾病引起的肾下垂、肾绞痛、阴茎不举、无性欲、女子不孕、下腹冷痛；结核性肠炎（脾肾阳虚型五更泻）引起的黎明前腹泻、腹部冷痛、消化不良；维生素 B_1 缺乏症（寒湿型）引起的脚气病等。

【应用与配伍】用于肾阳虚衰、寒凝气滞的腹胁胀痛，常与炮附子、硫磺研末为丸。用治寒疝腹痛，常配吴茱萸、川楝子、小茴香、巴戟天、炮川乌。治寒湿脚气，可与破故纸、木瓜配伍使用。

【处方举例】1.治疗前列腺肥大：胡芦把9克，昆布9克，水煎温或加大倍数共为细末，炼蜜为丸，每服6~9克，1次，日2次。

　　　　　2.治疗睾丸炎、附睾结核、月经不调：胡芦把9克，小茴香9克，白干酒2克，水煎合服，长服有效。

【注意点】本品温而燥，守而不走，治疗沉寒和寒冷疼痛最适宜。但阴虚阳亢者仍不宜用。各种发热性疾病、肾阴虚、低热均忌用。

【用量与用法】3~10克。

【特别提醒】含维生素 B_1 的其他药物还有：党参。

三、含维生素 B_2 的药物

党　参

【古歌诀】党参甘平　补中益气

　　　　　止渴生津　邪实者忌

【药草成分】党参又叫明党参等。本品含甾醇、党参甙、党参多糖、党参内酯、生物碱、蛋白质、维生素 B_1、核黄素及矿物质。

【作用与用途】本品含维生素 B_2。党参味甘，性平。入胃大肠经。具有补中益气、生津止渴、养血、健脾的功效。现代认为能使红细胞、血红蛋白、网织红细胞增加，其补血作用来源于党参本身，以及党参与脾脏某些成分共同作用的结果；对中枢神经有兴奋作用，可缩短催眠药的睡眠时间；有显著的镇痛作用；能提高机体的适应能力，有抗疲劳作用；党参可减少胃液分泌和胃运动，对胃黏膜有保护作用，有抗溃疡作用；对平滑肌具有兴奋和抑制双向作用；有轻微升高血糖作用；有消除蛋白尿，恢复肾功能的作用；有增强垂体-肾上腺系统功能；补肺气而有镇咳作用；延缓衰老、抗氧化、抗辐射等作用。增强抵抗力和免疫力的作用。

用治脾胃虚弱之消化不良（脾肺气虚）引起的久泻脱肛、营养不良、声音低微、疲乏无力、食少纳差、血虚而面黄肌瘦、头晕自汗、浮肿；肺功能下降（肺气虚）引起的咳嗽、喘促气急、自汗、神疲乏力；肾脏炎引起的蛋白尿及胃溃疡等。

【应用与配伍】用于脾胃虚弱、倦怠乏力、食少便溏，常与茯苓、白术、甘草同用。用治肺气不足、喘促气急，常与蛤蚧、胡桃、补骨脂、五味子等同用。本品配熟地、当归、鸡血藤等药，还可用治血虚萎黄。

【处方举例】1.四君子汤：党参、白术、茯苓、甘草，用于脾胃气虚，食少便溏。

2.治疗贫血（血虚）引起的头晕眼花、面色萎黄：熟地15克，党参15克，水煎服。

3.治疗肾炎引起的蛋白尿：党参15克，黄芪30克，水煎服。

【药物的性味功能与相同点和不同点】党参与人参功能基本相似，但党参降压，人参升压。党参作用较人参弱，但用量要大些（应为人参的2~3倍），又由于党参大补，元气不及人参，因此，对心血管疾病的危重病人，仍以人参为宜；反藜芦。

【注意点】1.气滞和火盛者慎用，有时为防其气滞，可酌加陈皮、砂仁。

2.有表证未解而中满邪实者不能用，如气虚感冒，有汗而表邪不退，遇到这种气虚有表邪的病人，非用不可时，在解表药中可酌加党参以扶正祛邪；忌与茶叶同用。

【用量与用法】10~15克，单用，大剂可用至30克。

四、含维生素 C 的药物

芡 实

【古歌诀】芡实味甘　能益精气
腰膝酸痛　皆主湿痹

【药草成分】芡实又叫鸡头米等。本品含淀粉、蛋白质、脂肪、碳水化合物、微量元素、抗坏血酸等。

【作用与用途】本品含维生素C。芡实味甘涩、性平。入脾、肾经。具有补肾固精缩尿、健脾止泻、除湿止带的功效。现代认为有滋补强壮，制止异常分泌，缓和吸收，抗利尿、抗风湿、健脾胃等作用。

用治妇女脾虚所致的白带清稀量多、无臭味、腰酸软；膀胱括约肌功能减退症（肾虚型小便失禁）引起的小便频数遗尿、小儿尿床；慢性肠炎（脾虚型泄泻）引起的久泻不止、消化不良、小肠吸收不佳；男、女肾上腺功能减退（命门火衰）引起的遗精滑精、阴道分泌物增多、量多而清稀、无臭味、夜多小便、畏寒肢冷、腰膝酸软、头晕目眩等。

【应用与配伍】用治脾不健运、食少纳呆、便溏久泻，常与党参、白术、山药、扁豆等益气健脾止泻药同用。若肾气不足、精关不固、遗精滑精，或下焦虚寒、小便频数、白浊等，常配伍桑螵蛸、菟丝子、金樱子、茯苓、乌药等益肾固精、缩尿药同用。本品用治湿热下注、妇女带下色黄、黏稠之症，常与黄柏、山药、白果同用。若脾虚湿盛、湿邪下注、带下量多、色白清稀者，则配伍健脾利湿止带药，如山药、陈皮、党参、白术、茯苓等。

【处方举例】1.水陆二仙丹：芡实、金樱子，用于遗精白浊、小便频数。
2.易黄汤：见黄柏系。用于湿热带下。

【药物的性味功能与相同点和不同点】芡实、山药、莲子均有健脾止泻作用。但山药补益力较强；芡实固涩力较好；莲子健脾作用较差，其健脾偏重益气固涩。芡实药性虽可靠，但药效甚缓，往往服药时间长，服食1个月以上才能见效，所以需配合其他符合适应证的药物同用，可加速疗效，缩短时间。

【注意点】本品滋补收敛，故二便不利不宜用。

【用量与用法】9~30克，煎服。生用或麦麸炒用。

人　参

【古歌诀】人参味甘　大补元气
生津止渴　调营养胃

【药草成分】人参又叫人葠等。本品含皂甙、人参酸、挥发油、蔗糖、果糖、葡萄糖、麦芽糖、胆碱，多种氨基酸、烟酸、泛酸、维生素 B_{12}、维生素 B_2、维生素 C、钙、磷、钾、钠、铁等。

【作用与用途】治疗中暑的药物。人参味甘苦，性温。入脾、肺经。具有补益元气。元气源于肾精，化生周流全身的元阳、元阴之气，是推动脏腑功能，气血运行和营养全身的动力。本品峻补元气、益气固脱，为治疗元气虚脱、虚劳内伤的第一要药，可挽救大病、久病及补大吐泻、大失血等原因所致的元气耗散、体虚欲脱的危候；还可补足五脏之气，治疗诸脏气虚证，如心气虚、心悸不寐，脾气虚、泄泻肢冷，肺气虚、喘息短气，肝气虚、惊悸不宁，肾气虚、骨弱痿软等症。这就是大补元气的含义。元气充足则脾胃不虚、运化正常，能输送精微，补津液，故本品有生津止渴的功效。

用治内热消渴及热病精伤口渴之症。其大补元气兼补五脏之气，化生周身气血，外既能养卫气，内又可调营血，凡气血不足之症，均可应用。除大补元气外，还能益气摄血、益气助阳，还用治气不摄血的出血证及元气不足、命门火衰的阳痿证。临证处方中本品与祛邪药同用，可扶正祛邪。此外，还有补肺健脾、生津止渴、养血行血、益智安神、开心的功效。现代认为有兴奋神经系统作用；但兴奋作用大于抑制作用。能缩短神经的反射潜伏期，促进神经冲动传导，加强条件的反射强度，提高记忆、分析能力及提高机体的工作能力（包括脑力劳动和体力劳动），减少疲劳。另外临床观察证明，对中枢神经系统抑制过程也有一定影响，故能够"安神定志"；对脑垂体-肾上腺皮质系统有兴奋作用，促进性腺激素样作用，可增强性机能；能使心脏收缩力加强，有强心作用，并可通过改善心肌营养代谢使心功能改善；能降低血糖，增强细胞分泌胰岛素的功能；调节胆固醇代谢，抑制高胆固醇血证的发生；改善吸收功能，增进食欲，促进蛋白质的核酸合成；增加红细胞血红蛋白和白细胞的作用；有扩张血管，小剂量可升压，大剂量降压；能改善微循环，有抗休克作用；可减轻辐射对造血系统的伤害；有抗癌、抗利尿、抗过敏、抗疲劳、增生体液等作用。

用治中暑性休克、过敏性休克、失血性休克、肺源性心脏病（寒厥）等各种疾病引起的心功能不全、血压低、二便自遗、四肢厥冷、大汗出、脱水、口干渴、短气、面色苍白、唇舌淡青紫、脉微欲绝；慢性胃肠炎（脾胃虚型泄泻）引起的消化不良、大便滑泻、自汗倦怠、疲乏无力、脱水、口干渴；慢性肾上腺皮质功能减退症、脑垂体机能减退症（命门火衰）引起的阳痿、阴茎不举、性欲减退或无性欲感、畏寒肢冷；植物神经功能紊乱（气虚型出汗）引起的自汗、盗汗；子宫下垂、胃下垂、肾下垂、脱肛；牙周病、慢性消耗性疾病及大失血、大吐泻以及一切疾病所致的元气虚极欲脱、脉微欲绝；痘疹虚陷、冠心病、心律不齐、慢性肝炎、神经衰弱（气虚型）引起的心悸健忘、头晕头痛、小便频数、视力模糊等。

【应用与配伍】用治大失血、大吐大泻以及一切疾病所致元气虚极欲脱、脉微欲绝之症，单用浓煎频服；如兼见汗出肢冷等亡阳现象者，可与附子同用，以增强回阳作用。若治脾虚倦怠、食欲不振等证，常与白术、茯苓、甘草同用。用治肺虚喘咳、乏力自汗、动则加重者，常与蛤蚧、胡桃同用。用治津伤口渴、消渴等症，属热病气津两伤、身热而渴、汗多脉大无力者，多与石膏、知母、粳米、甘草同用。属热伤气阴、口渴多汗、气虚脉弱者，多与五味子、麦冬同用；若属内热消渴者，又常与生地、玄参、天花粉、山药等同用。用治气虚血亏所致的心神不安、失眠多梦、惊悸健忘等证，多与当归、龙眼肉、酸枣仁、茯神、远志等同用。此外，用治血虚，常与熟地、当归、白芍等补血药同用；用治阳痿，多与鹿茸、胎盘等助阳药同用；用治体虚外感或里实正虚之证，可与解表药、攻里药同用，以扶正祛邪。

【处方举例】1.独参汤：单味人参加量浓煎频服，用于元气暴脱的危证。

2.参附汤：人参、附子，用于元气虚脱兼见亡阳之象者。

3.人参胡桃汤：人参、胡桃、生姜，用于肺虚喘咳证。

4.四君子汤：人参、白术、茯苓、炙甘草，用于脾虚倦怠、食欲不振。

5.白虎加人参汤：石膏、知母、甘草、粳米、人参，用于热病气津两伤。

6.生脉散：人参、麦冬、五味子，用于热伤气阴证。

7.玉壶丸：人参、天花粉，用于内热消渴。

8.归脾丸：人参、黄芪、白术、茯神、运志、酸枣仁、木香、龙眼肉、甘草、生姜、大枣，用于气虚血亏的心神不安、失眠惊悸。

9.安神定志丸：石菖蒲、茯神、茯苓、远志、龙齿、人参，用于心气不足的心悸怔忡。

10.人参养荣汤：人参、黄芪、白术、茯苓、熟地、当归、白芍、五味子、远志、陈皮，用于血虚萎黄证。

11.参茸固本丸：人参、当归身、熟地、枸杞、鹿茸、巴戟天、菟丝子、肉苁蓉、白芍、小茴香、陈皮、白术、黄芪、牛膝、桂心、山药、茯神、甘草，用于阳痿证。

12.参苏饮：人参、苏叶、葛根、前胡、半夏、茯苓、陈皮、甘草、桔梗、枳壳、木香、生姜、大枣，用于体虚外感。

13.黄龙汤：人参、当归、大黄、芒硝、厚朴、枳实、甘草，用于里热实证兼气血虚弱。

【药物的性味功能与相同点和不同点】人参野生的称"野山参"，以年代久远者为佳，补力较大，大补元气，滋阴生津，无刚燥之弊，但价钱昂贵，货源较少；栽培参称"园参"，补力较差，园参蒸熟后晒干为"红参"，药性偏温，振奋元气，强心复脉，适用气弱阳虚心衰脉微者；直接晒干为"生晒参"，补气生津，适用于阴液不足者；经沸水浸烫后，再浸糖汁中1~2天后，取出晒干为"白糖参"，作用较生晒参弱，功专补脾益肺，适用于脾肺不足者。

【注意点】有阴虚阳亢、骨蒸潮热、咳嗽痰中带血、吐血、鼻出血、肺有实热或痰气壅滞的咳嗽、肝火上升，以及一切火郁内实之证均忌服。但人参有防其太热，可配佐凉润药，如麦冬、天冬等。防其影响气滞不畅时，可配川贝母、陈皮。高血压、泌尿系感染、感染性发热等实证患者一般不宜用人参，以防其助火，必要时也可在清热解表药中酌加少量人参，以扶正祛邪。长期大量服用人参可引起抑郁、烦躁失眠、血压上升、头晕、头痛，称"滥用人参综合征"，但停药后症状逐渐消失。故以人参做补剂，不可过服久服，夏天炎热忌用。反藜芦，畏五灵脂，与皂荚不可合用。

【用量与用法】一般0.9~9克，大剂可用至30克，视其用途和人参种类而定；用作补剂，如治疗贫血、中气虚弱和阴虚病者，少量即可，每用吉林参2.4~4.5克或用朝鲜参1.5~3克；用作强心升压，如治疗亡津失水、心力衰竭、血压低患者，要稍大量，用吉林参9~15克，用朝鲜参3~6克；用作急救，如治疗大失血或元气虚脱、重危患者，重用吉林参15~30克或朝鲜参15~24克；至于平素体弱，要服人参以调补者，可5~7天1次，每次吉林参4.5~6克，炖服或用党参15克。以秋冬季节凉时服用最好。

【特别提醒】含维生素C的其他药物还有：大枣、藕节、杜仲、巴戟天。

五、含维生素 B_{12} 的药物

当 归

【古歌诀】当归甘温　扶虚益损
　　　　　生血补心　逐瘀生新

【药草成分】当归又叫秦归、西归等。本品含挥发油，其中主要有藁本内酯、当归酮等；另含水溶性成分阿魏酸、丁二酸、豆留醇、D-葡萄糖甙等；此外尚含当归多糖、多种氨基酸、维生素 B_{12}、叶酸、维生素 E 等。

【作用与用途】本品含维生素 B_{12} 和叶酸。当归味辛甘，性温。入心、肝、脾经。补血活血、润燥滑肠、润肺止咳、逐瘀血、生新血、调经脉、止痛。现代认为有抗血小板聚集，防止血栓形成，降低全血黏度，加速红细胞电泳的作用；促进造血功能，增加红细胞和血红蛋白，对血小板下降有治疗作用；对化疗所致的白细胞、血小板下降有治疗作用；对实验性动脉血管硬化的大白鼠的主动脉病变有一定的保护作用；抗心肌缺血和扩张血管，改善微循环；抗维生素 E 缺乏症；提高淋巴细胞转化率，有促进非特异性免疫功能的作用。挥发油能镇静大脑活动，对延髓各中枢先兴奋后麻痹，以致血压、体温、脉搏皆可下降；能改善肺循环，恢复弹力，故有缓解咳嗽作用。能促进血红蛋白及红细胞的生成；防止肝糖原减少，有保护肝脏作用；可抑制肾小管吸收功能及促进肾区血液循环加强，有利尿作用；对金黄色葡萄球菌、溶血性链球菌、痢疾杆菌、伤寒杆菌、大肠杆菌等均有不同程度的抑制作用；对膀胱平滑肌有兴奋作用，对胃肠平滑肌有抑制作用；调整子宫功能状态，当子宫处于内加压状态时，能兴奋子宫肌肉，使子宫收缩由不规则变为规则，收缩力加强，当子宫内不加压时，对子宫肌肉有抑制作用，使子宫弛缓，并可能有子宫发育作用，这就是对子宫的"双向"调整作用。

用治贫血、神经衰弱（心肝脾型血虚）等疾病引起的头昏目眩、心悸失眠、面色姜黄、肌瘦，四肢无力、神疲健忘；神经性头痛、贫血性头痛、风湿性头痛；子宫发育不良（血虚型瘀血）引起的子宫收缩不良、月经不调、崩中漏下、经闭腹痛或输卵管积水、下腹有包块；慢性气管炎、矽肺（肺虚型肺痿）引起的肺功能下降、久咳不止；冠心病、脑血栓、血栓闭塞性脉管炎、动脉硬化、高血酯症、高血压（瘀血型诸病）等疾病引起的全血黏度浓、心律失常、心绞痛、肢体麻木、偏瘫；贫血津液不足性便秘；盆腔炎、带状疱疹等。

【应用与配伍】用治血虚引起的面色苍白、头晕眼花、心悸失眠等证，常与黄芪、党参、熟地等同用。用治妇女月经不调、经闭痛经，常与川芎、白芍、熟地等同用，即组成调经的基本方剂；经行腹痛，可加延胡索、香附；经闭不通，可加桃仁、红花。用治虚寒腹痛常与桂枝、白芍、饴糖等同用；肢体瘀血作痛，多与丹参、乳香、没药同用；跌打损伤、瘀血作痛，多与大黄、红花、桃仁、炮山甲等同用；关节痹痛或肌肉麻木，与羌活、独活、桂枝、秦艽等同用。用治痈疽疮疡，属脓成未溃或初起肿痛者，多与金银花、赤芍、穿山甲、皂刺等同用；用治气虚血亏，脓成不溃或溃后久不收口者，多与黄芪、党参、白芍、川芎等补血益气药同用，以托疮生肌收口。用治血虚津枯肠燥便秘，又常与肉苁蓉、火麻仁、生首乌等润肠通便药同用。

【处方举例】1.当归补血汤：见黄芪条。用于阴血亏虚等证。

2.四物汤：当归、川芎、白芍、熟地，用于月经不调、经闭痛经，为调经基本方。

3.姜芩四物汤：当归、川芎、赤芍、熟地、姜黄、黄芩、丹皮、延胡索、香附，用于血热夹瘀的经行腹痛。

4.桃红四物汤：桃仁、红花、当归、川芎、白芍、熟地，用于经闭不通。

5.当归健中汤：当归、白芍、桂枝、饴糖、甘草、生姜、大枣，用于虚寒郁滞腹痛。

　　6.活络效灵丹：当归、丹参、乳香、没药，用于肢体瘀痛。

　　7.复元活血汤：大黄、红花、桃仁、当归、炮山甲、柴胡、天花粉、甘草，用于跌打损伤、瘀血肿痛。

　　8.蠲痹汤：羌活、独活、秦艽、当归、桂枝、海风藤、川芎、木香、乳香、桂枝、甘草，用于关节痹痛。

　　9.仙方活命饮：见甘草条。用于痈疽疮疡肿痛。

　　10.十全大补汤：见黄芪条。用于气虚血亏、疮痛溃之不收。

　　11.益血润肠丸：当归、肉苁蓉、火麻仁、熟地、杏仁、荆芥、苏子、枳壳、蜂蜜，用于津枯血少、肠燥便秘。

　　【注意点】1.本品为中草药，用药量最多药物之一。凡需要补血通脉，无论属血虚、虚证、表证、疮病均用当归。但不宜多服久服，长期服用会引起虚火上炎、咽喉肿痛、鼻出血等证，此时在方剂中宜酌加清热凉血药，如金银花、生地之类调节。

　　2.肺实内热，肝火偏旺，吐血、鼻出血不止者不宜用。脾胃阳虚、湿盛中满、大便溏泻者忌服，如平时大便不实需要用当归时，要配白术、茯苓以制当归滑泄。

　　3.通经活血酒制，补血润肠通便生用。

　　4.甘肃产的质量最好；云南产的当归质量最次，应选用。

　　【用量与用法】常用量9~12克，大剂可用至30~40克，用于解表药，中小量即可，在3~6克之间治疗贫血，改善血液循环。

　　【特别提醒】含维生素 B_{12} 的其他药物还有：人参。

六、含维生素 E 的药物

淫羊藿

　　【古歌诀】淫羊藿辛　阴兴阳起
　　　　　　坚筋益骨　志强力增

　　【药草成分】淫羊藿又叫仙灵脾等。本品含主要成分为淫羊藿总黄酮、淫羊藿甙及多糖。此外，还含生物碱、甾醇、维生素 E、油酸、亚油酸等。

　　【作用与用途】本品含维生素 E。淫羊藿味辛甘，性温。入肝肾经。具有补肾壮阳、祛风除湿、强筋健骨、止咳平喘的功效。现代认为有兴奋性机能、有雄性激素样作用，促进精液分泌，间接的兴奋性机能而有催情作用；抑制体内过氧化脂质的形成，达到返老还童，延年益寿的作用；扩张外周血管降压，改善微循环，增加血流量，降低外周阻力，增加冠脉血流量；对脊髓灰质炎病毒及其他肠道病毒均有显著的直接灭活作用。对金黄色葡萄球菌、白色葡萄球菌、肺炎双球菌、奈氏卡他球菌、流感杆菌等均有不同程度的抑制作用；煎剂有明显而持久的降压作用，并有促进利尿作用；镇咳祛痰平喘作用；有明显的降血糖作用；有明显的镇静、抗惊厥、免疫作用。

用治肾阳精亏的男、女生殖机能减退症、膀胱括约肌功能减退症、更年期综合征（命门火衰）等疾病引起的阳痿、阴茎不举、子宫寒冷不孕、无性欲感、月经不调、头晕耳鸣、腰膝无力、筋骨酸痛、小便不能控制、滴沥不尽、遗尿、小儿尿炕；急性脊髓灰质炎、脊髓灰质炎后遗症、末梢神经炎、脑血栓（肾阳虚型痿证、中风、小儿麻痹证）等疾病引起的半身不遂、瘫痪麻木、拘挛、血压偏高；类风湿性关节炎（肾阳虚兼风湿症）引起的筋骨酸痛、腰膝无力、四肢拘挛、麻木不仁；冠心病（胸痹）、高血压（肝阳上亢）、慢性气管炎（咳嗽）、神经衰弱（肾阳虚）引起的遗精、健忘、腰膝无力等。

【应用与配伍】用治肾虚阳痿，可单用泡酒服；一般治肾阳诸证，多配伍仙茅、肉苁蓉、巴戟天等壮阳药。治疗风湿痹痛、下肢麻木、拘挛，或见筋骨萎软、下肢瘫痪等证，常与川芎、威灵仙、杜仲、巴戟天、桑寄生等祛风湿、强筋骨药并用。此外，本品与巴戟天、仙茅、当归、知母、黄柏等同用，治阴阳两虚的月经不调及妇女更年期高血压病也有良效。

【处方举例】1.赞育丸：淫羊藿、仙茅、肉苁蓉、巴戟天、熟地、附子、枸杞，用于肾阳不足的阳痿诸证。

2.仙灵脾散：淫羊藿、苍耳子、桂心、川芎、威灵仙，用于行痹疼痛或肢体麻木。

3.验方：淫羊藿、桑寄生、钩藤、薄荷，用于急性脊髓灰质炎。

【注意点】本品有毒，不宜多服久服；为加强疗效，羊油制用；阴虚火旺，阳事易举者忌用；叶根部作用最好，果实次之，茎最弱，应选用；研末为丸或泡酒服。

【用量与用法】6~10克，羊脂炙。

【特别提醒】含维生素 E 的其他药物还有：当归。

七、含维生素 AD 的药物

苍　术

【古歌诀】苍术甘温　健脾燥湿
发汗宽中　更祛瘴疫

【药草成分】苍术又叫茅苍术（毛苍术）、北苍术（山苍术）等。本品含挥发油，主要成分为苍术醇和茅术醇混合结晶物。又含大量维生素 A 和 D 等。

【作用与用途】含维生素 A 和 D。苍术味甘辛，性温。入脾、胃经。具有燥湿健脾，既能祛外来的风湿，又善化内停的湿滞及发汗的功效。现代认为是抗风湿除去内湿的主要药物，但不论内湿和外湿均可应用；抗泄泻；小剂量呈镇静作用，同时使脊髓反射亢进，大剂量则使血压下降和出现中枢抑制作用；有杀菌作用。煎剂有降血糖作用；含维生素 A 物质有明目作用；有抑制肾小管重吸收，有显著利尿、排钾、钠的作用；对食道癌细胞有抑制作用及抗疟原虫的作用等。

　　　　　用治风湿性关节炎、风湿性肌炎（风寒型湿痹）引起的风寒湿痹、关节酸痛、关节不能屈伸；急性胃肠炎（脾湿型泄泻）引起的周身酸痛、恶心呕吐、腹泻、消化不良、舌苔厚腻；阴道炎、外阴炎（湿邪型白带证）引起的阴道分泌物增多、外阴瘙痒、糜烂、流滋水、发痒；维生素 A 缺乏症（雀盲眼）引起的夜盲眼、角膜软化、眼目昏涩；黄水疮、湿疹等皮肤病；疟疾、神经炎、软骨病等。

　　【应用与配伍】用治湿阻脾胃、脘腹呕恶、吐泻不食、舌白腻之症，常配伍厚朴、陈皮、半夏、茯苓同用。用治外感风寒、身重疼痛、恶寒发热者，常与羌活、独活、防风、紫苏同用。用治风寒湿痹、关节酸痛，常与防风、桂枝、羌活、威灵仙、独活同用；若湿热下注、足膝肿痛或痿软无力，以及带下秽浊，常与黄柏、牛膝、薏米仁等同用。

　　【处方举例】1.平胃散：见陈皮条。用于湿阻脾胃、脘闷呕恶及吐泻。
　　　　　　　　2.神术散：藁本条。用于风寒湿侵袭、身重疼痛。
　　　　　　　　3.四妙散：见黄柏条。用于湿热下注、足膝萎软。

　　【药物的性味功能与相同点和不同点】苍术与白术比较。苍术与白术均有健脾祛湿，但苍术燥湿作用强，还有发汗、祛风湿作用；白术健脾燥湿而不发汗，止汗作用较佳。所以，止汗用白术，发汗用苍术。用治维生素 AD 缺乏症，如夜盲眼、软骨病、佝偻病、皮肤病，由于苍术含大量维生素 AD，而白术含微量微生素 D，治疗上述疾病时，用苍术不用白术，用时需配龙骨、牡蛎同用，以提高疗效。水煎维生素 AD 被破坏，故治疗由维生素 AD 缺乏引起的疾病时，多入丸散，忌入煎剂。

　　【注意点】本品甘温燥烈，故阴虚内热，气虚多汗均忌。猪肉助湿，所以，脾湿所致腹泻，服苍术，忌食猪肉。

　　【用量与用法】6~10 克，米泔水制可减缓辛燥。

八、含维生素 K 的药物

仙鹤草

　　【古歌诀】仙鹤草涩　收敛补虚
　　　　　　　出血可止　劳伤能愈
　　【药草成分】仙鹤草又叫龙牙草、狼牙草等。本品含仙鹤草素、仙鹤草酚、仙鹤内酯、仙鹤草醇、鞣质及挥发油、维生素 C、K 等。
　　【作用与用途】本品含维生素 K 的药物。仙鹤草味苦涩，性微温。入肺、肝、脾经。具有收敛止血、消炎止痢、解毒疗疮的功效。现代认为有促凝止血作用，能使血钙和血小板增加，收缩血管加速凝血速度，使凝血时间显著缩短，促进血凝而止血；能调整心率，大剂量服用能使心搏徐缓，血压上升；能增强细胞的抵抗力及对疲劳的骨骼肌有兴奋作用；冬芽及根有较强的杀绦虫作用，能杀灭阴道滴虫及抑制钩端螺旋体的作用；对金黄色葡萄球菌、伤寒杆菌、白喉杆菌及炭疽杆菌有较强的抗菌效力；对表皮葡萄球菌、溶血性链球菌、大肠杆菌、痢疾杆菌、绿脓杆菌、猪霍乱杆菌均有抑制作用。收缩内脏血管、升压、强心及兴奋呼吸等作用。此外，有抗疟、抑制癌细胞及降低血糖作用等。

用治吐血、鼻衄、崩漏、便血、尿血等多种出血性疾病；细菌性痢疾、溃疡性结肠炎（湿热）等疾病引起的大便脓血；出血性肾脏炎（血淋）引起的尿血；肺结核（肺劳）引起的咳血；血小板减少性紫癜、坏血病、血友病等疾病引起的尿血、下肢有紫斑；疟疾病（瘴气）、滴虫性阴道炎、嗜盐菌感染性食物中毒及痈肿疮毒等。

【应用与配伍】用于血热吐衄，常与生地、丹皮、侧柏叶、白茅根同用。而治崩漏下血，又当与莲房炭、血余炭、棕榈炭同用。治疗便血，属热者，多与槐花、地榆、黄芩炭等凉血止血药同用；属寒者，则配附子、炮姜、阿胶、灶心土等温经止血药。用治脱力劳伤，常用本品 30 克，红枣 10 枚煎服。

【处方举例】治疗咳血、便血、牙龈出血：仙鹤草 20 克，水煎服。

【不良反应】服后可起恶心呕吐的副作用，为减轻副作用，可饭后服用或炒用，如有恶心呕吐的副作用，可用伏龙肝120 克，水煎澄清饮用。

【注意点】本品为常用的止血药物。治疗各种出血症，不论虚实寒热，皆可应用。生用较多，但有时炒炭用。

【用量与用法】15~30 克（鲜品加倍，捣汁或入丸散），外用适量，捣敷。亦可用仙鹤草煎汤，送服其他药散。

第二节　四大营养素

一、含蛋白质的药物

蚂　蚁

【古歌诀】蚂蚁味甘　蛋白质高
　　　　　益气悦颜　其效太猛

【药草成分】本品含蛋白质高达 60% 左右，脂肪、糖类、维生素及矿物质等。

【作用与用途】本品益气力、悦颜色、壮筋骨、兴阳事等。

用于肾上腺皮质功能减退症（命门火衰）肾阳虚所致的阳痿、阴茎不举、腰膝酸软、疲乏无力、畏寒；营养不良性水肿等。

【处方举例】治疗阳痿：蚂蚁粉 0.3 克，开水冲服或配其他复方，更有疗效。

【注意点】高血压、高血酯症者均忌用。

【特别提醒】含蛋白质的其他药物还有：鲤鱼、猪肉、鸡蛋、党参。

二、含脂肪的药物

菜籽油

【古歌诀】菜籽油甘　清火解毒
　　　　　调味通便　滋补强壮

【药草成分】菜籽油中主要为脂肪酸、油酸、亚油酸等。

【作用与用途】具有清热解毒、调味、通便的作用等。
　　　　　　用治心脏病、高血压、高血酯症、烫火伤及便秘等。

【处方举例】治疗便秘，菜籽油50毫升，内服后，大便即通。服药可放在空腹。

【注意点】1.凡患目疾、疮疡、产妇、孕妇、脾胃虚寒、便溏，均忌用。
　　　　　2.菜籽油含多种不饱和脂肪酸，患心脑血管病不禁食，照常食用，没有妨碍。

【特别提醒】含脂肪的其他药物还有：花生油、羊肉。

三、含矿物质的药物

龟　板 （附龟胶）

【古歌诀】龟板味甘　滋阴补肾
　　　　　止血续筋　更医颅囟

【药草成分】本品含胶质、脂肪、钙、磷等。

【作用与用途】含矿物质。龟甲味咸甘、性平。入心肝肾经。具有滋阴补肾、强筋健骨、潜阳熄风、凉血止血的功效。现代认为能提高机体抗肿瘤，对腹水型肿瘤有抑制作用、解热镇静、补血、抗凝，提高耐缺氧能力，升高白细胞，兴奋子宫等。

用治血热妄行的子宫出血、月经过多（阴虚型崩漏）；脑血栓形成（阴虚型风动）引起的头晕目眩、烦躁，甚则抽搐；骨质疏松症、软骨病、小儿佝偻病（肾阴虚型驼背）等疾病引起的筋骨不健、腰腿软弱无力、小儿的囟门不合；内热源引起的原因不明、骨蒸劳热、午后潮热等。

【应用与配伍】用治阴虚发热、骨蒸劳热、咳嗽咳血、盗汗遗精，可与熟地、知母、黄柏等同用。用治肾阴不足、肝阳上亢的头晕目眩，可与生地、枸杞、白芍、牡蛎、菊花、石决明同用。用治热邪伤阴、虚风内动、头昏目眩、心烦，甚则痉厥，常配阿胶、麦冬、生地、白芍、牡蛎、鳖甲、麻仁、甘草。治疗肾虚筋骨萎弱无力、小儿囟门不合，可与熟地、白芍、知母、黄柏、锁阳、干姜、陈皮、豹骨同用。用治阴虚有热的崩漏或月经过多，可与黄芩、黄柏、白芍、香附、椿根白皮同用。有滋阴清热、止血固经的功效。如用心虚惊悸、失眠健忘，可与龙骨、远志、菖蒲同用。

【处方举例】1.大补阴丸：熟地、知母、黄柏、龟甲、猪脊髓、蜂蜜，用于阴虚劳热、盗汗遗精。

2.虎潜丸：熟地、白芍、知母、黄柏、锁阳、干姜、龟板、陈皮、虎骨（豹骨代），用于骨萎无力、囟门迟闭。

3.固经丸：黄柏、白芍、香附、椿根白皮、龟甲，用于阴虚有热、崩漏经多。

[附]龟甲熬成胶为"龟胶"，它的滋阴止血功效更为显著，并能补血，用量3~10克。

【注意点】只适用于阴虚有热之证，脾胃虚寒者忌服，孕妇禁用。

【用量与用法】10~30克，打碎先煎，经沙炒醋淬后，更易煎出有效成分，并可除去腥味。

【特别提醒】含矿物质的其他药物还有：牡蛎、龙骨、虎骨、石决明、鹿茸。

四、含碳水化合物（糖）的药物

蜂蜜（附蜂蜡、蜂王浆、蜂胶、蜂毒）

【古歌诀】蜂蜜甘平　入药炼熟
　　　　　益气补中　润燥解毒

【药草成分】蜂蜜又叫蜂糖、蜜糖等。蜂蜜含葡萄糖、果糖、蔗糖、挥发油、有机酸、矿物质、多种维生素、蛋白质，但不含脂肪，含矿物质达40多种等。

【作用与用途】含碳水化合物。蜂蜜味甘，性平。入肺、脾、胃、大肠经。具有益气补脾胃、润燥解毒、润肠通便、润肺止咳、缓急止痛、清热解毒、安五脏、解药毒的功效。现代认为长期坚持服用蜂蜜，能减轻病情，提高人体免疫力，能使人体精力充沛，调整脾胃功能，增强体质，营养心肌，保护肝脏，增强记忆力，降低血压；对痢疾杆菌、葡萄球菌、溶血性链球菌有抑制作用；可杀灭阴道滴虫及保护肠壁。

用治慢性气管炎、慢性咽炎（肺燥津伤型咳嗽和失音）等上呼吸道疾病引起的干咳无痰、咽喉干燥、声音嘶哑；胃、十二指肠溃疡、萎缩性胃炎、肝炎（肝胃阴不足型胃脘痛）等消化系统疾病引起的胃隐痛、心烦嘈杂、口干欲饮、大便干结、舌红少苔、津少口干、苔少或花剥、脉细数；口腔炎（阴液不足型口疮）引起的口腔溃疡、糜烂、舌干红；高血压、动脉硬化（肝阴不足眩晕）引起的头晕目眩、耳鸣、口干心烦；冠心病（心阴不足型胸痹）引起的胸闷心绞痛、心悸气短、神疲乏力、头晕、面部潮红、舌质红有紫斑；营养不良（阴液不足型大便干）引起的习惯性便秘；粗皮病、顽固性皮肤溃疡；外阴缺乏维生素A、B_2（阴液不足型阴部干燥）引起的阴部干燥脱屑、分泌少、无臭味；乌头中毒；慢性肝炎（肝阴不足型）引起的肝细胞坏死、口干舌燥、口苦、胁痛；滴虫性阴道炎等。

【应用与配伍】用于年老津枯、久病体虚及温热病后津伤肠燥致便秘，可单用本品内服 30~60 克，冲或制成栓剂使用，也可配伍养血润燥滑肠的黑芝麻、当归、火麻仁等。用于肺燥干咳及虚劳久咳、咽干等症，常用润肺化痰止咳药，如款冬花、紫菀、百部、枇杷叶，多以蜜制，以增强润肺止咳的作用。若肺脾两虚、久咳不止，甚则咳血等，常与人参、生地、茯苓同用。用治寒疝腹痛、手足厥冷、脉沉紧者，可用乌头煎液与本品兑服。若脾胃虚寒、脘腹疼痛，本品常与陈皮、白芍、甘草同用。近年来，本品用于溃疡病、慢性肝炎有一定疗效。某些补益药物，如甘草、黄芪蜜炙后可增强补益之功。此外，本品外涂疮肿、烫伤有解毒保护疮面的作用；尚可缓解乌头、附子等药物的毒性；凡滋补丸药，用蜜制丸多，皆取本品有补养、矫味、防腐、黏合及缓和药性等作用。

【处方举例】1.大乌头煎：乌头、白蜜，用于寒疝腹痛、手足厥冷。

2.蜜草煎：陈皮、白芍、甘草、蜂蜜，用于脾胃虚寒、脘腹疼痛。

【附】蜂蜡为生肌镇痛药。治疗烫火伤及疮疡溃后伤口久不愈合等。

【附】蜂王浆为滋补强壮药。治疗神经衰弱、失眠、健忘、体虚神疲及类风湿性关节炎等。

【附】蜂胶为工蜂填塞蜂窝孔的分泌物。具有防腐生肌、软化病理组织等作用。用于鸡眼疔、寻常疣、胼胝等。

【附】蜂毒为工蜂尾针腺体的毒液。具有抗风湿、镇痛作用。用于风湿性、类风湿性关节炎（痛痹）引起的肌肉风湿痛及坐骨神经痛。

【注意点】生用或炼熟后食用。以香甜、水分少、口尝无酸味及杂质者为佳；湿热积滞、胸脘痞闷者慎用。

【用量与用法】蜂蜜 9~30 克，大剂可用至 30~60 克；蜂蜡内服 3 克，外用适量；蜂王浆 0.3~0.6 克；蜂毒可用 3~5 只，用尾针刺患处；蜂胶，不可内服，外用适量。

【特别提醒】含碳水化合物的其他药物还有：人参、昆布、紫河车。

（郑修丽）

第二十章　绿色食物的营养成分及药效

第一节　五谷杂粮

小麦

【营养成分】小麦品种很多，有6613种，但均含蛋白质、粗纤维、碳水化合物、钙、磷、钾、维生素 B_1、维生素 B_2、烟酸、维生素 E 等。

【食疗药效】本品为北方人的主要食物。小麦味甘，性微寒。入心肺经。具有甘能补心阴，微寒能清热，有养心除烦、止虚汗的功效。现代认为有镇静、解热、止汗、增生体液，既能补身体，又能治病的双向药。

用治癔病（心阴不足脏燥症）等精神病引起的精神失常、哭笑无常、心烦、口渴、盗汗、自汗、神疲无力；小孩的膀胱括约肌功能减退症（小便失禁）引起的小便不能控制、小儿尿床等。

【应用与配伍】用治植物神经功能紊乱（出汗症）引起的自汗、盗汗，取其有止汗作用，常与麻黄根、黄芪、牡蛎等敛汗药同用。用治神经官能症（脏躁症）引起的精神失常、悲伤欲哭，取其有镇静作用，常与大枣、甘草同用。

【处方举例】治疗癔病（心阴虚型脏躁证）引起的胡言乱语、烦躁不安、哭笑无常、骨蒸劳热：浮小麦30克，甘草9克，大枣9克，水煎服。

【注意点】小麦胚芽里所含食物纤维和维生素 E 也非常丰富。精制小麦面粉、小麦胚芽中的 B 族维生素和维生素 E 将消失殆尽，麦麸中的食物纤维也不保了。因此，应食用全麦食品。小麦加工成面粉，可做馒头、面条、面皮、馒头等。

【用量与用法】15~30克。

大　麦

【营养成分】大麦又叫牟麦、饭麦等。本品含蛋白质、脂肪、碳水化合物、钙、磷、铜、铁、猛、锌、硒、钴、维生素及氨基酸等。

【食疗药效】具有清热止渴、补气调中、消食积、助消化、滋补及回乳汁的作用。

用治伤食肠胃炎、小儿单纯性消化不良（食积）等胃肠病引起的消化

四百味药性歌括解

不良、腹泻恶臭及产妇乳汁分泌过多症等。

【处方举例】治疗伤食肠胃炎（停食不消）引起的大便恶臭、腹泻、消化不良、食积不化及产妇乳汁分泌过多等。山楂 15 克，麦芽 9 克，水煎，空腹服。

【注意点】1.大麦加工成面粉，可做面条、馒头等。

2.大麦生成麦芽，可入药。回乳生用。消食炒用。孕妇禁止使用。

青 稞

【营养成分】青稞又叫青稞麦等。本品含蛋白质、脂肪、碳水化合物、钙、磷、铁及多种维生素。是酿酒的原材料之一。可做面条、馒头等食品。

【食疗药效】具有下气宽胸、壮筋骨、除湿发汗及止泻的作用。

用治胃肠型感冒、急性肠胃炎（风寒湿）等疾病引起的发冷发热，头痛无汗、周身酸重而疼痛、腹痛腹泻等。

【药膳】青稞 30 克，白扁豆 15 克，炒后用水煮熟，食用。

【注意点】脾胃虚寒，便溏者少食。

荞 麦

荞麦加工成面粉。可做煎饼、饸饹面条；淀粉，可做凉粉等多种食品。是防治妇女阴道炎（湿热型白带）引起的阴道分泌物增多、有臭味的最佳食品；苦荞麦性寒，有降血糖作用，治疗糖尿病。

【营养成分】荞麦有甜荞麦和苦荞麦两种。本品含粗纤维、钙、磷、赖氨酸、胱氨酸、苏氨酸、异亮氨酸、糖类、多种维生素及脂肪等。

【食疗药效】具有清热解毒、止带、降血压的功效。现代认为能帮助人体代谢葡萄糖，可预防糖尿病；含粗纤维多，可帮助大便正常，可预防肠癌；荞麦叶和秧含路丁，可预防高血压病的发生。

用治阴道炎（湿热型白带）引起的阴道分泌物增多、有恶臭味；肾结核病、泌尿系感染（湿热型淋病）引起的乳糜尿等。

【药膳】取适量荞麦面粉，炒至黄色，用鸡蛋清搅拌后做成煎饼，经常吃，可防治阴道炎、乳糜尿等。

【注意点】脾胃虚寒，便溏者，慎食。

燕 麦

妇女产后、身体虚弱、子宫收缩不良的最佳食品。

【营养成分】燕麦营养丰富，含粗蛋白质、粗纤维、钙、磷、铁、碳水化合物及多种维生素等。

【食疗药效】具有滋补强壮、收缩子宫及通便作用。

用治经闭、难产、胎衣不下、胎死腹中及习惯性便秘等。

【药膳】治疗习惯性便秘：燕麦 50 克、熟花生仁 15 克、葡萄干 10 克、香蕉半枝。将燕麦放水中煮沸，再放入香蕉片，起锅后，撒入熟花生仁、葡萄干即可食用，每天 1 剂，连用 10 天。

治疗习惯性便秘、胎死腹中、胎衣不下；燕麦草一大把（大约 120 克），水煎服。

【注意点】孕妇忌食用，脾胃虚寒，便溏者，忌食。

玉　米

玉米又叫苞谷、玉蜀黍等。加工成面粉，可做发糕，还能榨油，是心脑血管、肝胆疾病的首选食品等。

【营养成分】本品含蛋白质、糖类、多种维生素，如维生素 A、维生素 E、卵磷脂及谷氨酸，对人体健脑、抗衰老有良好的作用。玉米胚中约含 52%的脂肪，仅次于大豆等。

【食疗药效】含纤维素，可吸收人体内的胆固醇，将其排出体外，可防止动脉硬化，还可加强肠蠕动，防止便秘，预防直肠癌的发生；玉米还含镁元素，可舒张血管，防止缺血性心脏病，维持心肌正常功能，是高血压、冠心病、脂肪肝患者的首选食品；玉米内含的赖氨酸、谷胱甘肽等几种成分有良好的抗癌作用；玉米中有丰富的硒元素，是一种有力的抗氧化剂，能加速体内过氧化物或自由基的分解，抑制肿瘤细胞生长，所以，玉米也是中老年人预防肿瘤的理想食品。此外，还有利胆、止血、降压等作用。对治疗食欲不振也有作用。

用治动脉硬化、高血压、冠心病、胆囊炎、脂肪肝、干燥眼炎、皮肤干燥症及便秘等。

【药膳】玉米颗粒 150 克、赤小豆 20 克、白糖 10 克共煮熟食用，可治各种水肿病。

【注意点】脾胃虚寒、高血糖患者慎食。

粳　米

粳米最上一层粥油，能补液填精，营养丰富，可提供人体所需要的营养。是延年益寿最佳食物。特别对病后、产后、老年人更适宜。

【营养成分】粳米又叫大米、饭米等。本品含蛋白质、脂肪、碳水化合物，多种维生素及矿物质等。

【食疗药效】健脾胃、补中气、养阴生津、除烦止渴、固肠止泻、降低胆固醇，还可减少心脏病、中风的发病率等。

用治老年人、产妇、病后体虚等疾病引起的神疲乏力、面色萎黄、四肢无力、汗多、口干渴；萎缩性胃炎（胃阴不足）引起的消化不良、口干渴、舌质红少苔等。

【药膳】粳米 50 克，山楂 20 克，同煮粥、食用，可治中风症。

糯　米

病后体虚、孕妇、产妇均可食用，但脾功能下降所致的胃脘冷痛不可食用。以免加重病情。

【食疗药效】具有补中益气、养胃健脾、固表敛汗的作用。

用治植物神经功能紊乱（气虚）引起的出汗；糖尿病（消渴）引起的口干口渴等。

【药膳】糯米50克，小麦50克，大枣15克共煮成粥，食之。治疗神经官能症。

【注意点】小孩、脾胃虚寒者最好别食。糯米黏滞，难以消化，所以，吃时要适量，过多食用，能引起消化不良；脾胃虚寒，便溏者，忌用。

黑　米

产妇、孕妇、病后体弱者的康复理想保健食品。

【营养成分】黑米又叫血糯米等。本食物含蛋白质、B族维生素、钙、磷、锌等营养素。

【食疗药效】具有滋阴补肾、益气强身、健脾开胃、补肝明目、养精固涩等作用。

用治贫血、软骨病、健忘症等。

【药膳】黑米、芝麻、银耳、核桃仁、红枣、莲子等同加水，煮成八宝粥，食用，治疗贫血引起的头晕眼花等。

小　米

小米是谷子去壳加工而成。颜色如黄金色，好看，又好吃。是泌尿系疾病的保健食品。

【营养成分】小米又叫粟米等。含蛋白质、脂肪、糖类、维生素 B_1、维生素 B_2、烟酸、钙、磷、铁、锌、钴等。

【食疗药效】具有健脾和胃、补虚损、利尿作用。

用治脾胃虚弱（脾虚）引起的消化不良；肾虚型肾脏炎引起的小便不利、浮肿等。

【注意点】泌尿系感染（湿热型诸淋）引起的小便不利，忌食。因能加重病情。

高　粱

高粱是酿酒的原材料。治肠胃功能下降之腹部冷痛，有暖胃温胃作用。

【营养成分】高粱又叫红高粱等，含粗纤维、粗蛋白、脂肪、碳水化合物、钙、磷、铁、锌、钴等。

【食疗药效】具有收敛止泻、健脾暖胃的作用。

用治慢性胃炎、慢性结肠炎（虚寒型胃痛）等疾病引起的胃肠功能下降、脘腹冷痛、消化不良、食欲不振、腹泻等。

【药膳】炙甘草9克，生姜6克，煮汤，去渣，用高粱面做粥食之，治疗脾胃虚寒、脘腹冷痛、泄泻等。此方性热、胃肠有湿热者，忌食。

【注意点】大便干结，胃肠有实火和湿热下痢者，均忌食。

大　豆

【营养成分】大豆又叫黄豆、黑黄豆等。含蛋白质、脂肪、碳水化合物、胡萝卜素、维生素 B_1、维生素 B_2、维生素 E、钙、磷、铁、锌、硒等。

【食疗药效】具有健脾益气、润燥消火、壮筋骨的功效等。

用治佝偻病、骨质疏松症、贫血、神经衰弱、冠心病、营养不良症、产后、病后等病的辅助作用。

【药膳】大豆250克，猪骨1000克，先将黑大豆加水浸泡，然后洗净新鲜猪骨头，加水适量，用武火烧开，文火熬烂，加盐、味精，除去骨头，吃豆喝汤，常食有一定疗效。主治骨疏松症、软骨病、佝偻病等。

【注意点】黄豆消化过程中，易产生气体，造成腹胀，所以，有慢性消化道疾病的病人少吃或不吃。

豆　腐

【古歌诀】豆腐味甘　调中健脾

止咳化痰　清肠胃热

【营养成分】含有丰富的蛋白质、低脂肪，不含胆固醇，含钠量低，并含有丰富的植物雌激素。由碳酸钙或卤水点成的豆腐，含有大量的钙、镁等成分。

【食疗药效】滋补强壮、调和肠胃、增进食欲、生食能清肺胃热、生津液、止咳化痰，用于萎缩性胃炎（胃阴不足型胃炎）引起的胃火上炎、口干烦躁、口干口渴、脘腹胀满、消化不良；气管炎（肺阴不足型干咳）引起的肺热咳嗽、痰少、口干渴；妇女更年期综合征等。

【药膳】豆腐30克，淡豆豉15克，葱白15克同煮汤，略熟，再放入淡豆豉，葱白同煮汤，趁热喝，吃豆腐和豆豉，盖被出汗。治疗感冒、气管炎（风寒型）引起的发冷发热、全身酸痛无汗、咳嗽等。

【注意点】豆腐不能与菠菜同食，菠菜中的草酸影响对钙的吸收。豆腐含嘌呤较多，患痛风、风湿、类风湿性关节炎的病人慎食或不食。以防病情加重。

蚕 豆

健脑、保护血管壁、降胆固醇的保健食品。

【营养成分】蚕豆又叫胡豆、罗汉豆、佛豆、倭豆等。含蛋白质仅次于大豆；碳水化合物仅次于绿豆、赤小豆；脂肪含量少；粗纤维含量也较高，此外，还含卵磷脂、胆碱、维生素 B_1、维生素 B_2、烟酸、钙、磷、铁、钾、钠、镁等多种矿物质，尤其是其中钾、磷含量较高，这些营养均是人体所必需的。

【食疗药效】具有利尿止血、补肾、降低胆固醇、健脑的作用。

用治心脏病、肾脏炎、营养不良（肾虚型水肿病）引起小便不利、浮肿等。高血酯症、动脉硬化、健忘等。

【药膳】冬瓜皮、大豆、蚕豆、瘦猪肉同煮熟食之，治疗水肿病。

【注意点】食用蚕豆一定要煮熟，以破坏蚕豆中含有的一种可引起过敏反应的物质。所以，有过敏体质的人慎食或不食。

豌 豆

【营养成分】豌豆又叫青小豆、荷兰豆等。新鲜豌豆中，每百克含蛋白质 4~11 克，维生素 C 含量 7~9 毫克。但豌豆中维生素 C 含量更高，每百克可达 50 毫克，在所有鲜豆中名列第一。每百克豌豆中含蛋白质 24.6 克，碳水化合物 57 克，少量脂肪及磷、钙、镁、钠、钾、铁等微量元素，其中磷的含量较高。此外，他还含粗纤维、维生素 A、维生素 B_1、维生素 B_2、烟酸等多种维生素。

【食疗药效】有美容、益气和中、利小便、解疮毒等功效；现代认为含粗纤维，可分解亚硝酸胺，有抗癌、降胆固醇的作用。豌豆苗，含胡萝卜素、维生素 C，能使皮肤柔腻润泽，并能抑制黑色素的形成，有美容作用。

用治脚气病、糖尿病、产后乳汁缺乏、痈肿疮毒、霍乱吐泻及肠癌等。

【药膳】豌豆 110 克、羊肉 500 克、草果 6 克、生姜 6 克、香菜 3 克、胡椒 1 克、食盐 2 克、醋适量，将草果、胡椒、生姜、羊肉同放锅中，加水适量，同煮烂，加香菜、食盐、醋调配后，即可食用，治疗慢性肠炎（虚寒型泄泻）引起的肠功能下降、脘腹冷痛、消化不良等。

【注意点】豌豆食之过多，可令人腹胀，脾胃虚弱者少食或不食。

第二节　蔬菜类

茼 蒿

【营养成分】茼蒿菜含有丰富的蛋白质、脂肪、糖类、维生素 C、维生素 B_1、维生

素 B_2 及矿物质，如钙、磷、铁等。

【食疗药效】具有镇静安神、养脾胃、祛痰润肺作用等。

用治肺结核（肺阴虚）引起的午后潮热、干咳无痰；脾胃功能下降（胃阴不足）引起的口干舌燥、口渴、舌光少苔、消化不良等。

【药膳】茼蒿菜 60 克，生地 20 克，鸡子黄 1 枚，水煎午后服，多服有效。

【注意点】湿热、实热，舌苔厚腻者，忌用。

大头菜

胃病和胃溃疡的保健菜。

【营养成分】大头菜含维生素 C、维生素 B_1、维生素 U 等。

【食疗药效】具有健胃和中、保护胃黏膜、促进胃溃疡面愈合的作用。

用治慢性胃炎、胃、十二指肠溃疡等。

【药膳】大头菜和牡蛎肉共煮熟，喝汤吃肉。可治胃、十二指肠溃疡、胃酸过多症等。

蕨 菜

本菜是通经络止痛菜。

【营养成分】蕨菜又称猫爪子等。含蛋白质、脂肪、碳水化合物、钠、钾、钙、磷、铁等矿物质和多种维生素等。

【食疗药效】具有清热利尿、益气通络的功效。

用治各种传染病（时疫病）引起的发热、昏迷；多发神经炎（痿症）、神经痛（气滞经络）引起的筋骨疼痛等。

【药膳】蕨菜、薏米仁、胡芦把同煮熟，吃菜喝汤。可治神经炎（痿症）引起的肢体麻木、萎软无力。

【注意点】脾胃虚寒者慎用。

茭 白

【营养成分】茭白又名茭瓜、茭笋等。茭白含丰富的蛋白质、脂肪、糖类、矿物质，也含少量的钙和铁等。

【食疗药效】具有利尿、解热毒、除烦热、通乳及退黄疸的作用。

用于黄疸性肝炎（湿热型）、肾脏炎（水肿病）及产妇乳汁缺乏症等。

【药膳】五味子、大枣、茭白水煮后，喝汤，吃菜。

【注意点】忌与蜂蜜同用；脾胃虚寒滑精、腹泻者，忌食。

竹　笋

【营养成分】竹笋又叫冬笋、春笋、鞭笋。笋干，含有丰富的植物蛋白、脂肪、果糖、蔗糖、葡萄糖、胡萝卜素、维生素 B_1、维生素 B_2、维生素 C、钙、磷、铁、镁等。

【食疗药效】竹笋为低脂肪、低糖、多纤维的食品。具有促进肠蠕动，帮助消化，防止便秘，预防肠癌的发生，还有降低肠道对脂肪的吸收，有减肥作用。

用治肾脏水肿、动脉硬化、冠心病及肥胖症等有辅助治疗作用。

【药膳】竹笋 20 克，赤小豆 15 克，水煎做熟食，治疗肥胖病。

【注意点】上消化道出血、消化道溃疡、食道静脉曲张、尿路结石等忌用。

莲　藕

【营养成分】莲藕又叫藕丝菜。含蛋白质、脂肪、碳水化合物、钙、磷、铁、纤维素、多种维生素等。

【食疗药效】具有止血通便的功效。具有补血作用；止血作用。

用治各种出血症，如咳血、尿血、便血、鼻出血；血友病、坏血病、贫血、高血压、糖尿病等。

【药膳】藕节 30 克，白茅根 30 克，水煎服，治尿血。

【注意事项】脾胃虚寒忌食。忌铁器。

莴　笋

莴笋是抗癌蔬菜。也能保护牙齿，参与骨骼的生化，对儿童有益。

【营养成分】莴笋又叫白苣、莴菜等，含蛋白质、脂肪、糖类、多种维生素和矿物质等。

【食疗药效】具有下乳、利尿消肿的功效。现代认为对牙齿有保护作用；促进排尿，维持水平衡。

用治神经官能症、高血压、心律不齐，失眠患者。

【注意点】脾胃虚寒，便溏者，忌食。

卷心菜

【营养成分】卷心菜又叫包心菜、洋白菜、甘蓝、莲花白菜等。含胡萝卜素、维生素 C、钾、钙、叶酸、微量元素等。

【食疗药效】具有补肾强骨、填髓健脑、止痛健胃、降血糖、补血的功效。现代认为常食卷心菜对人体骨骼生长发育有益，促进血液循环，有补血作用；有健脑降血脂作用。

用治糖尿病（消渴）、胆囊炎（伤寒或胁痛）、甲状腺肿大（缺碘）；神经衰弱（肾虚）引起的四肢软弱无力、耳鸣耳聋、健忘；胃溃疡、肥胖症等。

【注意点】 卷心菜比大白菜含粗纤维多，不易消化，脾胃功能失调者，慎食。胃溃疡穿孔出血、肝病患者、小儿消化功能差等均忌食。

白 菜

【营养成分】 白菜又叫黄芽菜等。含蛋白质、脂肪、糖类、胡萝卜素、维生素 B_1、维生素 B_2、维生素 C、维生素 E、钙、磷、铁、锌、硒等。

【食疗药效】 具有生津止渴、润肠通便、散风热、清肺火、降胆固醇的作用等。

用治高血压、动脉硬化、冠心病、习惯性便秘、急性气管炎等。

【药膳】 白菜 50 克，虾 20 克共煮熟，食之。治疗坏血病引起的牙龈出血症。

【注意点】 忌食腐烂的白菜，腐烂的白菜会产生毒素，所产生的亚硝酸盐，能使血液的血红蛋白丧失携氧能力，使人体产生严重缺氧，甚至危及生命。

油 菜

油菜是类风湿性关节炎、子宫瘀血经闭、贫血的常食保健蔬菜。

【营养成分】 油菜含蛋白质、脂肪、碳水化合物、多种维生素及矿物质等。

【食疗药效】 具有清热解毒、化瘀消肿的功效。

用治丹毒、化脓性乳腺炎（乳痈初起）。产后子宫收缩不良、类风湿性关节炎（痛痹）及贫血症等。

【药膳】 油菜 100 克，香菇 100 克，加水煮熟，喝汤吃菜，可治贫血等。

【注意点】 剩下的油菜过夜后不能再吃，以免造成亚硝酸盐沉积，引起癌症，油菜偏寒，凡脾胃虚寒，便溏者，忌食。

黄 瓜

黄瓜又叫王瓜、胡瓜等，含蛋白质、钙、磷、铁、钾、胡萝卜素、维生素 B_2、维生素 C、维生素 E 及烟酸等。

【营养成分】 具有健胃、生津止渴、利尿的功效。现代认为能加速血液新陈代谢，排出体内多余的盐分，有利尿作用；有抑制糖内物质在机体内转化为脂肪的作用，有减肥作用；降血脂，降压，又使体型健美、身体康复等。

用治肥胖症、高血酯症、高血压、冠心病、膀胱炎、肾脏炎；皮肤色素沉着等。

【药膳】 黄瓜 100 克，蜂蜜 30 克，先将黄瓜榨汁，再将蜂蜜炼熟，合在一起，一次食下，可治便秘。

【注意点】 脾胃虚寒者慎食，以免影响消化，加重病情。忌与菠菜、花菜、茶叶同食，以防维生素被破坏。

黄花菜

【营养成分】 黄花菜含蛋白质、脂肪、碳水化合物、维生素及矿物质等。

【食疗药效】 具有清热通淋的作用。

用治泌尿系感染（包括肾盂肾炎、尿道炎、膀胱炎热淋）引起的小便赤涩、尿急、尿痛、尿血等。

【药膳】 黄花菜9克，马齿苋50克，将两味蔬菜放锅内，加水适量，武火烧开，文火煮，30分钟后，食菜喝汤，可治胰腺炎。

【注意点】 脾胃虚寒少食或不食。

菠 菜

菠菜是各种出血症、高血压、糖尿病、夜盲眼等疾病的辅助菜。

【营养成分】 菠菜别名赤根菜、鹦鹉菜。菠菜含有蛋白质、脂肪、碳水化合物、钙、磷、铁、维生素A、维生素B_1、维生素B_2、烟酸、维生素C等营养成分。

用治各种出血，如鼻出血、便血、坏血病、高血压、糖尿病、夜盲眼等。

【食疗药效】 菠菜300克，猪血250克同煮熟，加糖，即可食用。可治习惯性便秘。

【注意点】 菠菜含草酸，会影响钙的吸收，所以，菠菜不能与含钙丰富的豆类、豆制品、木耳、虾皮、海带、紫菜同食；脾胃虚寒、肾脏炎、尿结石等疾病忌食。或痛风、风湿关节炎，忌食。

南 瓜

【营养成分】 南瓜又叫番瓜、麦瓜、饭瓜。南瓜含蛋白质、脂肪、碳水化合物、钙、磷、铁、锌、钴、纤维素、胡萝卜素、维生素B_1、维生素B_2、维生素C、烟酸等。

【食疗药效】 具有温中益气、消炎解毒、止痛杀虫的功效。现代认为有降血糖、降血压作用，能增加体内胰岛素的释放，促进糖尿病人胰岛素分泌正常；对保护眼睛具有重要的作用；有通便作用等。

用治肋间神经痛（肋痛）、肺脓肿（肺痈）、血痢（湿热型血痢）、绦虫病、蛔虫病；高血压（肝阳上亢）及营养不良症等。

【药膳】 南瓜子150克，瘦猪肉50克，同煮熟，食用，可治糖尿病。

【注意点】 忌与鹿肉、螃蟹、鳝鱼、带鱼、鲤鱼同用。以免中毒，驱虫用籽。

苦 瓜

【营养成分】苦瓜又叫癞瓜。含蛋白质、脂肪、淀粉、钙、磷、铁、胡萝卜素、维生素 B_2、维生素 C、维生素 B_1 等。

【食疗药效】具有清热解暑、养血益气、清肝明目的功效。现代认为有调整内分泌、降血糖作用；苦瓜所含的维生素 C 是菜瓜、甜瓜、丝瓜的 10~20 倍，具有防治坏血病、保护细胞膜解毒，防止动脉粥样硬化，抗癌，提高机体的应激能力，预防感冒，保护心脏的作用；有利于皮肤新生、伤口愈合，经常食用可使皮肤细嫩柔滑，有美容作用。

用治中暑引起的发热、心烦口渴、小便黄赤；糖尿病（消渴）、痱子、眼结膜炎、坏血病、脚气病等。

【药膳】苦瓜 100 克，切片，放锅内煮熟，吃菜喝汤，每天 1 次，连用 10 天为一疗程，治糖尿病。

【注意点】苦瓜寒凉，脾胃虚寒者，忌用。

丝 瓜

【营养成分】丝瓜又名天罗、布瓜、绵瓜、天吊瓜等，含蛋白质、脂肪、碳水化合物、钙、磷、铁、胡萝卜素、维生素 B_1、维生素 B_2、烟酸、维生素 C、纤维素、生物碱等。

【食疗药效】具有清热解毒、凉血止血、通经络、行血脉、美容的功效。现代认为含干扰素，有抗病毒、防癌抗癌的作用。

用治皮肤色素沉着、扁桃体炎、咽喉炎、青春痘、便秘、牙龈出血等。

【药膳】丝瓜 150 克，鲜姜 12 克，先将丝瓜洗净，切片，两味药加水煮 30 分钟，日饮 2 次，治疗各种出血症，如牙龈出血、鼻出血、便血、子宫出血等。

【注意点】丝瓜鲜嫩时可炒菜食用，丝瓜纤维化可晒干入药。因寒凉，不能过多食用。

茄 子

【营养成分】茄子又叫落苏。含蛋白质、脂肪、碳水化合物、钙、磷、铁、胡萝卜素、维生素 B_1、维生素 B_2、维生素 B_3、维生素 P、维生素 E、生物碱等。

【食疗药效】具有活血通络、化瘀通经、宽肠胃的功效。现代认为能改善微细血管脆性和通透性，使毛细血管保持弹性，防止出血；可调节血压及心脏功能，预防心脏病的发生。

用治高血压脑病、脑动脉硬化（肝阳上亢）等疾病引起的脑溢血、眼底出血；缺钾性心脏病等。

【药膳】茄子 100 克，炒熟加香油、味精、食盐，调配好，即可食用。可防治心脑血管病。

【注意点】脾胃虚寒，便溏者，忌食。忌与螃蟹、鲤鱼同用，以免损伤肠胃。

马铃薯

【营养成分】马铃薯又叫土豆、洋芋等。含蛋白质、碳水化合物、粗纤维、钙、磷、铁、胡萝卜素、淀粉、维生素 B_2、维生素 C 等。

【食疗药效】具有健脾益气、调中和胃、益肾壮骨、消炎解毒作用。

用治胃、十二指肠溃疡、慢性胃炎（脾胃虚）引起的消化不良、脘腹胀满、胃寒胃痛、烫火伤等。

【药膳】土豆 250 克，切丝，加盐、味精、香油，炒熟，即可食用。每天 1 次，治胃、十二指肠溃疡引起的消化不良、胃脘不舒。

【注意点】脾胃虚寒，严重脘腹冷痛者，不宜食用或禁用。

红 薯

【营养成分】红薯又叫甘薯、地瓜等。含蛋白质、碳水化合物、粗纤维、钙、磷、铁、钾、胡萝卜素。

【食疗药效】具有补虚劳、益气力、健脾胃的功效。现代认为红薯含钾，可帮助维持细胞内液体和电解质平衡的作用。

用治缺钾性心脏病、脱水及预防中风等。

【药膳】红薯 100 克，白糖 20 克，食盐 0.5 克，加水 500 毫升，并煎服，治疗轻度脱水、口干渴。

【注意点】糖尿病、疟疾、水肿病人均忌食。

紫 菜

【营养成分】紫菜又叫紫英，含蛋白质、脂肪、糖类、胡萝卜素、维生素 B_1、维生素 B_2、维生素 B_3、维生素 C、钙、磷、碘、维生素 B_{12}、叶绿素、红藻素、粗纤维、胆碱、多种氨基酸、胶质、甘露醇、半乳糖酶、糖原酶等。

【食疗药效】具有化痰作用；是神经细胞传递信息不可缺少的物质胆碱，有增强记忆力的作用；紫菜含的维生素 U 治胃溃疡有特色作用。

用治健忘症、气管炎、地方性甲状腺肿大、胃溃疡、夜盲眼及贫血等。

【药膳】紫菜 20 克，鸡蛋一枚，麻油、盐、味精，把鸡蛋磕入碗中，搅拌备用。锅内倒水烧开，放入紫菜稍煮片刻，最后倒入鸡蛋液，待鸡蛋漂起，加盐、味精，淋上油即可食，治疗习惯性便秘。

发　菜

【营养成分】 发菜又叫竹筒菜、粉菜、龙须菜等。发菜含有藻胶、多糖、蛋白质和多量的钙、铁、磷等。

【食疗药效】 具有镇咳祛痰、降压的作用。

　　　　　　用治慢性气管炎、高血压、妇女月经不调等。

【注意点】 脾胃虚寒者，忌食。

海　带

【营养成分】 海带又叫海草、昆布等。本品含纤维少、肉质厚、味道鲜美、营养特别丰富。含多糖、褐藻胶、蛋白质、脯氨酸、维生素 C、维生素 B_2、胡萝卜素、钾、钙、钴、碘等。

【食疗药效】 具有软化病理组织，可促进缺碘性甲状腺肿大溶解，并借助碘化物在人体组织和血液中形成电解质渗透，使其病毒和炎症渗出物被吸收或排出体外，有降胆固醇的作用。

　　　　　　用治地方性甲状腺肿大（瘿瓜瓜）、高血压（肝阳上亢）、高脂血症（血液中脂肪太多）、软骨病及动脉硬化等。

【药膳】 海带、豆腐、味精、植物油，做菜食用，治乳汁缺乏症。

【注意点】 吃海带后不要马上喝茶，也不要吃酸涩的水果，否则会影响铁的吸收；患有甲状腺功能亢进的病人不要吃海带，因海带含碘丰富，会加重病情；孕妇也不要吃海带，因海带含碘，随血液循环进入胎儿和婴儿体内，可引起甲状腺机能障碍，会得先天性突眼性甲亢病。

燕　窝

【营养成分】 燕窝含蛋白质、脂肪、碳水化合物、钙、磷、钾、硫、铁及多种维生素等。

【食疗药效】 具有滋补强壮、滋阴润肺、镇咳祛痰等作用。

　　　　　　用治贫血（血虚）引起的头晕眼花、神疲乏力、失眠；气管炎（肺阴虚）引起的干咳痰少等。

灵　芝

【营养成分】 灵芝含麦角固醇、有机酸、氨基酸、葡萄糖、甘露醇、生物碱、香豆精、水溶性蛋白质及多种酶类等。

【食疗药效】 具有治虚劳、补肝肾、止咳喘、降血压、降血脂、降血糖等作用。

四百味药性歌括解

用治气管炎、肺气肿、高血压、高血酯症、糖尿病、心律不齐、白细胞减少症、神经衰弱等。

【药膳】治疗冠心病、心绞痛：灵芝30克、丹参30克、三七4克，共为末，每服3克，每日2次。

香　菇

【营养成分】香菇，又称冬菇等。香菇是一种高蛋白、低脂肪的保健食品。含多糖、多种酶、多种氨基酸、多种维生素及矿物质等。

【食疗药效】具有养血补气、开胃助食、降低胆固醇、抗病毒作用；可使心脏、肝脏及甲状腺、前列腺体的功能增强，具有抗衰老，增强人体活力，使人精力充沛的保健功能；可提高人体免疫力，抑制癌细胞生长，增强机体的抗癌作用，此外，还能预防和治疗维生素缺乏症等。

用治贫血、佝偻病、肝硬化、食欲不振、动脉血管硬化、前列腺炎、甲状腺肿大、肝炎、口腔溃疡、脚气病、角膜炎、夜盲眼等。

【药膳】香菇6朵，木瓜水煮，可治高血酯症。

猴头菇

【营养成分】猴头菇又叫刺猬菇等。含16种氨基酸、碳水化合物、多种维生素、矿物质等。

【食疗药效】具有助消化、利五脏的功效。现代认为有抗癌，增强人体免疫功能的作用。

用治慢性胃炎、胃溃疡(脾胃虚弱型) 引起的消化不良、食欲不振、胃痛腹胀及神经衰弱等。

【药膳】猴头菇50克、油白菜100克、植物油、蒜末、菜油适量，油白菜和蘑菇共同洗净，锅内放油、烧开，放蒜末，猴头菇、油白菜、盐、米酒、香油炒熟，即可食用，治神经衰弱症。

金针菇

【营养成分】金针菇又名金菇。金针菇含有赖氨酸，是儿童生长发育和健脑所必需的，含维生素 B_1、维生素 B_2、维生素 E，其锌的含量也较高。

【食疗药效】金针菇含锌较高，对男性预防前列腺疾病有益，也是低钠高钾食品。

用治高血压（肝阳上亢）、缺钾性心脏病及神经衰弱所致的健忘症等。

【注意点】脾胃虚寒者慎食。

黑木耳

【营养成分】黑木耳，又称云耳。含蛋白质、脂肪、多糖、钙、磷、铁、胡萝卜素、维生素 B_1、维生素 B_2、烟酸、卵磷脂、固醇等。

【食疗药效】具有滋补润燥、养血益胃、延年益寿的功效。现代认为黑木耳有磷脂成分，对脑细胞和神经细胞有营养作用，因而是健脑食品；有延缓血液凝固作用，能疏通血管，防止血栓形成。

用治脑血栓、心肌梗死、高血压、健忘症、贫血及慢性病引起的久病体弱、腰腿酸软、肢体麻木、贫血、神疲乏力等。

【药膳】黑木耳 3 克、大枣 6 克，将木耳泡水中 3 小时，取出，加适量冰糖，共煮半小时，睡煎服。可治疗继发性高血压、面部色素沉着。

银　耳

【营养成分】银耳又称雪耳，白木耳含丰富的胶质，多种维生素，17 种氨基酸、碳水化合物、矿物质等。

【食疗药效】增加血液黏度，具有止血作用；常食用有润肺、养胃、强智、补血、益肾、美容等作用。

用治肺源性心脏病、气管炎（心肺阴虚）等疾病引起的干咳、痰中带血、心跳短气、口渴、潮热、舌质红而少苔等。

【药膳】银耳 3 克，大枣 9 克，桂圆 9 克，水煮喝汤吃菜。治疗贫血，常服食有一定疗效。

第三节　水果类

葡　萄

【营养成分】葡萄又叫蒲桃、草龙珠等。本品含蛋白质、脂肪、碳水化合物、葡萄糖、果糖、蔗糖及铁、钙、磷、钾、硼、胡萝卜素、维生素 B_1、维生素 B_2、烟酸、维生素 C、酒石酸、草酸、柠檬酸、苹果酸等。

【食疗药效】具有滋补肝肾、益气养血、生津止渴、健脑除烦的功效。现代认为能帮助人体积累钙。

用治产后、病后体虚证、健忘症、胃酸缺乏症所致的消化不良、食欲不振；可直接凉水冲洗、生食。但胃酸过多者，忌用。

橙　子

【营养成分】橙子又叫甜橙、广柑、黄橙、金球、黄果等。含糖类、抗坏血酸、植物黄酮、维生素 B_1、核黄素、胡萝卜素、钙、磷、铁、柠檬酸、苹果酸、生物碱、挥发油、内酯等。

【食疗药效】具有宽胸理气、化痰止咳、开胃止呕、消食的作用。

用于胃神经官能症、慢性胃炎（气滞型）等疾病引起的胸闷、胃脘胀满、消化不良；气管炎（湿痰型）引起的咳嗽痰多等。

【注意点】多食橙子宜伤肝脏；橙子含鞣酸较多，不宜与铁结合，妨碍铁的吸收，因此，贫血病人服补血药，如硫酸亚铁时忌食。

芒　果

【营养成分】芒果含芒果酮，异芒果醇酸、阿波酮酸、三萜酸、多酚类化合物、胡萝卜素、酒石酸、柠檬酸、核黄素、葡萄糖、钾等。

【食疗药效】具有益胃、止呕、解渴、解毒作用等。

用治胃酸缺乏性胃炎引起的消化不良、食欲不振、恶心呕吐、口干渴；慢性扁桃体炎、咽喉炎及晕车晕船等。

【注意点】脾胃虚寒、胃酸过多者，忌食。

水蜜桃

【营养成分】含蛋白质、钙、磷、铁、胡萝卜素、核黄素、维生素 B_3、抗坏血酸、苹果酸、柠檬酸、葡萄糖、果糖等。

【食疗药效】具有生津润肠、活血消积、降压、美容的功效。现代认为有补钾作用；可预防多种癌症和心脏病；有活血化瘀作用，对因过食生冷而引起痛经者，有益。

用治夏天口干渴、肠燥便秘、妇女痛经、经闭、虚劳喘咳、高血压等。

【注意点】未成熟，均忌食，食后影响消食或食物中毒所致的水泻等。

大结杏

【营养成分】含蛋白质、钙、磷、铁、维生素 A、维生素 B_1、核黄素、维生素 B_3、抗坏血酸、脂肪油、微量元素等。

【食疗药效】有生津止渴、润肺定喘、滋补强壮作用。

用治暑热引起的干渴及习惯性便秘等。

【注意点】一次不能吃的太多，食用过多会引起腹泻、腹胀的副作用。脾胃虚寒者，慎用。

樱 桃

【营养成分】樱桃含蛋白质、糖类、钙、磷、铁、抗坏血酸、维生素 A 等。

【食疗药效】具有补中益气、祛风湿、解毒透疹的作用等。

用治风湿性关节炎（痹证）引起的腰腿痛；麻疹（痧子）引起的疹出不透及粗皮病的辅助治疗等。

【药膳】麻疹引起的疹出不透；樱桃 30 克、榨汁、烧开，温服，出汗。

【注意点】麻疹已出透者，忌食。

草 莓

【营养成分】草莓含有蛋白质、碳水化合物、钙、铁和磷、维生素 C、维生素 B$_1$、维生素 B$_2$、烟酸、胡萝卜素、纤维素等。

【食疗药效】具有生津润肺、养血润燥、健脾、解酒毒的功效及降低胆固醇的作用。

用治慢性气管炎（燥邪咳嗽）引起的干咳无痰；贫血（血虚）引起的面黄肌瘦、消化不良、四肢无力；动脉硬化及乙醇中毒等。

【注意点】脾胃虚寒者，慎用，胃酸过多者，忌食。

杨 梅

【营养成分】杨梅又名树梅、水杨梅、珠红等。含丰富的维生素 C、维生素 B、铁、葡萄糖、果糖、柠檬酸、苹果酸等。

【食疗药效】具有营养机体、增加胃中酸度、生津止渴、和胃消食、止呕止痢，对大肠杆菌、痢疾杆菌均有抑制作用。

用治细菌性痢疾、肠炎腹泻、呕吐、消化不良、轻度脱水之口干渴等。

【药膳】治疗肠功能紊乱引起消化不良、食欲不振、腹泻腹痛；杨梅若干，放入高粱酒中，泡七天后，可饮酒。

【注意点】胃酸过多忌食；多食损齿、伤筋骨；发热有痰者，忌食。

柠 檬

【营养成分】柠檬又叫黎檬子、柠果、约果等。柠檬含糖、钙、磷、铁、维生素 B$_1$、维生素 B$_2$、维生素 A、维生素 P、含大量维生素 C、有机酸、黄酮类、香豆精类、固醇类、挥发油、橙皮甙、草酸钙、果胶等。

【食疗药效】具有解暑、化痰止咳、健脾消食的作用。

用治暑天烦渴、高血脂症、坏血病、先兆性流产等。

【注意点】柠檬极酸，易伤筋骨，不宜久食多食，胃酸过多者忌服。

香　蕉

【营养成分】香蕉又叫甘蕉、香芽蕉等。香蕉含蛋白质、脂肪、钙、磷、铁、胡萝卜素、维生素 B_1、维生素 B_2、维生素 C、钾等。

【食疗药效】有降压作用；可促进肠蠕动，有排便作用，可预防癌病的发生；可抵抗各种传染病的感染。

用治高血压（肝阳上亢）、大肠癌及便秘等。

【药膳】香蕉 50 克，水煮服食。可治习惯性便秘。

苹　果

【营养成分】苹果又叫平波、频婆等。苹果含多糖、蛋白质、钙、磷、铁、锌、钾、镁、硫、胡萝卜素、维生素 B_1、维生素 B_2、维生素 C、烟酸、纤维素等。

【食疗药效】降低血压，防缺铁性贫血，可增强记忆力，提高智力；美容；降胆固醇；可调节血糖，有利于糖尿病患者。

【注意点】苹果微凉、脾胃虚寒者慎食。

柿　子

【营养成分】柿子含蔗糖、果糖、葡萄糖、碘、多种维生素和多种矿物质。

【食疗药效】具有润肺止渴、悦颜色、祛褐斑、健脾胃、涩肠止泻的作用。

用治慢性胃炎、菌群失调（脾胃虚寒型泄泻）等消化道疾病引起的胃肠功能下降、脘腹冷痛、消化不良、食欲不振、口干舌燥、久泻不止；气管炎（肺气不足型咳嗽）引起的干咳无痰、短气而喘等。

【药膳】治疗久痢不愈；柿子 2 枚，马齿苋 30 克，水煮食用。

【注意点】柿子不能与螃蟹同食。柿子叶加工成柿叶茶，为当代的理想保健饮料。

荔枝果

【营养成分】荔枝又叫丹荔、离枝等。荔枝含果糖、蔗糖、苹果酸、多种维生素及游离氨基酸等。

【食疗药效】荔枝提高血红蛋白含量，使人面色红润，皮肤细腻有弹性，故有补血美容作用；能生津止渴、和胃平逆，干荔枝水煎或煮粥食用有补肝肾、健脾胃、益气血的功效。是病后体虚、老年体虚、贫血、心悸、失眠等患者的滋补果品。

用治病后体虚、老年人体弱、贫血、神经衰弱（肝肾虚）引起的健忘症、心悸、失眠、面黄肌瘦、神疲乏力等。

【药膳】治疗更年期综合征（肝肾虚）引起的月经不调、小肚子冷痛、心悸失眠、烦躁不安等。

【注意点】荔枝不可多食，多食会发热、便秘。热性疾病、低血糖等均忌食。

松　子

【营养成分】松子又称松子仁。含脂肪、蛋白质、碳水化合物、钙、磷、铁、维生素等。

【食疗药效】松子润肠通便而不伤正气，尤其对老年性便秘、妇女产后、大便秘结有益。

用治习惯性便秘、气管炎、干咳无痰等。

【处方举例】治便秘：松子仁、杏仁、桃仁、柏子仁、郁李仁各 100 克，为末装罐中，每日用一勺、拌药末，每天 2 次，开水送服。

【注意点】脾胃虚寒、消化不良、腹泻者，均忌食。

李　子

【营养成分】含碳水化合物、多种氨基酸、磷、钙、铁、维生素 C、胡萝卜素、维生素 B_1、维生素 B_2、烟酸等。

【食疗药效】具有生津止渴、清肝热、活血利水的作用。

用治肝硬化（鼓症）引起的腹水等。

【注意点】李子含有氢氰酸，多食会引起中毒；多食易助湿生痰、损伤脾胃，脾胃虚弱者，更应少吃或不吃。

黑　枣

【营养成分】黑枣又叫君迁子、软枣等。黑枣含蔗糖、果糖、葡萄糖、矿物质及多种维生素。

【食疗药效】具有涩肠止泻、健脾暖胃作用等。

用治慢性胃肠炎（脾虚型泄泻）引起的脘腹冷痛、腹泻、消化不良、口干渴等。

沙　枣

【营养成分】沙枣含黄酮类、糖类、蛋白质、鞣质、黏液质、多种维生素和矿物质。

【食疗药效】具有固涩、健胃、止泻、强壮、镇静、调经等作用。

用治慢性肠胃炎（湿热型泄泻）引起的腹痛、腹泻；神经衰弱（肾虚）引起的烦躁不安、心悸、遗精、腰膝酸软、月经不调等。

【注意点】脾胃虚寒者，忌食。

栗　子

【营养成分】栗子又叫板栗、大栗等。栗子含蛋白质、脂肪、碳水化合物、胡萝卜素、维生素 C、维生素 B_1、维生素 B_2、钙、磷、钾、烟酸等。

【食疗药效】具有补肾健骨、健脾胃、活血止血的作用。

用治膀胱括约肌功能减退症（肾阳虚）引起的腰膝酸软、夜多小便、频数、遗尿、不孕；跌打损伤引起的瘀肿痛等。

【注意点】栗子生食不宜消化，熟食又易气滞，故一次不易食之太多。脾胃虚寒者，忌食。

菠　萝

【营养成分】菠萝又叫凤梨等。含蛋白质、脂肪、碳水化合物、粗纤维、钙、磷、铁、胡萝卜素、维生素 B_1、维生素 B_2、维生素 C、维生素 B_3 等。

【食疗药效】具有生津止渴、解暑、补脾胃、补元气、益气血、强精神、消食积、祛湿的功效。现代认为能溶解和防止血栓形成，并能加速溶解组织中的纤维蛋白和蛋白凝块的功能，从而改善局部血液循环，达到消炎消肿的作用。

用治高血压（肝阳上亢）冠心病（瘀血型胸痹）、肾脏炎（水肿病）、气管炎（咳嗽）、急、慢性扁桃体炎、咽炎（咽喉肿痛）等。

【药膳】治疗神经衰弱（肾虚）引起的遗精、失眠：菠萝、莲子、青豆、樱桃、桂圆、冰糖，共水煮粥，食用，常服有一定疗效。

第四节　肉类

牛　肉

【营养成分】牛肉含高蛋白、低脂肪。含蛋白质、脂肪、碳水化合物、钙、磷、铁、维生素 B_1、维生素 B_2、烟酸等。

【食疗药效】具有补脾胃、益气血、强筋骨、消水肿、除湿气、理虚弱、化痰熄风的功能等。

用治身体虚弱、病后虚羸、脾虚久泻、四肢怕冷、腰膝酸软、神疲乏力等证。

【药膳】牛骨髓 250 克，山药 250 克，冬虫夏草 30 克，紫河车 30 克，共为末，加蜜适量，为丸，重 9 克，每服 1~2 丸，每天 2 次，开水送服。治疗神经炎引起的肢体萎瘫。

【注意点】韭菜，鳗鱼，动脉硬化、冠心病、高血压、胃溃疡者，均忌同食。

猪 肉

【营养成分】猪肉含蛋白质、脂肪、碳水化合物、钙、磷、铁、维生素 B_1、维生素 B_2、维生素 E、烟酸等。

【食疗药效】猪蹄有下乳作用；猪膀胱有抗利尿作用；猪肝有明目作用；猪脑花和猪心有镇静作用；猪骨有补钙健骨作用；猪皮有美容作用；猪胆有消炎抑菌作用；猪大肠有驱风止血作用；猪胃有健胃作用等。

用治脑神经衰弱、心脏神经官能症（心肾不交）引起的失眠、健忘、神疲乏力；膀胱括约肌功能下降（肾虚型小便失禁）引起的小便频数、小儿尿炕及乳汁缺乏等。

【注意点】高血压、高血酯症、肥胖病、动脉硬化、中风等均忌食或少食。

羊 肉

【营养成分】羊肉含蛋白质、脂肪、碳水化合物、钙、磷、铁、胡萝卜素、维生素 B_1、维生素 B_2、烟酸等。

【食疗药效】具有益气养血、温中暖下、补肾壮阳、生肌健力、补虚、御风寒的功能。

用治产后、病后、营养不良症、贫血（气血虚）等疾病引起的四肢无力、神疲乏力、面黄肌瘦、头晕眼花；性神经衰弱（肾阳虚）引起的阴茎不举、阳痿、牙齿松动及寒疝腹痛等。

【药膳】治疗贫血产后腹痛：羊肉 250 克，当归 15 克，生姜 6 克，肉桂 3 克，花椒 1 克，除羊肉、当归下锅外，其余装调味袋同煮，肉熟，除去布袋加盐、味精、香菜、蒜苗即可食用。

【注意点】患热性病或内热源发热者，慎用。

狗 肉

【营养成分】含蛋白质、脂肪、碳水化合物、多种维生素、矿物质、嘌呤类、肌肽、肌酸等。

【食疗药效】具有补中益气、温补肾阳、补血脉、厚肠胃的作用。

用治性神经衰弱（命门火衰）引起的阳痿、阴茎不举或举而不坚、腰膝酸软、小便频数等。

【注意点】忌与大蒜同食，热性病者，忌食。

驴 肉

【营养成分】含蛋白质、脂肪、钙、磷、铁、多种维生素、矿物质等。

【食疗药效】具有补中益气、补血、强筋骨、滋肾养肝、调节钙磷代谢的作用。

用治老年久病体虚（身体气虚），慢性病引起的气血亏虚，短气乏力，倦怠羸瘦，食欲不振，气血不足，劳损，筋骨无力，晕眩，心烦等。

【药膳】驴肉 100 克、通草 9 克、猪蹄 1 对，先将通草煎汤，除去通草，再加驴肉、猪蹄共煮肉烂后，吃肉喝汤，治疗乳汁缺乏。

【注意点】湿疹、荨麻疹、皮肤过敏患者，忌食。

鸡 肉

【营养成分】含蛋白质、脂肪、碳水化合物、钙、磷、铁、维生素 B_1、维生素 B_2、维生素 B_3、维生素 A、维生素 C、维生素 E 等。

【食疗药效】温中、补气、补精、添精、调经止带的作用。

用治贫血、血小板减少、白细胞减少、子宫出血、月经不调、不育症及乳汁缺乏。

【药膳】鸡腿一条、鲤鱼 1 条、老姜、麻油适量，鸡腿、鲤鱼剁成块，老姜切丝，麻油烘热，下姜丝炒香，再下鸡腿、鲤鱼炒香，加适量酒、盐，熬半小时，即可食用。治疗坐月子体虚。

鸭 肉

【营养成分】鸭肉含蛋白质、脂肪、碳水化合物、钙、磷、铁、维生素 B_3、维生素 B_1、维生素 B_2。

【食疗药效】具有滋阴补虚、益气养胃、利尿消肿的作用。

用治营养不良性水肿、妊娠水肿、心脏水肿、肾脏水肿等。

【药膳】鸭肉 100 克，赤小豆 30 克，放锅内共煮，肉烂豆熟，喝汤吃肉。治疗各种水肿病，忌盐。

【注意点】腹泻、脚气、外感风寒、外科化脓患者，均忌食。

鹅 肉

【营养成分】鹅肉含蛋白质、脂肪、钙、磷、铁及多种维生素。

【食疗药效】具有益气补虚、和胃止渴、健胃生津等。

用治慢性气管炎（肺虚型咳嗽）引起的咳嗽痰多及糖尿病引起的口干渴等。

【药膳】鹅肉50克，杏仁9克，放锅内共煮熟，吃肉喝汤，每天一次，7天为一疗程。可治气管炎、肺气肿。

【注意点】患皮肤疮毒、皮肤瘙痒、荨麻疹、湿热及过敏体质者，忌食。

鹌鹑肉

【营养成分】鹌鹑含蛋白质、脂肪、糖类、硫胺、核黄素、维生素、抗坏血酸、维生素K、生育酚、钙、磷、钾等。

【食疗药效】具有补中益气、补心脏、清热利湿、强筋健骨、止泻痢、养肝清肺的功能。

用治脾虚血亏、虚劳损伤、产后血虚、消化不良、头昏乏力、神经衰弱、高血压、肥胖症等。

【药膳】鹌鹑6只，鸡蛋一枚，盐、浆油、白糖、葱末、姜末、香油、花椒适量，鹌鹑切块，加调料拌匀，加油炸成黄色，炒肉熟，出锅食肉。治疗神经衰弱，产后血虚。

第五节 水产类

鳖 肉

【营养成分】鳖又叫团鱼、元鱼、王八等。含蛋白质、脂肪、无机盐、碳水化合物、硫胺、核黄素、维生素 B_3 等。

【食疗药效】具有滋阴凉血、补虚益肾、健骨及软化病理组织作用。甲鱼头入药，可补气助阳；甲鱼血滋阴退热，主治虚劳潮热。有抑制癌细胞、软缩肝脾作用。

用治慢性疾病、骨结核、肝硬化（肝肾阴虚）引起的骨蒸劳热、午后潮热、肝脾肿大及淋巴结核（瘰病）等。

【注意点】忌与猪肉、芹菜、苋菜、白芥子同食。

乌龟肉

【营养成分】乌龟又叫水龟、金龟等。含蛋白质、脂肪、胶质、动物胶、糖类、维生素 B_1、核黄素、维生素 B_3、钙、磷、铁等。

【食疗药效】龟肉具有滋阴补血、补肾健骨、降火止泻作用。

用治贫血体弱、阴虚、骨蒸潮热、久咳咯血、久疟、肠风下血、筋骨疼痛、子宫脱垂、糖尿病等。

【药膳】治疗内热源性午后发热、手足心热；乌龟肉100克，水煮食用，常服有效。

【注意点】实热性疾病患者、胃肠湿热病患者，均忌用。

鲤　鱼

【营养成分】鲤鱼又叫丰鲤、红鲤、荷包鲤、镜鲤等。含蛋白质、铁、镁、铜、磷、多种维生素、糖类等。

【食疗药效】具有益气健脾、利尿消肿、清热解毒、滋阴开胃、止咳、通乳等作用。

用治气管炎（肺阴不足）引起的干咳、无痰或痰少；产妇乳汁缺乏、黄疸型肝炎、消化不良及肾炎水肿等。

鲫　鱼

【营养成分】鲫鱼又称鲋鱼等。含蛋白质、脂肪、碳水化合物、维生素、硫胺、核黄素、吡哆素、钴胺素、抗坏血酸、钙化醇、生育酚、维生素 K、生物类黄铜、维生素 B_1、维生素 B_5、维生素 B_3、钙、磷、铁、钾、钠、铜、镁、锌、硒等。

【食疗药效】具益气健脾、利尿消肿、通络下乳、清热解毒的作用。

用治慢性胃炎（脾胃虚寒）引起的脾胃气冷、食欲不振、消化不良、口干渴、恶心呕吐；慢性肾小球肾炎和营养不良性水肿及乳汁缺乏症等。

【药膳】鲫鱼一条，砂仁 6 克，放姜葱盐同炒熟，喝汤吃肉，治疗消化不良。

【注意点】鲫鱼不能与蜂蜜同用，同食会中毒；鲫鱼与猪肝不能同食，同食对胃有刺激性；鲫鱼含胆固醇高，故高血脂、高血压、动脉硬化者，忌食。过敏体质的人忌食。

鳝　鱼

【营养成分】鳝鱼又名黄鳝、海蛇、长鱼等。含氨基酸、蛋白质、脂肪、钙、磷、铁、维生素等，其中钙、铁在淡水鱼中含量居第一。

【食疗药效】具有补中益气、明目、解毒、通脉络、补虚损、除风湿、强筋骨、止痔的作用。

用治贫血（血虚）引起的神疲乏力、筋骨软弱、风湿性关节炎（痹）及化脓性中耳炎等。

草　鱼

【营养成分】草鱼又叫鲩鱼等。含蛋白质、脂肪、多糖、维生素 A、维生素 B_1、核黄素、钙化醇、生育粉、维生素 B_3、钙、镁、钾、钠、锌、硒、铁、磷等。

【食疗药效】具有暖胃和中、平肝熄风、治痹、截疟等作用。

用治慢性胃炎（虚寒型胃脘痛）引起的胃肠功能紊乱、脘腹冷痛、消化不良、腹泻；疟疾（打摆子）及病后、产后体虚、神疲乏力、精神萎靡、食欲不振等。

【药膳】治疗病后体虚所致的头晕眼花、四肢无力；草鱼250克，去鳞、鳃、内脏杂物，用水洗干净后，油炸金黄色，再与冬瓜250克同煮汤，食之。

【注意点】疮癣、过敏所致的荨麻疹，均忌食。草鱼以食草为生。

鲢　鱼

【营养成分】鲢鱼又名白脚鲢等。含蛋白质、氨基酸、脂肪、糖类、灰分、钙、磷、铁、维生素 B_1、B_2、B_3 等。

【食疗药效】具有温中益气、暖胃、润泽皮肤的作用。

用治脾胃气虚所致的体虚、乳少、皮肤粗糙无光泽等。

【药膳】治疗乳汁缺乏：鲢鱼1条，猪蹄1对，同煮，喝汤吃肉。

银　鱼

【营养成分】银鱼又叫面条鱼等。含蛋白质、脂肪、糖类、钙、磷、铁及多种维生素。

【食疗药效】具有养阴健胃、润肺镇咳、利尿补虚的作用。

用治慢性萎缩性胃炎（胃阴不足型胃痛）引起的消化不良、胃痛、口干渴、舌红少苔或花剥舌苔；气管炎（燥热咳嗽）引起的干咳无痰等。

【药膳】银鱼1条，玉竹、麦冬、石斛各等分，布包、加水同煮，肉熟取出药袋，吃肉喝汤，治疗萎缩性胃炎、口干渴、胃痛、舌质红、少苔等。

河　豚

【营养成分】河豚又叫气泡鱼等。含蛋白质、脂肪、碳水化合物、多种维生素和矿物质等。

【食疗药效】具有滋补强壮、抗惊厥作用。

用治产后、病后体虚；癫痫（羊羔风）引起的四肢抽搐等。

【注意点】河豚肉细嫩鲜美，但要除去有毒部分（包括内脏、血液、卵巢、头、皮肤），食其肉、如有中毒，可用芦根煎汤解。

带　鱼

【营养成分】带鱼又称鞭鱼、海刀鱼、牙带鱼等。含蛋白质、脂肪、磷、钙、铁、碘及维生素 B_1、维生素 B_2、烟酸、维生素 A_1、卵磷质和不饱和脂肪酸等。

【食疗药效】带鱼不刮鱼鳞烧熟吃，可以提高其他药用价值，可增强人体记忆力，增强皮肤表皮细胞活力，起到保健美容作用；带鱼具有补血养肝、和中开胃、补虚、润肤、祛风杀虫的作用。

用治脾胃虚弱引起的消化不良、肝炎引起的肝细胞坏死、皮肤干燥症等。

【注意点】哮喘、中风、疮疡、过敏体质者，忌食。

鳗　鱼

【营养成分】鳗鱼含脂肪、蛋白质、多糖、肉豆蔻酸、钙、磷、铁、维生素B_3等多种维生素。

【食疗药效】具有保护胃黏膜、抗结核杆菌的作用。

用治结核性淋巴结核（瘰疬）、肺结核（肺痨）及胃、十二指肠溃疡等。

鱿　鱼

【营养成分】鱿鱼含蛋白质、脂肪、碳水化合物、维生素 A、维生素B_1、核黄素、吡哆素、维生素 E、烟酸、铁、钙、硒、钾、钠、锌等。

【食疗药效】具有滋阴润肤、养胃、强壮、抗病毒的作用。

用治萎缩性胃炎（胃阴不足）、皮肤干燥症、夜盲眼引起的眼睛干燥症。

【药膳】治夜盲眼、眼睛干燥症，鱿鱼 1 条，煮熟，加盐、葱末、植物油、味精，常食有效。

【注意点】高血酯症、动脉硬化、湿疹、荨麻疹，均忌食。

泥　鳅

【营养成分】泥鳅又叫鳅鱼等。含蛋白质、脂肪、碳水化合物、钙、磷、铁及多种维生素。

【食疗药效】具有滋补强壮、解毒化痔的作用。

用治糖尿病（消渴）、肝炎（黄疸）、胆结石（胁痛）、胆囊炎（伤寒）及小儿盗汗等。

【药膳】泥鳅放清水中，滴菜油少许，喂 2~3 天，吐出肚内废物，放净血，放锅内下油，煎成黄色，入黄酒，掺入烧开，煮熟，加盐、葱花、味精，调匀即可食用。

大小虾

【营养成分】虾的家族有龙虾、对虾、海虾、白虾、青虾、毛虾等。现代认为虾含蛋白质较高，并含脂肪、碳水化合物、钙、磷、铁、碘、硒、维生素 A、维生素B_1、维

生素 B_2、维生素 B_3、维生素 E、叶酸、泛酸、钾、钠、镁等。

【食疗药效】具有补肾、通乳、祛风痰的功效等。

用治缺钙镁引起的手足抽搐症；妇女产后乳汁缺乏；肾上腺皮质功能下降（命门火衰）引起的阳痿、阴茎不举、腰膝酸软、精神萎靡、失眠、自汗、盗汗；小儿麻疹、水痘、皮肤溃疡、疮痈肿毒及脾胃虚引起的消化不良、食欲不振等。

【药膳】鲜虾 30 克，核桃仁 50 克，猪肾 8 只，共焙干研末，每服 9 克，开水冲服，每天早晚各服 1 次。治肾虚所致的月经过多。

【注意点】过敏性疾病。如过敏性鼻炎、哮喘、荨麻疹等疾病，均禁食。

河　蟹

【营养成分】河蟹又叫螃蟹、大闸蟹、清水蟹、毛蟹等。含蛋白质、脂肪、碳水化合物、钙、磷、维生素 A、维生素 B_1、维生素 B_2、维生素 B_3、谷氨酸、甘氨酸、精氨酸、丙氨酸、脯氨酸、组氨酸等。

【食疗药效】河蟹具有益阴补髓、清热散瘀、通经络、解漆毒、续筋骨、催产下胎、抗结核等功能。

用治跌打损伤引起的伤筋断骨、瘀血肿痛；漆中毒、胎儿死腹中、胎衣不下、难产等。

【注意点】食蟹中毒者，可服紫苏、冬瓜、芦根、蒜汁，皆可解之；螃蟹内性极寒，不宜多食，孕妇禁用。

海　参

【营养成分】海参又叫刺参、沙参、海黄瓜、花刺参、绿刺参、梅花参、蛇目白尼参等。含蛋白质、粗蛋白、黏蛋白、粗脂肪和脂肪、碳水化合物、维生素、碘、钙、钒、铁、三萜醇、黏多糖等。

【食疗药效】具有补肾益精、养血润燥、止血清炎、和胃止渴、养胎利产之功效。

用治精血亏虚、阳痿、梦遗、早泄、贫血、缺乳、肠燥便秘、肺结核、神经衰弱。

【药膳】治疗高血压、动脉硬化、冠心病；海参 30 克，加水适量，煮烂，再加冰糖炖约 15 分钟，每天早晨食用。

【注意点】海参不能与甘草同食。

墨　鱼

【营养成分】墨鱼又叫墨斗鱼等。含蛋白质和多肽类物质、碳水化合物、低脂肪、无机盐、维生素 B_1、维生素 B_2、烟酸、钙、磷、铁等。

【食疗药效】具有健脾利水、养血滋阴、止血止带、制酸水、温经通络等作用。

用治胃、十二指肠溃疡引起的胃酸过多；阴道炎（白带）引起的阴道分泌物增多等。

【药膳】墨鱼肉 50 克，黄芪 50 克，共煮熟，去黄芪，喝汤吃肉，治疗植物神经功能紊乱引起的自汗、盗汗等。

【注意点】墨鱼肉不宜与田螺、海螺同食，会引起胃部不适。

第六节　昆虫类

蝗　虫

【营养成分】蝗虫含蛋白质、脂肪、碳水化合物、维生素和矿物质等。

【食疗药效】具有温胃助阳、健脾消积的作用。

用治营养不良症、慢性胃炎、胃溃疡（脾胃虚寒型胃痛）引起的脘腹冷痛、消化不良及不孕症等。

【注意点】将活蚂蚱放热锅内，去翅后，再用植物油炸黄，即可食用。

蚕　蛹

【营养成分】蚕蛹含蛋白质、脂肪、糖类、钙、磷、铁、锰、锌、钴等微量元素。

【食疗药效】具有补血益气、镇静、补肾、降血压、降血糖的作用。

用治继发性高血压（肾型）、性功能衰退（肾阳虚）引起的阳痿等。

第七节　禽蛋类

鸡　蛋

【营养成分】鸡蛋含有人体所必需的氨基酸、脂肪、碳水化合物、维生素 B_1、维生素 B_2、维生素 B_6、维生素 B_{12}、维生素 D、维生素 E、叶酸、钙、铁、锌、镁、硒等。

【食疗药效】具有清利咽喉、清热解毒作用；鸡蛋黄，滋阴养血、润燥熄风、健脾和胃，有养心镇静作用等。

用治病后、产后、营养不良、贫血、癔病、（百合病）引起的心烦、失眠等。

【药膳】治疗胎衣不下；三枚鸡蛋清、醋 20 毫升，加水适量，水醋蛋同煮熟，食之。

【注意点】鸡蛋不可多吃，因为过多摄入胆固醇、蛋白质，可升高酯质，加重肝脏和肾脏负担，尤其高血压、动脉硬化、冠心病、肾功能衰竭，均少食或不食。

鹌鹑蛋

【营养成分】鹌鹑蛋含蛋白质、脂肪、芦丁、碳水化合物、维生素 B_1、维生素 B_2、卵磷脂、铁、脑磷脂等。

【食疗药效】具有补五脏、补中益气、健骨、健脑的作用。

用治营养不良症、贫血、神经衰弱引起的健忘症。

【药膳】治疗气虚头痛；鹌鹑蛋 5 个，山药 15 克，胡萝卜 30 克，大枣 10 个，加红糖适量，共入锅，加水至蛋熟，吃蛋喝汤。

鸽 蛋

【营养成分】鸽蛋含蛋白质、脂肪、糖类、多种维生素和矿物质。

【食疗药效】具养心补肾、养血镇静、疗疮毒、疗痘疹的功效。

用治肾神经衰弱（心肾不交）引起的腰膝酸软、神疲乏力、心悸失眠、口干渴等。

第八节 野味肉类

野兔肉

【营养成分】兔肉含蛋白质、脂肪、碳水化合物、钙、磷、铁、多种维生素等。

【食疗药效】具有补中益气、凉血解毒、止渴健脾、防止动脉硬化的作用。

用治冠心病、中风、血栓闭塞性脉管炎等。

【药膳】兔肉 50 克，薤白 30 克，黄酒、盐、菜油，兔肉和薤白（小蒜）同煮熟，加黄酒、盐、菜油调匀，食之，治疗冠心病、心绞痛。

【注意点】孕妇忌食。

鸽 肉

【营养成分】鸽肉含蛋白质、脂肪、碳水化合物、钙、磷、铁、镁、锌、维生素 B_1、维生素 B_2、维生素 B_6、维生素 B_{12}、维生素 A、烟酸等。

【食疗药效】具有滋肾益气、祛风解毒、清热凉血、养血的作用等。

用治老人和产妇体虚、贫血、经闭、恶疮疥癣等。

【药膳】鸽肉一只，桃仁 6 克，共煮肉熟，喝汤吃肉。治疗贫血所致的经闭。

猫头鹰肉

【营养成分】猫头鹰肉含蛋白质、脂肪、碳水化合物、维生素 B_1、维生素 B_2、烟酸、维生素 E、钙、磷、镁、铁等。

【食疗药效】具有解毒、抗惊厥、解痉、软化病理组织的作用等。

用治淋巴腺炎（瘰疬）、食道痉挛（呃逆）及癫痫等。

【药膳】猫头鹰肉 100 克，水煮肉熟后，喝汤吃肉。治疗：癫痫病。

狐狸肉

【营养成分】狐狸肉含蛋白质、脂肪、碳水化合物、钙、镁、磷、维生素 B_1、维生素 C、维生素 D、维生素 E、维生素 K 等。

【食疗药效】具有镇静、抗惊厥、清热、解毒的作用等。

用治精神分裂症（狂证）引起的恍惚谵语、狂躁不安；癫痫（羊羔风）引起的四肢抽搐、角弓反张；神经衰弱（脏燥症）引起的失眠、心悸、烦躁不安等。

【药膳】治疗精神分裂、癫痫：狐狸肉 250 克，石膏 60 克，水先煎石膏后，取出石膏，再加入狐狸肉，肉熟，喝汤吃肉。

第九节　调味蔬菜

韭　菜

【营养成分】韭菜又叫壮阳草。本品含蛋白质、脂肪、碳水化合物、维生素和矿物质等。

【食疗药效】韭菜味辛、性温。具有通胃气、散寒邪、温肾助阳的功效。现代认为对葡萄球菌、痢疾杆菌、大肠杆菌、伤寒杆菌、变形杆菌、绿脓杆菌等均有不同程度的抗菌作用。此外，还有止血作用等。

用治吐血、鼻出血、尿血、紫癜、菌痢等。

【应用与配伍】用治胃脘冷痛，可单用生韭菜研服。肠中瘀血，韭汁冷服。治疗紫癜，用韭菜汁合童便服。

用治膀胱括约肌功能下降（肾阳虚型尿失禁）引起的小便不能控制、尿频、小儿尿床；肾上腺功能下降（命门火衰）引起的阳痿、阴茎不举或举而不坚、腰膝酸冷、滑精、早泄等。

【注意点】阴虚内热及火毒疮疡、肝热目疾均应忌服；可炒菜，作为调味蔬菜使用。

【特别提醒】与调味蔬菜相类似的其他调味品还有：薤白、辣椒、葱白、胡荽。

第十节　生食蔬菜

西红柿

【营养成分】西红柿又叫番茄、洋柿子。含维生素、蛋白质、脂肪、碳水化合物、矿物质等。

【食疗药效】保护血管，降压、止血等。

用治鹅口疮（雪口）、口腔炎（口舌生疮）、高血压（肝阳上亢）、冠心病（胸痹）、糖尿病（消渴）及夜盲眼等。

【药膳】西红柿250克，芹菜250克共榨汁服，治高血压有一定疗效。

【注意点】西红柿做菜时，切好后马上下锅，但不要炒的时间太久，以免破坏维生素。生吃要吃新鲜成熟无破损的，吃时要凉开水冲洗干净，再用开水烫一下即可食用。再者要注意未成熟的西红柿含有毒性物质番茄碱，生食后使人头晕，恶心呕吐，严重时甚至可致死。西红柿偏寒，胃寒和胃酸过多者，慎食。

胡萝卜

【营养成分】胡萝卜又叫黄萝卜。含蛋白质、脂肪、碳水化合物、维生素等。

【食疗药效】具有健脾化滞、润燥明目、降压强心、抗过敏等功效。现代认为是造血及血细胞生成的重要物质，贫血患者可常食；胡萝卜中所含胡萝卜素，在人体内可迅速转化为维生素A，能维护眼睛，还能防光辐射；胡萝卜对抗细菌性痢疾、神经官能症，是高血压的辅助食疗食品等。

用治维生素A缺乏的夜盲眼；神经衰弱（脏躁症）、高血压（肝阳上亢）及冠心病等。

【药膳】胡萝卜100克，枸杞20克，菊花9克，水煮服，可治夜盲眼。

【注意点】胡萝卜是脂溶性的，须与肉类烹调。烹调胡萝卜时最好不要放醋，否则会破坏胡萝卜素。忌与辣椒、山楂同用，因会破坏维生素C等。

白萝卜

【营养成分】白萝卜，又叫莱菔、心里美等。含蛋白质、糖类、B族维生素和大量维生素C及铁、钙、磷、多种酶与纤维等。

【食疗药效】抗癌，还有降血脂，软化血管，稳定血压及助消化，补脾养胃，润肺化痰，平喘止咳等作用。

用治高血压、动脉硬化、气管炎、鼻出血及消化不良等。

【注意点】脾胃虚寒，忌食生萝卜。

洋　葱

【营养成分】洋葱又叫玉葱、球葱等。含蛋白质、碳水化合物、挥发油、苹果酸、钙、磷、维生素 A、维生素 B_1、维生素 B_2、烟酸、维生素 C 等。

【食疗药效】洋葱具有健脾胃、防癌、降低胆固醇等作用。

用治高血压（肝阳上亢）、高血酯症（血液含脂肪过多）、坏血病（缺乏维生素 C）、糖尿病（消渴症）等。

【药膳】治疗糖尿病：洋葱 1~2 个，切丝，加盐、味精、植物油，炒熟食之。

【注意点】生洋葱对胃炎、胃溃疡、眼睛均有刺激性，应慎食。

辣　椒

【营养成分】辣椒又叫辣子等。本品含蛋白质、脂肪、碳水化合物、胡萝卜素、维生素 B_1、维生素 B_2、维生素 E、钙、磷、铁、辣椒碱、粗纤维等。

【食疗药效】具有温中散寒、镇痛、抗风湿的作用。现代认为可刺激大脑，释放内啡呔，缓解疼痛，降低胆固醇，促进血液循环等。

用治胃肠功能紊乱、菌群失调（脾胃虚寒型胃痛）引起的胃脘冷痛、呕吐、腹泻；类风湿性关节炎（痛痹）引起的关节冷痛及冻疮等。

【药膳】治疗贫血（血虚）引起的头晕眼花：辣椒 3 克，猪肝 50 克，水煎煮熟，食用，常食有一定疗效。

【注意点】胃、十二指肠溃疡、溃疡性结肠炎、痔疮等均忌食。

香　椿

【营养成分】本品含蛋白质、脂肪、糖类、钙、磷、钾、胡萝卜素、维生素等。

【食疗药效】本品具有清热解毒、涩肠止血、固精的作用。

用治急性肠炎、痢疾及肠风下血等。

【药膳】细菌性痢疾：鲜香椿 50~100 克，马齿苋 50~100 克，同煮熟，喝汤吃菜。

【注意点】1.香椿芽菜以谷雨前后为佳，谷雨后香椿芽纤维化，老枯就不能吃，营养价值也大大下降。

2.香椿为发物，多食诱发痼疾复发，过敏体质者忌用。

【特别提醒】与生食蔬菜相类似的其他菜品还有：大蒜、薤白、葱白、黄瓜。

第十一节　野生蔬菜

灰菜

【营养成分】灰菜又叫藜、灰条菜等。含蛋白质、脂肪、糖类、钙、磷、铁等。

【食疗药效】具有杀虫止痒、清热解毒、止痢、保护心脏及美容作用。

　　　　　　用治疥癣、白癜风、青春痘、疔疮、息瘤、色素沉着及皮肤瘙痒。

【处方举例】治疗疥癣、青春痘、色素沉着：鲜灰菜榨汁，擦患者，每日数次至愈为止。

【注意点】灰菜性凉，脾胃虚寒，便溏者，忌食。过敏体质者禁用。

【特别提醒】与野生蔬菜相类似的其他菜品还有：地肤子苗、枸杞叶、马齿苋、萹蓄、蒲公英、薤白。

第十二节　调味品

大豆油

【营养成分】大豆油，属干性油，含油酸、亚油酸等不饱和脂肪酸及维生素 A、维生素 B_2、胡萝卜素、维生素 E、钙、磷、铁、卵磷脂、固醇等。

【食疗药效】有驱虫、润肠、解毒的功效。现代认为能促进胆固醇的分解和排泄，有保护血管壁的作用。

　　　　　　用治动脉硬化及便秘等。

花生油

【营养成分】花生油，又名落花生油。含不饱和脂肪酸、亚油酸、多种氨基酸、多种维生素等。

【食疗药效】降胆固醇、保护血管、延年益寿；润肠通便；是肺热燥咳、蛔虫性肠梗阻、胃溃疡等疾病的保健油。

　　　　　　用治蛔虫性肠梗阻、胃、十二指肠溃疡等。

【注意点】服用花生油若有恶心呕吐的副作用，则应停服。胃酸过多者忌用。

葵花子油

【营养成分】葵花子油含不饱和脂肪酸，其中亚油酸占 66% 左右，还含维生素 E、植物固醇、磷脂、胡萝卜素等。

【食疗药效】调节新陈代谢，维持血压平衡，降血中胆固醇；可以防止不饱和脂肪酸在体内过分氧化，改善血液循环，防止动脉硬化等。

用治高血压、动脉硬化、缺乏维生素 A 引起的夜盲眼，皮肤干燥症等。

【药膳】治习惯性便秘：葵花子油 50 毫升，服下。

【注意点】肝病患者不宜多食葵花子油。

红　糖

【营养成分】红糖又叫赤砂糖、紫砂糖，赤砂糖含钙是白砂糖的十倍，含铁是白砂糖的三倍，还含锰、锌、铬等微量元素及核黄素、胡萝卜素、烟酸等。

【食疗药效】具有补中疏肝、止痛益气、和中散寒、活血祛瘀、调经、和胃降逆等。

用治慢性胃炎（脾胃虚寒型胃痛）引起的胃肠功能下降、脘腹冷痛、呃逆；妇女月经不调、痛经。

【注意点】各种糖均有健脾润肺作用，但白砂糖、冰糖润肺作用强，红糖健脾作用好。但湿热引起的胸脘、腹胀满、高血压、肥胖症均忌用。

冰　糖

【营养成分】冰糖含多糖、多种维生素及矿物质。

【食疗药效】具有补中益气、和胃润肺、止咳化痰、养阴生津、解毒作用。

用治气管炎（肺阴虚）引起的久咳不止、干咳无痰、口干舌燥、咽喉肿痛、口腔糜烂及风火牙痛。

【注意点】本品不能长服久服，长服久服会影响钙的吸收，天长日久，会患软骨病、佝偻病及骨质疏松症等。

黄　酒

【营养成分】黄酒含糖、糊精、醇类、氨基酸、酯类等。

【食疗药效】黄酒通经脉、为药物的向导引药；滋补，也为保健饮料。

用治脾胃虚寒所致的胃肠功能下降、脘腹冷痛；肢端动脉痉挛引起的肢体麻木冷痛等。

【注意点】无毒副作用，但肠胃有湿热者，慎用。

食　醋

【营养成分】醋叫苦酒、香醋等。含钙、磷、钠、铁、氨基酸、琥珀酸、乳酸、维

四百味药性歌揑解

生素。

【食疗药效】具有杀菌消炎、抑制流感病毒、解一切鱼肉菜毒的作用。

用治食物中毒引起的恶心呕吐、腹泻、碱中毒；一氧化碳中毒（煤气中毒）、胆管蛔虫病（蛔厥）、蛔虫病、滴虫性阴道炎、动脉硬化、外伤出血引起的昏晕、痈疮肿毒及碱中毒等。

【药膳】治疗胆管蛔虫病：醋 30 克，白矾 0.5 克，为末，冲服。

【注意点】胃酸过多者少用或忌用。忌与牛奶、羊奶同用，以免牛奶凝固而影响消食。

【特别提醒】其他调味品还有：食盐、蜂蜜。

第十三节 中草药调味料

胡 椒

【营养成分】胡椒又名叫浮椒、玉椒。含胡椒辣碱、挥发油、脂肪等。

【食疗药效】具有温中散寒、燥湿消痰、解毒和胃、抗惊厥、健胃驱风、抗疟作用等。

用治慢性胃炎、慢性结肠炎（虚寒型泄泻）等消化道疾病引起的脘腹冷痛、腹泻、消化不良；睾丸炎（寒疝）引起的睾丸冷痛；食物中毒、狂犬病及癫痫抽搐等。

【药膳】治疗慢性结肠炎（寒湿型泄泻）引起的腹部冷痛、腹泻：胡椒七粒，鸡蛋 1 枚，将鸡蛋的小头破孔，入胡椒末，纸糊顶，煨熟，好酒送服。

【注意点】1.胡椒不宜多食久食，对胃有火、阴虚火旺、较重者，不宜服用，以免助火伤身。

2.胡椒小剂量有健胃作用，大剂量食用对胃有刺激，应慎用。

大茴香

【作用与用途】大茴香味辛，性热。具有散寒暖胃、止呕止痛的作用。

用治疝气（寒疝）引起的腹部及睾丸疼痛；慢性胃炎（胃寒型胃脘痛）引起的胃脘冷痛、呕吐嗳逆、消化不良；脚气病（寒湿）引起的脚腿寒冷肿痛等。

【应用与配伍】用治胃脘冷痛、呕吐食少等症，与干姜、白术、党参等同用；寒盛者加肉桂、良姜、青皮、延胡索等。

【注意点】本品辛热助火，热症及阴虚火旺者，忌用。

花　椒

【营养成分】花椒又叫秦椒、蜀椒、大椒等。花椒的气味来源于挥发油及川椒素。含有不饱和有机酸、固醇等。

【食疗药效】具有温中健胃、散寒除湿、解毒杀虫、理气止痛作用等。

用治积食、停饮、呃逆、噫气呕吐、风寒湿邪所致的关节肌肉疼痛、脘腹冷痛、泄泻、痢疾、蛔虫、蛲虫、阴痒；胆道蛔虫等。

【注意点】用量要少，个别患者有过敏反应，应注意之。

【特别提醒】其他中草药调味料还有：小茴香、良姜、白芥子、生姜。

第十四节　嗜好品

茶　叶

【营养成分】茶叶。含咖啡因、茶碱、可可碱、鞣质、挥发油、多种维生素、多种氨基酸、多种矿物质等。

【作用与用途】本品为神经系统药。茶叶味苦、微寒。入心、脾、胃、肺经。具有清热降火、消食利水、解毒的功能。现代认为对衰竭的心脏有显著的强心利尿作用，适当饮茶有利心脏的恢复；热茶能促进汗腺舒张和血液循环，有利于发散体内热量；振兴精神，消除疲劳，思维敏捷，增强记忆力；茶叶能降低血清胆固醇浓度，减轻动脉粥样硬化程度；保护造血功能，提高白细胞数量；对凝固细菌蛋白体、乙型溶血性链球菌、白喉杆菌、炭疽杆菌、枯草杆菌、绿脓杆菌等均有抑制作用。

用治中暑引起的暑热烦渴；慢性充血性心力衰竭、呼吸中枢衰竭引起的心力衰弱、小便不利、浮肿；乙醇中毒、曼陀罗花中毒；神经衰弱引起的嗜睡症等。

【应用与配伍】用治暑热烦渴，单用泡茶饮服。用治风热上攻、头目昏痛，可配黄芩、川芎、薄荷等。用治食积不消、消化不良，单用浓煎。药用治嗜睡症。治小便不利，可配海金砂、甘草、生姜，煎汤，送服。

【处方举例】川芎调茶散：荆芥、防风、薄荷、辛夷、白芷、羌活、甘草、茶叶，用治风寒侵袭、头痛目昏。

【注意点】1.脾胃虚寒、胃、十二指肠溃疡、慢性胃炎、溃疡性结肠炎等患者，不宜饮茶。因茶能增加胃液分泌，这样不但能使肠胃病加重，还能延迟溃疡病灶的愈合。

2.茶叶中含鞣酸与铁，结合成不溶性盐类，所以用硫酸亚铁的药物来治疗缺铁性贫血时忌饮茶，失眠患者忌用。

白干酒

【作用与用途】酒味苦甘辛,性热。具有通利血脉、引药上行而助药力。

用治神经衰弱引起的精神不振、神疲乏力;冠心病(胸痹)引起的心绞痛;跌打损伤引起的局部瘀血肿痛等。

【应用与配伍】用治胸痹绞痛,可配瓜蒌、薤白同用。可用于关节酸痛、行动不利。

用治风湿痹痛,可浸泡木瓜、五加皮等。做药酒饮用,作为炮制辅料,如酒炒黄连,可引药上行,善治肝热目赤、口舌生疮;酒炒当归,又取其助药力,增强当归活血作用。

【处方举例】瓜蒌薤白白酒汤:瓜蒌、薤白、白酒,用于胸痹绞痛。

【用量与用法】随量使用。温饮和药同煎或浸酒服用。

第十五节　饮料类

啤　酒

【营养成分】啤酒含氨基酸、糖类、醇类、维生素。

【食疗药效】具有活血、开胃、利尿作用,对葡萄球菌、结核杆菌均有抑制作用。

用治维生素 B_1 缺乏(干脚气)引起的脚气病;慢性胃炎(虚寒型胃痛)、胃脘冷痛、消化不良等。

【处方举例】治疗神经衰弱引起的失眠健忘,延寿酒:啤酒 500 毫升加龙眼肉 100克,桂花共装瓶,泡 10 天饮用,每服50毫升。

【注意点】1.应选购酒液透明,无明显浮粒,杯中有泡沫升起,有花酒芳香和麦芽焦香的啤酒。

2.心脑血管病、肝胆疾病、胰腺炎、癫痫、孕妇禁用或慎服。

牛　奶

【营养成分】牛奶含蛋白质、脂肪、碳水化合物、维生素A、维生素 C、核黄素、维生素 E、钙、磷、铁、锌、硒等。

【食疗药效】具有生肌润肤、利尿止渴作用,滋补,是孕妇、动脉硬化、矽肺(职业病)患者的保健饮品。

用治佝偻病(鸡胸)、动脉硬化、矽肺等。

【药膳】牛奶 500 毫升,加 13 香调味品,能使牛奶味香,还可治脾胃功能下降的脾胃功能紊乱、脘腹冷痛。

【注意点】食用牛奶时或食后均忌食酸或酸味果子,可防牛奶在胃凝固而影响消化。

不能与醋同用，可避免牛奶凝固，影响消化。

甘　蔗

甘蔗是榨汁配制饮料的最佳原料。

【营养成分】甘蔗又叫竿蔗、糖草等。含蔗糖、多糖、维生素 B_1、核黄素、吡哆素、抗坏血酸、蛋白质、钙、磷、铁及多种有机酸等。

【食疗药效】具有生津止渴、下气润燥、清热降逆作用等。

　　　　用治气管炎（肺燥津伤型）引起的干咳；肺胃津伤引起的心烦口渴、反胃呕吐、便干及乙醇中毒等。

【药膳】甘蔗、枸杞、桂圆榨汁，做成饮料，可治萎缩性胃炎（肺胃津伤胃痛）引起的口干渴、少苔或无苔、胃痛及神经衰弱引起的健忘症等。

【注意点】1.霉变的甘蔗含有黄曲霉素，食后易致中毒，若有霉变者，不能食用。

　　　　2.甘蔗含糖量高，食之过量易引起高渗性昏迷，临床表现为头昏、烦躁，呕吐、四肢麻木、神志不清，食用甘蔗切勿过量。

（徐雪梅）

四百味药性歌括解

323

第二十一章　治疗伤科疾病的药物

第一节　具有消肿镇痛作用的药物

苏　木

【古歌诀】苏木味甘　能行积血
　　　　　产后血经　兼医扑跌

【药草成分】苏木又叫苏枋木等。本品含挥发油、色素和苏木素等。

【作用与用途】本品为全身麻醉治疗跌打损伤消肿的药物。苏木味甘咸辛，性平。入心肝经。具有行血破瘀、消肿止痛、活血通经的功效。现代认为能抑制中枢神经有催眠作用；大剂量服用有全身麻醉作用及对血管有轻度的收缩作用；对金黄色葡萄球菌、溶血性链球菌、肺炎双球菌、流感杆菌、白喉杆菌、副伤寒杆菌、痢疾杆菌均有较强的抗菌效力。对百日咳杆菌、肺炎杆菌均有抑制作用。

用治跌打损伤引起的局部瘀血肿痛、出血、骨折；妇人血滞经闭、痛经；产后子宫收缩不良引起的恶露不下、胎衣留滞、瘀血作痛；睾丸炎（疝气）引起的偏坠肿痛及破伤风、脓肿等。

【应用与配伍】用治血滞经闭痛经，常与当归、川芎、红花、牛膝等同用。用治产后血晕、胀闷欲死，可与乳香同用，酒送服，如用本品配荷叶、芍药、肉桂、鳖甲等，效果更佳。用治跌打损伤、瘀血肿痛，常与乳香、红花、血竭等配伍。

【处方举例】1.通经丸：苏木、当归、川芎、红花、牛膝、赤芍、桃仁、生地、琥珀、五灵脂、香附，用于血滞经闭痛经。

2.八厘散：苏木、乳香、红花、血竭、没药、自然铜、番木鳖、丁香、麝香，用于跌打损伤、瘀血肿痛。

【注意点】1.本品为伤科要药。治疗跌打损伤引起的局部瘀血肿痛，新旧伤均适用，内服外用均可，外用能改善局部血液循环，促进消肿镇痛，但要注意骨折未愈合时，只适用于洗剂，热敷伤处，不要大力洗擦，对骨折愈合的旧伤、遗留关节强直、肌肉萎缩，趁热洗患处，一边洗，一边作适当按摩。

2.忌铁器煎药。血虚无瘀滞者，孕妇及月经过多者均忌服。

【用量与用法】煎汤 3~9 克；研末服 1~3 克；熬膏服适量。外用研末撒敷。

四百味药性歌括解

乳 香

【古歌诀】 乳香辛苦　疗诸恶疮
　　　　　生肌止痛　心腹尤良

【药草成分】 乳香又叫滴乳香等。本品含树脂、树胶、挥发油，主要为蒎烯、乳香酯酸、乳香酯烃、乳香次酸等。

【作用与用途】 本品为跌打损伤瘀血肿痛药。乳香辛苦，性温。入心、肝、脾经。具有活血理气、止痛生肌的功效。现代认为有扩张血管，镇痛，抗感染，促进伤口愈合，保护胃黏膜及抗结核杆菌的作用等。

用治跌打损伤所致的瘀血肿痛；冠心病（瘀血型胸痹）引起的心肌梗死、心绞痛；妇女瘀血不行、月经停闭；痈疽疮毒等。

【应用与配伍】 用治跌打损伤、瘀血肿痛或外伤出血者，常配伍没药、血竭、儿茶、麝香、冰片、红花等。用于热毒疮疡，患部红肿热痛，常与金银花、甘草、归尾、赤芍、天花粉、穿山甲、白芷等合用。若痈疽疮疡、久溃不敛，常配伍象皮、白蜡、冰片、珍珠、没药。用治痰核瘰疬、肺痈、肠痈等证，常与麝香、牛黄、没药同用。用于妇人瘀血内停、经闭、痛经、癥瘕等症，可配伍川芎、桃仁、红花等药。若寒凝血滞、胃脘刺痛，常配伍草乌、五灵脂、没药同用，有散寒化瘀止痛之功。用治寒湿痹证、关节疼痛，寒盛痛甚者，常与川草乌、地龙、天南星同用。本品配伍没药、当归、丹参，散瘀止痛，可治瘀血阻滞、心腹诸痛。

【处方举例】 1.七厘散：乳香、朱砂、没药、血竭、儿茶、麝香、冰片、红花，用于跌打损伤、瘀血肿痛。

2.醒消丸：乳香、麝香、雄黄、没药，用于痰核瘰疬。

3.小活络丹：见川乌条。用于寒湿痹证、关节疼痛。

4.活络效灵丹：见当归条。用于瘀血阻滞、心腹诸痛。

【药物真假鉴定】 乳香有伪品白胶香（枫香脂），两种药物的外型基本相似，外观不易区分，但用以下方法试分。火试：乳香用火烧微有香气，溶化慢，滴坨少；枫香脂烧无浓郁香气，溶化快，滴坨多；水试：乳香放带水的烧杯中，表面为吸水后变白色；放火上加温 100℃乳香溶融，水变为乳白色；枫香脂放凉水中，不吸水，不变色，放入开水中，略软化，但不溶于水，水仍清白无色。用以上方法可以鉴别真假。

【注意点】 1.处方并开品种：乳没，即乳香、没药。

2.外用应高压消毒，杀菌后用，以防伤口受感染而加重病情。

3.血无瘀滞者及孕妇忌用。

4.本品香而气浊，多服令人呕吐，故用量不宜过大，胃弱者慎用。

【用量与用途】 3~9克，外用适量。大剂量用至 15 克。

【特别提醒】 与消肿镇痛药物相类似的其他药物还有：没药、合欢皮、三七、蟾酥。

四百味药性歌括解

第二节 外用止血药

花蕊石

【古歌诀】花蕊石寒　善止诸血
　　　　　金疮血流　产后血涌

【药草成分】花蕊石又叫花乳石等。本品主含钙、镁、碳酸盐，还有少量的铁盐、铅盐及锌、铜等元素。

【作用与用途】本品为外伤止血药。花蕊石味酸涩、性平。入肝经。具有化瘀止血的功效。现代认为防止渗血，促进凝血；内服后能增加血中钙离子浓度，使血管及淋巴管壁致密，防止血浆渗出和促进血液凝固；将细末撒于犬之脾脏及股动脉切口处，均能迅速止血；有抗惊厥作用。

用治瘀血所致的一切出血证，如吐血、衄血、便血、尿血、子宫出血、刀伤出血；产后休克、胎死腹中、胎衣不下等。

【应用与配伍】用治吐血、咳血及产后瘀血所致的血晕等症，以之合童便，用酒或醋调服。又与三七、血余炭配合，共制为散剂，可治咳血、吐血。用于外伤出血，可直接以本品外敷。

【处方举例】1.化血丹：花蕊石、三七、血余炭，用于吐血、咳血及产后血晕等均由瘀血所致者。

2.花蕊石散：煅花蕊石，童便，用于咳血。

【注意点】1.火煅水飞。入煎剂先煎15分钟，后再入诸药。

2.脾胃虚寒，便溏和胃、十二指肠溃疡者禁用。

【用量与用法】入煎剂9~15克；外用适量。本品需火煅水飞后，晒干用。

儿 茶

【古歌诀】孩儿茶凉　收湿清热
　　　　　生肌敛疮　定痛止血

【药草成分】儿茶又叫儿茶膏、孩儿茶等。本品含酚酸性成分和多聚糖、脂肪油、树胶及鞣质等。

【作用与用途】为外伤止血药。儿茶味苦涩，性微寒。入肺经。具有清热燥湿、敛疮生肌、止血镇痛的功效。现代认为收敛止泻，能抑制肠蠕动；降压、抑菌，对大肠杆菌、流感病毒、多种皮肤真菌均有抑制作用等。

用治慢性肠胃炎（湿热型泄泻）引起的腹泻；细菌性痢疾（湿热型血痢）引起的大便脓血；溃疡性口腔炎（口舌生疮）引起的口腔溃疡、糜烂、久不收口；皮肤湿疮及外伤出血等。

【应用与配伍】用治口疮牙疳，常配青黛、黄柏、冰片、薄荷同为散外搽。用于皮肤湿疮，常配合煅龙骨、冰片、轻粉为散外用。若治外伤出血，可与煅龙骨、象皮、陈石灰、松香、降香末、血竭、白及等分为末，为散外敷。

【处方举例】七厘散：见乳香条。用于跌打骨折、外伤出血。

【注意点】脾胃虚寒便溏者，忌用。

【用量与用法】1~3克　多入丸、散。外用适量。

马　勃

【古歌诀】马勃味辛　散热清金
　　　　　　咽痛咳嗽　吐衄失音

【药草成分】马勃又叫马粪包、马皮包等。本品含马勃素、尿素、麦角留醇、亮氨酸、酪氨酸、大量磷酸钠等。

【作用与用途】本品为外伤止血药。马勃味辛，性平。入肺经。具有散风热、清肺利咽及止血、抑菌的功效。

　　　　　　用治急性气管炎（风热型咳嗽）引起的咳嗽、咳血；急性咽炎（风热型失音）引起的咽痛、声音嘶哑；急性扁桃体炎（单双蛾）引起的咽喉肿痛、鼻出血、吐血、外伤出血等。

【应用与配伍】用治风热咳嗽、咽痛失音，常与牛蒡子、薄荷、连翘或黄芩、黄连、板蓝根等清热解毒药同用。用于血热吐衄，可以配砂糖为丸服，或与生地、白茅根、侧柏叶等同用。本品外用加压包扎，还可治外伤出血。

【处方举例】普济消毒饮：见黄芩条。用于热毒上攻、咽喉肿痛。

【不良反应】本品必须经高压蒸气消毒后使用，以免感染引起食物中毒，症见腹痛、腹泻、恶心呕吐。

【用量与用法】3~6克，布包煎。外用适量。

【特别提醒】与外用止血药相类似的其他药物还有：地榆、白芨。

第三节　促进骨质伤口愈合的药物

自然铜

【古歌诀】自然铜辛　接骨续筋
　　　　　　既散瘀血　又善止痛

【药草成分】自然铜又叫接骨丹等。本品含 FeS_2，还含铜、镍、砷、锑等。

【作用与用途】本品为伤科要药。自然铜味辛、性平。入肝经。具有接骨续筋、散瘀止痛的功效。现代认为对骨折愈合有促进作用，同时能促进骨髓本身及其周围血液中网状细胞和血色素的增生及吸收作用。

用治跌打损伤所致的骨折筋伤、瘀血肿痛及骨折久不愈合等。

【应用与配伍】用于跌打损伤、瘀血肿痛，常配当归、没药等份为散剂，以酒调服。

【处方举例】1.治疗骨折：鸡蛋壳300克、枳壳60克、地龙60克、自然铜30克、制马钱9克，共为末，每服0.6~0.9克，每日早晚各1次。以防中毒，中毒后，用绿豆、甘草煎汤解之。

2.自然铜散：自然铜、当归、乳香、没药、羌活，用于跌打损伤瘀血肿痛；骨折则以骨碎补，酒浸汁冲服。

【注意点】1.本品有毒，很少入煎剂，多入丸散。

2.本品不溶于稀盐酸，难溶于硝酸，投入火中燃烧产生浅蓝色火焰。

3.不宜多服，阴虚有热，产后血虚无瘀血者忌用，非煅不可用，火烧醋煅。

【用量与用法】3~10克，入丸、散，吞服，每次1~3克。外用适量。

骨碎补

【古歌诀】骨碎补温　折伤骨节

风血积痛　最能破血

【药草成分】骨碎补又叫申姜、猴姜、毛姜等。本品含橙皮甙、骨碎补双氢黄酮甙、骨碎补酸等。

【作用与用途】本品为加速骨折愈合药。骨碎补味苦，性温。入肝、肾经。具有补肝肾、强筋骨、聪耳固齿、止血止痛、祛瘀血、加速骨折愈合的作用。有利于骨折的愈合，改善软骨细胞功能，推迟细胞退行性病变的作用。镇痛、镇静。

用治跌打损伤所致的肌肉、韧带、闭合性骨折、出血、瘀血肿痛；五更肾泻(脾肾双虚型泄泻)引起的黎明前腹泻、久泻不愈；肾神经衰弱（肾虚）引起的耳鸣耳聋、牙痛、腰痛；外用可治斑秃等。

【应用与配伍】用于肾虚腰痛、扭伤腰痛、耳鸣耳聋、牙痛及久泻，骨碎补30克、补骨脂90克、桂心45克、牛膝30克、槟榔60克、安息香60克，入核桃仁捣匀，蜜丸9克重，每服1丸，早晚各服1次。又以骨碎补120克、熟地60克、山药60克、山茱萸60克、丹皮45克、泽泻25克为末制蜜丸，每服15克，治肾虚耳鸣、耳聋牙痛。单用骨碎补研末，入猪骨中煨熟食，用于肾虚久泻。用于跌打损伤或金疮损伤筋骨，骨碎补、自然铜、炙鳖甲各45克、没药30克研末，每服3克，日3次。治疗金疮伤筋断骨痛，不可忍，以骨碎补120克，黄酒500毫升，分十次服，每日早晚各服1次，另用骨碎补晒干研末外敷。此外，还可治斑秃，用鲜骨碎补65克、斑蝥5只、烧酒150毫升，浸12天过滤，擦患处，日2~3次。

【处方举例】治疗骨折瘀血肿痛：骨碎补、血竭、硼砂、当归、没药、乳香、川断、自然铜、大黄、土鳖虫各等分，研末，用凡士林作膏，外贴患处。

【注意点】1.本品种类复杂。据《中药鉴别手册》记载，共有2科七种。性味功效基本相同，均可入药。无毒副作用。

2.非肾虚者不可用，用错感觉周身不舒。应注意。

【用量与用法】内服 10~20 克，煎汤或入丸、散，外用适量，捣烂或晒干研末敷。

【特别提醒】与促进骨质伤口愈合药物相类似的其他药物还有：鳖甲、没药、龙骨、乳香、龟板。

（徐雪梅）

第二十二章　作用于外科疾病的药物

第一节　抗菌药

蒲公英

【古歌诀】蒲公英苦　溃坚消肿
　　　　　结核能除　食毒堪用

【药草成分】蒲公英又叫黄花地丁等。本品含蒲公英甾醇、蒲公英素、蒲公英苦素、菊糖、果胶、胆碱、天门冬素、结晶性苦味质等。

【作用与用途】本品为广谱抗菌药。蒲公英味甘苦，性寒。入肝、胃经。具有清热解毒、消痈散肿的功效。现代认为对金黄色葡萄球菌、表皮葡萄球菌、卡他球菌有较强的抗菌效力。对溶血性链球菌、肺炎双球菌、脑膜炎双球菌、白喉杆菌、伤寒杆菌、大肠杆菌、痢疾杆菌、人型结核杆菌、绿脓杆菌、炭疽杆菌、变形杆菌、皮肤真菌均有不同程度的抑制作用。对单纯疱疹病毒、钩端螺旋体有抑制作用。对埃可病毒有延缓作用；浸剂有相当强的利胆作用；有保肝作用；可显著降低血清转氨酶，减轻肝细胞坏死、充血和肝细胞脂肪变形；有轻度泻下和乳汁分泌作用；煎剂能显著提高外周血液淋巴细胞母细胞转化率、激活 T 淋巴细胞功能，提高免疫功能；利尿作用主要对肝源性（门脉性）水肿有效；有对肺癌、乳腺癌有抑制作用；蒲公英叶有疏通阻塞之乳管作用。

　　　　　用治敏感菌株所致的轻中度感染，包括流感(风热型)、流行性腮腺炎（痄腮）、猩红热（疫喉痧）、细菌性痢疾（湿热型）、食物中毒（暴泻）、阑尾炎（肠痛）、胃、十二指肠溃疡（胃热型胃脘痛）、急性胃肠炎（湿热型泄泻）、急性胆囊炎（伤寒病）、肺炎、气管炎、肺脓肿（肺热型咳喘和肺痈）、急性扁桃体炎（单双蛾）、急性咽炎（风热型失音）、泌尿系感染（热淋）、急性乳腺炎（肝热性乳痈）、急性眼结膜炎（火眼）、眼缘炎（烂眼边）、化脓性中耳炎（耳脓）、蔬菜日光性皮炎（过敏性日光痒疹）、结节性红斑性狼疮（毒疮）、化脓性淋巴腺炎（瘰疬）、淋巴管炎（红丝疔）、丹毒（火丹和大头瘟），蜂窝组织炎（有头疽）、脓肿（无头疽）、毛囊炎疖、皮肤化脓性感染及病毒性肝炎等。

【应用与配伍】用治肝胃气滞、胃热壅络所致的乳痈肿痛，常配伍瓜蒌、牛蒡子、天花粉、连翘、黄芩、栀子、青皮、陈皮。用于痈肿疔毒，多与金银花、野菊花、紫花地丁等药同用，有良好的清热解毒作用。治热毒壅盛、肠痈腹痛，可配大黄、桃仁、丹皮、金银花等。若肺中热毒壅滞、肺痈吐脓，可配桃仁、鱼腥草、芦根等。治疗实火内盛，目赤肿痛，可单用本品煎汤内服或配伍黄芩、栀子、金银花、菊花等。用治湿热下注、热淋涩痛，常与车前子、白茅根、木通、竹叶等同用。配柴胡、栀子、郁金、茵陈、板蓝根清热解毒、利胆退黄药，可治疗湿热黄疸。

【处方举例】1.五味消毒饮：见金银花条，用于痈肿疮毒。

2.治疗上呼吸道感染、扁桃体炎、眼结膜炎：蒲公英30~60克，水煎酒送服。

3.治疗胃溃疡（胃热型胃痛）：蒲公英60克，大枣15枚，水煎服。

4.治疗急性乳腺炎（乳痈初起）引起的乳房红肿热痛：蒲公英60克，瓜蒌一个，水酒各半煎服。

【药物的性味功能与相同点和不同点】蒲公英和紫花地丁均有清热解毒作用。蒲公英有疏肝之功，治疗乳腺炎较好；紫花地丁有清热解毒作用，抗菌力也较强，治疗脓肿疮毒。

【注意点】脾胃虚寒便溏者，忌用。

【用量与用法】常用量15~30克，大剂可用至60克，鲜品加倍，外用适量。

紫花地丁

【古歌诀】紫花地丁　性寒解毒
　　　　　痈疽疔疮　外敷内服

【药草成分】紫花地丁又叫地丁、苦地丁等。本品含甙类、黄酮类、蜡、香豆素等。

【作用与用途】抗菌药。紫花地丁味苦辛、性寒。入心、肝经。具有清热解毒、消痈散结、凉血的功效。现代认为对金黄色葡萄球菌、卡他球菌、溶血性链球菌、肺炎双球菌、大肠杆菌、痢疾杆菌、绿脓杆菌、结核杆菌、流感病毒、单纯疱疹病毒、钩端螺旋体、皮肤真菌等均有抑制作用。其提取液可抗内毒素，还有清热消肿消炎作用等。

用治敏感菌株所致的轻、中度感染，包括肺脓肿（肺痈）、急性气管炎、肺炎（风热型喘咳）、急性扁桃体炎（单双娥）、急性咽炎（失音）、急性阑尾炎（肠痈）、菌痢（湿热型）、急性眼结膜炎（火眼）、化脓性乳腺炎（乳痈初起）、淋巴腺炎（瘰疬）、淋巴管炎（红丝疔）、肝炎（湿热型黄疸）、脓肿疮毒、急性盆腔炎等。

【应用与配伍】用治痈肿疔疮，可单用捣汁内服、渣敷患处，也可配伍金银花、蒲公英、野菊花等。此外，单用鲜品捣汁内服，其渣加雄黄外敷患处，还可治毒蛇咬伤。

【处方举例】五味消毒饮：见金银花条。用于痈疽疮毒。

【药物的性味功能与相同点和不同点】紫花地丁和犁头草实为同科的两种植物，因作用相同，故商品多混用。

【注意点】1.痈疽疮毒属阴，非实热者，忌用。

2.本品无毒副作用，但脾胃虚寒便溏者，忌用。

3.用量必须要大，量少无作用，应注意。

【用量与用法】6~15克，入煎剂，单用30~60克，鲜品外敷适量，捣敷患处。

【特别提醒】与外科抗菌药相类似的其他药物还有：金银花、野菊花、黄芩、黄连、连翘。

第二节　具有托毒排脓作用的药物

穿山甲

【古歌诀】穿山甲毒　痔癣恶疮
　　　　　吹奶肿痛　通络散风

【药草成分】穿山甲又叫山甲、甲片等。有效成分不详。

【作用与用途】具有托毒排脓作用。穿山甲味咸，性微寒。入肝、胃经。具有破血消肿、排脓、下乳、内通脏腑、外通经络的功效。现代认为能延长凝血时间，降低血液黏度，扩张血管，升高白细胞，解痉镇痛及催乳作用。

　　　　用治痈疽脓肿、淋巴结核、乳腺炎（无名肿毒）等疾病引起的局部红肿热痛或成脓不溃及乳汁瘀滞又复感染；风湿性关节炎、类风湿性关节炎（风寒湿痹）引起的肢体拘挛、强直、疼痛不得屈伸；产后乳汁缺乏；子宫颈癌、食道癌、卵巢囊肿及前列腺增生；瘀血经闭、产后乳汁不通等。

【应用与配伍】用于瘀血经闭、产后乳汁不通，可单用，研末酒送服；也可与王不留行、当归、通草等并用。治癥瘕痞块，常配三棱、莪术、丹参、鳖甲等。用治瘰疬，多配伍香附、贝母、夏枯草等消痰行气之品。对于痈肿初起，未成脓者，与金银花、赤芍、皂角刺并用；配伍皂角刺、当归、黄芪等活血药则治痈肿脓成未溃者，可促使其速溃，排出脓毒。此外，用于风湿痹痛、肢体拘挛或强直者，常配伍地龙、全蝎、乌梢蛇、防风等祛风活络之品。

【处方举例】1.仙方活命饮：见甘草条。用于痈肿初起未成脓者。
　　　　　　2.透脓散：见黄芪条。用于痈肿成脓未溃者。

【不良反应】个别患者在无适用证情况下，自行服炮山甲，15~20克，几分钟后出现腹胀纳呆，再次出现目黄、身黄、肝功能异常。

【注意点】1.穿山甲善走窜。作用是通经络、催乳、消痈、排脓。痈肿初起用之，能助其消散；将成脓用之，能托疮透脓。
　　　　　2.本品有毒，生不能用，须烫炒后使用，但不能过量。
　　　　　3.脓肿已溃者忌用。孕妇慎用。

【用量与用法】3~10克。

【特别提醒】与托毒排脓药物相类似的其他药物还有：黄芪、皂刺、天花粉。

第三节　具有伤口组织再生的药物

没　药

【古歌诀】没药苦平　治疮止痛
　　　　　跌打损伤　破血通用

【药草成分】没药又叫明没药、末药等。本品含树脂、树胶、挥发油等。

【作用与用途】本品为伤口组织再生药。没药味苦，性平。入心、肝、脾经。具有活血止痛、消肿生肌作用，是外伤科的要药。现代认为降血脂并能防止斑块形成；促进肠蠕动，能抑制支气管、膀胱、子宫等分泌物增多；对多种皮肤真菌有抑制作用。此外，还有镇痛、收敛防腐、促进疮疡伤口愈合等作用。

用治妇女输卵管卵巢积血积水、经闭不通（瘀血型癥瘕）引起的经闭、痛经、下腹部有包块；跌打损伤引起的瘀血肿痛，子宫内膜异位症；子宫外孕、盆腔炎及痈疽肿痛。

【应用与配伍】用治妇女瘀血阻滞、痛经、经闭、癥瘕包块、子宫外孕等症，可与桃仁、红花、三棱、莪术、川芎、丹参、乳香等适当配伍。用于疮疡肿毒、痰核瘰疬、肠痈肺痈等证，常配伍牛黄、麝香、乳香、当归、赤芍、金银花、甘草等，有清热解毒、消肿止痛之功。若疮疡破溃、久不收口，需配伍象皮、白蜡、血竭、珍珠等敛疮生肌药。用于跌打损伤、瘀血肿痛、外伤骨折或外伤出血等证，常与血竭、儿茶、珍珠、麝香、冰片、红花等同用。配伍当归、丹参、乳香，有散瘀止痛之功，可治血分瘀滞、心腹诸痛。

【处方举例】手拈散：见五灵脂条。用于血瘀气滞之胃痛。

【药物的相互作用】没药、乳香都有散瘀止痛作用，合用有协同作用。但乳香偏于调气，没药偏于散瘀，临床常同用，治疗气滞、血瘀疼痛。

【注意点】无瘀滞、孕妇、月经过多、胃虚弱者，忌用。

【用量与用法】3~9克，外用适量。

海　龙

【古歌诀】海龙微寒　专入肾经
　　　　　滋阴补肾　消瘀如神

【药草成分】海龙又叫大海龙、尖海龙等。本品含蛋白质、脂肪、氨基酸等。

【作用与用途】本品为伤口组织再生药。海龙味甘咸，微寒。入肾经。具有滋阴补肾、消瘀散结的功效。现代认为能增强身体对疾病的抵抗力、软化病理组织、促进疮疡伤口愈合的作用等。

用治慢性淋巴腺炎、颈淋巴结核（瘰疬痰核）、地方性甲状腺肿大

（瘿瘤）、高血压及疮疡溃后、久不收口等。

【应用与配伍】治疗慢性淋巴腺炎、颈淋巴结核、地方性甲状腺肿大，取其有软化病理组织作用，常与冬菇、紫菜、红枣同用。

【处方举例】治疗慢性淋巴腺炎、颈淋巴结核、单纯性甲状腺肿大：海龙6克，冬菇20克，紫菜15克，大枣15克，水煎煮，服。

【用量与用法】4.5~12克。

海　马

【古歌诀】海马甘温　入肾壮阳
　　　　　活血祛瘀　滋补强壮

【药草成分】本品含蛋白质、脂肪、钙、磷、铁等。

【作用与用途】海马具有壮阳补肾、消瘀散结的功效。现代认为能增强身体对疾病的抵抗力、软化病理组织及促进疮疡伤口愈合等。

用治由肾阳虚所致的膀胱括约肌功能下降症，男、女生殖机能减退症（命门火衰型小便失禁、阳痿）等疾病引起的小便不能控制、小便频数、遗尿、小儿尿床、滴沥不禁、头晕腰酸、四肢不温、阳痿、阴茎不举、妇女不孕、难产、白带增多、清稀无味；脓肿溃后伤口久不愈合等。

【应用与配伍】用治妇女肾虚白带、老年人夜多小便、遗尿：海马12克、枸杞12克、鱼鳔12克、红枣3克，水煎，3次服完，长服有效。

【注意点】阴虚内热、外感、脾胃虚弱者，禁用。

【用量与用法】4.5~9克。

血　竭

【古歌诀】血竭味咸　跌扑损伤
　　　　　恶毒疮痈　破血有准

【药草成分】血竭又叫血竭花、血力等。本品含血竭素，去甲基血竭素，去甲基血竭红素、黄烷醇、查耳酮、树脂酸等。

【作用与用途】本品为伤口组织再生药。血竭味甘咸、性平。入肝、心包经。是伤科外科要药。具有破血散瘀、生新生肌止痛的功效。现代认为能缩短家兔血浆再钙化时间，显著抑制血小板聚集，防止血栓形成；对多种致病真菌有不同程度的抑制作用。促进组织再生，加速伤口愈合。

用治跌打损伤引起的局部瘀血肿痛或出血；痈疽疮毒引起的穿溃不收口、久不愈合；妇人经闭腹痛和产后子宫收缩不良引起的瘀血疼痛等。

【应用与配伍】用于跌打损伤、瘀血肿痛或外伤出血，常与乳香、没药、红花、儿茶同用，内服外敷均有良效。若伤筋骨折疼痛难忍，可与当归、赤芍、桂心、没药、白芷等同用，有疗伤止痛之功。配三棱、莪术、当归、川芎等活血散瘀止痛药，可治妇人瘀血经闭、痛经、产后瘀血腹痛及血分瘀滞、心腹诸痛。此外，用治疮疡破溃、久不收口及金疮出血等症常配伍象皮、白蜡、冰片、珍珠、乳香、没药。若水火烫伤、破溃流水、久不收口者，常配伍紫草、甘草、白芷、当归、轻粉。

【处方举例】1.七厘散：见乳香条。用于跌打损伤、瘀血肿痛。

2.生肌散：见龙脑条。用于疮疡溃破、久不收口。

【药物鉴别】1.将血竭粉，撒在白纸上，用微火烤，纸焦，血竭溶于纸上呈黑红色，无松香气味，对太阳光透视，仍显红色，品质最好。反之则渗有其他树脂。

2.血竭溶于醇，不溶于水，所以，多入丸、散，不入煎剂。

3.血竭燥热、阴虚血热、无瘀血、月经期及孕妇等均忌用。

【用量与用法】内服每次 1.0~1.5 克，入丸散外用适量，研末撒敷或制成膏药贴敷。

【特别提醒】与伤口组织再生药物相类似的其他药物还有：乳香、白芨、黄芪、当归、蜂胶、蜂蜡、党参、五倍子。

第四节　外用消毒防腐药

蓖麻子

【古歌诀】蓖麻子辛　吸出滞物
涂顶肠收　涂足胎出

【作用与用途】本品为外用治脱肛难产的药物。蓖麻子苦寒。入大肠经。托脓拔毒，对皮肤真菌有抑制作用。

用治难产、胎盘留滞（胎衣不下）、子宫脱垂（阴茄）、脱肛（肛门下垂）、面神经炎（歪嘴风）、神经性皮炎（顽癣）、流行性腮腺炎（痄腮）等。

【处方举例】治疗难产、胎衣不下：蓖麻子捣烂外敷涌泉穴上或至阴穴上或配合内服，药效更佳。

【注意点】本品有毒，只能外用，很少内服，内服注意用量，以免中毒。

【用量与用法】一般用量 3~6 克，外用适量。

轻　粉

【古歌诀】轻粉性燥　外科要药
梅毒诸疮　杀虫可托

【药草成分】轻粉又叫水银粉等。本品含氯化亚汞等。

【作用与用途】本品为皮肤用药。轻粉味辛，性寒。入大肠经。具有杀虫攻毒、下痰、逐水、通便的功效。现代认为服后在肠内变成可溶性汞盐，能刺激小肠壁，加强肠蠕动，促进肠分泌，同时又能止肠内异物发酵的作用；能抑制肾小管重吸收，特别尿液呈酸性反应时，利尿作用最显著；对堇色毛癣菌等多种皮肤真菌有抑制作用。对梅毒螺旋体有抑制作用等。

用治梅毒（杨梅疮）、手癣（鹅掌风）、体癣、足癣（顽牛皮癣）、湿疹（奶癣）等多种皮肤病引起的分泌物增多、滋水淋漓、有臭味；黄水疮（脓疱疮）等。

【应用与配伍】 用治疥癣，常与大枫子、硫磺同用。治黄水疮，多配伍蛤粉、石膏粉、黄柏等清热解毒、收湿止痒药。本品配青黛、珍珠研细末外渗治下疳腐烂疼痛。与大枫子肉等份为末，可治杨梅疮。此外，本品配牵牛子、甘遂、芫花等峻泻逐水药，还治疗水肿胀满、二便不利的实证。

【处方举例】 舟车丸：见甘遂条。用于水肿胀满、二便不利实证。

【注意点】 1.本品是水银、胆矾、食盐等加工而成的片状结晶，毒性大，内服慎用，孕妇忌用。

2.本品含氯化亚汞，因毒性大，多供外用。但水溶制成的轻粉，因不含氯化亚汞，可供内服。

3.对心脏病引起的水肿效果佳。对肝硬化、肾脏炎服后能刺激肾脏和肝脏，使病情加重，所以肝病、肾虚者慎用；能刺激口腔和胃肠黏膜，多服久服能引起口腔炎、咽干、腹痛、大便下血、筋骨拘挛等汞中毒症状。为防止黏膜受刺激，可装入胶囊或入丸散。服药后要漱口，以防口腔溃疡糜烂。以上方法均于饭后服。

铅　丹

【古歌诀】 铅丹微寒　解毒生肌
　　　　　　疮疡溃烂　外敷颇宜

【药草成分】 本品含硫、钠、硫酸铝钾等。

【作用与用途】 本品为皮肤黏膜药。铅丹味辛咸，性寒。入心、脾、肝经。具有外用拔毒生肌的作用，并为制膏药的主要原料，能治疮疡溃烂；内服有坠痰截疟的作用，可治癫痫、疟疾等病。此外，还有镇痛、镇静、抑菌、杀虫、止泻，并有抑制皮肤炎作用。

用治癫痫（羊羔风）、精神分裂症（狂症）、慢性下肢溃疡（臁疮）、烧伤、烫伤、恶疮肿毒（烂疮）等引起的溃后伤口久不愈合、分泌物增多、恶臭味；疟疾（打摆子）。

【应用与配伍】 用于疮疡溃烂，久不收口，可单用散剂外敷，尤以植物油加热制膏；或以此为基础，配入其他凉血解毒、生肌止痛药，制成多种外用膏药。如以铅丹、松香、明矾熬膏贴敷，治黄水脓疮。以铅丹、九一丹共调入油膏内外搽，还可用于溃疡不敛。本品以常山研末蜜丸服，可用青蒿同作散剂服，治疗疟疾有效。与龙骨、牡蛎、大黄、茯苓、柴胡、黄芩、半夏等配伍，还可治肝胆失调、少阳痰热所致的惊悸癫狂等证。

【处方举例】 用于丹剂和膏药，常与冰片、儿茶、血竭、乳香、没药、芝麻油同用，制成膏，治疗恶疮溃后，久不收口有一定疗效。

336

【注意点】1.本品为黑铅，同火硝、硫磺、食盐、白矾等煅成的铅化物，呈黄色粉末，故名"黄丹"。

2.本品有毒，不可持续服用，以防蓄积中毒。内服现在很少应用。用时，须严格控制用量，以防中毒。

3.体虚脾胃虚寒，不宜用。

【不良反应】主要损害神经、造血、消化及心血管系统。微量较长时间应用，亦可造成慢性铅中毒，以牙龈变黑为证。禁内服，只作外用。或慎用。

【用量与用法】每次 0.3~0.6 克，外用适量。

寒水石

【古歌诀】寒水石寒　能清大热
兼利小便　又能凉血

【药草成分】寒水石又叫凝水石等。本品含碳酸钙、镁、铁等。

【作用与用途】本品为皮肤黏膜药。寒水石味辛咸，性寒。入脾、胃、肾经。具有清热泻火、除烦止渴、凉血利尿的功效。现代认为有解痉、保护皮肤黏膜作用等。

用治流脑（温病)引起的高热烦渴、小便不利、抽风、心烦不安、鼻出血、斑疹、脉洪大；水火烫伤及热毒疮肿、溃后伤口久不愈合、糜烂、滋水淋漓等。

【应用与配伍】用于温病壮热烦渴，常与石膏、知母、天花粉等同用。如治暑热烦渴、小便不利，可与滑石、金银花、通草等同用。若治烫火伤，单用本品烧煅研粉外敷。又可以用本品研末和猪胆汁，调稀外敷，可治小儿丹毒。

【处方举例】三石汤：石膏、寒水石、滑石、杏仁、竹茹、银花、通草，用于温病，壮热烦渴。

【注意点】1.石膏中的红石膏和方解石均可作寒水石药用。有个别地区将"玄精石"，作寒水石入药，作用不同，不能混淆应用。

2.脾胃虚寒便溏者，忌用。

【用量与用法】9~30 克。外用适量，要用水煅，研末，撒患处。

硇　砂

【古歌诀】硇砂有毒　溃痈烂肉
除翳生肌　破癥消毒

【药草成分】硇砂又叫白硇砂、紫硇砂等。白硇砂含氯化铵；紫硇砂含氯化钾等。

【作用与用途】硇砂为皮肤黏膜药。硇砂味咸苦辛，性温。入肝、脾、胃经。具有穿破痈肿、腐蚀烂肉、行瘀血、破癥块，生肌解毒的功效。现代认为能增加支气管黏膜分泌，使痰涎稀化；有软化病理组织及抗癌作用等。

用治气管炎、渗出性胸膜炎（湿痰和痰饮）等呼吸道疾病引起的咳嗽痰多、痰黏稠、不易咳出；痈肿疮毒所致的未化脓时使消散，已成脓时可使早日穿溃、溃后久不收口、肌肉糜烂；慢性角膜炎（翳障）引起的胬肉盘睛等。

【应用与配伍】用治疮痈肿毒、痰核瘰疬等症，常配伍雄黄、麝香、月石等解毒消肿散结药。治疗目生胬肉，以本品研末，杏仁蒸熟，研滤取汁，二药共煮，化点眼用。治疗鼻中息肉，可单用本品点久即落。用于顽痰胶结、咳吐不利者，配伍天冬、黄芩、百部。此外，本品与芒硝外用。还可治喉痹。

【处方举例】治疗鼻息肉：硇砂9克，白矾3克，共为末，取少许，吹鼻中，每天2~3次。

【注意点】1.本品有毒。白硇砂含氯化铵，具有化痰利尿作用，遇见痰多，小便不利用白硇砂最佳；紫硇砂含氯化钾，具有利尿作用而无化痰作用，所以，只作外用，不作内服。需要补钾时，可内服，但痈疽疮疡最好。

2.本品可致恶心、胃部不适，不宜过多服用。

3.肝功能不良者忌用。

4.本品主要外用，内服须经醋淬后，水飞研末，多入丸散。

密陀僧

【古歌诀】密陀僧咸　止痢医痔
　　　　　能除白癜　诸疮可治

【作用与用途】密陀僧味咸辛、性平。具有收敛作用。内服可治久痢；外用可治痔疮、白癜风、疥癣、瘙痒流水。此外还可治骨髓炎（多骨疽）、臁疮、脚丫破烂等。

【应用与配伍】用治骨髓炎（多骨疽）引起的出细骨者，以本品研末，桐油调匀涂之；治血风臁疮，以密陀研细粉，香油调敷；治疗湿疹：密陀僧10克、黄柏6克、冰片0.5克，共为细末，香油调敷；治脚丫破烂，以本品30克、轻粉3克、石膏粉6克、枯矾6克，为细末，干撒患处。

【注意点】本品有毒，现在临床极少内服。是外用皮肤湿疮的主要药物。

【用量与用法】外用适量。

青　黛

【古歌诀】青黛味咸　能平肝木
　　　　　惊痫疳痢　兼除热毒

【药草成分】本品含靛蓝和靛玉红等。

【作用与用途】本品为皮肤黏膜药。青黛味咸、性寒。入肝经。具有咸能入血、寒能清热、泻肝火、祛暑湿、凉血、定惊的功效。现代认为对金黄色葡萄球菌、动物移植性肿瘤有中等强度的抑制作用，并有保肝、镇静作用等。

用治热毒引起的痈疽疮毒、丹毒、皮肤赤烂；口腔炎、牙龈炎（口腔溃疡）引起的牙龈腐烂溃疡；各种出血证，如吐血、鼻出血；慢性肝炎、菌痢；流脑（温病）引起的发热、温毒发斑、抽搐、鼻出血；接触性皮炎、湿疹、天疱疮、烂眼及毒蛇咬伤；急性上呼吸道感染（肝火犯肺）引起的咳引胁痛、痰中带血等。

【应用与配伍】用治肝火犯肺、咳引胁痛、痰中带血、舌红脉弦之症，可与海蛤粉同用。若肝火灼肺、咳伤肺络，症见心烦口渴、咳血为主者，则须配伍瓜蒌、栀子、海浮石，以清泄肺肝、止咳止血。若治小儿暑热惊痫、动风抽搐，常配伍甘草、滑石。用治温毒发斑，可配赤芍、丹皮、紫草，共奏清热凉血，散瘀消斑之功。对于血热动血，吐血衄血者，常配伍清热凉血止血的生地、白茅根、侧柏叶。治火热疮毒、疳腮可配黄柏、石膏、滑石（1:1:2）共研细末，油调外敷。治疗疳腮咽痛，可配冰片外用。本品配黄柏研末，外用干搽，可治耳疳流脓；配黄连泡汤外洗，又治烂眼。

【处方举例】1.黛蛤散：青黛、海蛤粉，用于肝火犯肺、胁痛痰血。

　　　　　　2.咳血方：见瓜蒌条。用于肝火灼肺、伤络咳血。

　　　　　　3.碧玉散：滑石、甘草、青黛，用于小儿暑热惊痫。

【注意点】药性寒凉，非实热火毒之证不宜用。

【用量与用法】1.5~6克。本品难溶于水，故宜入丸、散或汤剂冲服。外用适量。

雄 黄

【古歌诀】雄黄苦辛　辟邪解毒
　　　　　更治蛇虺　喉风息肉

【药草成分】雄黄又叫腰黄、雄精等。本品含硫化砷，其中含砷约75%、硫约24.9%。

【作用与用途】本品为皮肤黏膜药。雄黄味苦辛，性温。入肝、胃经。具有解疮毒、解蛇毒、杀虫止痒的功效。现代认为对人型结核杆菌、金黄色葡萄球菌、变形杆菌、绿脓杆菌、多种皮肤真菌等均有抑制作用。此外，还有抗血吸虫、疟原虫及抗肿瘤作用等。

　　　　　　用治痈疽疮毒、疥癣、蚊虫咬伤、急慢性湿疹、咽喉脓肿（喉风）引起的呼吸急促、痰多壅塞；血吸虫病及疟疾等。

【应用与配伍】用治疮痈疔毒、疥癣湿疮、虫蛇咬伤等证，可配伍白矾，外用。治疗咽喉肿痛，常配伍冰片、珍珠、麝香等。用于热毒疮疡、乳痈肺痈等，常与乳香、没药、麝香、牛黄等解毒消肿药配伍。此外，本品配伍槟榔、牵牛子、大黄，可用于蛔虫等肠道寄生虫。本品同山慈姑、红芽大戟等配伍，治疟疾。古方治蛇咬伤，用本品配伍五灵脂，酒调服，以末外搽伤处。近年来本品与槟榔、榧子等配伍用治血吸虫病。

【处方举例】1.二味拔毒散：雄黄、白矾，用于疮痈疔毒、疥癣。

　　　　　　2.醒消丸：雄黄、乳香、没药、麝香，用于热毒疮疡、乳痈、肺痈。

【注意点】1.本品为硫化砷矿石，研细末，水飞生用，硫化砷遇热易分解为三氧化二砷，能增加毒性，所以，忌火煅。

　　　　　2.治疮要药。虽能内服，但因有剧毒，应慎用或注意用量。

　　　　　3.阴虚内热、血热者不宜用。孕妇忌用。

【用量与用法】内服每次0.05~0.1克，入丸、散用。外用适量。

五倍子

【古歌诀】五倍苦酸　疗齿疳䘌
　　　　　痔痈疮脓　兼除风热

【药草成分】本品含没食子鞣质、没食子酸、树脂、脂肪、淀粉等。

【作用与用途】本品为皮肤用药。五倍子味苦酸，性寒。外用有收敛止血、杀虫、除湿。内服有涩肠止泻、敛肺止咳、固精止遗、止汗的功效。现代认为有收敛溃疡、黏膜麻醉、解毒、抗感染、广谱抗菌等作用。

用治慢性肠胃炎、休息痢（脾虚型泄泻）引起的肠功能下降、久泻脱肛、甚至便血；肺功能下降（肺气不足型久咳）引起的久咳虚喘；肾功能下降（下焦虚损）引起的遗精、滑精；膀胱括约肌功能下降（肾虚型小便失禁）引起的小便频数、小便难于控制、遗尿、小儿尿床；牙龈炎、走马牙疳（口腔感染）引起的牙龈发痒、溃烂出血、口臭；痈疽湿疮（黄水疮）引起的溃烂流脓滋水、久不收口；植物神经功能紊乱引起的自汗、盗汗等。

【应用与配伍】用治泻痢不止，可单用五倍子半生、半炒，为末制丸；治疗久泻脱肛，甚至便血者，须配伍涩肠止泻、收敛止血的枯矾、诃子、五味子等。用治肺气不足、久咳虚喘，应配伍敛肺止咳平喘的罂粟壳、五味子、杏仁等；若属痰热咳嗽、咳痰黄稠，常配伍黄芩、贝母、天花粉等，共奏清热化痰止咳之功。用于下焦虚损、遗精、尿频，多配温暖下元、固精缩尿的乌药、补骨脂、龙骨等。对于阴虚盗汗、内热消渴，皆可单用五倍子。治疗妇女月经过多、崩漏、带下，常配伍白芨、棕榈炭等收敛止血药。用治疮癣肿毒、湿疮溃烂，可单用研末外敷或浓煎外洗，若配伍枯矾同用，则功效更佳。

【处方举例】1.玉关丸：五倍子、枯矾、五味子、白面，用于肠风下血。

　　　　　　2.玉锁丹：五倍子、白茯苓、龙骨，用于下焦虚损，遗精尿频。

【注意点】1.本品又名"文蛤"，但与海生文蛤不是一种，不可误用。

　　　　　2.本品酸涩收敛，故外感咳嗽及湿热痢疾，忌用。

【用量与用法】1.5~6克，入丸、散；外用适量。

（徐雪梅）

第二十三章　治疗眼科疾病的药物

第一节　具有解热镇痛作用的药物（祛风药）

桑叶（附桑枝、桑白皮、桑椹）

【古歌诀】桑叶性寒　善散风热
　　　　　明目清肝　又兼凉血

【药草成分】桑叶又叫霜桑叶等。含脱皮固醇、芸香甙、桑甙、槲皮素、异槲皮素、多种氨基酸和维生素等。

【作用与用途】本品为眼科解热镇痛药。味甘苦、性寒。入肝、肺经。具有质轻升散、善散风热、清肝明目及凉血的功效。现代认为对金黄色葡萄球菌、溶血性链球菌、白喉杆菌、炭疽杆菌，有较强的抗菌作用；煎剂有杀灭钩端螺旋体的作用；有降压和利尿作用；降血糖、降血脂、降胆固醇，促进人体蛋白质合成。增强性机能，镇咳祛痰等。

用治感冒、上呼吸道感染、急性眼结膜炎、角膜炎、虹膜炎（风热和肝火型）等疾病引起的发热头痛、咳嗽痰多、色黄黏稠、不易咳出、目赤肿痛、迎风流泪、咳血咽痛；高血压（肝阳上亢）引起的头晕目眩。

【应用与配伍】用治外感风热、发热咳嗽，常与菊花、薄荷、桔梗等同用。对于肝阳眩晕、目赤肿痛，常配伍菊花、石决明、白芍等。若燥热伤肺、咳嗽咽干，常配杏仁、沙参、贝母。用治肺热咳血可配生地、白茅根、侧柏叶。

【处方举例】1.桑菊饮：见连翘条。用治外感风热、发热咳嗽。

　　　　　2.清燥救肺汤：见贝母条。用治燥热伤肺、咳嗽咽干。

〔附〕桑枝：为桑树的嫩枝，气微，味淡苦平。有提高淋巴细胞转化率的作用。对慢性布氏杆菌病有一定疗效。降压、清热、祛风、通络、利关节。用于风湿热、风湿性关节炎（风湿热痹）引起的关节疼痛，局部红肿热痛、发热恶风、四肢拘挛等。

〔附〕桑白皮：为桑树的根皮。甘寒入肺经。对金黄色葡萄球菌、伤寒杆菌、福氏痢疾杆菌等均有抑制作用。有镇静安神、抗惊厥、镇痛、降温等作用。降压、镇咳、利尿、下泻。对子宫有兴奋作用，清肺平喘。用治渗出性胸膜炎、肺气肿、肾脏炎（痰饮和水肿病）等疾病引起的咳嗽痰多、小便不利、浮肿、气喘等。

〔附〕桑椹：为桑树的果实。味微酸甘。性寒。入心肝经。具有补肝肾养血明目的作用；现代认为有激发淋巴细胞转化，升高外周白细胞的作用等。用治肝肾阴亏、头晕目眩、耳鸣心悸、口渴、肠燥便秘、失眠、四肢无力等。

桑杏汤：桑叶、杏仁、北沙参、浙贝母、淡豆豉、梨皮。宣肺润燥、化痰止咳（发汗、解热、祛痰止咳、平喘止血）。

【用量与用法】桑叶 4.5~9 克；桑枝 9~30 克；桑椹 9~15 克；桑白皮 6~15 克。

菊 花

【古歌诀】菊花味甘　除热祛风

　　　　　头晕目赤　收泪殊功

【药草成分】菊花又叫白菊花、甘菊花等。含挥发油、菊甙、腺嘌呤、胆碱、维生素 B_1、维生素 A 等。

【作用与用途】菊花味甘苦，性微寒、散风热、清肝火、平肝阳、明目清热解毒。现代认为对金黄色葡萄球菌、大肠杆菌、福氏痢疾杆菌等均有较强的抗菌作用。对表皮葡萄球菌、溶血性链球菌、结核杆菌、伤寒、副伤寒杆菌、绿脓杆菌、变形杆菌、霍乱弧菌、流感病毒等均有抑制作用；对中枢神经有镇静作用；有解热作用；有扩张冠脉，增加冠脉血流量的作用，从而使心肌缺血状态减轻。降压可能与菊甙成分有关。

用治风热感冒所引起的发热头痛；急性眼结膜炎（风热型）引起的目赤肿痛、流泪、生眼粪；高血压（肝阳上亢）引起的头晕目眩、头胀头痛；气管炎（风热）、急性扁桃体炎（单双蛾）；急性病毒性肝炎（湿热型黄疸病）；急性眼结膜炎、视神经炎、中心性视网膜炎（肝热和风热型）等眼睛疾病引起的目赤肿痛、眼目昏花等。

【应用与配伍】用治外感风热、发热头痛等证，可与桑叶、薄荷、连翘等同用。治疗风热引起的目赤肿痛，常与蝉衣、决明子等配伍同用。如用于肝阴不足、眼目昏花，多与地黄、山茱萸、枸杞等同用。用治肝阳上亢的头晕目眩、头胀头痛等证，常与生地、白芍、珍珠母、钩藤等同用。治疗痈肿疮毒，常与金银花、甘草同用。

【处方举例】1.桑菊饮：见连翘条。用于风热外感、头痛咳嗽。

2.杞菊地黄丸：熟地、山药、丹皮、泽泻、茯苓、枸杞、山茱萸、甘菊，用于肝肾阴亏、眼目昏花。

3.羚羊钩藤汤：羚羊角、钩藤、生地、菊花、白芍、贝母、竹茹、茯神、生甘草，用于肝阳上亢、头昏目眩。

4.甘菊汤：菊花、金银花、甘草、用于疔疮肿毒。

【注意点】1.药用菊花，主要有"黄菊花"（杭菊花）、"白菊花"（滁菊花）、"野菊花"三种。黄菊花产于浙江杭州，所以称杭菊花，它的功效偏于散风热，用治风热感冒头痛、目赤等症。白菊花产安徽滁县，所以称滁菊花，它的功效偏于平肝阳，常治肝阳上亢的头晕、目眩等症。野菊花的作用偏重于解毒，可治疗疔疮肿毒。又能外敷疔疮。

【注意点】气虚及脾胃虚寒泄泻者，少用或忌用。

【用量与用法】5~15 克；泡服或入丸散。

荆 芥

【古歌诀】荆芥味辛　能清头目
　　　　　表汗祛风　治疮消瘀

【药草成分】荆芥又叫香荆芥、假苏、含挥发油，其中主要为右旋薄荷酮和少量右旋柠檬烯等。

【作用与用途】本品为解热镇痛的药物。味辛，性微温。入肝肺经。具有发散风邪、发汗解表、清头目、透疹毒、消疮肿的功效；现代认为旺盛皮肤血液循环，增强汗腺分泌，故有解热镇痉作用；炒后能缩短出血和凝血时间；解热镇痛；促进疮疡病变组织吸收；对金黄色葡萄球菌、表皮葡萄球菌、卡他球菌、白喉杆菌、结核杆菌、痢疾杆菌、炭疽杆菌、出疹性病毒等均有抑制作用。

用治伤风感冒、流行性感冒、急性扁桃体炎、咽炎、麻疹、风疹、荨麻疹、斑疹（风寒和风热型）等疾病引起的发冷发热、头痛、咽喉肿痛、鼻塞流涕、疹出不透、目赤肿痛；过敏性皮炎引起的荨麻疹、皮肤瘙痒；湿疹、银屑病；产后子宫出血引起的休克；各种出血证，如便血、鼻出血、尿血、咳血；有表证的痈疽疮疡等。

【应用与配伍】用治外感风寒、恶寒发热、无汗头痛者，常与防风、紫苏、羌活等同用。若治外感风热、发热微恶风寒者，又常与金银花、连翘、薄荷等同用。治疗麻疹透发不畅，常配伍蝉蜕、牛蒡子等。治疗风疹瘙痒、又常与蝉蜕、白鲜皮、地肤子、苏木等配合。用治疮疡初起，恶寒发热兼有表证者，常与防风、金银花、连翘、川芎、丹皮等同用。对于吐血便血崩漏等出血症，常用本品炒炭，并与仙鹤草、三七、大小蓟等止血药合用。

【处方举例】　1.荆防败毒散：见防风条。用于外感风寒、头痛无汗。
　　　　　　　2.银翘散：见连翘条。用于风热感冒、头痛目赤。
　　　　　　　3.消风散：见防风条。用于风疹湿疹。
　　　　　　　4.槐花散：槐花、荆芥穗、枳壳、侧柏叶，用于肠风下血。

【注意点】肝风内动，麻疹已透，疮疡已溃，表虚自汗，皆不宜用。

【用量与用法】6~10克，不宜久煎。荆芥穗发汗力大于荆芥。发表宜生用；止血炒用。

【特别提醒】与眼科解热镇痛药物相类似的其他药物还有：防风、羌活、白芷、细辛、薄荷、麻黄、蝉蜕。

第二节　具有抗菌作用的药物（清热解毒药）

龙胆草

【古歌诀】龙胆苦寒　疗眼赤痛
　　　　　下焦湿肿　肝经热烦

【药草成分】本品含龙胆苦甙、龙胆碱、龙胆黄素、龙胆糖等。

【作用与用途】本品有抗菌作用。味苦、性寒。入肝胆膀胱经。具有泻肝胆实火、清下焦湿热、明目定惊、解蛇毒、防腐的功效。现代认为对金黄色葡萄球菌、溶血性链球菌、白喉杆菌、炭疽杆菌、绿脓杆菌、大肠杆菌、伤寒杆菌、变形杆菌、枯草杆菌、皮肤真菌、钩端螺旋体等均有不同程度的抑制作用。少量有健胃作用，大量有伤胃作用；利胆和保肝的作用。降压、利尿、解热、解痉、防腐、镇静。对中枢神经有兴奋作用，但较大剂量则出现麻醉作用。

　　　　　用治胃黏膜脱垂症；黄疸性肝炎（湿热）引起胸胁刺痛、口苦、黄疸尿赤；急性胆囊炎（胆火盛型）；肝脓肿（肝痈）；流脑、乙脑（温病和暑温）引起的烦热惊厥、抽搐；泌尿系统感染（热淋）引起的尿赤、尿频、尿痛；急性中耳炎（肝火型）引起的耳肿痛、耳聋；口腔炎（口舌生疮）；细菌性和霉菌性阴道炎（肝经湿热下注）引起的赤白带下、阴部肿痛、阴痒、阴道分泌物增多，呈黄绿色、有腥臭味；结膜炎、角膜炎（肝火上炎）引起的目赤肿痛；急性盆腔炎（湿热下注）及避孕；痈肿疮疡、湿疹、过敏性皮炎等。

【应用与配伍】用治肝火上炎引起的目赤肿痛、口苦胁痛、咽痛耳鸣头晕，或肝经湿热下注所致阴部湿痒肿痛、尿急、尿血，常与黄芩、柴胡、木通、生地、泽泻等同用，共奏清泻肝火或肝经湿热之功；若治肝经热盛的烦热惊厥、抽搐等症，可与黄连、牛黄、钩藤、青黛等同用。此外，与栀子、大黄、茵陈同用，又治湿热黄疸属肝火盛者。

【处方举例】龙胆泻肝汤：见柴胡条。用于肝胆火热实证如目赤肿痛、胁痛口苦，或下焦湿热黄疸尿赤、阴痒等证。

【不良反应】本品有健胃作用，但对胃有刺激性、味极苦、性大寒，更易伤胃，影响消化。但虚寒便溏者不宜用。不宜多服久服，过量引起恶心呕吐、头痛头晕的副作用，应立即停服药物，隔一段时间再服用。服药应放在饭后。

【用量与用法】3~10g，健胃6克即可。多服伤胃，影响消化，应注意用量。

三棵针

【古歌诀】 小檗苦寒　止痢消炎
　　　　　清肺解毒　咽肿眼疾

【药草成分】 三棵针又叫醋不溜、黄柏莉等。含小檗碱等。

【作用与用途】 本品有抗菌作用。辛苦、寒。入肺经。具有清热解毒、泻火止痢、抑菌消炎的作用等。

用治上呼吸道感染，包括气管炎、咽炎、扁桃体炎；急性胃肠炎、细菌性痢疾（湿热型）、急性乳腺炎（乳痈初期）、急性眼结膜炎（火眼）、口腔炎（口疮）、无名肿毒、丹毒、湿疹、烫火伤感染等。

【处方举例】 治疗急性眼结膜炎、菌痢、急性胃肠炎、口腔炎、咽炎，三棵针30~60克，水煎服。

【注意点】 本品含小檗碱，如无黄连、黄柏，可用三棵针代。用量要大，量少无作用。脾胃虚寒便溏者，不宜服用。

【用量与用法】 常用量15~20克，大剂量可用至30~40克。

决明子

【古歌诀】 决明子甘　能祛肝热
　　　　　目痛收泪　仍止鼻血

【药草成分】 决明子又叫草决明等。新鲜种子含大黄酚、大黄素、决明素、橙黄决明素、维生素A等。

【作用与用途】 本品味甘苦、性微寒。入肝胆经。具有清肝火、明目、润肠通便的功效。现代认为明目；泻下；降压；能降低总胆固醇和甘油三酯，增强吞噬细胞功能，大剂量可致泻；利尿；有收缩子宫作用等。

用治急性眼结膜炎、流行性角膜炎、视神经炎（肝胆郁热）等眼病引起的目赤肿痛、羞明多泪；维生素A缺乏症（雀盲）引起的目暗不明；高血压（肝阳上亢）引起的头晕目眩；习惯性便秘（内热肠燥）引起的大便秘结不通；鼻出血及肝硬化腹水等。

【应用与配伍】 用于肝胆郁热而致的目赤肿痛、羞明多泪，可单用本品内服，也可与菊花、黄芩、石决明等同用。治疗肝肾阴亏、目暗不明者，常与枸杞、沙菀子、女贞子等同用。如用治内热肠燥、大便秘结、习惯性便秘，可单用本品煎服。用治高血压（肝阳上亢）引起的头晕目眩，常配夏枯草同用。

【处方举例】 羚羊角散：羚羊角、甘草、栀子、黄芩、决明子、车前子、升麻、用于肝火目赤肿痛、头晕目眩。

【注意点】 广泛用于眼科。无论内眼和外眼的炎症，只要无禁忌证，在治疗眼病的方剂中加入一味决明子，均属有利。脾胃虚寒便溏、低血压患者，孕妇均忌服。

【用量与用法】10~15 克，用于通便，不宜久煎。

【特别提醒】与眼科抗菌药物相类似的其他药物还有：五味子、金银花、连翘、黄芩、黄连、栀子、大黄、石决明、青相子、蒲公英、紫花地丁、野菊花、谷精草。

第三节　有活血消肿作用的药物（消眼内瘀血药）

泽　兰

【古歌诀】泽兰甘苦　痈肿能消
　　　　　打扑伤损　肢体虚浮

【药草成分】本品含挥发油和鞣质等。

【作用与用途】本品为活血消肿药。味甘苦、性微温。入肝、脾经。活血通经、利水消肿、解毒镇痛。水煎剂能对抗体外血栓形成，有轻度抑制凝血系统及增强纤溶活性的作用。地瓜儿全草有强心作用。对金黄色葡萄球菌、表皮葡萄球菌、卡他球菌、白喉杆菌、痢疾杆菌、绿脓杆菌有较强的抗菌作用。对溶血性链球菌、伤寒杆菌、大肠杆菌、炭疽杆菌及多种皮肤真菌均有一定的抑制作用。有软缩肝脾的作用。

用治妊娠水肿、产后虚肿、肝硬化腹水、肾炎水肿（瘀血型水肿病）等疾病引起的小便不利、全身水肿或腹水；卵巢囊肿、输卵管积水（癥瘕）等疾病引起的下腹有包块、经闭、痛经、月经不通；产后子宫收缩不良引起的恶露不下、瘀阻腹痛；跌打损伤（外伤）引起的局部瘀血肿痛等眼睛瘀血肿痛等。

【应用与配伍】用治血滞经闭、痛经，常与当归、丹参、益母草等同用。治跌打损伤、瘀血肿痛，常与川芎、赤芍、乳香合用。对于痈肿疼痛，可与蒲公英、连翘等清热解毒药同用。治疗产后小便不利、身面浮肿，常与黄芪、防己等同用。

【处方举例】泽兰汤：泽兰、当归、益母草、赤芍、熟地、牛膝、柏子仁，用于血滞经闭、痛经。

【药物鉴别】泽兰和佩兰两种药物因个别字相同。自古到今一直混淆乱用。佩兰又叫兰草，具有清暑除湿作用，治疗暑月天气热、因食生冷或不洁净食物引起的胃肠炎腹泻、恶心呕吐等，泽兰又叫地瓜儿苗，具有活血通经作用，治疗妇女经闭不通等。孕妇禁用。

【用量与用法】3~10 克。

【特别提醒】与眼科活血消肿药相类似的其他药物还有：红花、桃仁、牡丹皮、玄明粉、荆芥、赤芍、茺蔚子、菊花、麻黄。

第四节　具有散瞳作用的药物（扩大瞳孔药）

青相子

【古歌诀】青相子苦　肝脏热毒
　　　　　暴发赤障　青盲可服

【药草成分】本品含青相子油脂、烟酸和丰富的硝酸钾。

【作用与用途】具有散瞳作用。味苦、性微寒。入肝经。具有泻肝经实火而有明目退翳，是眼科要药。有改善视力、散瞳、降压等作用。

　　　　　　用治急、慢性眼结膜炎、视网膜炎（肝火热毒）等眼睛疾病引起的红肿热痛、翳膜遮睛、视物模糊、流泪头痛、烦躁不安；高血压（肝阳上亢）；皮肤瘙痒、疥癞及鼻出血等。

【应用与配伍】治疗肝热目赤翳障、视物昏暗，常与决明子、菊花、密蒙花同用。与玄明粉、枣仁、决明子等组成青相子汤，治慢性视网膜炎、视物模糊、眼前有黑影浮动者，控制炎症并改善视力。

【处方举例】治疗慢性视网膜炎（青光眼）引起的视物模糊：青相子9克，玄明粉4.5克（冲服），酸枣仁12克，水煎服或扩大倍数为末，9克，冲服。

【药物的相互作用】青相子和草决明作用相同。均可治疗急性眼结膜炎，但草决明治疗由风热所致的结膜炎（有表证者）；青相子治由肝火所致的结膜炎，症见口苦、头涨、面赤、烦躁不安、易怒；这就是两味药物的不同点。但青相子不如草决明常用，两味药物常配伍同用有协同作用，能提高疗效。草决明有补性，青相子无补性，肝虚者，忌用。

【用量与用法】3~10克。

【特别提醒】与散瞳药相类似的其他药物还有：贝母、款冬花、麻黄。

第五节　具有缩瞳作用的药物（缩小瞳孔药）

木　通

【古歌诀】木通性寒　小肠热闭
　　　　　利窍通经　最能导滞

【药草成分】木通又叫万年藤等。含白桦脂醇、齐墩果酸、常春藤皂甙元、木通皂甙等。

【作用与用途】具有缩瞳作用。味苦、性寒。入心、小肠经。具有清湿热而利水、除心烦而通经、下乳而通脉的功效。现代认为利尿强于淡竹叶，但尿中氯化物减少、弱于猪苓。对金黄色葡萄球菌、溶血性链球菌、伤寒杆菌、白喉杆菌、大肠杆菌、痢疾杆菌、绿脓杆菌、炭疽杆菌、皮肤真菌等均有抑制作用；对中枢神经有抑制作用，能延长环己巴比妥钠所致的小鼠睡眠时间，延长镇静作用。有解热镇痛作用，还有缓泻和缩瞳作用；对离体小肠和子宫有兴奋作用；降低毛细血管通透性且有抗炎作用；此外，还有强心、降压、降血糖、抗脂肪肝作用。

用治泌尿系统感染（心火型淋病）引起的小便淋沥、尿道疼痛、心烦；肾脏炎（湿热型水肿病）引起的小便不利、浮肿；口腔炎、鹅口疮（心火型口舌生疮）引起的口腔糜烂；产后乳汁缺乏症、妇女经闭；血栓闭塞性脉管炎（脱疽）；青光眼、近视眼；急性眼结膜炎（火眼）引起的目赤肿痛；病毒性心肌炎（心脏病）；乳腺炎（乳痈初期）引起的乳房红肿热痛；乳腺增生（乳避气滞）；带状疱疹（缠腰火丹）；输尿管结石(石淋)引起的尿潴留、尿痛尿石等。

【应用与配伍】用治心火移于小肠的口舌生疮、心烦尿赤涩痛，常与生地、竹叶、甘草梢配伍同用；若治湿热下注尿赤涩痛，常与车前子、滑石、萹蓄等同用；若治脚气肿痛属湿热者，常与槟榔、泽泻、苦参、地肤子同用；用治水肿小便不利，多与茯苓、猪苓、泽泻等同用；用治妇女瘀血经闭，可与牛膝、丹参、桃仁等活血化瘀药同用；用治乳汁不下，常配山甲、王不留行、通草、漏芦等；治湿热痹痛，常与忍冬藤、秦艽、海桐皮、丹参等同用。

【处方举例】1.导赤散：木通、生地、竹叶、生甘草，用于心火移于小肠的口舌生疮、尿赤涩痛。

2.八正散：见栀子条，用于湿热下注、热淋涩痛。

3.木通散：木通、苏叶、猪苓、桑白皮、槟榔、赤茯苓、生姜、葱白，用于水肿脚气。

【注意点】本品为木通科木通、三叶木通或白的干燥藤茎，另有马兜铃科植物东北马兜铃的藤茎，曾亦作木通用，但后者所含马兜铃酸为有毒成分，可引起急性肾衰竭，甚至死亡，现临床已不再使用；孕妇、无湿热者忌服。再者气虚、滑精者均慎用；大剂量使用，易引起中毒。

【用量与用法】3~10克。或3~6克。

谷精草

【古歌诀】 谷精草辛　牙齿风痛

口疮咽痹　眼翳通用

【作用与用途】谷精草味辛，性平入肝胃经。其性偏轻浮升散，具有散风热、清头目的功效。现代认为对绿脓杆菌、皮肤真菌及降低眼压有作用等。

用治风热引起的头痛、牙痛；口腔炎、鹅口疮（风热型）引起的口腔糜烂、口臭；扁桃体炎(单双蛾)引起的咽喉肿痛；眼生翳膜等。

【应用与配伍】用治目赤翳障、头风、齿痛，常与龙胆草、赤芍、生地黄、牛蒡子、荆芥等散风清肝、凉血药配伍。

【处方举例】谷精龙胆散：谷精草、龙胆草、赤芍、生地、牛蒡子、荆芥、红花、木通、甘草、茯苓、灯心，用于目赤翳障。

【注意点】阴血亏虚之眼疾，不宜使用。

【用量与用法】3~10 克。

蕤 仁

【古歌诀】蕤仁味甘　风肿烂弦

热胀胬肉　眼泪立痊

【作用与用途】蕤仁味甘，性寒。有祛风散热、明目降眼压作用等。

用治眼缘炎、急性眼结膜炎（风热）引起的目赤肿痛、眼边赤烂、眼球热胀、胬肉遮睛、流泪等。

【应用与配伍】治肝经不足、内受风热、上攻眼目、昏暗痒痛、隐涩难开、昏眩赤肿、怕光羞明、不能远视、迎风流泪、眼前黑花者，用蕤仁（去壳，压去油）60 克，冰片（研）8 克，用生蜜 20 克将蕤仁、冰片同制，每用少许点眼。治赤烂眼，以蕤仁、杏仁各 60 克，去皮研匀，入腻粉，少许为末，每服开水化洗。

【用量与用法】1~10 克。

秦 皮

【古歌诀】秦皮苦寒　明目涩肠

清火燥湿　热痢功良

【药草成分】秦皮含秦皮素、秦皮甙、马栗树皮素、马栗树皮甙、鞣质、皂甙等。

【作用与用途】本品为眼科药。味苦涩，性寒。入大肠经。具有清热燥湿、涩肠止泻、清肝明目、止痢的功效。现代认为对表皮葡萄球菌、绿色链球菌、肺炎双球菌、伤寒杆菌、痢疾杆菌有较强的抗菌作用。对结核杆菌、绿脓杆菌、钩端螺旋体有一定的抑制作用；镇静、镇痛、抗惊厥、镇咳祛痰平喘、抗组织胺；利尿；能促进风湿患者尿酸排泄、抗炎等。

用治慢性气管炎（肺热咳喘）引起的咳嗽痰多、气喘；细菌性痢疾（湿热型）引起的大便脓血；阴道炎（湿热型白带）引起的阴道分泌物增多，呈黄色，有恶臭味；急性眼结膜炎、麦粒肿（肝火型火眼）引起的目赤肿痛、目生翳障、流泪等。

【应用与配伍】用治湿热泻痢，常与白头翁、黄连、黄柏等同用。用于肝热目赤，目生翳膜，可单独水煎洗眼，又可与菊花、黄连、蝉蜕同用，煎汤内服。此外，本品与黄柏、椿根白皮、蛇床子等同用，治湿热阴痒带下。

【处方举例】白头翁汤：见白头翁条，用于湿热泻痢或热毒血痢。

【注意点】1.治疗痢疾时，如无秦皮，可用土银花、鸡蛋花及木棉花代。

2.脾胃虚寒便溏者，忌用。

【用量与用法】3~10克，外用适量。

【特别提醒】与缩瞳药相类似的其他药物还有：冬虫夏草。

第六节　有限眼压作用的药物（降低眼内压）

茯　苓（附茯苓皮、赤茯苓、茯神）

【古歌诀】茯苓味淡　渗湿利窍
　　　　　白化痰涎　赤通水道

【药草成分】茯苓又叫茯灵、云苓、赤茯苓等。含茯苓聚糖、茯苓酸、蛋白质、脂肪、卵磷脂、胆碱、组胺酸、麦角甾醇等。此外，还含葡萄糖、腺嘌呤等。茯苓聚糖分解酶、脂肪酶、蛋白酶等。

【作用与用途】有限眼压作用。茯苓味甘淡、性平。入心、脾、肺、胃、肾经。具有利水渗湿、健脾止泻、宁心安神的功效。现代认为能抑制肾小管重吸收机能，并能促进钠、钾等电解质的排除，利尿作用不及木通、猪苓。较汞撒利和安茶碱利尿作用强；镇静作用不及茯神，但仍有镇静作用；对癌细胞抑制率达96%左右；茯苓多糖有明显增强免疫的作用，可明显增强巨噬细胞的吞噬作用，增加细胞免疫反应；茯苓可降低眼内压。对金黄色葡萄球菌、结核杆菌、大肠杆菌、变形杆菌、钩端螺旋体等均有抑制和杀灭作用。此外，还有保护肝脏、抑制胃酸，预防胃溃疡的作用等。

用治慢性气管炎、渗出性胸膜炎（水湿停留在肺）引起的痰多，呕吐痰涎、胸腔积液；慢性胃肠炎（痰饮在胃）引起的神疲食少、腹胀肠鸣、大便溏泻；神经衰弱、癔病、慢性精神分裂症（狂躁症）引起的失眠、心悸、健忘多梦、夜寐不宁；心脏病（水饮凌心）引起的惊悸失眠、眩晕、胸脘痞满、小便短少或下肢浮肿、恶心吐涎；阴道黏膜功能下降（脾虚有湿白带）引起的阴道分泌物增多或恶心吐痰涎；营养不良性水肿、妊娠水肿、肾脏炎（水湿潴留水肿病）等疾病引起的小便不利、浮肿；青光眼引起的眼压高而呕吐等。

【应用与配伍】用治水湿停滞的水肿胀满、小便不利等证，常与猪苓、白术、泽泻、桂枝等同用，以加强利水之功。用治脾虚不运的神疲食少、腹胀肠鸣、大便泄泻等证，常与党参、白术、山药、莲子肉同用。若治脾虚水湿停滞的痰饮眩悸证，又常与桂枝、白术、猪苓、泽泻或半夏、生姜等同用。用治惊悸失眠属心脾两虚者，常与党参、当归、龙眼肉、酸枣仁等同用；属心气不足或心肾不交者，又常与人参、龙齿、远志、菖蒲、朱砂等同用。

【处方举例】1.五苓散：见白术条。用于水肿胀满、小便不利。

2.参苓白术散：见白术条。用于脾虚湿盛、食少便溏。

3.苓桂术甘汤：茯苓、桂枝、白术、甘草，用于痰饮眩悸。

4.小半夏汤加茯苓汤：半夏、生姜、茯苓，用于痰饮内停、呕恶眩悸。

5.归脾丸：见人参条。用于心脾两虚、惊悸失眠。

6.安神定志丸：石菖蒲、远志、茯神、茯苓、龙齿、人参，用于心气不足、惊悸失眠。

【附】茯苓皮：茯苓皮系茯苓菌核的外皮入药，具有利尿作用，用于各种水肿病。

【附】茯神：即茯苓的包根生者，作用与茯苓相同，但镇静作用比茯苓强。用于神经衰弱引起的心悸失眠等。用朱砂拌能加强镇静作用。

【附】赤茯苓：赤茯苓系除去茯苓皮后呈淡红色部分。入心、小肠经。具有清利湿热、利小便的作用。主要用于泌尿系统感染引起的小便短赤等。

【注意点】茯苓皮有利尿作用，用于各种水肿病，对偏寒或兼有脾胃虚弱较适宜，无毒性反应和副作用，但不宜长期服用或大量服用，可引起角膜炎、脱水症及缺钾症等，眼科疾病、阴虚津枯、滑精、小便过多者，忌服。

【用量与用法】健脾渗湿利水，一般用 9~12 克，如湿重有显著浮肿，用量可加至 20~30 克，最大剂量为 40 克左右；茯苓皮用量 15~30 克；赤茯苓用量 15~20 克；茯神用量 9~15 克，生用或朱砂拌用。

【特别提醒】与限眼压药相类似的其他药物还有：谷精草、蕤仁、秦皮、半夏。

第七节　含维生素 A 的药物（补眼睛药）

车前子（附车前草）

【古歌诀】车前子寒　弱涩眼赤
　　　　　小便能通　大便能实

【药草成分】车前子又叫车前、车输菜等。本品含黏液质、琥珀酸、车前烯醇、腺嘌呤、胆碱、车前子碱、脂肪油、维生素 A、维生素 B_1 等。

【作用与用途】味甘，性寒。入肝、肺、肾经。具有清热利水、祛痰止咳、明目止泻的功效。现代认为可预防肾结石形成，还能促进呼吸道黏膜分泌黏液，稀释痰液，有祛痰作用，对多种杆菌、葡萄球菌等均有抑制作用。保护感染的皮肤，抑制脓的生成而消炎等。

　　　　　用治急、慢性肾盂肾炎、膀胱炎、尿道炎、尿结石（石热淋）等泌尿系统感染引起的小便短少、尿赤、尿痛、尿石；上呼吸道感染（肺热）引起的咳嗽痰多；急性眼结膜（暴发火眼）引起的目赤肿痛；维生素 A 缺乏症（肝肾阴虚）引起的视物模糊、眼球胀痛、迎风流泪；急性肠炎（暑湿泄泻）引起的腹泻等。

【应用与配伍】用治小便不利、尿赤热痛，常与木通、滑石、萹蓄、瞿麦等清热通淋利尿药同用。若治暑湿泄泻，与猪苓、茯苓、香薷等同用。用治肝热眼睛红肿热痛，常与龙胆草、菊花、草决明、夏枯草等清肝明目药同用；治肝肾虚的目暗不明，又常与补肝肾的熟地、枸杞、菟丝子、楮实子同用，此外，与瓜蒌、黄芩、桑白皮等同用，可治痰热咳嗽。

【附】车前草：具有凉血止血、镇咳祛痰作用。对金黄色葡萄球菌、表皮葡萄球菌、卡他球菌、脑膜炎双球菌、炭疽杆菌、溶血性链球菌、伤寒杆菌、白喉杆菌、绿脓杆菌、痢疾杆菌、多种皮肤真菌、钩端螺旋体等有抑制作用。

用治慢性气管炎、慢性咽炎、慢性扁桃体炎（呼吸道感染）引起的咽痛、咳嗽痰多；细菌性痢疾（湿热型）、急性眼结膜炎（暴发火眼）引起的目赤肿痛；泌尿系感染，如膀胱炎、肾盂肾炎、尿道炎（热淋）引起的小便不利、淋浊、尿频、尿痛、尿血等。

【处方举例】1.八正散：见栀子条。用于热淋涩痛。

2.车前子散：茯苓、车前子、猪苓、人参、香薷、灯心草，用于伤暑吐泻、烦渴引饮。

3.驻景丸：菟丝子、熟地、车前子，用于肝肾虚之目暗不明。

【注意点】肾虚滑精、无湿热及孕妇忌用。

【用量与用法】布包入煎剂。车前草6~15克；车前子9~30克，鲜品60~120克。

【特别提醒】可补眼的维生素A类其他药物还有：菟丝子、覆盆子、沙苑子、山茱萸、茺蔚子。

第八节　退翳障作用的药物

密　蒙　花

【古歌诀】密蒙花甘　主能明目
　　　　　虚翳青盲　服之效速

【药草成分】密蒙花又叫蒙花等。含刺槐甙、密蒙花皂甙A、B、锌甙、梓醇等。

【作用与用途】本品退翳障。味甘，性微寒。入肝经。是眼科专用药。具有清肝明目、养肝、除风退翳的功效。现代认为对金黄色葡萄球菌、卡他球菌等有较强的抗菌效力；对胆管平滑肌有松弛作用，可使胆汁分泌有短暂、轻度的增加，能减轻甲醛性炎症；能降低血管的通透性及脆性，有利尿作用等。

用治急、慢性眼结膜炎、角膜炎、视网膜炎（肝火和肝血虚）引起的眼睛生翳膜、视物模糊、青盲眼或目赤肿痛、多眵多泪、羞明怕光、角膜翳；眼缘炎、肝风引起的风弦烂眼等。

【应用与配伍】用治风热或肝火上攻、目赤肿痛、多泪、羞明翳障等证，常与木贼草、菊花、蒺藜等药配伍。治血虚肝旺、青盲翳障等症，常与枸杞、菟丝子、桑椹等同用。

【处方举例】密蒙散：密蒙花、木贼、菊花、蒺藜、羌活、石决明，用于目赤肿痛、羞明翳障。

【用量与用法】3~9克，或入丸散。

石 决 明

【古歌诀】石决明咸　头晕目昏

　　　　　惊风抽搐　劳热骨蒸

【药草成分】石决明含碳酸钙、胆素、壳角质、镁、铁、硅酸盐等。

【作用与用途】本品为神经系统药。味咸，性微寒。入肺、肝经。具有清热明目、平肝潜阳、熄风祛翳的功效。现代认为中和胃酸、抗惊厥、凝血，促进新陈代谢；保肝、降压、镇静等。

　　　　　用治流脑、乙脑、癫痫、破伤风（温病、暑温、羊羔风、四六风）等疾病引起的惊厥抽搐；高血压（肝肾阴虚型肝阳上亢）引起的头目眩晕、骨蒸劳热；慢性胃炎、胃溃疡（胃阴不足型胃痛）引起的胃酸过多；植物神经功能紊乱、神经衰弱（阴虚劳热）等疾病引起的消耗热、午后潮热、骨蒸劳热、头晕头痛，盗汗失眠、烦躁不安；老年性白内障、青光眼、角膜炎、角膜白斑病（肝虚肝火眼病）引起的两目昏暗、视物模糊、目赤畏光等。

【应用与配伍】用于肝阴眩晕，常与菊花、白芍、枸杞、生地、牡蛎等同用。用治小儿惊风抽搐，可与羚羊角、钩藤、白芍、菊花等同用。治目赤肿痛，常与菊花、甘草同用。本品与苍术为末，入羊肝内蒸熟，食肝饮汁，善治青盲雀目。治肝血亏虚、目暗不明，本品又应与熟地、山茱萸、菟丝子、五味子等同用。此外，本品配知母、生地、地骨皮等，还治骨蒸劳热。

【处方举例】1.镇肝熄风汤：见代赭石条。用于肝阳上亢、眩晕耳鸣。

　　　　　2.石决明丸：石决明、菟丝子、熟地、山药、五味子、细辛、知母，用于肝血亏虚、目暗不明。

【注意点】石决明为眼科常用药物之一，无论新旧翳障，在眼科方剂中加一味石决明，尤其是角膜炎（肝火）引起的目赤羞明翳障，有一定治疗价值。但生用时捣碎先煎。

【用量与用法】15~30克，入煎剂，打碎先煎。

【特别提醒】与退翳障药相类似的其他药物还有：蝉蜕、夏枯草、青相子。

第九节　外用药（配制点眼睛的药物）

炉 甘 石

【古歌诀】炉甘石平　去翳明目

　　　　　生肌敛疮　燥湿解毒

【药草成分】本品含碳酸锌等。

【作用与用途】本品味甘，性平。具有明目祛翳、生肌敛疮、燥湿止痒的功效。现代认为外用有收敛抑菌作用，黏膜疮面形成薄膜既可防止外来刺激，又能抑制细菌繁殖；有保护皮肤作用。此外，有止痒、收敛、消炎作用等。

用治急、慢性眼结膜炎、角膜炎、眼缘炎（火眼）等引起的眼边赤烂、发痒、翳膜、胬肉盘睛、目赤、肿痛、角膜溃疡等。软组织感染、湿疮、脓疱疮、婴儿湿疹、臁疮（湿热型）引起的皮肤黏膜溃疡、糜烂脓水淋漓、皮肤瘙痒或伤口久不愈合等。

【应用与配伍】用于目赤肿痛，可用本品火煅，经黄连汁淬，配合珍珠粉、朱砂等药研为极细粉，点眼。本品与黄柏、煅石膏、青黛等配合外敷，又可治疮疡不敛、脓水淋漓。

【处方举例】炉甘石、冰片、硼砂、玄明粉、水煎后澄清，取药液点眼。治疗眼缘炎（烂眼边）、胬肉盘睛、目赤肿痛。

【用量与用法】外用适量，水飞点眼。研末撒患处。

熊　胆

【古歌诀】熊胆味苦　热蒸黄疸

　　　　　恶疮虫痔　五疳惊厥

【药草成分】熊胆又叫狗熊胆等。含去氧胆酸、鹅去氧胆酸、牛黄熊去氧胆酸、牛黄鹅去氧胆酸、牛黄胆酸等。

【作用与用途】本品为配制眼药水的药物。味苦，性寒。入肝胆心经。具有清肝熄风、清热镇惊、解毒杀虫、明目退翳的功效。现代认为有利胆、溶解胆结石、降血脂、降血糖、降血压、抑菌、抗感染、抗过敏、镇咳祛痰、平喘及抗惊厥等作用。

用治流脑、乙脑、癫痫、破伤风（温病、暑温、羊羔风、四六风）等疾病引起的惊厥抽搐。黄疸性肝炎、急性胆囊炎、胆结石（湿热蕴蒸）等引起的发热、胆绞痛、全身黄染、流黄汗；脓漏眼、急性眼结膜炎（淋球菌和葡萄球菌感染）引起的目赤肿痛、翳膜遮睛、流泪、怕光、有脓样分泌物、视物模糊或翳膜遮睛；急性气管炎（肝肺型）引起的咳嗽痰多气喘；高血压（肝火型肝阳上亢）、蛲虫病及痈疽疮毒等。

【应用与配伍】用于肝火上炎、目赤肿痛、目生翳障、怕光等证，可单用本品制成点眼剂外用。或与菊花、黄连、夏枯草、草决明等清肝明目药同用，制丸散药内服。用治热极动风、肢体抽搐、癫痫等症，可用竹沥水化服。治热毒疮、痔疮肿痛，可单用本品涂于患处，或配少量冰片，调匀外敷。

【处方举例】治疗恶性黄疸肝炎：茵陈蒿 20 克，熊胆 0.3 克（冲服），水煎茵陈蒿，熊胆汁冲服。

【不良反应】熊胆长期服用，可引起肝肾损害或过敏反应，过敏体质者慎用，肝肾功能差者忌用；脾胃虚寒便溏者，禁用。本品货源短缺，价贵，不要轻易使用，只在万不得已时才能用。习惯认为金黄色胆汁质量最好；菜绿色胆汁稍次；黑色胆汁最次。可治成眼药水点眼。外用可用猪、羊胆汁代。

【用量与用法】0.9~2.4 克，多入丸、散。不入煎剂，外用适量。

【特别提醒】与眼睛外用药相类似的其他药物还有：黄连、冰片。

（徐雪梅）

第二十四章　具有美体作用的药物

第一节　美容的药物

芦　荟 (附芦荟鲜叶)

【古歌诀】芦荟气寒　杀虫消疳
　　　　　癫痫惊搐　服久立安

【药草成分】本品含芦荟大黄素甙、对香豆酸、蛋白质等。

【作用与用途】本品为美容药。芦荟味苦、性寒。具有杀虫消疳、通便的功效。现代认为具有刺激性泻下作用，有利胆、消炎、抗菌、促进伤口愈合及保健、美容等作用。

用治肝火所致的惊风抽搐、头痛、耳鸣、狂躁易怒；小儿疳积引起的萎黄消瘦、虫积腹痛及癣疮等。

【应用与配伍】用于热结便秘、头昏目赤、烦躁失眠等证，常与安神药朱砂同用。若胃肠有热、习惯性便秘，可配伍大黄、黄连、青黛、龙胆草等，共奏凉肝清心、泻热通便之效。用治虫积腹痛、面色萎黄的小儿疳积证。常配黄连、木香、芜荑、当归等。此外，本品与甘草同用、研末外敷、还治癣疮。

【处方举例】更衣丸：芦荟、龙胆草、栀子、黄柏、黄芩、木香、麝香、大黄、黄连、青黛、生姜汤，用于肝经实火、心经有热所致的头晕、耳鸣、狂躁易怒。

【注意点】脾胃虚寒，食少便溏及孕妇，忌服。

【用量与用法】1.5~3克，宜入丸散剂。一般不入煎剂。外用适量。

【附】芦荟鲜叶：本品为百合科库拉芦荟，好望角芦荟，斑纹芦荟叶中液汁浓缩的干燥粉。含芦荟大黄素甙、对香豆酸、蛋白质等。主治紫外线照射的黑皮肤、色素沉着和黄褐斑。

芦荟干碾粉，用黄瓜汁或鸡蛋清调成糊状，每晚在睡觉前敷于脸面，清晨洗去，再每天早服逍遥丸，晚上服六味地黄，可改变面部皮肤，或用猪皮熬膏涂搽。可退斑等。

【特别提醒】与美容药相类似的其他药物还有：黄瓜、荔枝果、灰菜、阿胶、丝瓜、白附子、补骨脂、黑木耳、银耳、苹果、猪皮、带鱼、苦瓜、柿子。

第二节 乌须发的药物

一、治白头发的药物

黑芝麻

【古歌诀】胡麻仁甘　疗肿恶疮
　　　　　熟补虚损　筋壮力强

【药草成分】本品含脂肪油、矿物质、烟酸等。

【作用与用途】胡麻仁味甘，有补精血、润肠通便的功效。现代认为降低胆固醇、抗动脉硬化、降血脂。

用治肝肾不足所致的腰痛、四肢无力、须发早白、老年人、产后、病后体虚、动脉硬化等。

【应用与配伍】桑麻丸：桑叶、胡麻仁、白蜜为丸，用于精血亏损、须发早白、头晕眼花。

【注意点】1.大便溏泻者忌用。

2.胡麻仁即黑芝麻、又叫巨胜子。有黑白两种，入药以黑色为良，故名黑芝麻。三角胡麻乃芫蔚子的别名，不可与黑芝麻混为一物。白芝麻可供调味用。

【用量与用法】10~30克，宜炒熟用。

【特别提醒】与治白发药相类似的其他药物还有：血余炭、胡桃仁、覆盆子、何首乌、熟地、豨莶草、旱莲草。

二、治头屑的药物

藁　本

【古歌诀】藁本气温　除头巅顶
　　　　　寒湿可祛　风邪可屏

【药草成分】藁本又叫辽藁本等。本品含挥发油、蛇床内酯、甲基丁香酚等。

【作用与用途】本品为专治头痛的药。藁本味辛，性温。入膀胱经。具有发散风寒湿邪、止巅顶头痛的功效。现代认为镇痛、镇静、降压、平喘、抗心肌缺血。此外，对流感病毒、皮肤真菌有抑制作用等。

用治外感风寒湿引起的巅顶头痛、偏头痛；风寒感冒、流行性感冒（风寒湿型）引起的头顶头；周身酸重疼痛；风湿性关节炎（风寒湿型痹证）引起的关节疼痛；慢性胃肠炎（寒湿型便溏）引起的腹痛、呕吐腹泻；疥癣头屑等。

【应用与配伍】用治外感风寒湿邪引起的巅顶头痛，常与川芎、细辛、蔓荆子同用；

若为一身尽痛，又可与羌活、防风等同用。用治风寒湿痹痛，常与羌活、独活、威灵仙、秦艽等同用。此外，与苏梗、砂仁、良姜、陈皮等同用，还可治寒湿腹痛吐泻等。

【处方举例】1.神术散：苍术、白芷、川芎、藁本、细辛、羌活、甘草，用于外邪侵表，一身尽痛。

2.羌活胜湿汤：羌活、独活、川芎、藁本、蔓荆子、防风、甘草，用于风寒湿痹，身重疼痛。

【注意点】血虚头痛者忌服。

【用量与用法】3~10克、煎服。生用。

【特别提醒】与治头屑药相类似的其他药物还有：土大黄、川楝子、芫花、灰菜。

第三节　具有减肥作用的药物

赤小豆

【古歌诀】赤小豆平　活血排脓
又能利水　退肿有功

【药草成分】赤小豆又叫红小豆等。本品含蛋白质、脂肪、碳水化合物、粗纤维、钙、磷、铁等矿物质，并含维生素 B_1、维生素 B_2、烟酸等。

【作用与用途】本品为泌尿系统药。赤小豆味甘酸、性平。入小肠、心经。具有清热解毒、活血排脓、利尿退肿、减肥的作用等。

用治急性肾小球肾炎（水湿浸渍）痈肿疮毒过敏菌引起的小便不利，眼睑浮肿、身发疮痂、甚至溃烂、恶寒发热、舌苔黄；急性黄疸性肝炎（湿热）；痈肿疮毒、丹毒、皮肤红肿作痛、脚气及肥胖病等。

【应用与配伍】用于痈肿丹毒，研末与水或醋调敷。用治肠痈，与薏米仁、防己、甘草同用煎服。治腮颊热肿，本品研末和蜜或加芙蓉叶研末涂之。用治水肿胀满，可配鲤鱼同煮食之。用治脚气水肿，可与桑白皮、紫苏同用。用治黄疸轻症，可与麻黄、连翘、桑白皮同用。

【处方举例】麻黄连翘赤小豆汤：麻黄、连翘、桑白皮、赤小豆、生姜皮、杏仁、大枣，用于湿热黄疸。

【注意点】本品紫红色，粒小形长，种脐为白色。另有一种外型相似，半红半黑的红黑豆，即"相思豆"，别名"赤小豆"，它的作用与赤小豆完全不同，并且有毒，不宜内服，需辨证清楚，不可混用。

【用量与用法】常用量10~30克，大剂可用至90~120克。外用适量。

【特别提醒】与减肥药相类似的其他药物还有：竹笋、卷心菜、黄瓜、鹌鹑肉、茵陈、山楂、昆布。

（徐雪梅）

第二十五章　具有解毒作用的药物

第一节　解汞、砷毒的药物

赤石脂

【古歌诀】赤石脂温　保固肠胃

　　　　　溃疡生肌　涩精泻痢

【药草成分】赤石脂又叫高岭土等。含水硅酸铝、铁、钙、镁、锰等。

【作用与用途】具有解汞、砷毒的作用。赤石脂味甘酸，性温。入肾、大肠经。具有涩肠止泻、生肌敛疮、涩精固虚脱的功效。现代认为有解有机磷杀虫剂中毒、中草药中毒作用；能对肠道异常发酵的产物、炎症渗出物吸附，还能吸附消化道毒物，如磷、汞和细菌毒素及中草药毒；对发炎的胃肠黏膜有保护作用，一方面能减少异物的刺激，另一方面能吸附炎症渗出物，使炎症得以缓解，有吸附性止泻作用；对胃肠出血有止血作用。

　　　　用治慢性溃疡性结肠炎、休息痢、胃溃疡（虚寒型泄泻）等疾病引起的胃肠功能下降，胃脘冷痛，腹泻，大便脓血，经久不止；脓肿溃后溃疡伤口久不愈合；功能性子宫出血（虚寒型崩漏）引起的阴道流血、经久不愈；肾虚所致的遗精滑精、妇女的阴道分泌物增多、无臭味等。

【应用与配伍】用于虚寒性腹泻或下痢不止，常配伍党参、白术、干姜、附子、白芍、甘草、牡蛎等益气温中固涩药。与乌贼骨、侧柏叶合用，煅存性为末服，可治妇人漏下、数年不瘥。以之配伍干姜、白芍、又治妇人经久赤白带下。用于疮疡溃破，久不收口及湿疹湿疮脓水浸淫之证，可配伍象皮、龙骨、血竭等，研为细粉，外用。

【处方举例】1.桃花汤：赤石脂、干姜、粳米，用于虚寒腹泻或下痢赤白。

　　　　　　2.赤石脂散：赤石脂、乌贼骨、侧柏叶，用于妇人漏下、数年不瘥。

【注意点】1.本品为收敛性止泻药。对慢性肠炎、痢疾（虚寒型）引起的腹泻或大便脓血经久不止、滑脱不禁。火烧醋煅，水飞用。商品有红白两种，作用相同，如无赤石脂，可白石脂代。

　　　　　2.湿热积滞泻痢者，忌服；孕妇慎用；畏官桂。

【用量与用法】10~24克，外用适量。入药须火煅、醋淬，研末用，或研末水飞后用。

第二节　解有机磷杀虫剂中毒的药物

曼陀罗花

【古歌诀】洋金花温　平喘镇咳
　　　　　虫蛇咬伤　亦治风湿

【药草成分】曼陀罗花又叫洋金花等。含莨菪碱及阿托品等。

【作用与用途】解有机磷杀虫剂中毒的药物。曼陀罗花味辛，性温。入肺经。具有止痛、止喘的功效。现代认为对脊髓呼吸中枢有兴奋作用；解除内脏平滑肌痉挛所致的绞痛，大剂量能解除小血管痉挛，改善微血管循环，抑制腺分泌，对汗腺和唾液腺分泌最敏感；镇痛、镇静、麻醉、镇咳平喘；解有机磷中毒等。

用治慢性喘息气管炎（风寒）引起的喘息气促、胸闷咳嗽；内脏平滑肌痉挛引起的胃腹剧烈疼痛、胆绞痛、肾绞痛；农药中毒及手术麻醉等。

【应用与配伍】用于手术麻醉，取其有麻醉作用，常与麻醉镇痛药同用，如生草乌、生天南星、当归、川芎同用。

【处方举例】此方在手术前半小时服用：曼陀罗花0.65克，生川乌6克，生南星3克，当归6克，水煎分4次服用，用于手术麻醉。

【注意点】本品有毒，必须注意用量，一般不作内服。中毒出现口干，皮肤干燥，瞳孔散大，视力模糊。中毒后不能用阿托品、莨菪碱类药物急救，加重病情。青光眼、瞳孔散大者忌用。中毒可用红糖、甘草、浓茶、蜂蜜、干姜解之。

【用量与用法】0.2~0.6克，如哮喘，一般做成纸烟吸，不作内服，外用适量。

绿　豆

【古歌诀】绿豆气寒　能解百毒
　　　　　止渴除烦　诸热可服

【药草成分】绿豆又叫青小豆等。含蛋白质、脂肪、碳水化合物、胡萝卜素、维生素B_1、维生素B_2、尼克酸、卵磷脂、钙、铁、钠、钾等。

【作用与用途】解有机磷杀虫剂中毒的药物。绿豆味甘，性寒。入心胃经。具有清暑热、除烦渴、利水消肿、调和五脏、解酒毒、解百草毒、解农药中毒、解疮毒、利三焦及催乳的功效。现代认为解有机磷农药中毒及有止血作用等。

用治急性胃肠炎（伤暑）引起的恶心呕吐、腹泻；口腔炎（口舌生疮）；食物中毒、砒霜中毒、巴豆中毒、附子中毒、有机磷农药中毒、有害化学物质(包括气体）引起的中毒。

【应用与配伍】用治热毒疮疖，可单用生品捣烂调敷。本品与大黄研末，用薄荷汁入蜜调整，敷患处可治小儿丹毒。与黑黄豆、赤小豆、甘草同煮，饮汁食豆，可预防痘疮。用治附子中毒、头肿唇裂流血，与黑黄豆煎汤服，有解毒作用。此外，绿豆煮汤冷饮，可治暑热烦渴。

【处方举例】1.三豆汤：绿豆、黑豆、赤小豆，用于痘疮。

2.绿豆饮：绿豆粉、黄连、葛根、甘草，用于误服热毒之剂、烦躁作吐或狂渴。

【注意点】脾胃虚寒便溏；进食温补药的同时一般不宜食用绿豆，以免降低温补药效。

【用量与用法】16~30克，最大剂量60~90克，外用适量。

【特别提醒】与解有机磷中毒药相类似的其他药物还有：甘草。

第三节　解乙醇中毒的药物

扁豆　（附扁豆衣、扁豆花）

【古歌诀】扁豆微温　转筋吐泻

下气中和　酒毒能化

【药草成分】本品含蛋白质、脂肪、碳水化合物、钙、磷、铁、锌、泛酸，并含胰蛋白酶抑制物、淀粉酶抑制物、血球凝集素。

【作用与用途】解酒毒的药。扁豆味甘，性微温。入脾胃经。具有健脾和胃、化湿消暑、利尿、解酒毒的功效。现代认为它能促进智力和视力发育，提高人体免疫力。有降低胆固醇、降血糖的作用等。

用治急、慢性胃肠炎、霍乱、食物中毒（暑湿型）等疾病引起的大便溏泻、呕吐、小腿肌肉挛急转筋；脾功能下降（脾虚有湿）脾虚运化失职、水湿泛滥引起的阴道分泌物增多、量多无臭味；乙醇中毒及河豚中毒等。

【应用与配伍】用治脾虚有湿、乏力食少、便溏或泄泻，以及妇女白带过多，常与党参、茯苓、白术、山药、陈皮等健脾除湿药同用，以加强效力。用治夏月暑湿伤中、脘腹痞满胀痛、或吐或泻，多与厚朴、香薷、黄连等同用；若兼见小肠肌肉挛急者，又当加木瓜。此外，单用研末冲服，或水煎服，可解酒毒、河豚中毒。

【处方举例】1.参苓白术散：白术条。用于脾虚有湿、便溏或泄泻。

2.香薷饮：扁豆条。用于夏月暑湿伤中。

【附】扁豆衣，即扁豆干燥的种皮，功能与扁豆相同，但药效稍弱，临床上常用于脾虚有湿或暑湿引起的吐泻。用量6~10克。

【附】扁豆花，有清暑化湿作用，可治泄泻、痢疾，多与香薷、厚朴、黄连、金银花等同用。用量3~6克。

【注意点】1.扁豆中含有胰蛋白酶和淀粉酶的抑制物，这两种物质，可以抑制各种消化酶对食物的快速消化作用，所以，食后能引起胃脘胀满。脾胃虚寒者应少食。

2.扁豆含有皂素和植物血凝素两种有毒物质，必须在高温下才能被破坏，如果加热不彻底，在食后2~3小时会出现恶心呕吐、腹痛头晕等中毒反应。

【用量与用法】10~20克，治暑湿解毒宜生用；补脾和止泻，宜炒用。

【特别提醒】与解乙醇中毒药相类似的其他药物还有：葛花、硼砂、胆矾、玄明粉。

第四节　解植物毒的药物

板蓝根

【古歌诀】板蓝根寒　清热解毒
　　　　　凉血利咽　大头瘟毒

【药草成分】板蓝根又叫菘蓝等。含引哚甙、针状结晶物及硫酸钾。

【作用与用途】解植物毒的药物。板蓝根味苦、性寒。入心、胃经。具有清热凉血、解毒利咽、消斑的功效。现代认为对感冒病毒、昆虫媒介病毒、肝炎病毒、腮腺炎病毒、金黄色葡萄球菌、甲型链球菌、肺炎双球菌、流感杆菌、伤寒杆菌、大肠杆菌、痢疾杆菌、枯草杆菌、A型胸膜球菌、钩端螺旋体等均有抑制作用。对乙肝表面抗原有明显的抑制作用。并有降低血清胆固醇、甘油三酯和抗氧化作用。解植物毒。

　　用治敏感菌所致的流行性感冒（时疫）、急性肝炎（湿热型黄疸）、流行性腮腺炎（痄腮）、脊髓灰质炎（小儿麻痹症）、白喉（疫喉）、传染性单核细胞增多症（硬皮病）、猩红热（疫喉痧）、颜面丹毒（大头瘟）、舌下腺炎（重舌）、流脑、肝炎（春温和黄疸）等疾病引起的高烧昏迷、说胡话、吐血、皮下出血、斑疹、烦躁不安、口干渴、皮肤眼结膜发黄、急性扁桃体炎及梅毒等。

【应用与配伍】用于大头瘟，咽喉肿痛、痄腮，常配伍薄荷、连翘、牛蒡子及黄芩、黄连、玄参等。再配生地、丹皮、赤芍等可治温毒发斑。

【处方举例】普济消毒饮：见黄芩条。用于大头瘟、咽喉肿痛。

【注意点】体虚无实火热毒者忌服。脾胃虚寒者慎用。

【用量与用法】6~15克。生用。

【特别提醒】与解植物毒药相类似的其他药物还有：甘草。

第五节　解蛇毒的药物

仙人掌

【古歌诀】仙人掌凉　治蛇咬伤
　　　　　外用解毒　消肿优良

【药草成分】仙人掌又叫龙舌、神仙掌等，叶含三萜、苹果酸、琥珀酸等。

【作用与用途】仙人掌为观赏植物。仙人掌苦寒，入胃经。具有行气活血、清热解毒、消炎抑菌、消肿止泻及解蛇毒的作用等。

　　用治菌痢、急性肠炎（湿热型泄泻）、急性扁桃体炎、急性咽炎、流行性腮腺炎（痄腮）、湿疹及毒蛇咬伤等。

【应用与配伍】用治十二指肠溃疡，仙人掌去刺，切片，晒干，研末，每服 1 克，每日 2 次。治疗胃酸过多，常与乌贼骨同用。胃酸缺乏，与鸡内金同用。

【处方举例】治疗湿疮、疮毒、腮腺炎、蛇咬伤、烫火伤、烧伤：仙人掌去皮刺，捣烂涂患处，纱布包扎，胶布固定，隔日换药 1 次。

【注意点】1.仙人掌汁勿弄到眼睛内，否则会引起失明的危险。
2.脾胃虚寒便溏者，忌用。
3.煎药用砂锅，切忌用铁器。

【用量与用法】干品 6~9 克，鲜品 15~30 克，外用适量。

【特别提醒】与解蛇毒药相类似的其他药物还有：半边莲、雄黄、白花蛇舌草、白芷、甘草。

第六节　解鱼蟹毒的药物

紫　苏（附苏子）

【古歌诀】紫苏叶辛　风寒发表
梗下诸气　消除胀满

【作用与用途】本品为解鱼蟹毒的药物。紫苏叶辛，性温。入肺经。具有发表散风寒、理气宽胸、降气平喘、解郁安胎的功效。现代认为煎汤热服能刺激汗腺神经，扩张皮肤血管，促进汗腺分泌而有发汗解热作用；能减少支气管分泌物，并能缓解支气管痉挛，故有祛痰平喘作用；能促进消化液分泌，增强胃肠蠕动，调整胃肠功能，帮助消化，有健胃作用；对金黄色葡萄球菌、炭疽杆菌、伤寒杆菌、白喉杆菌、大肠杆菌、痢疾杆菌、绿脓杆菌均有抑制作用；有升高血糖作用；可解鱼蟹毒。

用治胃肠型感冒、急、慢性气管炎、支气管哮喘（风寒型）等上呼吸道疾病引起的恶寒发热、无汗头痛、周身酸痛、鼻塞流涕、咳嗽气喘、胃口不好、消化不良、食欲不振；鱼蟹中毒（食物中毒）引起的恶心呕吐、腹痛腹泻；胃神经官能症（肝气犯胃）引起的胸腹胀满、嗳气呕吐；先兆性流产（胎动不安）等。

【应用与配伍】用治风寒感冒、恶寒发热、无汗、鼻塞咳嗽等症，常与杏仁、前胡、半夏、桔梗等同用；若风寒表证兼气滞者，常与香附、陈皮等同用，以发散表邪、内行气滞。用治脾胃气滞、胸闷不舒、恶心呕吐等症，多与藿香、陈皮、半夏、大肤皮等同用。用治怀孕期气滞胸闷、腹胀嗳气、胎动不安等症，常与砂仁、白术、黄芩、半夏等同用。此外，本品兼解鱼蟹毒，单用本品大量或配伍生姜适量，水煎服。可治食鱼蟹后引起的中毒腹泻、腹痛等症。

【处方举例】1.杏苏散：见桔梗条。用于风寒咳嗽、痰多稀白。
2.香苏散：香附、紫苏、陈皮、甘草，用于风寒表证兼气滞者。
3.藿香正气散：藿香、紫苏、大肤皮、桔梗、茯苓、厚朴、白术、甘草、半夏、白芷、生姜、大枣，用于外感风寒、内伤湿滞、胸闷呕吐。

4.半夏厚朴汤：半夏、厚朴、茯苓、紫苏叶、生姜，用于梅核气证。

【附】苏子：有下气消痰、止咳平喘等作用，用治急性气管炎（风寒）引起的咳嗽痰多气喘等。

【药物的相互作用】紫苏包括苏叶和苏梗，是治风寒感冒兼气滞胀闷的常用药。其中苏叶长于发表散寒，苏梗善于行气消胀。

【注意点】本品辛散耗气，气虚或表虚有汗者，忌用。

【用量与用法】6~10克，不宜久煎。表散风寒宜苏叶；行气安胎当用苏梗；祛痰止咳平喘用苏子6g，苏叶、苏梗生用；苏子炒用，用时捣碎。

第七节　解铅物毒的药

防　风

【古歌诀】防风甘温　能除头晕
　　　　　骨节痹痛　诸风口噤

【药草成分】本品含挥发油、甘露醇、苦味甙、酚类、多糖类及有机酸等。

【作用与用途】本品为解铅毒的药物。防风味甘辛，性微温。入肝肺脾。具有祛风解表、胜湿止痛、散寒止痒的功效。现代认为有解热镇痛、镇静、抗惊厥、抗过敏、抗风湿、抗感染作用；对绿脓杆菌、金黄色葡萄球菌、溶血性链球菌、痢疾杆菌、皮肤真菌、流感病毒等均有不同程度的抑制作用及增强排砷、汞、铅毒作用等。

　　　　　　用治流脑、乙脑、破伤风（温病、暑温、四六风）等疾病引起的牙关紧闭、口不能张、头项强直、四肢抽搐；感冒头痛、风湿头痛、神经性头痛；伤风感冒、流行性感冒、急性风湿性关节炎、急性眼结膜炎、过敏性皮炎（风寒型湿痹、火眼、风疹块）等疾病引起的恶寒发热、头痛目眩、身痛无汗、骨节肿痛、四肢挛急、目赤肿痛、迎风流泪、周身有风疹块、皮肤瘙痒；过敏性结肠炎（肝旺脾虚）引起的腹痛泄泻等。

【应用与配伍】用治感冒风寒、恶寒发热、无汗而头身痛者，常与紫苏、荆芥、白芷等同用；若感冒风寒湿邪、恶寒发热、无汗而肢体酸重者，常与独活、羌活、荆芥等同用；若为感冒风热、发热微恶风者，又当与荆芥、薄荷、连翘、桔梗等同用。用治头痛，常配伍川芎、细辛、羌活、独活、白芷。若治风寒湿痹，常配威灵仙、独活、秦艽等祛风湿、通经络药。用于破伤风证，常与天南星、白附子、全蝎、蜈蚣等祛风解痉药同用。此外，与陈皮、白芍、白术配伍，可治肝旺脾虚的腹痛泄泻；单用炒炭或与贯众炭、乌贼骨同用，可治妇女崩漏及肠风下血。

【处方举例】1.荆防败毒散：柴胡、前胡、羌活、独活、川芎、枳壳、茯苓、荆芥、防风、桔梗、甘草，用于外感风寒湿邪、时疫、疟疾、疮疡具有风寒湿表证者。

　　　　　2.蠲痹汤：羌活、防风、姜黄、当归、黄芪、赤芍、炙甘草，用于风寒痹痛。

3.消风散：荆芥、防风、牛蒡子、蝉蜕、苍术、苦参、石膏、知母、胡麻仁、生地、木通、甘草，用治风疹、湿疹。

4.玉真散：天南星、防风、白芷、天麻、羌活、白附子，用于破伤风证。

5.痛泻要方：白芍、白术、陈皮、防风，用于木郁克土、腹痛泄泻。

【注意点】1.防风为治风要药。主治外感风寒、风热、风湿，防风药性微温而不燥，力和缓。发汗力不如麻黄、桂枝。治感冒配荆芥；治偏头痛配白芷、川芎。平素体质虚寒而有头痛、头晕、治风有关者，更适用。

2.防风和荆芥均能祛风解表。防风与荆芥在功效上的差别是，防风祛风力强，荆芥发汗力强。此外，荆芥散瘀血止血，防风性较荆芥为温，能胜湿止痛，故治风湿痹痛用防风，不用荆芥，散瘀血止血用荆芥，不用防风。

3.阴虚火旺，热病动风，血虚发痉及无风寒湿邪者，不宜用。

【用量与用法】6~10 克，生用发表散风，除湿止痉；荆芥炒炭，止泻止血。

第八节　解煤气中毒的药物

地骷髅

【药草成分】本品含蛋白质、糖类、维生素 B、维生素 C，以及钙、铁和多种酶等。

【作用与用途】本品为解煤气中毒药。骷髅味辛性平。入肺经。具有降气化痰、消食积、止咳平喘、降血脂、软化血管、稳定血压及解毒作用。

用治渗出性胸膜炎、气管炎、支气管哮喘（湿痰咳喘）引起的两胁胀痛、咳嗽痰多、气喘；伤食胃肠炎（谷面食积）引起的谷食停滞、胸腹胀满、消化不良、腹泻恶臭味大便；煤气中毒等。

【应用与配伍】用治食积不消、脘腹胀满、纳呆、呕泻等症，可与麦芽、谷芽、山楂、陈皮、连翘同用。若痰饮内盛、咳嗽喘满，可与陈皮、半夏、桔梗、白芥子等消痰理气药同用。

【注意点】本品是用萝卜的枯瘦萝卜根。鲜品又叫小人参等。含有丰富的营养素。熟食能补身体；生食能开胃消食。骷髅为莱菔子成熟后拔出的地下枯瘦的无肉的干萝卜、晒干后可供药用，可治一氧化氮中毒

【用量与用法】30~60 克，煎汤服。鲜品可煮熟、食肉喝汤或生用。

（徐雪梅）

第二十六章 抗组胺的药物

牡丹皮

【古歌诀】 牡丹苦寒　破血通经

　　　　　血分有热　无汗骨蒸

【药草成分】 牡丹皮又叫丹皮、粉丹皮等。本品含牡丹酚、牡丹酚甙、芍药甙、挥发油及植物甾醇等。

【作用与用途】 抗组胺的药物。牡丹皮味苦辛，性微寒。入肝心肾经。具有凉血散瘀、活血通经的功效。现代认为对金黄色葡萄球菌、表皮葡萄球菌、溶血性链球菌、卡他球菌、炭疽杆菌均有较强的抗菌效力。对绿色链球菌、肺炎双球菌、伤寒副伤寒杆菌、痢疾杆菌、肠炎杆菌、大肠杆菌、白喉杆菌、结核杆菌、变形杆菌、枯草杆菌、绿脓杆菌、鼠疫杆菌、霍乱弧菌、多种皮肤真菌、钩端螺旋体等均有不同程度的抑制作用。对甲型流感病毒57-4株有较强的抑制作用。有解热镇痛、抗惊厥的作用。有降压、抗炎、抗早孕作用。有抗乙酰胆碱及抗组织胺的作用。有促进子宫内膜充血的作用。

　　　　　用治流脑、败血症、菌血症、脓毒血症（温病和疔疮走黄）等疾病引起的热入血分发热头痛、吐血、鼻出血、皮下有出血点、出斑发疹、惊厥抽搐、神智昏迷、烦躁谵妄、舌绛；高血压（肝阳上亢）引起的动脉硬化、血管痉挛、眼底出血；急慢性盆腔炎、输卵管炎（癥瘕）引起的下腹有包块、经闭、痛经、腹痛、月经不调；骨髓透发（阴虚型）引起的夜热早凉、骨蒸劳热；跌打损伤（瘀血）引起的局部瘀血肿痛；急慢性阑尾炎（肠痈）；肺脓肿（肺痈）及痈疽疮毒；药物过敏所致的荨麻疹、皮肤瘙痒、鼻炎、风湿热（风疹块和热痹）引起的发热、关节肿痛、鼻出血、舞踏病、手足震颤等。

【应用与配伍】 用治瘀血经闭或肿块，多与茯苓、桂枝等活血化瘀通经消肿药同用。用治火毒疮疡，常与金银花、连翘、蒲公英、红藤同用。若治肠痈，当加大黄、桃仁、赤芍、川楝子等同用。用治斑疹吐衄，证属外感热病、邪入营血、高热舌绛者，当与生地、赤芍同用。属脏腑内热引起者，又常与生地、黄连、赤芍、白茅根等同用。用治阴虚发热、夜热早凉或无汗的虚劳骨节烦热，常与青蒿、生地、知母、鳖甲等滋阴退虚药同用。此外，与山栀、柴胡、白芍等同用，可治妇女经期发热而属肝郁化火者；与赤芍、乳香、没药同用，又可治跌打损伤、瘀血肿痛。

【处方举例】 1.桂枝茯苓丸：茯苓、桂枝、丹皮、赤芍、桃仁，用于瘀血经闭或积聚肿块。

　　　　　2.大黄牡丹汤：见大黄条。用于肠痈腹痛。

　　　　　3.清热地黄汤：见生地条。用于热入营血、斑疹吐衄。

　　　　　4.青蒿鳖甲汤：见生地条，用于阴虚发热或虚劳骨蒸。

【注意点】 凉血宜生用；活血宜酒炒；脾胃虚寒便溏、血虚有寒、月经过多、孕妇等均忌用。坏血病、血友病、溶血性贫血均忌用。

【用量与用法】6~12 克。

白蒺藜

【古歌诀】蒺藜味苦　疗疮瘙痒
　　　　　白癜头疮　翳除目朗

【药草成分】白蒺藜又叫软蒺藜、硬蒺藜等。本品含脂肪油、挥发油、鞣质、树脂、甾醇、钾盐、微量生物碱等。

【作用与用途】抗组胺的药物。白蒺藜味苦辛，性微温。入肝、脾经。具有散风疏肝、行气破血、祛风明目及止痒的功效。现代认为有降压、利尿、强心、提高免疫力、强壮、抗衰老、降血糖、抗过敏、抑菌等作用。

用治急性眼结膜炎、角膜炎（风热型）引起的目赤多泪、目生翳膜、视物模糊；过敏性皮炎（风疹块属风热型）引起的荨麻疹，突然皮上出现大小不等形状不一的成块或片丘疹样、皮肤发痒；小儿头皮湿疮、白癜风；神经官能症（肝经风热）引起的头痛眩晕、肝气郁结的胸胁痛、乳房胀痛；冠状动脉硬化性心脏病（瘀血型胸痹）引起的心肌梗死、心绞痛及高血压病等。

【应用与配伍】用治肝风头痛眩晕，常与菊花、蔓荆子、钩藤、绿豆衣、苦丁茶等同用。用治目赤多泪，可与菊花、连翘、草决明、青相子等同用。用治皮疹瘙痒，可与蝉蜕、荆芥、地肤子等同用。用治胸胁不舒或疼痛，常与香附、木香、郁金、青皮、橘叶等配伍。用于经闭，可与当归同用。用治乳汁不下、乳房胀痛，可单用本品研末服。

【处方举例】白蒺藜散：白蒺藜、菊花、连翘、草决明、蔓荆子、青相子、炙甘草，用治赤涩多泪的目疾。

【注意点】本品虽有明目作用，但眼睛缺乏维生素 A 和维生素 B_1 引起的视力模糊应慎用。气血虚弱及孕妇禁用。

【用量与用法】6~10 克，外用适量。

路路通

【古歌诀】路路通苦　能除湿热
　　　　　利尿通经　专治过敏

【作用与用途】抗组胺的药物。路路通苦，性微寒。入肝经。具有除湿、祛风、通经、利尿止痛、抗过敏等作用。

用治由链球菌等过敏引起的风湿热、急性肾小球肾炎（湿热型）等疾病引起的关节红肿热痛、游走不定、咽痛或小便不利、浮肿；荨麻疹、大小不等的风疹块、发痒、鼻炎流涕、血管神经性水肿等。

【应用与配伍】治风湿热（热痹）引起的关节红肿热痛、游走不定，但不化脓、咽痛等，取其有抗过敏除湿热作用，常与羌活、独活、鸡血藤、石楠藤同用。用治过敏性鼻炎引起的鼻塞流涕、发痒，取其有抗过敏作用，常与辛夷、苍耳子通窍药同用。

【处方举例】治疗过敏性鼻炎：路路通 12 克，苍耳子 9 克，辛夷 9 克，防风 9 克，白芷 6 克，水煎服。

【不良反应】本品用量不宜过大，过大能引起心悸、头晕的副作用。

【用量与用法】3~9 克。

地肤子

【古歌诀】地肤子寒　去膀胱热

皮肤瘙痒　除热甚捷

【药草成分】本品含三萜皂甙、脂肪油、维生素 A 类物质等。

【作用与用途】抗组胺的药物。地肤子味甘苦，性寒。入膀胱经。具有清湿热、利小便、止瘙痒的功效。现代认为能抑制卡他球菌、皮肤真菌、金黄色葡萄球菌；有止痒作用；有利尿作用，可增强肾血流量。并抑制单核-吞噬细胞系统的吞噬功能和迟发型超敏反应。

用治多种细菌过敏、药物过敏（湿疮型水肿病）引起的皮肤发针尖或片状风疹、皮肤瘙痒、小便不利、浮肿；皮肤湿疮、湿疹、疥癣等。

【应用与配伍】治疗湿热引起的皮肤湿疮、周身瘙痒或小便不利等症，常与白鲜皮、滑石、通草、黄柏等配伍使用。与白矾煎汤外洗，也可治疗皮肤湿疹。

【注意点】脾胃虚寒便溏者，慎用。

【用量与用法】6~12 克。外用适量。

白鲜皮

【古歌诀】白鲜皮寒　疥癣疮毒

痹痛发黄　湿热可逐

【药草成分】白鲜皮又叫八般牛等。本品含白鲜碱、白鲜内酯、谷甾醇、胆碱等。

【作用与用途】抗组胺止痒的药物。白鲜皮味苦，性寒。入脾、胃经。具有清热除湿、祛风解毒、止痒的功效。现代认为发汗解热，多用于皮肤病发热，是通过兴奋汗腺而发汗解热；能促进病理产物的排除，有止痒作用；对多种皮肤真菌有不同程度的抑制作用；白鲜碱少量对离体蛙心有兴奋作用，可使心肌张力增加，不到 1 分钟输出量及搏出量均增多；对动物子宫平滑肌有强力收缩作用等。

用治急、慢性湿疹、湿疮、神经性皮炎、疥疮、癣疮、药物性皮炎、过敏性荨麻疹（疥癣湿疮）等皮肤疾病引起的发热、皮肤上有小丘疹、焮红风疹、发痒、或成小水泡、溃破糜烂、滋水淋漓、风湿热（湿热型热痹）引起的关节红肿热痛；黄疸性肝炎（湿热型黄疸）等。

【应用与配伍】用治湿疹、湿疮，常与金银花、苦参、黄柏及薏米仁、滑石、木通等同用。用于风疹，常与荆芥、防风、蝉蜕同用。若治疥癣麻风，多与苦参、地肤子、白花蛇、大枫子等同用。用治风湿热痹，可配苍术、黄柏、牛膝、防己。治湿热黄疸，与茵陈同用，即有良功。

【处方举例】治疗湿疹、皮肤瘙痒症：苦参 60 克，白鲜皮 60 克，研细末，炼蜜为丸，丸药重 9 克，每服 1 丸，早晚各 1 次，开水趁热服。

治疗风湿热性关节炎：白鲜皮 12 克，忍冬藤 15 克，水煎服。

【用量与用法】6~9 克，外用适量。孕妇忌用。

浮 萍

【古歌诀】浮萍辛寒　发汗利尿

透疹散邪　退肿有效

【药草成分】本品含红草素、牡荆素、木樨草黄素，还含有醋酸钾、氯化钾、碘、溴等物质。

【作用与用途】抗组胺的药物。浮萍味辛，性寒。具有发汗解表、透疹散邪、利水退肿的作用。现代认为有强心利尿及解热作用，但解热微弱，必配其他透疹解热药，有协同作用。

用治急、慢性肾小球肾炎（风热型风水泛滥）引起的恶寒发热、肢节酸痛、小便不利、眼睑浮肿、咽痛或疮毒浸淫、身发疮痍，甚则溃烂；过敏性荨麻疹（风疹块）引起的发热无汗、皮肤出现针尖大小的丘疹、或成片状风疹块、皮肤奇痒；麻疹不适及充血性心力衰竭所致的小便不利、浮肿、短气等。

【应用与配伍】用于外感风热、发热无汗，可与荆芥、薄荷、连翘等同用。用治麻疹不透，可单煎汤趁热外洗，也可配牛蒡子、柽柳、金银花等使用。若治风疹瘙痒，常与防风、蝉蜕、白鲜皮等同用，单用煎汤浴洗亦有效。用于水肿兼表证者，又当与赤小豆、连翘、麻黄等配伍同用。

【用量与用法】3~10 克。外用适量。

【特别提醒】与抗组胺药相类似的其他药物还有：细辛、石膏、乌梅。

（徐雪梅）

附录：药物功用归纳表

1.发表药

类别	药名	性味	归经	功效	主治
辛温解表药	麻黄	微温	肺、膀胱	发汗、平喘、利水	感冒风寒、恶寒无汗、咳嗽气喘、水肿
	桂枝	辛、甘、温	心、肺、膀胱	发汗解肌、温经通阳	感冒风寒、关节酸痛、经闭腹痛
	紫苏	辛、温	肺、脾	发表散寒、理气宽胸、解鱼虾毒	感冒风寒、胸闷呕吐、解鱼虾毒
	荆芥	辛、温	肺、肝	祛风、发表	感冒头痛、目赤咽痛、吐衄便血、皮肤疱疹
	羌活	辛、苦、温	膀胱、肾	发汗、解表	感冒风寒、头痛身痛、风湿痹痛
	防风	辛、甘、温	膀胱、肝、脾	发表、祛风湿	感冒风寒、风湿痹痛、破伤风
	藁本	温	膀胱	发表、散风、祛风止痛	感冒风寒、巅顶头痛
	细辛	温	心、肺、肾	发表、散风、祛风止痛、温肺、祛痰	风寒头痛、风湿痹痛、痰饮咳喘
	辛夷	辛、温	肺、胃	散风寒、通肺窍	风寒头痛、鼻渊鼻塞
	生姜	辛、微温	肺、脾、胃	发表、散寒、温肺止咳、温中止呕	感冒风寒、胃寒呕吐、痰饮咳嗽
	葱白	辛、温	肺、胃	发表、散寒、通阳利水	感冒风寒、痢疾脉微、小便不利
	胡荽	辛、温	肺、胃	发表、透疹	麻疹、痘疹透发不快
	柽柳	辛、甘、温	心、肺、胃	发表、透疹	疹发不出
	香菇	辛、微温	肺、胃	发汗、祛暑、利水消肿	暑湿头痛、发热无汗、吐泻腹痛、水肿
	薄荷	辛、凉	肺、肝	发汗、散风热	感冒风热、咽痛目赤、风疹
	牛蒡子	辛、苦、寒	肺、胃	疏散风热、清热解毒、透疹	感冒风热、咽喉肿痛、疮痈肿毒、麻疹风疹
	蝉蜕	甘、寒	肺、肝	散风热、透疹、定惊	感冒风热、小儿惊风、破伤风、麻疹、风疹

类别	药名	性味	归经	功效	主治
辛凉解表药	桑叶	甘、苦、寒	肺、肝	疏散风热、清肝明目	感冒风热、头痛目赤、咳嗽
	菊花	甘、苦、微寒	肺、肝	散风热、平肝明目、解毒	外感风热、头痛目赤、肝阳上升、头目眩晕
	淡豆豉	苦、寒	肺、胃	解表发汗、清热除烦	感冒发热、胸中烦闷
	大豆卷	甘、平	胃	发汗解表、清利湿热	暑温、湿温、水肿胀满
	浮萍	辛、寒	肺	发汗、利水	感冒发热、无汗风疹、水肿
	葛根	辛、甘、平	脾、胃	发表解肌、升阳透疹	发热无汗、痘疹不出、泄泻痢疾、口渴
	柴胡	苦、微寒	肝、胆	和解、退热、疏肝解郁、升举阳气	寒热往来、疟疾、胸闷肋痛、月经不调、气虚下陷
	升麻	甘、辛、微寒	肺、脾、胃	发表、透疹、解毒、升阳	斑疹痘疮、不易透发、气虚下陷、咽喉肿痛
	木贼	甘、苦、平	肺、肝、胆	散风热、退翳	目赤目翳、崩漏

2.涌吐药

类别	药名	性味	归经	功效	主治
涌吐药	瓜蒂	苦、寒、有小毒	胃	涌吐、痰涎、宿食	癫痫、胃脘胀痛、湿热黄疸
	胆矾	酸涩、辛寒	肝、胆	涌吐、内热、痰涎、燥湿、收敛	风痰癫痫、咽喉肿痛、风眼赤烂、牙疳
	食盐	咸、寒	肺、胃	涌吐、宿食、痰涎	胸脘胀痛
	常山	辛苦、微寒、有小毒	肺心肝	截疟、涌吐、痰涎	各种疟疾、胸中痰饮、胀满
	藜芦	辛、苦、寒、有毒	肺、胃	涌吐、风痰、杀虫	癫痫、喉痹、疥癣疮毒

3.攻下药

类别	药名	性味	归经	功效	主治
攻下药	大黄	苦、寒	脾、胃、肝、大肠、心包	下肠胃积滞、泻血分实热、逐瘀通经	热结便秘、积滞下痢、水肿胀满、湿热黄疸、血热吐衄、血滞经闭、痈疽疔毒
	玄明粉	辛、苦、咸、大寒	胃、大肠、三焦	泻热、导滞、润燥、软坚	大便燥结、实热停痰、口疮
	番泻叶	苦、甘、大寒	大肠	泻热、通便、消积	热结便秘、腹水膨胀
	芦荟	苦、寒	肝、胃、大肠	泻热、通便、杀虫、凉肝	热结便秘、疳积疥癣、高热惊痫
	火麻仁	甘、平	脾胃、大肠	润燥、滑肠	肠燥便秘
	郁李仁	辛、苦、酸、平	脾、小肠、大肠	润肠、通便、利水、退肿	肠燥便秘、水肿胀满
峻下逐水药	牵牛子	苦、寒、有毒	肺、肾、大肠	泻下、利水、杀虫	水肿胀满、大便不通、虫积腹痛
	甘遂	苦、寒、有毒	脾、肺、肾	泻水逐饮	水肿胀满、停饮胸痛
	大戟	苦、寒、有毒	脾、肺、肾	泻水逐饮	水肿胀满、痰饮积聚
	芫花	甘、寒、有毒	脾、肺、肾	泻水逐饮	水肿胀满、痰饮积聚
	商陆	苦、寒、有毒	脾、肺、肾	泻水、利尿、消肿	水肿胀满、疮痈肿毒
	续随子	辛温、有毒	肝、肾	泻水、消肿、破瘀、通经	水肿胀满、癥瘕经闭、疥癣(外用)
	巴豆	辛热、有大毒	胃、大肠	泻下、祛痰、逐水、退肿	寒积便秘、腹水实证、留饮痰癖、癥瘕

4.清热药

类别	药名	性味	归经	功效	主治
清热泻火药	石膏	甘、辛、大寒	胃、肺	清热泻火、除烦止渴	高烧烦渴、发斑、肺热咳喘、胃火牙痛、头痛
	寒水石	辛、咸、大寒	胃、肾	清热泻火、除烦止渴	高烧烦渴、小便短赤、烫火伤
	知母	苦、寒	肺、胃、肾	清热除烦、滋阴润燥	热病烦渴、肺热咳嗽、劳热骨蒸
	栀子	苦、寒	心、肝、肺、胃	清热除烦、凉血泻热	热病烦渴、吐血、衄血、黄疸、淋病、目赤肿痛、热毒痈肿
	竹叶	甘、寒	心、胃	清热除烦	热病烦渴、肺热咳喘、小便不利
	芦根	甘、寒	肺、胃	清热除烦、养胃生津	热病烦渴、呕吐呃逆、肺痈、解河豚毒
	夏枯草	苦、辛、寒	肝、胆	清肝火、散瘀结	瘰疬、乳痈、肝火目痛、肝风头痛
清热泻火药	决明子	甘、苦、微寒	肝、胆	清肝明目、润燥通便	目赤肿痛、大便秘结
	谷精草	辛、微温	肝、胃	疏散风热、明目退翳	目赤翳障、头风牙痛
	密蒙花	甘、微寒	肝	养胆明目	目赤肿痛、目盲翳障
	青葙子	苦、微寒	肝	清肝明目	目赤翳障
	夜明砂	辛、寒	肝	清肝明目、散血消瘀	目盲翳障、小儿疳积
	熊胆	苦、寒	肝、胆、心	清热解毒、明目镇痉	肝热目疾、湿热黄疸、热毒疮疡、惊风抽搐
	天花粉	甘、酸、寒	肺、胃	清热除烦、止渴生津	热病烦渴、肺热咳嗽、痈肿疮毒
	蕤仁	甘、寒	肝	清肝明目	目赤翳障
	茶叶	苦、微寒	心、肾、胃	清热降火、消食利尿、提神醒睡	暑热烦渴、小便不利、神疲嗜睡
清热凉血药	犀角	苦酸、微咸、寒	心、肝、胃	清热解毒、凉血止血	热病神昏、惊狂谵妄、发斑发疹、吐血衄血、疔疮肿毒
	牛黄	苦、凉	心、肝	清热解毒、熄风定惊、化痰开窍	热病神昏、惊癫抽搐、中风痰厥、咽喉肿痛、痈疽疮毒
	生地黄	甘、苦、微寒	心、肝、肾	清热凉血、养阴生津	热病伤阴、舌绛口渴、吐衄下血、骨蒸劳热、消渴
	玄参	苦、咸、寒	肺、胃、肾	养阴生津、清热解毒	热病伤阴、斑疹丹毒、虚热骨蒸、咽喉肿痛
	牡丹皮	苦、辛、微寒	心、肝、肾	清热凉血、活血行瘀	血热斑疹、吐血衄血、无汗骨蒸、月经不通、痈疽肿毒、损伤瘀血

类别	药名	性味	归经	功效	主治
	赤芍	酸、苦、微寒	肝	凉血活血、泻肝火、散瘀肿	血热痈肿、血滞经闭、瘀血疼痛、头痛肋痛
	紫草	甘、咸、寒	心、肝	凉血解毒、透疹滑肠	斑疹疮毒、预防麻疹
	地骨皮	甘、寒	肺、肾	清肺凉血、退虚热	骨蒸劳热、盗汗吐血、肺热咳嗽
	白薇	苦、辛、微寒	肝、胃	凉血退热	阴虚发热、产后血晕、温病灼热
	银柴胡	甘、微寒	肝、胃	退虚热、凉血	骨蒸劳热、小儿疳积
清热燥湿药	黄芩	苦、寒	心、肺、胆、大小肠	清热燥湿、安胎	肺热咳嗽、痢疾泄泻、湿热黄疸、痈肿疮毒、胎动不安
	黄连	苦、寒	心、肝、胆、胃、大肠	清热燥湿、泻火解毒	热病心烦、湿热泻痢、胸闷呕吐、目赤肿痛、痈疽疮毒
	黄柏	苦、寒	膀胱、肾、大肠	清热燥湿、滋阴降火	湿热黄疸、痢疾淋浊、两足萎软、痈肿疮毒、白带
	龙胆草	苦、寒	肝	泻肝胆实火、清下焦湿热	目赤肿痛、阴部湿痒、惊癫抽搐
	胡黄连	苦、寒	肝、胃、大肠	清热、退骨蒸	疳积痢疾、小儿惊痫、潮热盗汗
	苦参	苦、寒	心、肝、胃、大小肠	清热除湿、杀虫、解毒、利尿	痢疾便血、疥癣麻风、小便不利
	秦皮	苦、涩、寒	肝、胆、大肠	清热燥湿、涩肠、止痢、清肝明目	湿热痢疾、目赤肿痛
清热解毒药	金银花	甘、寒	肺、胃、心	清热解毒	痈肿疮毒、风热感冒、热毒血痢
	连翘	苦、微寒	心、胆	清热解毒、消痈散肿	痈肿疮毒、风热表证、热病心烦
	大青叶	苦、寒	心、胃	清热、凉血、解毒	斑疹丹毒、时行瘟疫、咽喉肿痛
	板蓝根	苦、寒	肺、胃	清热凉血、解毒利咽	大头瘟、咽喉肿痛
	青黛	咸、寒	肝	清热、解毒、泻肝火	惊痫肝热、热毒斑疹、痈肿丹毒、口舌生疮
	紫花地丁	苦、辛、寒	心、肝	清热解毒	痈肿疔疮
	蒲公英	苦、甘、寒	肝、胃	清热解毒、消痈肿	乳痈肿痛、疔毒疮疡
	败酱草	辛、苦、微寒	胃、肝、大肠	清热解毒、行瘀排脓	肠痈、产后瘀痛
	红藤	苦、平	胃、大肠	清热解毒、消痈散结	肠痈、乳痈
	白头翁	苦、寒	胃、大肠	清热解毒、凉血治痢	热毒赤痢、瘟疟
	马齿苋	酸、寒	心、大肠	清热解毒	热毒痢疾、痈肿疮疡、目赤肿痛
	鸦胆子	苦、寒	大肠	杀虫、止痢、截疟	痢疾、疟疾、瘊瘤

类别	药名	性味	归经	功效	主治
清热解毒药	白鲜皮	苦、寒	脾、胃	清热除湿	湿疮疥癣、湿热黄疸、关节肿痛
	土茯苓	甘、淡、平	肝、胃	解毒燥湿	梅毒、解汞粉毒
	白蔹	苦、辛、微寒	心、胃	清热解毒、消痈肿	痈肿疮疡、烫火灼伤
	漏芦	苦、寒	胃	清热解毒、消痈肿、下乳汁	热毒痈肿、乳痈、乳汁不下
	山慈姑	辛、苦、寒	肝、胃	清热解毒、消痈肿	痈肿、疔毒、蛇咬伤
	马勃	辛、平	肺	散风热、清利咽喉	咳嗽失音、咽喉肿痛、吐衄出血
	山豆根	苦、寒	心、肺	清热解毒、消肿止痛	咽喉肿痛
	射干	苦、寒、有毒	肺、肝	清热解毒、降气消痰	咽喉肿痛、咳嗽气喘
	橄榄	甘、酸、涩	肺、胃	清热、生津、解毒	咽喉肿痛、河豚中毒
	仙人掌	苦、凉		清热解毒、消炎止泻	急性痢疾、腮腺炎、乳腺炎、疖疮痈肿、蛇咬伤
	白花蛇舌草	甘、淡、凉		清热解毒、活血利尿	阑尾炎、胃肠炎、扁桃体炎、肺炎、泌尿系感染、癌症
	半枝莲	辛、寒		清热解毒、利尿消肿	肝炎、肝肿大、肝硬化腹水、痈肿疮毒、蚊虫咬伤
	虎耳草	微苦、辛、有小毒		清热解毒、消肿止痛、凉血止血	急慢性中耳炎、外伤出血、痈肿疮毒、蛇虫咬伤、痔疮肿痛
	马尾莲	苦、寒		清热解毒	肠炎、痢疾、渗出性胸膜炎
	穿心莲	苦、寒		清热解毒、消肿止痛	急性痢疾、急性肠胃炎、急性阑尾炎、急性扁桃体炎、咽喉炎、肺炎、疮毒、阴囊湿疹
	铁苋菜	微苦、凉		清热解毒、凉血止血	肠炎、痢疾、吐血、便血、刀伤出血
	酸浆	苦、寒		清热解毒、利咽化痰	肺炎、咽喉肿痛、肺热咳嗽、天疱疮
	西瓜	甘、寒	心、胃	清暑热、除烦渴	暑热烦渴、小便不利
	荷叶	苦、平	肝、脾、胃	清热解暑、升发清阳	暑湿泻泄、血崩便血
	绿豆	甘、寒	心、胃	清热解暑、消暑除烦	金石药毒、疮疡肿毒、暑热烦渴
	青蒿	苦、寒	肝、胆	清热解暑、退虚热	伤暑发热、骨蒸劳热、疟疾

四百味药性歌括解

5.芳香化湿药

类别	药名	性味	归经	功效	主治
芳香化湿药	藿香	辛、微温	脾、胃	化湿发表、解暑、止呕吐	暑湿寒热、呕吐泻泄、胸闷痞满
芳香化湿药	佩兰	辛、平	脾	祛暑辟秽、醒脾化湿	暑湿寒热、口中甜腻、胸闷不食
	苍术	苦、温	脾、胃	燥湿、健脾、发汗	胃脘胀满、呕吐泻泄、风湿痹痛
	厚朴	苦、辛、温	脾、胃、肺、大肠	燥湿、散满、下气、平喘	胸腹胀满、泄泻痢疾、气喘咳嗽
	白豆蔻	辛、温	肺、脾、胃	下气、止呕、温中、燥湿	呕吐嗳气、胸腹胀满
	砂仁	辛、温	脾、胃、肾	理气安胎、开胃消食	胸腹胀痛、胎动不安、积食不化、呕吐泻泄

6.利水渗湿药

类别	药名	性味	归经	功效	主治
利水渗湿药	茯苓	甘、平	心、肺、脾、胃、肾	利水渗湿、健脾宁心	脾虚泄泻、水肿淋病、痰饮咳喘、心悸不卧
	猪苓	甘、平	肾、膀胱	利水渗湿	小便不利、尿涩淋病、水肿胀满
	泽泻	甘、寒	肾、膀胱	利小便、水肿胀满	小便不利、泄泻淋病、水肿胀满
	车前子	甘、寒	肝、肾、小肠、肺	利水通淋、清热明目	小便不利、淋病泄泻、目赤肿痛
	茵陈	苦、微寒	脾、胃、肝、胆	利水湿、清热退黄	黄疸
	滑石	甘、寒	胃、膀胱	利尿通淋、清热除烦	暑热烦渴、淋病泄泻、湿疮湿疹
	薏米仁	甘、淡、微寒	脾、肾、肺	利水渗湿、健脾补肺、清热排脓	脾虚泄泻、水肿脚气、小便短少、风湿痹痛、肺痈肺萎
	冬瓜子	甘、寒	肺、胃、大小肠	清热利湿、排脓消肿	肺痈肠痈、痰热咳嗽、白浊白带
	防己	辛、苦、寒	肺、膀胱	利小便、除风湿	风湿痹痛、水肿胀满、湿热痈肿
	木通	苦、寒	心、肺、膀胱、小肠	清热利尿	小便短赤、淋病、口舌生疮、经闭、乳少。

类别	药名	性味	归经	功效	主治
利水渗湿药	通草	甘、淡、寒	肺、胃	清热利水、通乳汁	小便不利、湿温病、乳汁不通
	灯草	甘、淡、微寒	心、肺、小肠	清热利湿	癃闭淋病、浮肿
	瞿麦	苦、寒	心、小肠	利尿清热、破血通经	淋病尿血、经闭不通
	萹蓄	苦、平	膀胱	利湿热、通淋杀虫	淋病、疥癣、湿疮
	石韦	甘、苦、微寒	肺、膀胱	利水通淋	淋病、湿疮
	冬葵子	甘、寒	大小肠	利小便、滑肠、下乳	小便不利、淋漓涩痛、大便秘结、乳汁不通、水肿
	草薢	甘苦、平	肝、胃	祛风湿、利湿浊	淋浊白带、腰膝痹痛
	地肤子	甘苦、寒	膀胱	清湿热、利小便	淋病癃闭、湿疮瘙痒
	海金砂	甘、寒	膀胱、小肠	清热利湿、通淋	小便短赤、淋漓涩痛
	金钱草	微咸、平	胆、肝、膀胱	利尿通淋、消肿软坚	石淋涩痛、疮疡肿毒
	椒目	苦、寒	肺、脾、膀胱	行水下气	水肿胀满、痰水喘咳
	赤小豆	甘、酸、平	心、小肠	清热解毒、活血排脓、利水退肿	痈肿疮毒、水肿胀满脚气浮肿
	泽漆	辛、苦、微寒、有小毒	肺、小肠、大肠	逐水祛痰	消肿胀满、痰水喘咳、瘰疬
	葫芦	甘、平	心、小肠	利水消肿	面目浮肿、皮肤水肿
	半边莲	辛、平	心、小肠、肝、肺	行水解毒	皮肤水肿、停饮气喘、蛇虫咬伤、疔疮肿毒
	玉米须	甘、平		利水消肿、利胆退黄	肾炎水肿、尿闭、胆囊炎、胆结石、黄疸肝炎
	榆树皮	甘、平	膀胱	利水消肿	淋病水肿、关节肿痛
	蝼蛄	咸、寒	膀胱	利水消肿	小便不通、水肿胀满
	田螺	甘、寒	胃、小肠、大肠	清热利水、通便	热结尿闭、大便燥结、目灵肿痛
	鲤鱼	甘、平		利水消肿	水肿胀满

四百味药性歌括解

7.祛风湿药

类别	药名	性味	归经	功效	主治
祛风湿药	独活	辛、苦、微温	肾、膀胱	发表、散风湿、止痛	风寒痹痛、风寒头痛
	五加皮	辛、温	肝、肾	祛风、强筋骨	骨湿痹痛、两足无力、皮肤风湿
	木瓜	酸、温	肝脾	舒筋化湿	霍乱转筋、脚气浮肿、足膝酸痛
	威灵仙	辛、苦、温	膀胱	祛风除湿、通络止痛	风寒湿痹、痰饮积聚
	秦艽	苦、辛、微寒	肝、胆、胃	除风湿、退虚热	风湿痹痛、骨蒸劳热
	蚕砂	甘、平、温	肝、脾、肾	祛风湿、化湿浊	风湿痹痛、皮肤风疹、寒湿泄泻
	海桐皮	苦、平	肝、肾	祛风湿、杀虫	风湿痹痛、皮肤疥癣、虫积疳积
	苍耳子	甘、苦、温、有毒	肺	发汗、祛风湿	头痛鼻渊、风湿痹痛、疥癣麻风
	豨莶草	苦、寒	肝、肾	祛风湿、利筋骨	风湿痹痛、四肢麻木、筋骨酸痛、风疹湿痹
	海枫藤	辛、苦、微温	肝、脾	祛风湿、通经络、止痛	风湿痹痛、筋脉拘挛
	络石藤	苦、微寒	心、肝、肾	祛风、通经络、凉血消痈肿	关节肿痛、痈肿疮疡
	桑枝	苦、平	肝	祛风湿、通经络	风湿痹痛、四肢拘挛、脚气肿痛
	千年健	苦、辛、微温	肝、肾	祛风湿、强筋骨	风湿痹痛、筋骨酸软
	松节	苦、温	肝、肾	祛风湿、强筋骨	风湿痹痛
	伸筋草	苦、辛、温	肝、肾	祛风止痛、通络舒筋	风湿痹痛、筋骨不利
	石楠叶	苦、平	肝、肾	补肝肾、除风湿	风湿痹痛、腰膝软弱
	虎骨	辛、温	肝、肾	散风止痛、强筋健骨	关节走注痛、脚软萎痹、惊悸健忘
祛风湿药	白花蛇	甘、咸、温、有毒	肝	祛风湿、通络定惊	风湿麻痹、惊风抽搐、麻木疥癣
	老鹳草	苦、辛、平		散风祛湿、活血通络	关节疼痛、肌肤麻木、肠炎、痢疾
	柳叶	微苦、寒		散风、祛湿、利尿	风湿性关节炎、急性尿潴留、肝炎

8.温 里 药

类别	药名	性味	归经	功效	主治
温里药	附子	辛、热、有大毒	心、脾、肾	回阳补火、散寒止痛	大汗亡阳、四肢厥逆、风寒湿痹、脘腹冷痛
	川乌	辛、热、有大毒	肝	祛风湿、温经止痛	风寒湿痹、脘腹冷痛、寒疝腹痛
	干姜	辛、热	心、肺、脾、胃、肾	温中回阳、温肺化痰	厥逆亡阳、肺寒痰饮、中寒腹痛、呕吐泄泻、血痢便血
	肉桂	辛、甘、大热	肝、肾、脾	温中补阳、散寒止痛	肾阳不足、虚寒泄泻、寒痹腰痛、脘腹冷痛、血寒经闭
	吴茱萸	辛、苦、热、有小毒	肝、胃、脾、肾	温中散寒、理气止痛	脘腹冷痛、呕吐吞酸、冷泻寒疝、脚气
	川椒	辛、温	脾、胃、肺、肾	温中散寒、止痛杀虫	胸腹冷痛、呕吐泄泻、蛔厥腹痛
	丁香	辛、热	肺、脾、胃、肾	温胃降逆	胃寒呕吐、呃逆胸腹,冷痛
	荜茇	辛、热	胃、大肠	温中下气、散寒止痛	胃寒呕吐、脘腹冷痛、寒疝泻痢
	高良姜	辛、热	脾、胃	温中止痛	脘腹冷痛、呕吐泻痢
	小茴香	辛、温	脾、胃、肝、肾	理气散寒、温中开胃	寒疝腹痛、脘腹冷痛
	荜澄茄	辛、温	脾、胃、肾、膀胱	温中降气、散寒止痛	膀胱冷痛、呕吐呃逆

9.芳香开窍药

类别	药名	性味	归经	功效	主治
芳香开窍药	麝香	辛、温	心、脾	开窍辟秽、活血通络、止痛	中风痰厥、昏迷不醒、痈肿疮毒、跌打损伤
	冰片	辛、苦、微温	心、脾、肺	开窍醒脑、清肝明目	惊痫昏迷、目赤翳膜、咽喉肿痛、牙疳口疮、痈肿疮疡
	苏合香	甘、温	心、脾	开窍醒脑、辟秽化痰	痰厥癫痫、暴厥昏倒
	安息香	辛、苦、平	心、脾	开窍醒脑、行血止痛	卒中暴厥、胸腹胀痛
	石菖蒲	辛、温	心、肝	开窍辟秽、化痰湿	惊痫癫狂、痰厥昏迷、胸闷不食、风湿痹痛

四百味药性歌括解

10.安神药

类别	药名	性味	归经	功效	主治
重镇安神药	朱砂	甘、微寒	心	镇心安神、定惊解毒	惊悸失眠、癫痫昏迷、咽喉痛肿
	磁石	辛、微温	肝、肾	镇惊安神、潜阳纳气	肾亏耳鸣、头晕目眩、肾虚气喘、心惊失眠
	琥珀	甘、平	心、肝膀胱	镇惊安神、活血利水	惊癫不眠、经闭癥瘕
	珍珠	甘、咸、寒	心、肝	镇惊明目、防腐生肌	惊风癫痫、目赤翳膜、喉痹口疮、疮溃不敛
	龙骨	甘、涩、平	心、肝、肾	镇惊固涩、平肝潜阳	惊悸失眠、遗精崩带、自汗盗汗、久泻脱肛
	龙齿	涩、凉	心、胆、肾	镇静安神	心悸失眠、惊癫痫狂
	牡蛎	甘、咸、微寒	肝、胆、肾	潜阳固涩、软坚散结	遗精滑精、自汗盗汗、崩漏带下、肝阳头晕、瘰疬痰核
	紫石英	甘、温	心、肝	镇心定惊、养肝暖宫	心悸怔忡、宫冷不孕
	酸枣仁	酸、平	心、脾、肝、胆	安神敛汗	虚烦不眠、惊悸健忘、盗汗
	柏子仁	甘、平	心、肝、肾	养心安神、敛汗滑肠	心悸失眠、盗汗、津少便秘
重镇安神药	远志	苦、辛、温	心、肺、肾	安神益智、化痰散结	惊悸健忘失眠、痰迷心窍、痰多咳嗽、痈肿
	茯神	甘、平	心、脾	安神定惊	心悸失眠、虚烦健忘
养心安神药	合欢皮	甘、平	心、脾、肺	安神解郁、消肿止痛	忧郁失眠、筋骨折伤、痈肿
	夜交藤	甘、平	心、肝	安心神、养筋络	虚烦不眠、肢体酸痛

11.平肝熄风药

类别	药名	性味	归经	功效	主治
平肝熄风药	羚羊角	咸、寒	肝	清肝火、平肝熄风	高热昏迷、抽搐、目赤肿痛、肝火头痛
	玳瑁	甘、寒	心、肝	镇心安神、平肝熄风、清热解毒	高热昏迷、惊风抽搐、热毒痈疽
	石决明	咸、微寒	肝	平肝潜阳、清热明目	头晕目眩、惊风抽搐、目赤羞明、两目昏暗
	代赭石	苦、寒	肝、心	镇逆气、平肝止血	呕吐爱逆、气逆喘息、吐血、衄血、头晕目眩
	天麻	甘、平	肝	熄风止痉	头目眩晕、惊风抽搐
	钩藤	甘、微寒	肝、心	清热熄风、平肝止痉	惊风抽搐、头目眩晕
	白蒺藜	苦、温	肝	散风明目	目赤眩晕、疱疹瘙痒
	蚯蚓	咸、寒	脾、胃、肝、肾	清热定惊、通络利尿	高热惊狂、惊风抽搐、半身不遂、小便不利
	芹菜	甘、淡、平		降血压	高血压病
	僵蚕	咸、辛、平	肝、肺	散风热、镇惊化痰	惊风抽搐、头痛齿痛、瘰疬痰核、风疹瘙痒
	全蝎	甘、辛、平、有毒	肝	熄风镇痉、解疮毒	中风、半身不遂、口眼歪斜、惊风抽搐、诸疮肿毒
	蜈蚣	辛、温、有毒、	肝	熄风镇痉、解疮毒蛇毒	小儿惊风、破伤风、恶疮肿毒、蛇虫咬伤
	蛇蜕	甘、咸、平	肝	祛风止抽、明目消肿	惊风抽搐、目生翳障、疮毒疥癣
	罗布麻	甘、苦、凉、有小毒		清热降火、平肝熄风、润肠通便	高血压

12.理 气 药

类别	药名	性味	归经	功效	主治
理气药	橘皮	辛、苦、温	脾、肺	理气健脾、燥湿化痰	胸腹胀满、嗳气、痰多咳嗽
	青皮	苦、辛、温	肝、胆	疏肝散滞、破气止痛	胸肋胀痛、乳肿疝气、食积腹痛
	大肤皮	辛、微温	肝、脾、大小肠	降气宽中、利水退肿	胸腹胀闷、水肿胀满
	枳实	苦、酸、微寒	脾、胃	破气消积、化痰	食积气滞、胸腹胀满、积滞痢疾、大便秘结
	枳壳	苦、酸、微寒	脾、胃	利气、消积化痰	与枳实相同而力稍缓、主治同
	香附	苦、辛、温	肝、三焦	理气解郁、调经止痛	胸肋脘腹胀痛、月经不调、消化不良
	木香	辛、温	脾、肺、肝、大小肠、膀胱	行气止痛	胸腹胀痛、呕吐泻痢、疝气腹痛
	乌药	辛、温	脾、胃、肾	行气、散寒、止痛	胸腹胀痛、尿频疝气
	沉香	辛苦、温	脾、胃、肾	降气温中	胸腹胀痛、气喘呕逆
	檀香	辛温	脾、胃、肺	理气、开胃、止痛	胸腹胀痛、呕吐泻痢
	香橼	辛、苦、酸、温	肝、脾、肺	疏肝理气、化痰止呕	胸肋胀痛、呕吐不食、痰多咳嗽
	佛手	辛、苦、酸、温	肝、脾、肺	疏肝解郁、理气宽胸	胸脘胀痛、呕吐不食、痰多咳嗽
	薤白	辛、苦、温	肺、胃、大肠	温中通阳、下气散结	胸痹疼痛、痢疾后重
	荔核	甘、温	肝	理气散寒	疝气肿痛、妇女瘀滞、腹痛
	川楝子	苦、寒	肝、心、小肠、膀胱	清除湿热、理气止痛、杀虫	胸肋胀痛、疝气腹痛、虫积腹痛
	柿蒂	涩、平	胃	降气止逆	呃逆
	刀豆	甘、温	胃、肾	降气止逆	虚寒呃逆
	九香虫	咸、温	肝、脾、肾	温脾助阳、理气止痛	脾肾阳虚、肝胃气痛
	玫瑰花	微苦、温	肝、脾	疏肝解郁、调中醒脾	肝胃不和、月经不调、损伤瘀痛

13.理血药

类别	药名	性味	归经	功效	主治
止血药	蒲黄	甘、平	肝、心	行血止血	各种出血、产后瘀血腹痛
	仙鹤草	苦、涩、微温	肺、肝、脾	收敛止血	吐血、衄血、崩漏、便血
	三七	甘、苦、温	肝、胃	止血行瘀、消肿止痛	各种出血、损伤肿痛、痈肿疮疡
	白芨	苦、平	肺、肝、胃	收敛止血、生肌消肿	吐血、衄血、痈疽疮疡、烫伤
	大蓟	甘、苦、凉	肝、脾	凉血止血、破瘀消肿	各种出血、痈肿疮疡
	小蓟	甘、苦、凉	肝、脾	凉血止血	各种出血
	茜草	苦、寒	肝	凉血止血	各种出血、跌打损伤
	地榆	苦、微寒	肝、大肠	凉血止血	便血、血痢、崩漏带下烫伤
	槐花	苦、微寒	肝、大肠	清热、凉血、止血	痔疮便血、阴疮瘙痒
	侧柏叶	苦、微寒	肝、大肠、肺	凉血止血	血热吐衄、食积泻痢
	百草霜	辛、温	肺、胃、大肠	止血化瘀	吐血、衄血、泻痢
	白茅根	甘、寒	肺、胃	凉血止血、清热利尿	吐血、尿血小便不利
	藕节	涩、平	肝、肺、胃	收敛止血	各种出血
	艾叶	辛、温	肝、脾、肾	温通经脉、止血止痛	月经不调、崩漏带下
	降香	辛、温	肝	止血行瘀、辟秽降气	内外出血、胸肋胀痛
	花蕊石	酸、涩、平	肝	止血化瘀	一切出血
	伏龙肝	辛、温	脾、胃	温胃、止呕、止血	各种出血反胃、呕吐、脘腹冷痛
	血余	苦、微温	肝、胃	止血散瘀	一切出血
	棕榈	苦、涩、平	肝、肺、大肠	收敛止血	一切出血

类别	药名	性味	归经	功效	主治
止血药	卷柏	辛、平	肝	止血行瘀	吐衄便血、经闭
	京墨	辛、温	肝	止血	一切出血
	枫香脂	辛、平	肝、肺	止血疗疮	一切出血疥癣、风疹
	瓦松	酸、平		止血、活血、敛疮	大便出血、月经不调、皮肤顽固性溃疡
	地锦	苦、平		止血、清热、利湿	咯血、尿血、子宫出血、刀伤出血、湿热黄疸
	苎麻根	甘、寒		凉血止血、利尿安胎、清热解毒	胎动不安、阴道出血、痈疽麻疹
	荠菜	甘、淡、凉		凉血止血、清热利尿、降血压	各种出血、月经过多、肾炎水肿、高血压
	鸡冠花	甘、凉		清热收敛、止血止痢	各种出血、痢疾白带
	紫珠	微涩、平		散瘀止血	各种出血

14.活血祛瘀药

类别	药名	性味	归经	功效	主治
活血祛瘀药	川芎	甘、温	肝、胆、心	活血行气、祛风止痛	月经困难、产后瘀痛、头痛身痛、风湿痹痛
	乳香	辛、苦、温	心、肝、脾	活血理气、止痛生肌	痈疽止痛、跌打损伤、胸腹胀痛
	没药	苦、平	肝	破血止痛、消肿生肌	痈肿疮疡、跌打损伤、经闭腹痛
	郁金	辛、苦、寒	心、肝、肺	破血行气、解郁止痛	胸肋胀痛、经闭腹痛、吐衄尿血
	姜黄	苦、辛、温	肝、脾	破血行气、通经止痛	胸肋胀痛、风痹臂痛、经闭腹痛
	三棱	苦、平	肝、脾	破血行气、消积止痛	经闭癥瘕、胸腹胀闷

四百味药性歌括解

类别	药名	性味	归经	功效	主治
活血祛瘀药	莪术	苦、温	肝、脾	行气破血、消积止血	经闭癥瘕、食积、腹痛
	丹参	苦、微寒	心	活血行瘀、调经止痛	月经困难、经闭癥瘕、痈疽疮毒
	益母草	辛、苦、寒	肝、心	活血调经	月经不调、产后腹痛、损伤瘀痛
	茺蔚子	辛、苦、温	肝、心	活血、调经、明目	月经不调、产后腹痛、目赤肿痛
	鸡血藤	甘、苦、微温	肝、肾	补血活血、舒筋活络	月经不调、腰膝酸痛、风湿痹痛
	泽兰	甘、辛、微温	肝、脾	活血行瘀、利水消肿	经闭腹痛、身面浮肿
	红花	辛、温	心、肝	活血行瘀、通经止痛	经闭腹痛、产后瘀痛、跌打损伤
	延胡索	辛、苦、温	脾、肝	活血散瘀、行气止痛	胸腹诸痛、经行腹痛、跌打损伤
	五灵脂	甘、温	肝	行瘀止血	月经痛、产后少腹痛
	瓦楞子	甘、咸、平	肝、脾、肺、胃	散瘀血、消痰积	癥瘕痞块、胃脘疼痛
	牛膝	苦、酸、平	肝、肾	补肝肾、强筋骨、活血通经	腰膝酸痛、经闭瘀滞、淋病癃闭
	苏木	甘、咸、平	心、肝、脾	活血行瘀	跌打损伤、产后瘀滞、经闭腹痛
	自然铜	辛、平	肝	续筋接骨、散瘀止痛	损伤骨折、瘀滞疼痛
	穿山甲	咸、微寒	肝、胃	消肿排脓、下乳通经	乳痈肿痛、疮疡肿毒、经闭腹痛
	皂角刺	辛、温	肝、胃	消肿排脓	痈疽疮毒、麻风疥癣
	王不留行	甘、苦、平	肝、胃	行血通经、下乳消肿	经闭难产、乳汁不下、痈疽乳痈
	桃仁	苦、甘、平	心、肝、大肠	破血行瘀、润燥滑肠	经闭腹痛、肠燥便秘
	水蛭	咸、苦、平、有毒	肝、膀胱	破血通瘀、通经散瘕	血滞经闭、口瘕积聚、损伤瘀血
	虻虫	苦、微寒、有毒	肝	破血逐瘀、消瘕疗伤	血滞经闭、癥瘕积聚、蓄血损伤
活血祛瘀药	马鞭草	苦、微寒	肝、脾	破血通经、清热消肿	经闭癥瘕、痈肿湿疮
	砂糖	甘、微温	心、肝	行血化滞	瘀滞腹痛
	酒	甘、辛、热	肝、心	通利血脉	关节痹痛
	醋	酸、苦、温	肝	散瘀止痛	胸腹疼痛、产后血晕、痈肿

四百味药性歌括解

15.补益药

类别	药名	性味	归经	功效	主治
补气药	人参	甘、微苦、温	肺、脾	大补元气生津止渴	气血两虚、突然虚脱、心悸失眠、脾虚泄泻、肺虚气喘、津亏消渴
	党参	甘、平	脾、肺	补中益气	脾胃虚弱、汗多口干
	太子参	甘、苦、微寒	脾、肺	补气养胃生津	病后虚弱、汗多口干、心悸失眠
	黄芪	甘、温	脾、肺	补气升阳、固表止汗、托疮生肌、利水退肿	气虚神疲、中气下陷、泄泻脱肛、表虚自汗、久败疮疡、水肿消渴
	山药	甘、温	脾、肺、肾	补脾胃益肺滋肾	脾虚泄泻、肾虚遗精、带下水肿、消渴、肺肾虚弱
	扁豆	甘、微温	脾、胃	补脾化湿	暑湿泄泻、脾虚泄泻、妇女白带
	大枣	甘、微温	脾、胃	补脾益气	脾胃虚弱、营卫不和
	甘草	甘、平	十二经	补脾益气、止咳解毒、调和诸药	咳嗽咽痛、脾胃虚弱、疮疡肿毒
	饴糖	甘、微温	脾、胃、肺	补脾止痛润肺止咳	脾胃虚寒、脘腹急痛、肺虚咳嗽
	蜂蜜	甘、平	肺、脾、大肠	补脾润肺润肠解毒	肺燥干咳、肠燥便秘、缓解毒性
	棉花根	甘、温		补气血止咳喘	体虚浮肿、子宫脱垂、虚喘咳嗽
	陈仓米	甘、平	脾、胃	补脾养胃	脾胃虚弱、泄泻痢疾
补阳药	鹿茸	甘、咸温	肝、肾	壮肾阳、益精髓、强筋骨	肾阳衰弱、阳痿崩带、筋骨萎软、疮溃不敛
	蛤蚧	咸、平	肺、肾	补肺益肾、定喘止咳	虚劳咳嗽、肺萎咳血、肾虚阳痿
	紫河车	咸、甘温	心、肺、肾	补气、养血、益精	虚损劳伤、喘咳吐血、骨蒸盗汗
	冬虫夏草	甘、温	肺、肾	补肺益肾	虚劳咳血、肾虚阳痿
	肉苁蓉	甘、咸、温	肾、大肠	补肾壮阳、润肠通便	阳痿遗精、腰膝冷痛、津枯便秘
	锁阳	甘、温	肝、肾	壮阳益精、养筋健骨、润燥滑肠	阳痿遗精、筋萎骨弱、肠燥便秘
	巴戟天	辛、甘、微温	肾	补肾壮阳、强筋健骨、祛风湿	肾虚阳痿、腰背酸痛、风湿痹痛
	胡桃	甘、温	肺、肾	补肾益肺	肾虚腰痛、肺虚咳喘
	破故纸	辛、苦、大温	肾	补肾强阳	阳痿遗精、肾虚腰痛、肾虚泄泻
	葫芦把	苦、大温	肾	温肾壮阳、散寒止痛	寒疝腹痛、肾虚泄泻、寒湿脚气
	益智仁	辛、温	脾、肾	补肾温脾	遗精遗尿、小便频数多涎乏呕
	仙茅	辛、温	肾	补肾壮阳	肾虚阳痿、筋骨萎软

类别	药名	性味	归经	功效	主治
	淫羊藿	辛、甘、温	肝、肾	补肾壮阳、祛风湿	阳痿宫寒、骨萎筋挛
	蛇床子	辛、苦、温	肾	温肾助阳、燥湿杀虫	阳痿宫寒、阴痒带下、疥癣湿疮
	杜仲	甘、辛、温	肝、肾	补肝肾、壮筋、安胎	腰痛肢软、胎动胎漏、阳痿遗精
	狗脊	苦、甘、温	肝、肾	补肝肾、祛风湿	腰背酸痛、风湿痹痛
	续断	苦、辛、微温	肝、肾	补肝肾、强筋骨、和血止血	腰痛足软、跌打损伤、胎漏胎动、遗精带下
	骨碎补	苦、温	心、肾	补肾、活血、止痛	跌打损伤、瘀积疼痛、肾虚久泻、耳鸣齿痛
	菟丝子	甘、辛、平	肝、肾	补肝肾、益精髓	阳痿遗精、小便频数、肾虚腰痛
补阳药	韭菜子	甘、辛、平	肝、肾	温肾助阳	阳痿遗精、腰膝酸软
	阳起石	甘、微温	肾	温肾壮阳	阳痿遗精、宫寒不孕
	楮实	甘、平	肾	补肾壮骨明目	肾虚骨痿、腰膝无力、眼目昏暗
	鹿角胶	甘、温	肝、肾	益精、补血止血	精血两亏、虚损吐血、崩中带下、虚性疮疡
	石钟乳	甘、温	肺、肾	温肺助阳	肺虚咳喘、肾虚阳痿

16.补阴药

类别	药名	性味	归经	功效	主治
	沙参	甘、淡、微寒	肺、胃	润肺止咳养胃生津	肺虚燥咳、热病伤津
	天门冬	甘、大寒	肺、肾	养阴清热润肺止咳	阴虚咳嗽消渴
	麦门冬	甘、寒	心、肺、胃	养阴清热润肺止咳	肺虚咳血、热病伤阴、咽干口渴
	石斛	甘、微寒	肺、胃、肾	滋阴养胃生津	热病伤阴、阴虚内热
	百合	甘、微寒	肺、心	润肺止咳清心安神	肺虚咳血、虚烦悸惊
补阴药	玉竹	甘、微寒	肺、胃	养阴润燥生津止渴	肺燥干咳、胃热烦渴
	胡麻仁	甘、平	肺、脾、肝、肾	滋阴肝肾润燥滑肠	肝肾虚弱、肠燥便秘
	女贞子	甘、苦、寒	肝、肾	滋阴补肾强筋健骨	发白眩晕、腰膝酸软
	龟甲	咸、甘、寒	肝、肾、心	滋阴补肾强筋健骨	阴虚发热、肾虚骨蒸
	鳖甲	咸、平	肝、脾	滋阴行瘀消癥瘕	阴虚发热、月经闭止
	桑寄生	苦、平	肝、肾	补肝肾安胎除风湿、强筋骨	腰膝酸痛、胎动胎漏

17.补血药

类别	药名	性味	归经	功效	主治
补血药	熟地	甘、微温	心、肝、肾	滋肾、益精、补血	肾虚骨软、腰膝无力、血虚心悸、月经不调、目眩
	何首乌	苦、甘、微温	肝、肾	补肝益肾、补髓血	阴虚血枯、须发早白、遗精带下、腰膝酸痛
	白芍	酸、苦、微寒	肝	补血养阴、平肝止痛	胸肋腹痛、泄泻痢疾、月经不调、血虚头晕
	当归	酸苦、微寒	肝	补血养阴、平肝止痛	月经不调、风湿痹痛
	阿胶	甘、平	肺、肾、肝	补血止血、养阴润肺	吐衄血崩、肺虚久咳
	龙眼肉	甘、平	心、脾	补脾养心	血虚心悸、健忘失眠
	枸杞	甘、平	肝、肾	补肾益精、养肝明目	遗精腰酸、头晕目暗

18.消导药

类别	药名	性味	归经	功效	主治
消导药	莱菔子	辛、甘、平	脾、胃、肺	降气、祛痰、消食积	食积胀满、咳嗽气喘
	山楂	酸、甘、微寒	脾、胃、肝	消食积、散瘀血	食肉积滞、产后瘀痛、疝气肿痛
	神曲	辛、甘、温	脾、胃	消食化积	食积停滞、消化不良、痢疾泄泻
	麦芽	甘、温	脾、胃	消食和中	面食积滞、胸腹胀满、乳多胀痛
	鸡内金	甘、寒	脾、胃、小肠	消食积、止遗溺	食积停滞、遗尿尿频

19.止咳化痰药

类别	药名	性味	归经	功效	主治
温化寒痰药	半夏	辛、温	脾、胃	燥湿化痰、降逆止呕	痰多咳嗽、痰饮喘咳、胸痞胀满
	南星	苦、辛、热	肺、脾、肝	祛风湿、解痉挛	中风惊痫、破伤风、痰饮咳嗽
	白附子	辛、甘、温	胃	祛风痰、散寒湿	中风痰饮、偏正头痛、口眼歪斜、痹痛麻木
	白芥子	辛、温	肺	化痰、消肿、止痛	痰饮咳喘、胸胁胀痛、阴疽肿痛
	牙皂	辛、咸、温	肺、大肠	祛寒开窍	痰闭咳嗽、中风昏迷
	旋覆花	咸、温	肺、大肠	消痰止咳、降逆止呕	痰多咳嗽、呕逆嗳气
	桔梗	苦、辛、平	肺	宣肺散邪、祛痰排脓	外感咳嗽、痰吐不利、咽喉肿痛、肺痈吐脓
清热化痰药	前胡	辛、苦、温寒	肺	散邪降气、止咳化痰	风热咳嗽、稠喘满
	瓜蒌	甘、寒	肺、胃、大肠	清热化痰、润肠通便	痰热咳嗽、胸痹结胸、大便秘结
	贝母	甘、苦、微寒	心、肺	清热化痰、润肺止咳、开郁散结	痰热咳嗽、肺痈肺萎、瘰疬痈肿
	葶苈子	辛、苦、寒	肺、膀胱	祛痰咳喘、利水消肿	痰雍咳喘、水肿胀满
	天竺黄	甘、寒	心、肝	镇心安神、清热化痰	痰热惊痫、中风痰昏
	竹沥	甘、大寒	心、胃	清热化痰	痰热咳嗽、中风不语、痰迷癫狂
	竹茹	甘、微寒	胃	和胃止呕、清热化痰	胃热呕吐、肺热咳嗽
	猴枣	苦、咸、寒	心、肺、胆、肝	祛痰镇惊、清热解毒	痰热咳嗽、小儿痰厥、瘰疬痈肿
	礞石	甘、咸、微寒	肝、肺	下痰、消食、止痉	痰热癫痫、小儿惊风
	胖大海	甘、淡、微寒	肺、大肠	清开肺气、润肠通便	痰热咳嗽、咽痛声哑、肠热便秘
	海浮石	咸、寒	肺	清热化痰、软坚散结	咳喘吐血、老痰黏稠、瘰疬、淋病
	海蛤壳	苦、咸、微寒	肺、肾	清肺化痰、软坚散结	肺热咳血、痰吐不移、瘰疬
	昆布	咸、寒	肝、胃、肾	清痰结、散廮廇	癥瘕、瘰疬、痰核
止咳平喘药	杏仁	苦、温	肺、大肠	止咳平喘、润肠通便	咳嗽气喘、大便秘结
	苏子	辛、温	肺	止咳平喘、降气消痰	气雍痰滞、咳嗽气喘
	紫菀	苦、辛、温	肺	温肺下气、止咳化痰	痰喘咳嗽
	款冬花	辛、甘、温	肺	止咳消痰、下气平喘	咳逆气喘、虚劳久咳
	马兜铃	苦、寒	肺、大肠	清热降气、止咳化痰	肺热咳嗽、气逆咳喘
	枇杷叶	苦、平	肺、胃	清热化痰、和胃止呕	肺热咳嗽、胃热呕吐
	百部	甘、苦、微温	肺	润肺止咳、杀虫灭虱	暴咳久咳、虫积腹痛、诸虫疥癣

20.收 涩 药

类别	药名	性味	归经	功效	主治
收涩药	山茱萸	酸、湿	肝、肾	补肾益精、涩精止汗	遗精耳鸣、肾虚腰痛、大汗不止
	赤石脂	甘酸、温	胃、大肠	涩肠止泻、止血固脱	久泻久痢、崩漏带下、疮溃不敛
	禹粮石	甘涩、平	胃、大肠	止泻止血	久泻久痢、崩漏带下
	乌梅	酸、温	肝、脾、肺、大肠	敛肺涩肠、生津安蛔	久咳不止、久泻久痢、蛔厥呕吐
	肉豆蔻	辛、温	脾、胃、大肠	温中降气、涩肠止泻	久泻久痢、中寒腹痛
	诃子	苦、酸、平	肺、大肠	涩肠止泻、敛肺止咳	久痢脱肛、久咳失音
	五味子	酸、温	肺、肾	滋肾敛肺、生津敛汗涩、精止泻	肺虚咳喘、精滑不固、久痢不止、盗汗自汗、消渴
	海螵蛸	咸、寒	肝、肾	止血止带、敛疮生肌	崩漏带下、胃痛吞酸、疮溃不敛
	芡实	甘涩、平	脾、肾	补脾止泻、益肾固精	泄泻久痢、遗精带下
	莲子	甘、平	心、脾、肾	补脾止泻、益肾固精、养心安神	泄泻久痢、精滑带下、心悸失眠
	石莲子	甘、寒	心、脾、肾	补脾止泻、益肾固精、养心安神	噤口痢
	莲须	甘、涩、微温	心、肾	固肾涩精	遗精滑精
	桑螵蛸	甘咸、平	肝、肾	固肾涩精、缩小便	遗尿尿频、梦遗精滑
	覆盆子	甘酸、平	肝、肾	固肾涩精、缩小便	阳痿遗精、小便频数
	金樱子	酸涩、平	肾、大肠	补肾固精	遗精滑精、遗尿尿频、赤白带下
	五倍子	苦酸、平	肺、肾、大肠	敛肺止咳、涩肠止泻、止血止汗	肺虚久咳、久泻久痢、脱肛下血、虚汗不止
	罂粟壳	酸涩、微寒	肺、肾、大肠	涩肠止泻、敛肺止咳	肺虚久咳、久泻久痢,

续表

类别	药名	性味	归经	功效	主治
收涩药	白果	甘、苦、涩、有小毒	肺	止咳喘、止带浊	咳嗽气喘、赤白带下、淋浊
	麻黄根	甘、平	肺	止汗	自汗盗汗
	浮小麦	甘、咸、凉	心	止虚汗、退虚热	自汗、盗汗、骨蒸劳热
	白矾	微寒	脾	燥湿化痰、解毒杀虫、止血止泻	癫痫黄疸、湿疮疥癣、久泻不止、崩漏便血
	刺猬皮	苦、平	胃、大肠	行瘀止血、止痛	痔疮止痛、便血不止、疝气肿痛、胃痛
	椿根白皮	苦、涩、寒	肾、大肠	涩肠固下	久泻久痢、便血崩漏、带下遗精
	石榴皮	酸、涩、温	肺、肾、大肠	涩肠止泻、固精止遗	久泻久痢、梦遗滑精

21.驱 虫 药

类别	药名	性味	归经	功效	主治
驱虫药	使君子	甘、温	脾、胃	杀虫消疳	蛔虫疳积
	陈皮	甘、寒	肝、脾、胃	杀虫	蛔虫腹痛
	鹤虱	辛、苦、平	肝	杀虫	蛔积腹痛
	芜荑	辛、平	肝、脾、胃	杀虫	蛔积腹痛
	雷丸	苦、寒	胃,大肠	杀虫	虫积腹痛
	贯众	苦、微寒	肝、脾	杀虫、止血、清热解毒	虫积腹痛、崩漏带下、热毒疮肿、预防感冒和麻疹
	石榴根皮	酸、涩、温	肝、胃、大肠	杀虫	虫积腹痛
	榧子	甘、平	脾、胃、大肠	杀虫、消疳积	虫积腹痛
	南瓜子	甘、温	大肠	杀虫	绦虫、血吸虫
	大蒜	辛、温	脾、胃	解毒、杀虫、消积	痢疾泄泻、肺痨咳嗽、虫积腹痛

22.外 用 药

类别	药名	性味	归经	功效	主治
外用药	硫磺	酸、温、有毒	肾、心	杀虫、补火、助阳	疥癣、湿疮、阳痿、老年人便秘
	雄黄	甘、辛、温、有毒	肝、胃	解疮毒、杀虫	痈疽肿毒、疥癣湿疮、虫蛇咬伤
	砒霜	辛、酸、大热、有毒	肺	消除腐肉、祛痰止喘、截疟	痒疮牙疳、痈疽瘰疬、哮喘疟疾
	水银	辛、寒、有毒		疥癣恶疮	
	轻粉	辛、凉、有毒		杀虫攻毒、逐水通便	疥癞梅疮、水肿便秘
	铅丹	辛、微寒	心、肝、脾	拔毒生肌、坠痰截疟	疮疡溃烂、癫痫疟疾
	樟脑	辛、热、有毒	心	开窍辟秽、除湿杀虫	中恶昏迷、疥癣湿疮
	硼砂	辛、咸、寒	肺、脾	清热解毒、化痰	咽喉肿痛、牙疳口疮、胸膈热痰
	炉甘石	甘、平	肝、胃	明目祛翳、生肌敛疮	目赤翳膜、下疳湿疮
	斑蝥	辛、温、有毒		破血通经、攻毒疗疮	瘀血积聚、疮毒瘰疬、狂犬咬伤
	蟾酥	甘、辛、温、有毒	胃	辟恶开窍、攻毒消肿	中恶昏迷、疔毒肿毒
	大枫子	辛热、有毒		祛风燥湿、攻毒杀虫	麻风、杨梅毒疮
	孩儿茶	苦、涩、微寒	肺	清热燥湿、敛疮生肌、止血镇痛	口疮牙疳、疮溃不敛、外伤出血
	番木鳖	苦、寒、有毒、	肝、脾	消肿毒、通经络	咽喉肿毒、痈肿恶疮、瘰疬恶毒
	木鳖子	甘、寒、有小毒、	肝	清血热、消疮毒	乳房肿痛、瘰疬恶疮
	木槿皮	甘、微寒、	大肠	清热杀虫、止痒	皮肤疥癣
	蚤休	苦、微寒、	肝	清热解毒、熄风定惊	疔疮肿毒、惊风抽搐
	蜂房	咸、苦、平、有毒、	肝、胃	除风解毒、杀虫	惊风癫痫、痈疽瘰疬、乳痈肿毒

类别	药名	性味	归经	功效	主治
外用药	石灰	辛、温、有毒		燥湿止血	烫火伤、金疮出血、痈疽疥癣
	松香	苦、甘、温		生肌止痛、收敛止痒	痈疽疥癣
	蜜陀僧	咸、辛、平		收湿止痒	疥癣湿疮
	蜘蛛	咸、寒		攻毒消肿	疝气肿痛、疔毒肿毒
	无名异	甘、平		祛瘀生肌、止痛	跌打损伤、痈疽疮毒
	硇砂	咸、苦、有毒	肝、脾、胃	消痈破癥	痈肿疔毒、癥瘕积块

（郭岁洋、刘光瑞、李　岩、孟　敏、郑修丽、徐雪梅）